# 肾脏病理诊断图谱
# Diagnostic Atlas of Renal Pathology

（第 3 版）

# 肾脏病理诊断图谱

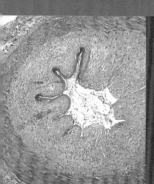

## Diagnostic Atlas of Renal Pathology

### （第3版）

原　著　Agnes B. Fogo

　　　　Michael Kashgarian

主　译　甄军晖

主　审　王　荣

北京大学医学出版社

**SHENZANG BINGLI ZHENDUAN TUPU（DI 3 BAN）**
图书在版编目（CIP）数据

肾脏病理诊断图谱：第 3 版 /（美）艾格尼丝·福戈
（Agnes B. Fogo），（美）迈克·卡什加里安
（Michael Kashgarian）原著；甄军晖主译 . —北京：
北京大学医学出版社，2021.1
书名原文：Diagnostic Atlas of Renal Pathology，3rd edition
ISBN 978-7-5659-2304-3

Ⅰ.①肾…　Ⅱ.①艾…　②迈…　③甄…　Ⅲ.①肾疾病
—病理学—诊断学—图谱　Ⅳ.① R692.04-64

中国版本图书馆 CIP 数据核字（2020）第 220425 号

**北京市版权局著作权合同登记号：图字：01-2020-6576**

Elsevier (Singapore) Pte Ltd.
3 Killiney Road, #08-01 Winsland House I, Singapore 239519
Tel: (65) 6349-0200; Fax: (65) 6733-1817

Diagnostic Atlas of Renal Pathology, 3rd edition
Copyright © 2017 by Elsevier, Inc. All rights reserved.
Previous editions copyrighted 2012 and 2005.
ISBN-13: 978-0-323-39053-8

This translation of Diagnostic Atlas of Renal Pathology, 3rd edition by Agnes B. Fogo and Michael Kashgarian was undertaken by Peking University Medical Press and is published by arrangement with Elsevier (Singapore) Pte Ltd.
Diagnostic Atlas of Renal Pathology, 3rd edition by Agnes B. Fogo and Michael Kashgarian 由北京大学医学出版社进行翻译，并根据北京大学医学出版社与爱思唯尔（新加坡）私人有限公司的协议约定出版。

**肾脏病理诊断图谱（第 3 版）**

主　　译：甄军晖
出版发行：北京大学医学出版社
地　　址：（100083）北京市海淀区学院路 38 号　北京大学医学部院内
电　　话：发行部 010-82802230；图书邮购 010-82802495
网　　址：http://www.pumpress.com.cn
E-mail：booksale@bjmu.edu.cn
印　　刷：北京金康利印刷有限公司
经　　销：新华书店
责任编辑：袁帅军　　责任校对：靳新强　　责任印制：李　啸
开　　本：889mm×1194mm　1/16　印张：30.75　字数：840 千字
版　　次：2021 年 1 月第 1 版　2021 年 1 月第 1 次印刷
书　　号：ISBN 978-7-5659-2304-3
定　　价：380.00 元

版权所有，违者必究
（凡属质量问题请与本社发行部联系退换）

# 译者名单

**主　译**

　　甄军晖　山东大学医学院病理学系，山东大学齐鲁医院病理科

**主　审**

　　王　荣　山东第一医科大学附属省立医院

**副主译**

　　张　慧　山东大学齐鲁医院病理科

**副主审**

　　汤绚丽　杭州市中医院肾病科（杭州市肾脏病理诊断中心）

　　张　建　山东省滨州市人民医院病理科

**特邀译者**

　　刘少军　上海复旦大学附属华山医院肾病科

**译　者**（按姓名汉语拼音排序）

　　韩　博　山东大学医学院病理学系，山东大学齐鲁医院病理科

　　郝春燕　山东大学医学院病理学系，山东大学齐鲁医院病理科

　　李　丽　山东大学医学院病理学系，山东大学齐鲁医院病理科

　　李魏玮　山东大学齐鲁医院病理科

　　李新军　山东省滨州市人民医院病理科

　　刘少军　上海复旦大学附属华山医院肾病科

　　刘甜甜　山东大学医学院病理学系

　　刘志艳　上海交通大学附属第六人民医院，上海市第六人民医院病理科

　　戚　美　山东大学齐鲁医院病理科

　　孙玉静　山东大学医学院病理学系

　　孙　悦　淄博市中心医院病理科

　　吴晓娟　山东大学基础医学院病理学系，山东大学齐鲁医院病理科

　　邢爱艳　山东大学齐鲁医院病理科

　　胥　莹　山东第一医科大学附属省立医院肾内科

　　杨京彦　山东大学第二医院病理科

　　张　慧　山东大学齐鲁医院病理科

　　张希英　山东大学第二医院病理科

　　张晓芳　山东大学医学院病理学系，山东大学齐鲁医院病理科

　　甄军晖　山东大学医学院病理学系，山东大学齐鲁医院病理科

# 译者前言

肾脏病理，尤其是肾活检病理，不同于常规外科病理，是古老的病理学中一个年轻的分支，对大多数临床病理工作者来说，是一个比较陌生的领域。肾小球结构独特，由其衍生出的各种疾病可谓变异纷繁，既迥然不同，又有相似之处。肾活检病理诊断除了光学显微镜外，还要借助免疫荧光和电镜观察，结合形形色色的临床表现和错综复杂的组织改变进行综合分析和诊断。由肾小球细微的变化，将几十种常见的原发和继发的肾小球疾病一一区分开来，这对初学者来说着实不是件易事。如遇肿瘤或系统性疾病累及肾脏，缺乏厚实的病理学基础知识也常导致误诊或漏诊。国外肾活检病理诊断医师要经过 4～5 年严格的住院医师培训，而以往国内受过系统训练的肾脏病理医师有限，病理诊断滞后于临床成为制约肾脏领域发展的瓶颈。近年来，肾脏病理在国内有了长足进展，随着肾脏病理亚专科的逐步建立，专科医师的人才梯队日臻完善，诊断水平不仅显著提高，而且愈加规范。

由 Agnes B. Fogo 和 Michael Kashgarian 编著的《肾脏病理诊断图谱》一书是世界上普遍采用的权威用书。第 3 版在之前版本的基础上，不仅更新和扩展了许多内容，亦保留了独具匠心的书写风格。图随文排，图文并茂，各种疾病兼容并蓄，文字叙述简明扼要，充分反映了该领域的新概念、新病种和新进展，除了展示经典的病理表现，更重点突出了近年来在疾病病因及发病机制方面的最新信息，加深了对疾病本质的认识。为了便于读者学习和记忆，第 3 版在每种疾病文末还增加了简明扼要的诊断要点及鉴别诊断简表，期望会成为广大读者诊断和会诊的参考用书。

本书第 1 版译文获得了同行的高度认可，我们有幸再次承接第 3 版的翻译任务。全体译者在翻译过程中，反复推敲斟酌，力求译意准确，不失原著的风格，但由于水平所限，在修辞和表达上仍有许多不尽如人意之处，望广大读者不吝赐教，多提宝贵意见。

周庚寅　甄军晖

# 原著前言

自本书第 2 版出版以来的这 5 年里，肾脏疾病在遗传学、病因学、发病机制和治疗方面取得了许多进展。这些进展使疾病治疗更加具体化和个体化，进而又凸显了肾活检在患者治疗过程中的重要性和核心作用。我们在编写第 3 版时，在更新和增加内容方面也重点将上述因素考虑其中。第 3 版的编写框架沿续了之前版本，并对每一部分进行了拓展和更新，包括自体肾和移植肾相关的各种肾脏疾病的新分类。此外，我们还增加了新的章节。首先，我们新增了一种综合方法来分析肾活检中观察到的结果，将光镜、免疫荧光和电子显微镜下的病理表现相结合，通过推导和维恩（Venn）图的形式，来共同说明诊断路径及观察到的形态学病变重合部分。我们还增加了重要的、堪称世界性挑战的"地方性肾病"章节。检测和特异性诊断水平的提升，对于识别这类疾病

的共有的以及不同的潜在病因至关重要。我们对遗传学、病因学和发病机制相关内容也进行了拓展。此外，对参考文献也进行了更新，同样还是重点突出了每章节最经典和最新的文献，而非百科全书式地广泛罗列。

基于本书首先是一本图谱，我们增加了大量、丰富的新图片，如新增了实体的插图，扩展了疾病图谱。在上一版的基础上，我们还为每个部分更新了鉴别诊断及诊断要点列表。这部图谱以大量的图片结合重点突出的文字性描述，不仅对肾活检中出现的大量形态学改变进行了深入、详细的说明，还提供了鉴别诊断方法以及与预后、病因学和发病机制等相关的重要信息。

**Agnes B. Fogo**
**Michael Kashgarian**

# 原著致谢

肾活检病理诊断需要肾病学家、病理学家和优秀的实验室技师通力合作，将复杂的信息进行整合，这也正是肾脏病理让人感到兴奋之处。本书的准备过程也反映了这种团队的通力合作。我们对这本图谱的既往版本非常满意，但肾脏病理学领域的不断进展促使我们更新内容，并采用更为实用和精简的格式来呈现它们，这是我们着手本书第3版编写的原因。Michael Kashgarian 医生的持续奉献和合作是本项目成功的关键，同时也非常感谢我的肾脏病理实验室团队，我的专科受训医师和同事，本书的出版与他们的努力是分不开的。也感谢那些已经结业的专科受训医师，特别是 Paisit Pauleksakon 医生、Xochi Geiger 医生、Patricia Revelo 医生、Michele Rossini 医生、Aruna Dash 医生和 Huma Fatima 医生以及一些最近的专科受训医师，包括 Mark Lusco 医生、Elizabeth Martinez 医生和 Paul Persad 医生，他们在挑选典型病例和高质量图片方面做了大量工作，丰富和扩展了这本图谱。同样我也非常感谢 Brent Weedman 在图像采集和图片编辑方面高度专业的帮助。

最后，感谢我的丈夫 Byron 和我的孩子们，Katherine、Michelle 和 Kristin，感谢他们对我工作的热情支持和鼓励。

本书第3版遵循了我们一贯的愿景，将肾脏病理学知识以更容易理解的方式呈现给广大的读者。我们也根据住院医师、专科受训医师和同事对我们既往工作的评价，根据本领域的进展，对本书进行了扩充。严格来讲，它反映了我们在这一领域不断优化的准则，这些准则在50多年前由肾脏病理学先驱，如 Robert Heptinstall、Conrad Pirani、Jacob Churg、Ben Spargo 和 Robert McCluskey 等人所开创。感谢临床的同事们，多年来，对于每一例肾活检病理，他们总会追问重要的、决定临床预后的特征性病变，促使我们将临床信息和镜下所见结合起来。我也将这一工作献给引领我走上研究肾脏之路的老师们。Franklin Epstein 首先将我引入神奇而复杂的肾脏生理领域，Karl Ullrich 教我研究的科学方法和工具。Averill Liebow 激励我将病理学作为我毕生的事业。在我职业生涯初始阶段，肾脏病理学尚处于襁褓期，正是这一领域的先行者和我的导师们鼓励我聚焦于这一领域。我近期的专科受训医师（Matt Palmer、Ekaterina Castano、Liying Fu 和 Aaron Hartman）给了我莫大的帮助，包括寻找最恰当病例，持续讨论具体内容，而不仅仅只是单纯记录我的语言文字。在准备图片和手稿的过程中，感谢我的行政助理，耶鲁病理影像和组织学部门的同事提供的专业帮助。最后，感谢我的妻子 Jean，在我进行这一工作时的耐心和鼓励。

**Agnes B. Fogo**

**Michael Kashgarian**

# 目 录

# 肾活检诊断方法

在肾活检病理诊断中，需要将临床资料以及光学显微镜（简称光镜）、免疫组织学和电子显微镜（电镜）的检测结果等数据整合在一起，给出一个最终的诊断。每种检测方法均需要考虑几个独立的变量，有些变量在最后评估时必须纳入，而有些变量则必须舍弃。George Boole 的著作《逻辑数学分析》（*The Mathematical Analysis of Logic*，1847）和《思想规律探究》（*An Investigation of the Laws of Thought*，1854）开创了代数学的一个分支。它强调变量的值可以简单分为"是"与"否"，通常可以用我们当前数字世界中的 0 和 1 表示，这一方法学可以从简单的 2 分类扩展为多分类。同样，肾活检病理也可以对观察结果采用 Boolean（布尔）逻辑，经过复杂的分析，得出一个准确的诊断。

从临床和实验室数据来看，诊断首先需要考虑疾病是急性还是慢性，是小管、间质、血管或小球性疾病，还是上述几种结构同时出现病变。如果是小球病变，是增生性、坏死性，还是硬化性病变？如果没有增生性病变，我们必须使用免疫荧光的方法，确定有无免疫球蛋白和（或）补体的沉积。如果没有免疫球蛋白或补体沉积，我们需通过电镜观察有无足细胞广泛融合。每一步，我们都需要做出是或否的判断，然后形成一个框格构架（即**算法**或**纲要**，图 1.1 ～ 1.4），从而进一步缩小我们的诊断范围。或者，根据活检中信息源（如光镜、免疫组织学和电镜）的信息变量形成一组决断，从而形成了一些单独但又相互有重叠的布尔逻辑环（图 1.5 和 1.6）。最后，叠加每个框格或逻辑环，其叠加交叉之处就是我们最后的诠释或诊断。

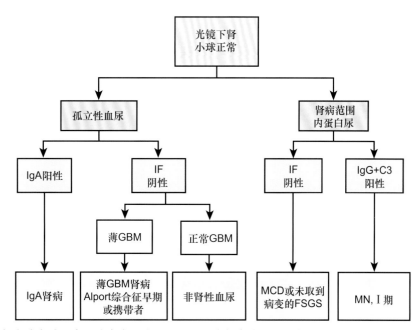

图 1.1 　如果光镜下肾小球大致正常，临床表现为孤立性血尿或肾病范围内蛋白尿，则根据免疫荧光（IF，绿色方框）检测中是否有免疫复合物沉积，来推演病理诊断及鉴别诊断，然后根据电镜进一步评估。FSGS，局灶性节段性肾小球硬化症；GBM，肾小球基底膜；IgAN，IgA 肾病；MCD，微小病变；MN，膜性肾病

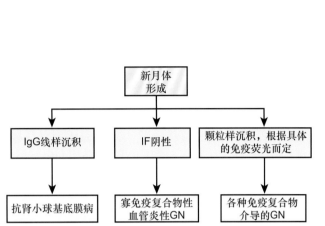

图1.2　光镜中发现肾小球有新月体时,根据免疫荧光(IF,绿色方框)检测是否有阳性结果,以及是否存在肾小球基底膜(GBM)线样沉积或颗粒样沉积,各种疾病均包括在鉴别诊断中。GN,肾小球肾炎

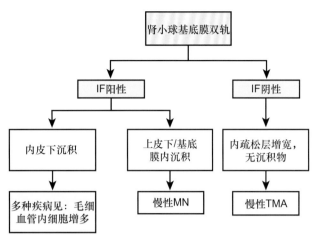

图1.3　如果光镜下肾小球基底膜(GBM)有双轨改变,则需要观察免疫荧光(IF,绿色方框)检查中是否有免疫沉积,以及电镜下沉积物的具体部位,然后诊断为免疫复合物介导的疾病或慢性内皮细胞损伤[慢性血栓性微血管病(TMA)]LRI,内疏松层;MN,膜性肾病

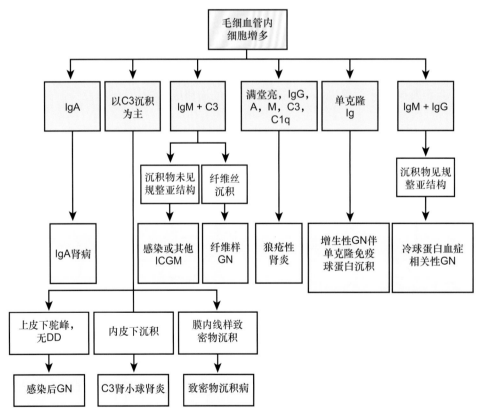

图1.4　当光镜提示肾小球毛细血管内增生/细胞增多时诊断流程图。根据免疫荧光(IF,绿色方框)检查中沉积物种类以及是否为单克隆免疫球蛋白,需考虑多种疾病。电镜观察需明确沉积物有无亚结构。如果以C3沉积为主,电镜有助于进一步明确诊断。DD,致密物沉积;GN,肾小球肾炎;ICGN,免疫复合物介导的肾小球肾炎

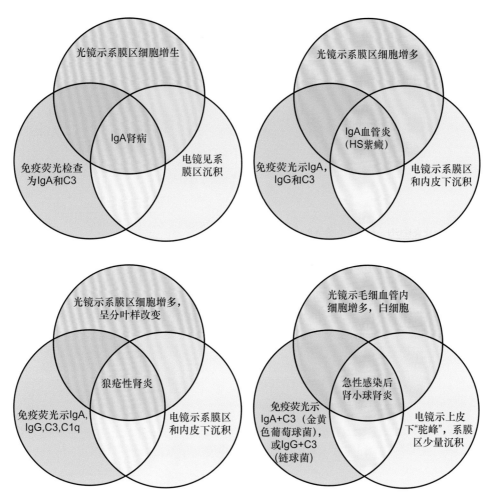

图 1.5　如肾小球内 IgA 沉积，鉴别诊断时的布尔逻辑环；根据每种检测技术，包括光镜、免疫荧光、和电镜所提供的信息，通过添加不同的变量，相互交叉，从而进行鉴别诊断。HS 紫癜，Henoch-Schönlien 紫癜，过敏性紫癜（也就是 IgA 血管炎）

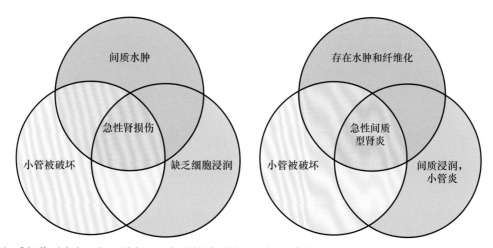

图 1.6　小管间质损伤时布尔逻辑环分析。根据光镜检测结果，如间质水肿或纤维化，上皮细胞完整性，是否存在间质浸润，以及血管的完整性等，通过添加或删除每一个可能的变量，相互交织，给出鉴别诊断

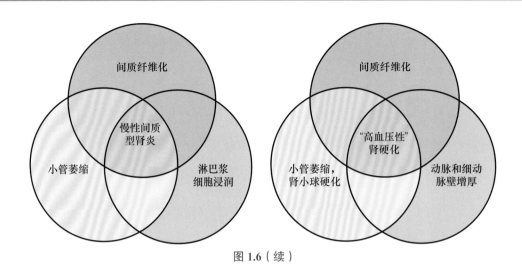

图 1.6（续）

| 表 1.1 | 光镜观察 |
| --- | --- |
| **肾小球病变** | |
| **病变分布描述术语** | |
| 局灶性 | 累及 < 50% 的肾小球 |
| 弥漫性 | 累及 ≥ 50% 的肾小球 |
| 节段性 | 累及肾小球毛细血管球的一部分 |
| 球性 | 累及整个肾小球毛细血管球 |
| 分叶状（多分叶性） | 毛细血管内细胞增多，各个节段更为突出。 |
| 结节性 | 系膜区基质呈圆形扩张，且细胞数量相对较少 |
| 膜增生性 | 毛细血管壁增厚、双轨征，同时有系膜或毛细血管内细胞数量增多 |
| 系膜 | 毛细血管袢的茎区，系膜细胞被系膜基质所包绕 |
| **病变描述** | |
| 膜增厚 | 肾小球毛细血管壁增厚，可有"钉突"形成 |
| 白金耳 | 大量内皮下沉积，导致毛细血管袢增厚、僵硬 |
| 双轨 | 沉积和（或）插入导致肾小球基底膜分成两层 |
| 系膜区细胞增多 | 外周袢系膜区有 4 个或更多的细胞核 |
| 毛细血管内细胞增多 | 肾小球基底膜内侧细胞数量增多，包括白细胞、内皮细胞和（或）系膜细胞 |
| 毛细血管外细胞增多（新月体） | 鲍曼囊腔内细胞数量增多 |
| 硬化［局灶和（或）节段］ | 细胞外基质增多，并导致系膜区扩张，毛细血管腔消失 |
| 坏死 | 细胞和基质崩解，伴有纤维素沉积 |
| 系膜溶解 | 系膜基质溶解，系膜细胞丢失，系膜结构消失 |
| 透明样变 | 外表光滑的，嗜酸性的细胞外基质 |

对于肾小球疾病而言，光镜下损伤模式应非常具体（表 1.1）。例如，系膜与毛细血管内细胞增生，或坏死，新月体形成，或硬化，值得注意的是，多种肾小球损伤模式常同时存在。如果有免疫球蛋白沉积，则应注意沉积的部位和模式，例如，外周毛细血管袢、系膜区，或外周毛细血管袢与系膜区同时存在沉积（表 1.2）。在观察超

| 表 1.2　免疫荧光观察结果 |
| --- |
| 免疫球蛋白、补体、和纤维蛋白原等沉积部位的描述（IgG，IgA，IgM，κ 轻链，λ 轻链，C3，C1q，C4d，纤维蛋白原） |
| 弥漫性外周毛细血管壁 |
| 局灶性外周毛细血管壁 |
| 系膜区 |
| 小管周围 |
| 间质毛细血管 |
| 荧光模式 |
| 线样 |
| 细颗粒样 |
| 粗颗粒样 |

| 表 1.3　电镜观察结果 | |
| --- | --- |
| 毛细血管袢 | 开放，塌陷，系膜插入，血栓形成 |
| 基底膜 | 正常，增厚，减弱，分层，双轨 |
| 足细胞 | 局灶性、节段性或弥漫性融合，硬化 |
| 内皮细胞 | 窗孔完好，肿胀，管网状包涵体，内皮炎，腔内白细胞 |
| 系膜细胞 | 轻度或明显增多，溶解 |
| 系膜区基质 | 轻度或明显增多，结节状，Kimmelstiel-Wilson 结节 |
| 高电子密度沉积物 | 致密度，排列规整，颗粒，纤维丝，指纹上皮下和（或）膜内（"驼峰"）内皮下（偶见，较多，旁系膜）系膜（偶见，大量） |
| 小管 | 肿胀，空泡，顶端囊泡，凋亡，坏死，线粒体改变，上皮细胞脱落，沉积物（粉末状或致密），病毒包涵体，晶体 |
| 间质 | 胶原增多，白细胞，管周毛细血管基底膜分层，晶体 |

| 表 1.4　小管间质病变 | |
| --- | --- |
| 纤维化 | 局灶性，弥漫性，条索状，累及比例 |
| 水肿 | 局灶性，弥漫性 |
| 间质浸润 | 中性粒细胞，嗜酸性粒细胞，淋巴细胞，浆细胞，巨噬细胞 |
| 小管 | 管腔扩张，细胞肿胀，顶端囊泡，空泡，扁平，细胞脱落，有丝分裂，透明滴，小管碎屑，萎缩，管型 |

微结构时，需要注意每种细胞的改变，例如，足细胞、内皮细胞、系膜细胞，以及基底膜、系膜基质和小管间质（表 1.3）。通过汇总所有这些观察结果（包括阳性结果和阴性结果）从而得出最后的诊断。

如果病变主要累及小管间质（表 1.4），我们必须判断病变是急性还是慢性。间质炎细胞不成比例地增多，提示为小管间质性肾炎。在急性间质性肾炎中，常伴间质水肿，而在慢性间质性肾炎中，常为间质纤维化和小管萎缩。此外，须尽可能地评估可能的特定性病因，如有无单克隆轻链管型、病毒包涵体，或有无沉积物等。

在任何慢性肾病中都可以观察到动脉硬化，表现为动脉内膜和中膜增厚，但血管损伤或许就是肾功能异常的主要病因。栓塞、坏死、血管炎和胆固醇栓塞是特定疾病的特征性血管损伤（表 1.5）。

系统性评估肾的各个组织学结构，将每种组织检查结果与临床病史相结合，从而得出具体诊断。理想状态下，我们会得出疾病诊断 / 病理类型（未知疾病前提下）。最后，依据逻辑致病 / 病因学的理论，在具体的评分 / 分级 / 分类基础上，给

| 表 1.5　血管病变 | |
| --- | --- |
| 动脉 | 中膜增厚，中膜坏死，黏液样变，内膜增生，中性粒细胞浸润，胆固醇栓塞，弹力板分层 |
| 细动脉 | 内膜和中膜透明样变，中膜异常增生，纤维素样坏死，血栓形成，内膜炎 |

出完整的临床病理诊断。

　　我们将阐述常见肾病中具体的损伤特征，讨论肾中主要组织成分的损伤，包括小球、小管间质和血管。肾小球病变可以是原发性的，或继发于系统性疾病。将病理改变和常见的临床表现，包括肾炎综合征、肾病综合征、快速进展性肾小球肾炎等，整合在一起。我们也将讨论移植肾病理，囊性病变和肾脏肿瘤性疾病。

（翻译：刘少军　审校：甄军晖）

## 选读

Sethi，S.，Haas，M.，Markowitz，G.S.，et al.，2016. Mayo Clinic/Renal Pathology Society consensus report on pathologic classification，diagnosis，and reporting of GN. Journal of the American Society of Nephrology 27，1278-1287.

# 2

# 正常生长与成熟

正常肾小球起源于入球小动脉，然后形成一个繁杂的毛细血管网，最后汇总为出球小动脉（图 2.1 ～ 2.3）。肾小球内包含 3 种固有细胞：系膜细胞、内皮细胞和上皮细胞。脏层上皮细胞［也称之为足细胞（podocyte）］通过足突裂隙隔膜覆盖在肾小球基底膜（glomerular basement membrane，GBM）尿腔侧；内皮细胞位于 GBM 的内侧面，并形成窗孔（图 2.4 和 2.5）。毛细血管

与系膜相连，内皮细胞和系膜细胞之间由系膜基质分隔。毛细血管内（endocapillary）增生这一术语常用于描述细胞数量增多 / 增生，并填塞毛细血管腔，这些细胞包括系膜细胞、内皮细胞和浸润的炎细胞。相对应的毛细血管外（extracapillary）增生是指沿鲍曼囊壁分布的壁层上皮细胞增生。根据病变分布为节段性或球性，弥漫性或局灶性。特定的术语用于描述特定的病变。常用术语及其

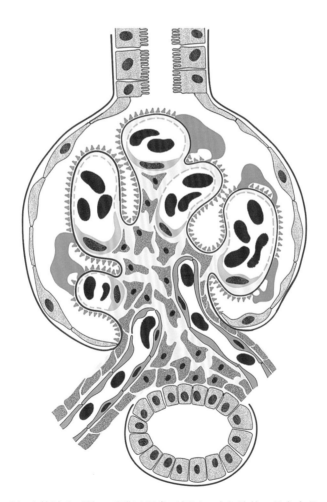

图 2.1　正常肾小球，毛细血管袢腔开放。系膜区通常不超过 3 个细胞核，足突完整，无沉积物或增生改变

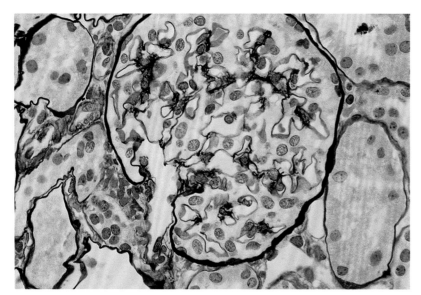

图 2.2　正常肾小球的基底膜薄而纤细，每个系膜区的系膜细胞核不超过 3 个。肾小球由鲍曼囊壁包绕。临近的小管有薄而纤细的小管基底膜，无分层，无明显间质纤维化。血管极由球外系膜细胞包裹。很显然，系膜区细胞数量与切片厚度相关。在肾活检病理中，推荐切片厚度为 2 μm；树脂包埋切片厚度为 1 μm（Jones 银染色，×400）

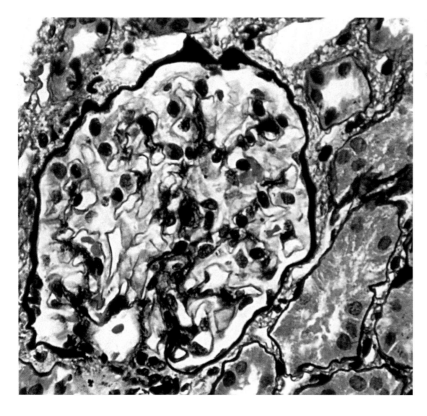

图 2.3　石蜡包埋，2 μm 切片，显示一个正常肾小球，血管极正常，系膜细胞和基质尚正常，球周肾间质轻微纤维化，肾小管完整（Jones 银染色，×400）

定义见表 2.1。

　　系膜细胞位于毛细血管袢的茎区，周围包绕系膜基质，具有收缩功能。系膜细胞通过形成细长的突起，附着在毛细血管袢的末端。正常情况下，每个系膜区最多有 3 个系膜细胞核。电镜下肾小球基底膜由 3 层结构组成，中间层最宽，称

之为致密层，两侧电子密度稍弱，分别称之为内疏松层和外疏松层（图 2.4 和 2.5）

　　肾小球由鲍曼囊包绕，鲍曼囊内侧由壁层上皮细胞覆盖，与近端小管上皮细胞相连。但近端小管上皮细胞存在过碘酸-希夫（periodic acid Schiff，PAS）阳性的刷状缘。出球小动脉和入球

**表 2.1　形态学改变常用术语定义**

**光镜**

| | |
|---|---|
| 局灶性 | 累及部分肾小球 |
| 弥漫性 | 累及所有肾小球 |
| 节段性 | 累及肾小球的部分毛细血管球 |
| 球性 | 累及整个肾小球毛细血管球 |
| 分叶状 | 简言之，即由于毛细血管内增生（定义见下面）导致毛细血管袢的结构呈分叶样改变（可见于 MPGN 等） |
| 结节样 | 系膜区基质扩张，相对缺少细胞（可见于糖尿病肾病等） |
| 肾小球硬化 | 基质增多，毛细血管袢废弃 |
| 新月体 | 壁层上皮细胞增生 |
| 钉突 | GBM 向外突起，中间插有免疫复合物（可见于膜性肾病等） |
| 毛细血管内增生 | 系膜细胞和（或）内皮细胞增生，混合浸润的炎细胞，导致毛细血管腔填塞、扩张（可见于增生性狼疮性肾炎等） |
| 透明样 | 描述一类均质透明、有折光性的物质 |
| 透明样变 | 血浆蛋白积聚，均质并有折光性外观（可见于 FSGS 等） |
| 系膜区 | 毛细血管袢之间的区域，有系膜基质，包绕着系膜细胞 |
| 上皮下 | 足细胞和 GBM 之间 |
| 内皮下 | 内皮细胞和 GBM 之间 |
| 双轨 | 由于沉积物和（或）周围成分的插入导致基底膜分成双层（详见下文电镜描述） |
| 白金耳 | 由于内皮下大量沉积，使得毛细血管呈现增厚、僵硬的外观 |
| 活动性 | 用来描述可能对治疗敏感的损伤，例如，细胞性新月体、细胞浸润、坏死、增生等 |
| 慢性 | 用于一些不可逆性损伤的描述，如小管萎缩、间质纤维化、纤维性新月体、硬化等 |

**免疫荧光显微镜**

| | |
|---|---|
| 颗粒样 | 荧光染色后观察到的不连续的、颗粒样的荧光表现。例如，膜性肾病时毛细血管袢的改变 |
| 线样 | 光滑而连续的着色模式，可以沿着毛细血管袢，例如抗 GBM 抗体介导的肾小球肾炎；在抗 TBM 肾炎时，可以沿 TBM 着色 |

**电镜**

| | |
|---|---|
| 足突融合 | 足突呈扁平状，覆盖在基底膜上，且缺乏裂隙隔膜 |
| 微绒毛样变 | 脏层上皮细胞上小的突起，外观呈绒毛样 |
| 外周袢插入 | 系膜细胞或浸润的单核细胞胞质延伸并进入内皮细胞胞质和基底膜之间，通常其内侧可见新的基底膜形成 |
| 管网状聚集体 | 内皮细胞内，有规整排列的膜样小颗粒，也称之为管网状包涵体 |
| 免疫触须样肾小球病 | 大的，规整排列的微管状沉积物，微管直径大于 30 nm |
| 纤维样肾小球肾炎 | 杂乱排列的纤维丝，直径为 14～20 nm |

GBM，肾小球基底膜；MPGN，膜增生性肾小球肾炎；TBM，肾小管基底膜；FSGS，局灶性节段性肾小球硬化症

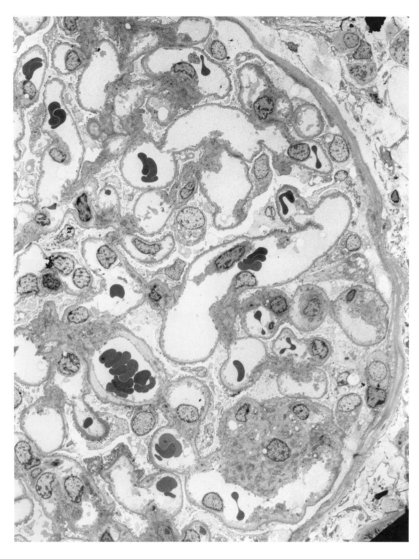

图 2.4 成人正常肾小球基底膜厚约 325～375 nm（译者注：不同电镜室数据略有差异，测量基底膜厚度需建立本实验室正常值）。外侧足细胞足突完整，偶见轻微融合。系膜区基质包绕着系膜细胞，无扩张或细胞增多。内皮细胞窗孔正常，鲍曼囊壁层上皮细胞呈扁平状（透射电镜，×1500）

小动脉可在正切面根据形态学差异进行区分，也可通过连续切片追踪其起源而加以区分。段动脉、小叶间动脉和弓形动脉也可出现在肾活检样本中。皮质活检同时应评估小管和间质。存在 PAS 阳性刷状缘的小管为近端小管，缺乏的是远端小管，集合管上皮细胞是立方状、鹅卵石样。髓质，甚至是肾盏尿路上皮细胞，亦偶见于肾活检样本中。

在胎儿发育成熟期间，肾小球毛细血管袢分支简单。毛细血管腔较小，覆盖有大的、立方状深染的上皮细胞（图 2.6～2.8）。位于鲍曼囊壁的壁层上皮细胞从最初的高柱状变成立方状，然后又变成扁平状。但位于近端小管开口处的壁层上皮细胞仍维持高柱状。在 1 岁以内的

肾活检中，皮质表层偶见不成熟的肾单位（图 2.6～2.11）。人类在出生后即不再有肾小球新生（即不会发育出新的肾小球），但生长发育到成年的过程中，肾小球体积不断增大。幼儿（平均 2.2 岁）平均肾小球直径为 95 μm；成人平均为 140～160 μm。GBM 厚度也随着生长发育而不断增厚，1 岁时平均厚度 220～260 nm；5 岁时为 280～327 nm；10 岁时为 329～370 nm；15 岁时与成人类似，约为 358～399 nm（见图 2.4 和 2.5）。在正常成熟、老化和修复过程中，即便没有肾病，也可见少量球性硬化，硬化比例在儿童和青少年中通常不超过 5%，在成人这一比例小于（年龄 ÷2 - 10）%。

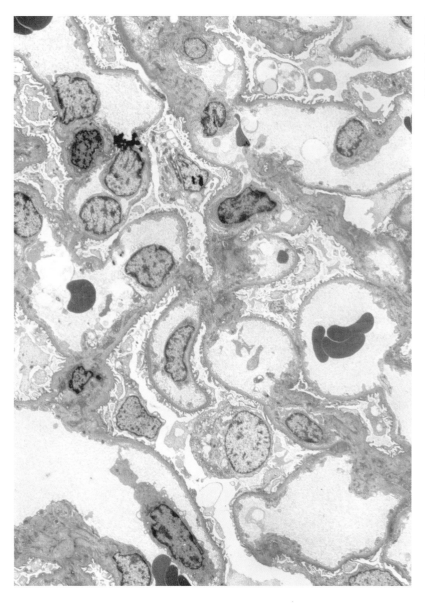

图 2.5 电镜提示肾小球轻微异常，足细胞中有少量空泡，足突大体完整，肾小球基底膜厚度正常。毛细血管腔中可见红细胞，偶见散在的血小板碎片。系膜基质包绕系膜细胞（透射电镜，×3000）

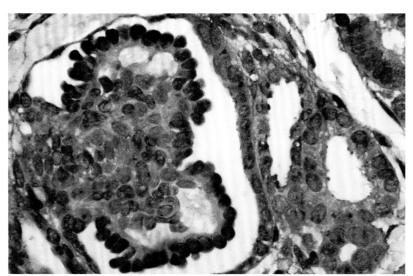

图 2.6 在发育过程中，肾皮质不同层次可见各种不同发育阶段的不成熟肾小球。靠近皮髓交界区的肾小球最先发育成熟。图示为一个 28 周龄的胎肾皮质中不成熟的肾小球。系膜区明显，毛细血管分支简单，脏层上皮细胞为饱满立方状。和成熟肾小球相比，沿鲍曼囊壁分布的壁层上皮细胞多为立方状（PAS，×400）

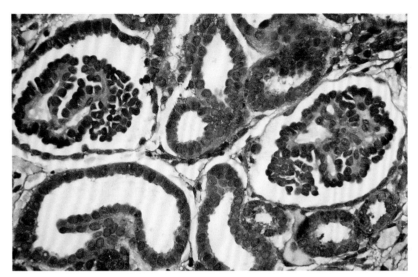

图 2.7　与图 2.6 来自同一个 28 周龄的胎肾，显示肾小球的毛细血管袢分支比图 2.6 中肾小球略复杂，仍由不成熟的、饱满的肾小球脏层上皮细胞覆盖。右侧的肾小球壁层上皮细胞扁平，更为成熟（PAS，×200）

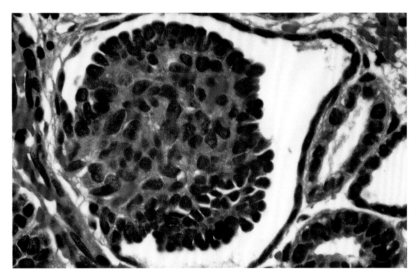

图 2.8　靠近皮髓交界处肾小球，和前面图片来自同一胎肾。该肾小球毛细血管袢分支复杂，同样覆盖着饱满的、未成熟的脏层上皮细胞。右侧可见鲍曼囊腔向外突出，为与近端肾小管相连的部位（PAS，×400）

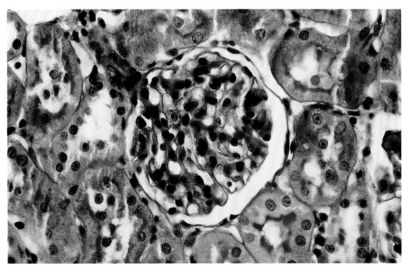

图 2.9　图示为一体积较小但完全成熟的肾小球，来自正常出生的婴儿。毛细血管袢分支复杂，毛细血管袢外足细胞淡染，扁平，左上角处可见正常的血管极。近端肾小管可见 PAS 阳性刷状缘，小管之间为管周毛细血管。机体发育成熟过程中，肾小球数目虽不增多但体积会逐渐变大。我们的测量数据为不足 5 岁儿童肾小球直径小于 95 μm。固定和后续处理的不同会导致这一数据发生变化，因此不同实验室需要建立自己实验室的正常值（PAS，×100）

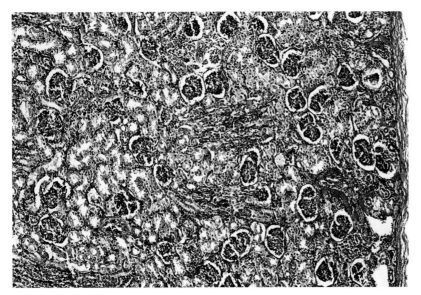

图 2.10　和皮髓交界区（左）的肾小球相比，浅皮质区（右）肾小球更不成熟。表浅区域的肾小球尽管毛细血管袢分支复杂，但覆盖的足细胞仍不成熟（PAS，×100）

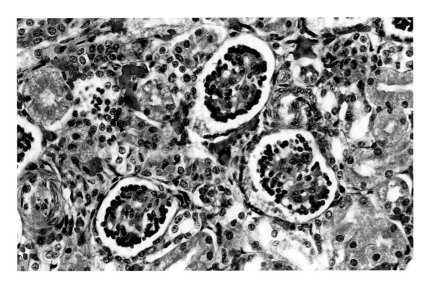

图 2.11　出生 3 天的新生儿肾，可见不成熟的、饱满的、立方状的足细胞。右侧肾小球毛细血管袢分支相对较复杂，左侧肾小球毛细血管袢分支更简单（PAS，×100）

（刘少军　译）

## 选读

Fogo, A., Hawkins, E.P., Berry, P.L., et al., 1990. Glomerular hypertrophy in minimal change disease predicts subsequent progression to focal glomerular sclerosis. Kidney International 38, 115-123.

Fogo, A.B., Kon, V., 2010. The glomerulus—a view from the inside—the endothelial cell. International Journal of Biochemistry and Cell Biology 42, 1388-1397.

Kaplan, C., Pasternack, B., Shah, H., et al., 1975. Age-related incidence of sclerotic glomeruli in human kidneys. American Journal of Pathology 80, 227-234.

Kappel, B., Olsen, S., 1980. Cortical interstitial tissue and sclerosed glomeruli in the normal human kidney, related to age and sex. A quantitative study. Virchows Archiv (Pathological Anatomy) 387, 271-277.

Morita, M., White, R.H.R., Raafat, F., et al., 1988. Glomerular basement membrane thickness in children. A morphometric study. Pediatric Nephrology 2, 190-195.

Shindo, S., Yoshimoto, M., Kuriya, N., et al., 1988. Glomerular basement membrane thickness in recurrent and persistent hematuria and nephrotic syndrome: correlation with sex and age. Pediatric Nephrology 2, 196-199.

Smith, S.M., Hoy, W.E., Cobb, L., 1989. Low incidence of glomerulosclerosis in normal kidneys. Archives of Pathology and Laboratory Medicine 113, 1253-1256.

# 肾小球疾病

**3**

# 原发性肾小球疾病

## 导致肾病综合征的肾小球疾病：非免疫复合物性

### 微小病变型肾病和局灶性节段性肾小球硬化症：引言

微小病变型肾病（minimal change disease，MCD）和局灶性节段性肾小球硬化症（focal segmental glomerulosclerosis，FSGS）均表现为典型的肾病综合征（nephrotic syndrome），仅靠临床表现两者不易区别。1～7岁的儿童肾病综合征多由MCD引起，只有激素治疗无效或临床特征提示其他病因引起的肾病综合征时，才考虑肾活检。10%～15%的成人肾病综合征由MCD引起。FSGS的发病率逐渐上升，美国人特别是非洲裔和拉丁裔美国成年人，由FSGS引起的肾病综合征超过了由膜性肾病引起的肾病综合征（占18.7%）。据报道儿童肾病综合征也有相似的上升趋势。MCD和FSGS的血清学检查，包括补体水平，均在正常范围。因此对于成人肾病综合征及儿童非激素敏感型，肾活检对明确病因非常必要。MCD和FSGS的预后差距显著，MCD多数完全康复，与FSGS的进行性肾功能不全形成鲜明对照。基于预后不同，FSGS有多种亚型。美国国立卫生研究院（National Institute of Health，NIH）的一项临床试验研究了这些亚型对预后的影响，138名激素耐药的原发性FSGS患者接受霉酚酸酯和地塞米松治疗，与环孢素治疗组相比，治疗反应没有差异，然而不同的形态亚型却显示出不同的治疗反应性，顶端型效果最好，塌陷型效果最差，非特殊型居中。表3.1为哥伦比亚工作组对FSGS分类的提议，并提出FSGS各亚型的层次关系（图3.1）。在以下章节中，将分别描述每一种类型。

| 表3.1　FSGS亚型 | |
| --- | --- |
| 类型 | 特征 |
| FSGS，非特殊型 | 散在节段性硬化 |
| FSGS，门周型 | 门周硬化和玻璃样变 |
| FSGS，细胞型 | 毛细血管内细胞增生 |
| FSGS，顶端型 | 毛细血管袢与尿极管腔/颈部粘连 |
| FSGS，塌陷型（塌陷性肾小球病） | 毛细血管袢节段性或球性塌陷及脏层上皮细胞增生、肥大 |

FSGS，局灶性节段性肾小球硬化症

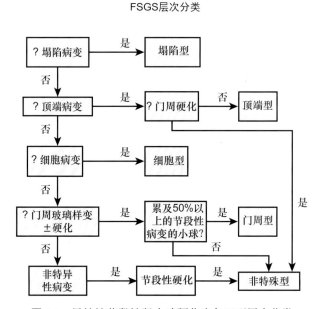

FSGS层次分类

图3.1　局灶性节段性肾小球硬化症各亚型层次分类

### 微小病变型肾病

微小病变型肾病（minimal change disease，MCD）因其在光镜下肾小球的结构正常而命名（图3.2和3.3）。特发性MCD患者无特异性血管或肾小管间质损害。然而，中老年患者可有非特异性局部肾小管间质硬化和轻微的血管病变（小动脉硬化、高血压相关性小动脉玻璃样变，或其他不相关的疾病）。与肾小球节段性硬化相比，球

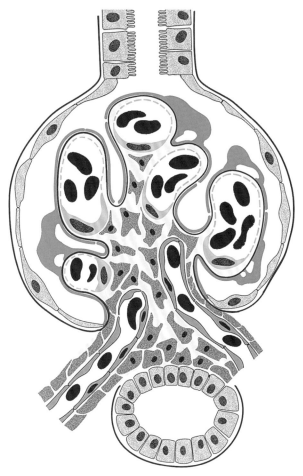

图 3.2　微小病变型肾病。光镜下肾小球正常，电镜下出现弥漫的足突融合

性肾小球硬化对于鉴别 MCD 与 FSGS 没有价值。球性硬化可见于任何年龄组的正常人，多数情况下并非由特殊病变引起，而是正常的"耗损"。在小于 40 岁的人群中，球性硬化可占 10%，该比例随年龄增长而升高，至 80 岁可高达 30%（估算方法为：年龄 ÷ 2 − 10）。

　　相关的急性间质性肾炎（acute interstitial nephritis，AIN）的特征是肾间质水肿和淋巴细胞浸润，常同时伴有嗜酸性粒细胞浸润，提示可能为药物诱导的过敏反应所致。MCD 合并 AIN 者多由非甾体抗炎药（nonsteroidal antiinflammatory drugs，NSAIDs）引起，停药后，病情通常可缓解。

　　MCD 免疫荧光呈阴性，一些 MCD 可出现 IgM 染色阳性，曾引发争论。一些作者认为这是一种特殊病变类型，即所谓的 IgM 肾病（IgM nephropathy）（见下文）。

　　电镜下，MCD 见足突广泛融合消失，足细胞空泡变性和微绒毛化（图 3.4 和 3.5）。肾穿前即对治疗有部分反应的患者，肾穿时足突融合通常不显著。

### 病因 / 发病机制

　　MCD 的发病机制与异常的细胞因子和足细胞之间的相互作用有关，该作用仅影响肾小球通透性，并不促进硬化发生。有人提出 T 淋巴细胞通过 T 淋巴细胞抗原 4（T lymphocyte antigen-4，CTLA-4）与足突细胞 CD80 之间作用失调，但并未证实能导致 MCD。药物如 NSAIDs 诱导的超敏反应可致 MCD。此外，MCD 还与霍奇金淋巴瘤、蜜蜂蜇咬或暴露于其他毒物、病毒感染或特应性发作有关，提示免疫功能障碍是其诱发因素，但在大多数病例中，其发生或复发的诱因仍不清楚。

## 选读

Fogo，A.，Ichikawa，I. 1996. Focal segmental glomerulosclerosis—a view and review. Pediatric Nephrology 10，374-391.

Gulati，S.，Sharma，A.P.，Sharma，R.K. et al. 1999. Changing trends of histopathology in childhood nephrotic syndrome. American Journal of Kidney Disease 3，646-650.

Kaneko，K.，Tsuji，S.，Kimata，T.，Kitao，T.，Yamanouchi，S.，Kato，S.，2015. Pathogenesis of childhood idiopathic nephrotic syndrome：a paradigm shift from T-cells to podocytes. World Journal of Pediatric 11，21-28.

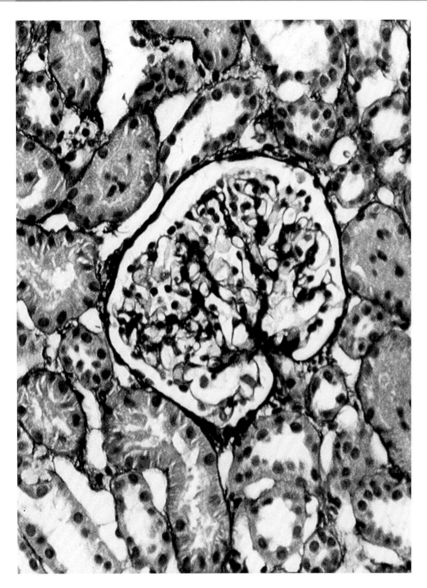

图 3.3　微小病变型肾病。光镜显示肾小球无明显病变，年轻人（如本例）无肾小管间质纤维化。老年患者的 MCD 有非特异性肾小管间质纤维化背景（Jones 银染色，×200）

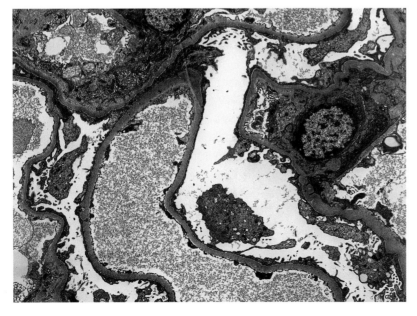

图 3.4　微小病变型肾病。脏层上皮细胞足突广泛融合消失，MCD 通常为完全消失，但足突消失程度并不是鉴别 MCD 与 FSGS 的决定因素；肾小球基底膜无明显改变，未见沉积物（透射电镜，×3000）

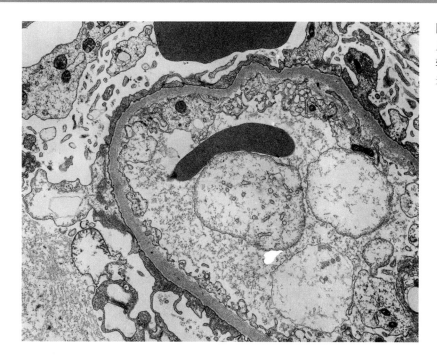

图 3.5　微小病变型肾病。脏层上皮细胞足突广泛融合和微绒毛化。尽管内皮细胞轻微肿胀，但肾小球基底膜无明显改变，未见沉积物（透射电镜，×8000）

## 局灶性节段性肾小球硬化症

　　在普通型局灶性节段性肾小球硬化症（focal segmental glomerulosclerosis，FSGS）［非 特 殊 型（not otherwise specified，NOS）；表 3.1］中，硬化性病变仅见于部分肾小球而非全部（局灶性），仅累及肾小球毛细血管祥的一部分而非全部（节段性）（图 3.6 和 3.7）。FSGS 的形态学诊断其实是对光镜下这种瘢痕形成方式的一种描述，可发生于许多疾病。即使发现一个肾小球呈节段性硬化，也足以诊断 FSGS 而不是 MCD，因此鉴别 MCD 和 FSGS（见前文）依赖于足量的活检组织，找到病变的肾小球。很显然，MCD 和 FSGS 不易区分，尤其是使用现在常用的肾活检枪和小的穿刺针导致取材标本越来越少。当局灶病变仅影响 10% 的肾单位时，在仅有 10 个肾小球的标本中，漏诊概率可达 35%，而当标本中有 20 个肾小球时，这一概率则降至 12%。最初的肾小球硬化发生在近髓肾小球，因此肾活检取材时应当包含此区域组织（图 3.7）。仅靠一张肾活检切片，不能发现所有的局灶节段性硬化，三维研究显示，对特发性 FSGS 的病例进行肾小球连续切片，发现病变的确是局灶性的，也就是说，即便已确诊 FSGS，也存在无任何硬化的肾小球（图 3.8 和 3.9）。

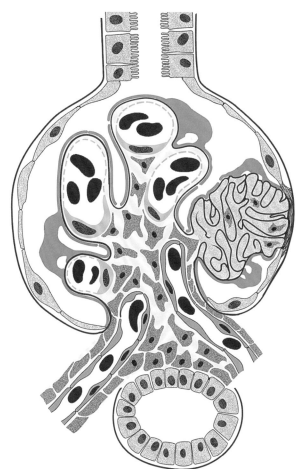

图 3.6　局灶性节段性肾小球硬化症。可见界限清楚的节段性硬化，毛细血管祥消失，基质增多。电镜下广泛足突融合，未见沉积物。可见球囊粘连

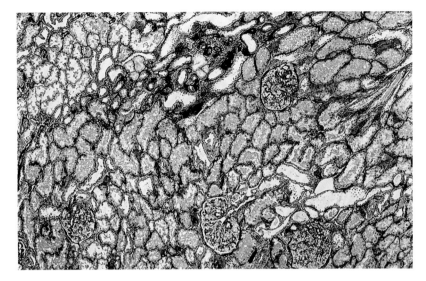

图3.7 局灶性节段性肾小球硬化症（FSGS）。FSGS早期，病变非常局限，最初累及近髓肾小球，所给切片中的肾小管间质纤维化可能是毗邻肾小球发生早期节段性硬化的线索，通过仔细观察连续切片，可发现小球的节段性硬化病变。该视野4个肾小球中的1个（图上部）出现普通型的早期节段性硬化，伴周围肾小管间质纤维化（Jones 银染色，×100）

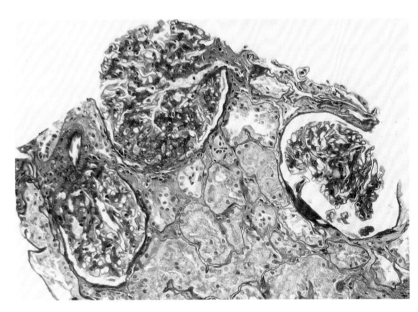

图3.8 局灶性节段性肾小球硬化症（FSGS）。早期节段性硬化累及一个肾小球的外周（上部）和另一个肾小球的门部（左侧），但无明显玻璃样变。这种混合性硬化是FSGS的典型特征（PAS，×200）

由于检测硬化性病变的局限性，故应寻找未受累肾小球的其他诊断特征，以便在没有发现硬化性肾小球的情况下可怀疑FSGS。肾小球异常增大（见下文）可能是发生明显的硬化前就已存在的，提示硬化的早期特征。因此，形态似MCD的肾活检组织，若肾小球显著增大，可提示早期、初始阶段的FSGS。肌养蛋白聚糖（dystroglycan）是肾小球基底膜（glomerular basement membrane，GBM）的一种正常成分，它促进足细胞与基质之间的相互作用，通常在FSGS非硬化的节段保留，而在MCD中表达下降（但塌陷型FSGS中表达

也下降）。肌养蛋白聚糖或其他一些通过分子和蛋白质组研究出现的标志物虽不是非常敏感或特异，但是在足突弥漫融合、未发现有明确节段性硬化的病例中更支持FSGS，而不是MCD。弥漫性系膜细胞增生可见于FSGS或MCD，因此不管是否伴IgM沉积，均无明确的预后意义（见下文）。

肾小球节段性硬化性病变会出现过碘酸-希夫（periodic acid-Schiff，PAS）阳性的无细胞性物质，因病理生理机制（见下文）的不同而成分不同。硬化过程中，随着基质增多，肾小球毛细血管祥逐渐塌陷、消失，病变逐渐从小的、早期损伤到

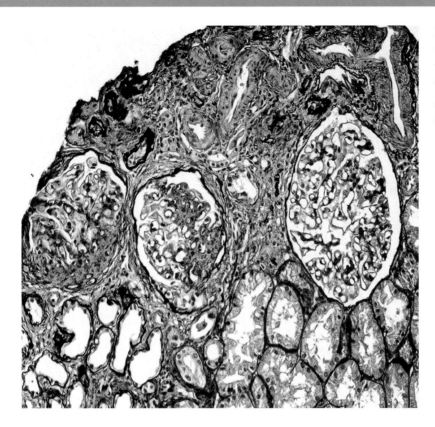

图 3.9　局灶性节段性肾小球硬化症（FSGS）。进展期节段性硬化，病变累及该视野 3 个肾小球中的 2 个，其周围肾小管间质成比例地纤维化，硬化以肾小球基质增多及毛细血管腔闭塞为特征，属普通型 FSGS（Jones 银染色，×200）

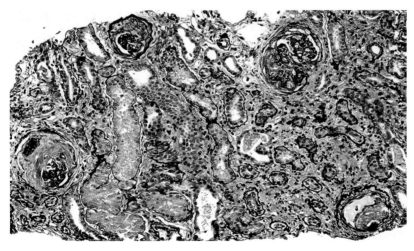

图 3.10　局灶性节段性肾小球硬化症（FSGS）。接近终末期的 FSGS，全部肾小球呈球性或近球性硬化，伴广泛的肾小管间质纤维化和血管壁增厚（Jones 银染色，×200）

几乎全球硬化（图 3.10 ～ 3.13）。节段性硬化性病变散在分布，位于肾小球的门周和（或）周边，可伴有肾小球球性硬化，后者无特别的诊断意义。未受累的肾小球在光镜下无明显病变，但体积增大，同早期节段性硬化的表现。肾小球硬化可能与血浆蛋白渗出导致玻璃样变性有关，产生均质的玻璃样外观（图 3.14），这一改变特别容易发生于中轴线上的血管极。值得注意的是，小动脉玻璃样变性也可发生于高血压肾损害，不应作为硬化的证据（见门周型 FSGS）。血管硬化可发生于 FSGS 晚期。足细胞与肾小囊粘连是硬化的早期表现（图 3.15）。肾小球硬化完全出现后，可伴随肾小管萎缩、间质纤维化及淋巴细胞浸润，并且与肾小球硬化程度成正比（见图 3.11）。但应注意，HIV 相关性肾病（HIV-associated nephropathy，HIVAN）和塌陷性肾小球病（collapsing glomerulopathy）的小管损害

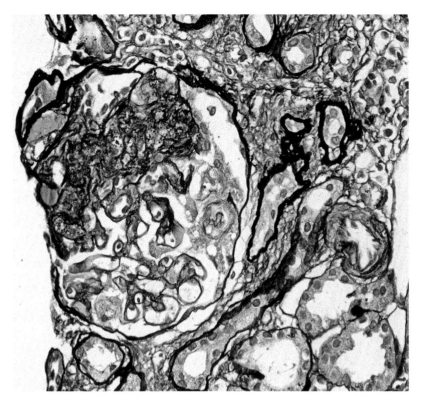

图 3.11　局灶性节段性肾小球硬化症（FSGS）。FSGS 典型的节段性病变为：基质增多，毛细血管腔闭塞，常伴玻璃样变及球囊粘连。周围肾小管间质纤维化，肾小球未受累的部分无明显异常（Jones 银染色，×400）

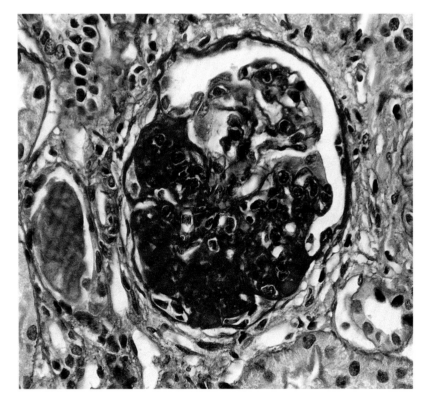

图 3.12　局灶性节段性肾小球硬化症（FSGS）。进展期 FSGS 呈局灶节段性病变伴少量玻璃滴形成。肾小球大部分区域系膜基质增多，毛细血管腔闭塞，未受累部分显示系膜基质轻度增多。邻近的肾小管萎缩，可见一蛋白管型（PAS，×400）

常呈微囊性，严重程度远远超过了肾小球病变的程度（见下文）。

　　免疫荧光可见 IgM 和 C3 非特异性沉积于硬化区或系膜基质增多区（图 3.16）。

　　电镜可见广泛足突融合，即便在没有节段性硬化的肾小球也能见到广泛的足突融合（图

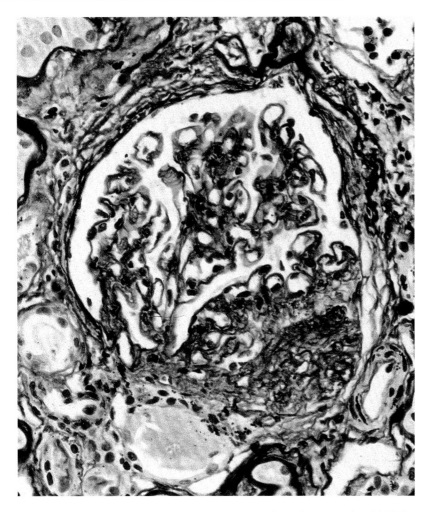

图 3.13　局灶性节段性肾小球硬化症（FSGS）。FSGS 的节段性硬化性病变表现为系膜基质增多，毛细血管腔闭塞。银染显示硬化区见残存的肾小球基底膜皱褶，而未受累部分显示系膜基质轻度增多。尽管硬化累及血管极，但未见玻璃样变，且硬化大部分不在门部，因此属非特殊型（Jones 银染色，×400）

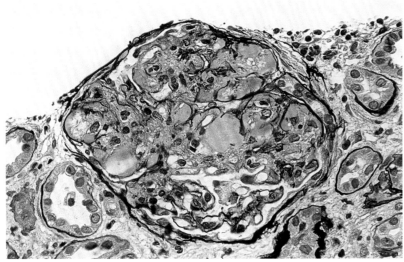

图 3.14　局灶性节段性肾小球硬化症（FSGS）。此例 FSGS 见硬化区广泛玻璃样变，系膜基质增多，毛细血管腔闭塞。硬化区出现球囊粘连，鲍曼囊增厚、断裂。玻璃样物质代表血浆蛋白渗出，反映了内皮细胞的损伤（Jones 银染色，×400）

3.17），因此不能根据足突融合的程度来判断 FSGS 和 MCD。尽管原发性 FSGS 较继发性 FSGS 足突融合更加广泛，但继发性 FSGS 中受节段性

硬化影响的肾小球也可能出现广泛足突融合，二者之间有部分重叠，因此在具体病例中不能作为诊断依据。但如果无弥漫性足突融合，也就是足

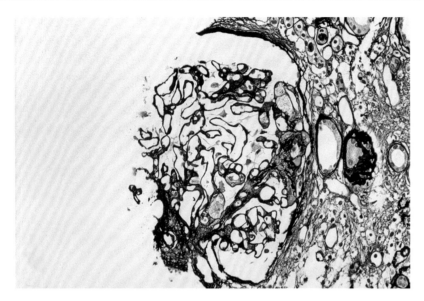

图 3.15　局灶性节段性肾小球硬化症（FSGS）。FSGS 早期病变表现为肾小球毛细血管袢与鲍曼囊粘连，小节段性玻璃样变及毛细血管内泡沫细胞形成（Jones 银染色，×400）

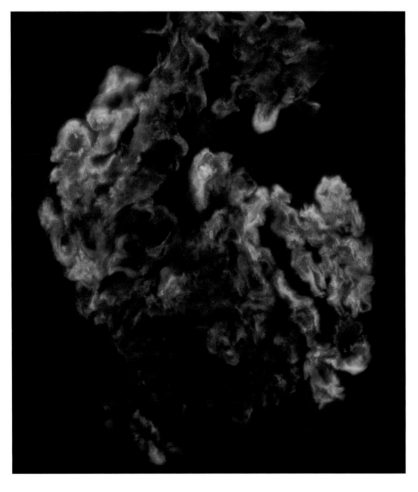

图 3.16　局灶性节段性肾小球硬化症。免疫荧光显示无免疫复合物沉积，但硬化区或系膜增宽区有 IgM 沉积（抗 IgM 抗体免疫荧光染色，×400）

突融合少于 50%，不支持原发性或特发性 FSGS 的诊断。特发性 FSGS 无免疫复合物沉积，硬化区系膜基质增多（图 3.18）。硬化区光镜下的玻璃样物质在电镜下呈高密度，不要误认为是免疫复合物，通过识别散在分布的脂滴，并且与光镜图像对比，辨认并不困难（图 3.19）。具塌陷特征的 FSGS 的内皮细胞中出现大量网状聚集物提示其可能为 HIV 相关性肾病（见下文）。

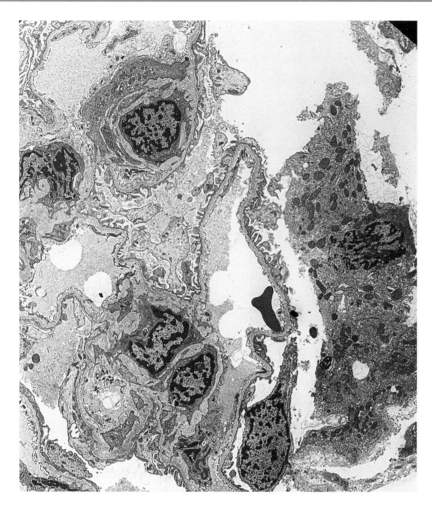

图 3.17　局灶性节段性肾小球硬化症（FSGS）。电镜见足突广泛融合，并非完全消失。如果足突融合少于 50%，则原发性 FSGS 的诊断值得怀疑。还可见系膜基质增多，无免疫沉积物沉积（透射电镜，×3000）

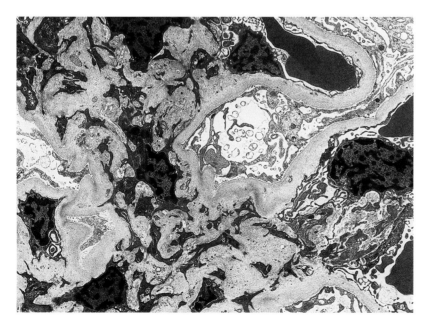

图 3.18　局灶性节段性肾小球硬化症（FSGS）。此例 FSGS 可见明显的节段性系膜基质增多，毛细血管袢闭塞。覆盖的脏层上皮细胞空泡变性，微绒毛化，足突广泛融合，肾小球基底膜明显皱缩、塌陷。无免疫沉积物（透射电镜，×5000）

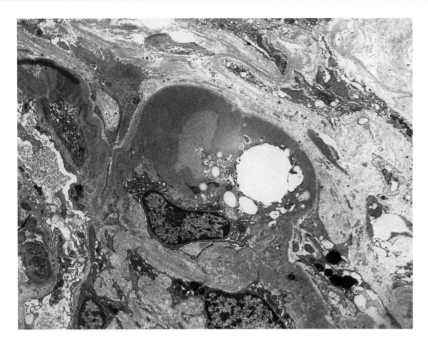

图 3.19  局灶性节段性肾小球硬化症
（FSGS）。节段性硬化区内见玻璃样物质
沉积。玻璃样物质光滑均质，通常位于硬
化区，且常含脂质（呈透明圆形）。硬化
区域系膜基质增多，毛细血管腔闭塞，与
上覆的纤维化鲍曼囊壁紧密粘连（透射电
镜，×3000）

### 移植肾复发性 FSGS 的诊断

30%～40% 的原发性 FSGS 会复发，尽管蛋白尿可在肾移植后立刻再次出现，但复发多出现在肾移植后的最初几个月，提示复发过程中出现循环因子。蛋白尿再出现时即能见到足突融合，常早于硬化前数周至数月。此时，儿童复发性 FSGS 可见较明显的肾小球增大。然而，儿童接受成人供体后肾小球不会增大（相反，成人接受儿童供肾则会出现显著的肾及肾小球增大，以提供给受体足够的肾小球滤过率）。直到肾病综合征复发后数周至数月，才出现显著的硬化。在此期间，伴肾病综合征的 FSGS 肾移植患者即便没有节段性硬化，仅足突融合也可成为 FSGS 复发的证据。即使在复发性 FSGS 的早期阶段，其肾小球血管簇上活化的壁层上皮细胞也会增加，CD44 染色阳性。复发性 FSGS 通常（但并非总是）显示哥伦比亚分型与自体肾 FSGS 相似的表型。

### 病因 / 发病机制

原发性 FSGS 可能由一种或多种未确定的循环因子引起，这些因子引起肾小球通透性异常，最终导致硬化。可溶性尿激酶纤溶酶原激活物受体（soluble urokinase plasminogen activitor receptor,

suPAR）和心肌营养类细胞因子 -1（cardiotrophin-like cytokine-1，CLC-1）代表了这一类致病的循环因子。但是，suPAR 水平随着 GFR 的降低而升高，不受病因影响，而且很多不存在 FSGS 的炎症也可使其升高。半乳糖灌注导致 CLC-1 失活不能预防 FSGS 复发。因此，FSGS 中确切的循环因子尚未发现。最近的研究指出足细胞损伤及其表型去分化，伴有足细胞丢失和壁层上皮细胞活化、迁移至毛细血管祥，这些改变在硬化性病变的形成中起一定作用。在移植复发的 FSGS 中，CD44 阳性细胞作为激活的壁层上皮细胞，迁移至毛细血管祥的情况要早于出现明显的硬化性病变，在自体肾中也提示有早期硬化性病变。

对足细胞分子生物学的研究加深后，人们发现了 FSGS 的罕见家族型突变基因（如编码 podocin 的 ACTN4 和 NPHS2，以及 TRPC-6、PLCE1、INF-2、WT1、CDC2AP、LAMB2）和先天性芬兰型肾病综合征的突变基因（编码 nephrin 的 NPHS1），为进行性肾小球硬化和肾病综合征发病机制的研究开辟了新的思路。这里我们仅简要讨论遗传性 FSGS 的部分基因。FSGS/肾病综合征的关键基因突变包括那些编码足细胞的细胞骨架或裂孔膜结构蛋白基因，监控足细胞-

## MCD 和 FSGS 的鉴别诊断

有学者认为，相同的临床表现和未受累肾小球的相似病变，提示 MCD 和 FSGS 可能是同一疾病的两种表现。我们的数据和其他学者的研究则更支持二者是不同的，即便在病变的最早期。很多证据表明肾小球适应性异常和生长因子参与了肾小球硬化的形成。一些研究指出，不论儿童还是成人，尽管最初表现为 MCD，但增大的肾小球会发展为明显的硬化。异常肾小球增大的患者，尽管初次肾活检没有明显的硬化性病变，但在以后的肾活检中会出现。一组儿童肾病综合征的研究中，肾小球面积超过正常同龄儿童的 50% 是其进展的敏感、高危的指标。应当注意，虽然出生后肾不再有新生肾小球出现，但直到大约 18 岁，肾小球才停止生长。因此，对于儿童必须有与年龄相匹配的正常对照，以正确评估肾小球的大小。

曾有人提出，系膜细胞增生（超过 80% 的肾小球系膜细胞＞ 3 个 / 系膜区）的患者预后不良，发展为 FSGS 的风险升高，由于缺少系膜细胞增生的形态学界定的统一标准，因此很难以此评估其对预后的影响。研究没能证明该病变特征与临床有很好的相关性。因此，肾活检出现系膜细胞增生而其他方面表现为明显 MCD 的患者尽管激素反应较差，但仍然预后良好。伴系膜细胞增生的儿童 FSGS 的预后不比典型的 FSGS 更差。因此弥漫系膜细胞增生对于 MCD 和 FSGS 均无特殊预后意义，也不能以此鉴别 MCD 和未取到节段性硬化的 FSGS。

免疫荧光示 IgM 沉积伴与之相关的系膜细胞增生，可能提示激素反应较差，并且部分患者初次活检诊断为"IgM 肾病"，再次肾活检时却提示 FSGS。光镜下见正常的肾小球，免疫荧光见 IgM 沉积，其意义很难评估。同样，儿童伴肾病综合征的 FSGS 的系列活检结果表明，伴或不伴弥漫系膜细胞增生的 IgM 沉积并无评估预后的价值。如果电镜和免疫荧光均可见沉积物，则应诊断为系膜性 / 系膜增生性性免疫复合物性肾小球肾炎。

总之，即使肾活检标本足够大而并未发现节段硬化，FSGS 的诊断也不能完全排除。患者有肾病综合征、活检组织中无免疫复合物沉积、广泛足突融合，尤其是肾小球数目少于 25 个时，应考虑未取到节段性硬化的 FSGS 的可能性。或者发现其他提示 FSGS 的形态学表现包括肾小球增大，年轻患者出现间质纤维化，肾小球毛细血管袢肌养蛋白聚糖染色呈正常阳性，或者出现 CD44 阳性的脏层上皮细胞。

GBM 相互作用的基因，以及影响线粒体或辅酶 Q10 功能的基因。nephrin 位于足细胞裂孔膜，与 CD2 相关蛋白（CD2-associated protein，CD2AP）密切相关。nephrin 作为封闭区型连接蛋白，和 CD2AP 一起在受体形成模式、细胞骨架极性以及信号传递方面起重要作用。敲除 CD2AP 基因的小鼠出现先天性肾病综合征，与芬兰型先天性肾病综合征相似。常染色体显性遗传的 FSGS 由 α -actinin 4（ACTN 4）突变引起，其突变可能引起肌动蛋白细胞骨架相互作用的改变，后者可能通过"功能获得"机制导致 FSGS。与之相反的是，nephrin 基因突变小鼠不管是敲除或转染突变型 ACTN4 导致的 FSGS，均与"功能丧失"机制有关。因此平衡 α -actinin 4 对足细胞至关重要。

α -actinin 4 基因突变的患者通常在 30 岁前发展至终末期肾病，但移植后罕见肾病综合征复发。可能与尚未建立起对正常、无突变的移植肾的免疫反应有关。瞬时受体潜在阳离子通道 6（transient receptor potential cation channel-6，TRPC-6）是一种在足细胞中表达的通道蛋白，当该基因突变时，功能获得性地改变了钙的流动性。成人在不同渗透率时均可发生 FSGS。Podocin 是另一种足细胞特异性基因（NPHS2），在常染色体隐性遗传 FSGS 中发生突变，这种 FSGS 常在儿童期发病，快速进展至终末期肾衰竭。Podocin 是一个重要的 stomatin 蛋白家族成员，与 CD2AP-nephrin 复合物相互作用，提示其在裂孔膜的组织构成中发挥作用。与以上 FSGS 激素耐受相反，部分伴

有 *PLCE1* 突变的患者可能对激素敏感。这些复杂的相互作用的足细胞分子的获得性损伤，已经在动物模型和人类蛋白尿疾病的研究中得到证实。尽管至今尚未找到鉴别上述基因引起的 FSGS 和其他类型的 FSGS 的特异性形态学表现，但研究这些基因异常的新的分子技术和免疫染色技术可能成为诊断和判断预后的工具。尽管在伴 FSGS 的儿童激素耐药型肾病综合征患者中，足细胞结构基因突变并非少见（高达 30%），非家族性成人患者却很少发生该突变。载脂蛋白 L1（apoliprotein L1）的变异体（G1 和 G2）对抵御锥虫病有保护作用，目前发现此突变与非洲黑人 FSGS 发病率升高相关，尽管肾病对其易感性的机制并不清楚。因此，新的分子和免疫染色技术检测这些基因及其编码的蛋白质异常可用于诊断和预后评估。目前还没有将这些基因突变引起的形态学改变用于鉴别不同的 FSGS 类型。

---

## FSGS 的诊断要点

- 足突广泛融合。
- 缺乏免疫复合物。
- 具有诊断意义的节段性病变。

注：各种节段性病变差异较大，并决定 FSGS 的分型

---

## MCD 与 FSGS 的鉴别诊断

- 两种疾病均可见球性硬化，因此不能用于鉴别诊断。
- 足突广泛融合不能鉴别原发性 FSGS 与 MCD：< 50% 的足突融合提示可能既不是 FSGS，也不是原发性 MCD。
- 尽管缺乏足以诊断的节段性病变（见上文），小的活检组织中也要考虑未取到节段性病变而遗漏 FSGS 的可能。
- 具有诊断意义的节段性病变的替代指标包括肾小球显著增大，年轻患者的间质纤维化。

FSGS，局灶性节段性肾小球硬化症；MCD，微小病变型肾病

---

## 原发性和继发性 FSGS 的鉴别诊断

- 足突部分融合（< 50%）强有力地支持继发性 FSGS。
- 继发性 FSGS 可偶见足突广泛融合。
- 主要鉴别特征：
  - 肾动脉硬化：广泛血管硬化，实性球性硬化增多，非硬化肾小球出现球周纤维化，内疏松层增宽。
  - 慢性肾盂肾炎 / 反流性肾病：边界清晰，地图状瘢痕和肾小管呈甲状腺样，球周纤维化，偶尔出现内疏松层增宽和足突部分融合。
- 继发性塌陷性肾小球病原因：
  - HIV 相关肾病；大量网状聚集物提示 HIV 相关性肾病（或可能为系统性红斑狼疮（possibly systemic lupus erythematosus, SLE）。
  - 塌陷性病变的其他继发性因素常伴有非广泛性足突融合：帕米膦酸二钠毒性，干扰素治疗，重度局部缺血（如使用环孢素、可卡因后），SLE，细小病毒也有可能。结合临床是必要的。

## 选读

### GENERAL

Braden, G.L., Mulhern, J.G., O'Shea, M.H., et al., 2000.Changing incidence of glomerular diseases in adults. American Journal of Kidney Disease 35, 878-883.

Corwin, H.L., Schwartz, M.M., Lewis, E.J., 1988. The importance of sample size in the interpretation of the renal biopsy. American Journal of Nephrology 8, 85-89.

D'Agati, V., 1994. The many masks of focal segmental glomerulosclerosis. Kidney International 46, 1223-1241.

D'Agati, V.D., Fogo, A.B., Bruin, J.A., et al., 2004. Pathologic classification of focal segmental glomerulosclerosis: a working proposal. American Journal of Kidney Disease 43, 368-382.

D'Agati, V.D., Kaskel, F.J., Falk, R.J., 2011. Focal segmental glomerulosclerosis. New England Journal of Medicine 365, 2398-2411.

Deegens, J.K., Dijkman, H.B., Borm, G.F., et al., 2008. Podocyte foot process effacement as a diagnostic tool in focal segmental glomerulosclerosis. Kidney International 74, 1568-1576.

Fatima, H., Moeller, M.J., Smeets, B., el al., 2012. Parietal epithelial cell activation marker in early recurrence of FSGS in the transplant. Clinical Journal of the American Society of Nephrology 7, 1852-1858.

Fogo, A.B., 2015. Causes and pathogenesis of focal segmental glomerulosclerosis. Nature Reviews Nephrology 11, 76-87.

Fogo, A., Hawkins, E.P., Berry, P.L., et al. 1990. Glomerular hypertrophy in minimal change disease predicts subsequent progression to focal glomerular sclerosis. Kidney International 38, 115-123.

Garin, E.H., Mu, W., Arthur, J.M., et al., 2010. Urinary CCD80 is elevated in minimal change disease but not in focal segmental glomerulosclerosis. Kidney International 78, 296-302.

Gulati, S., Sharma, A.P., Sharma, R.K., et al., 1999. Changing trends of histopathology in childhood nephrotic syndrome. American Journal of Kidney Disease 3, 646-650.

Haas, M., Spargo, B., Coventry, S., 1995. Increasing incidence of focal-segmental glomerulosclerosis among adult nephropathies: A 20-year renal biopsy study. American Journal of Kidney Disease 26, 740-750.

Ijpelaar, D.H., Farris, A.B., Goemaere, N., et al., 2008. Fidelity and evolution of recurrent FSGS in renal allografts. Journal of the American Society of Nephrology 19, 2219-2224.

Smeets, B., Stucker, F., Wetzels, J., et al., 2014. Detection of activated parietal epithelial cells on the glomerular tuft distinguishes early focal segmental glomerulosclerosis from minimal change disease. American Journal of Pathology 184, 3239-3248.

Smith, S.M., Hoy, W.E., Cobb, L., 1989. Low incidence of glomerulosclerosis in normal kidneys. Archives of Pathology and Laboratory Medicine 113, 1253-1256.

Rossini, M., Fogo, A., 2004. Interpreting segmental glomerular sclerosis. Current Diagnosic Pathology 10, 1-10.

**GENETICS**

Boute, N., Gribouval, O., Roselli, S., et al., 2000. NPHS2, encoding the glomerular protein podocin, is mutated in autosomal recessive steroid-resistant nephrotic syndrome. Nature Genetics 24, 349-354.

Brown, E.J., Schlöndorff, J.S., Becker, D.J., et al. 2010. Mutations in the formin gene INF2 cause focal segmental glomerulosclerosis. Nature Genetics 42, 72-76.

Genovese, G., Friedman, D.J., Ross, M.D., et al., 2010. Association of trypanolytic ApoL1 variants with kidney disease in African Americans. Science 329, 841-845.

Hildebrandt, F., Heeringa, S.F., 2009. Specific podocin mutations determine age of onset of nephrotic syndrome all the way into adult life. Kidney International 75, 669-771.

Kaplan, J.M., Kim, S.H., North, K.N., et al., 2000. Mutations in ACTN4, encoding alpha-actinin-4, cause familial focal segmental glomerulosclerosis. Nature Genetics 24, 251-256.

Karle, S.M., Uetz, B., Ronner, V., et al., 2002. Novel mutations in NPHS2 detected in both familial and sporadic steroid-resistant nephrotic syndrome. Journal of the American Society of Nephrology 13, 388-393.

Ruf, R.G., Lichtenberger, A., Karle, S.M., et al, 2004. Arbeitsemeinschaft fur Pädiatrische Nephrologie Study Group: Patients with mutations in NPHS2 (podocin) do not respond to standard steroid treatment of nephrotic syndrome. Journal of the American Society of Nephrology 15, 722-732.

Sadowski, C.E., Lovric, S., Ashraf, S., et al., 2015. A single-gene cause in 29.5% of cases of steroid-resistant nephrotic syndrome. Journal of the American Society of Nephrology 26, 1279-1289.

Winn, M.P., Conlon, P.J., Lynn, K.L., et al., 2005. A mutation in the TRPC6 cation channel causes familial focal segmental glomerulosclerosis. Science 308, 1801-1804.

### 塌陷性肾小球病

塌陷性肾小球病（collapsing glomerulopathy）预后差，蛋白尿明显，肾功能急进性丧失，单用糖皮质激素治疗无效。白种人和非洲裔美国人均可发病，非洲裔美国人的发病率明显占优势。不同地区的发病率不同，纽约的发病率逐渐升高，由 1979—1985 年间占特发性 FSGS 的 11% 上升至 1986—1989 年间的 20%，至 1990—1993 年间则增加至 24%。以芝加哥为中心的大宗肾活检结果显示，该亚型仅占 FSGS 的 4.7%。

光镜下见肾小球毛细血管襻节段性或球性塌陷，足细胞增生肥大（图3.20），球性塌陷比节段性塌陷更常见（表3.1，图3.21和3.22）。节段性病变可累及肾小球的任何部位（图3.23），肥大的足细胞内常常可见明显的蛋白质滴（图3.24）。早期粘连、玻璃样变、系膜细胞增生以及肾小球肥大均少见，即使塌陷性病变仅累及一个肾小球，也建议诊断塌陷性肾小球病，因为该类型预后不良（图3.25）。其他类型的节段性硬化（见表3.1）可能同时存在。某些病例中细胞型、塌陷型和非特殊型的FSGS难以区分（图3.26）。血管无特异性损害，间质炎症、肾小管损害与肾小球硬化程度不成比例，伴肾小管微囊性改变（图3.27）。

免疫荧光显示IgM和C3沉积于硬化区。电镜见GBM皱缩、塌陷，脏层上皮细胞增生、肥大，上皮细胞内常可见空泡和蛋白质滴，无免疫复合物沉积（图3.28），特发性塌陷性肾小球病没有网状聚集物。

### 病因 / 发病机制

成熟足细胞因为高表达周期素依赖性激酶抑制因子p27kip1，所以一般无增生性表现。塌陷性

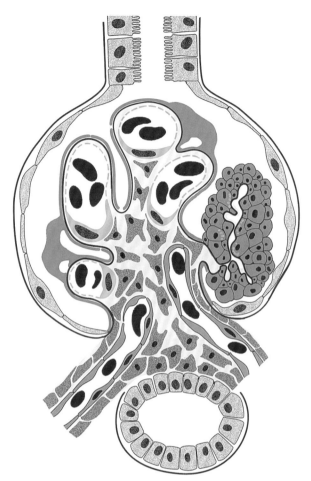

图 3.20　塌陷性肾小球病。肾小球毛细血管襻节段性或球性塌陷，脏层上皮细胞增生，无免疫复合物沉积

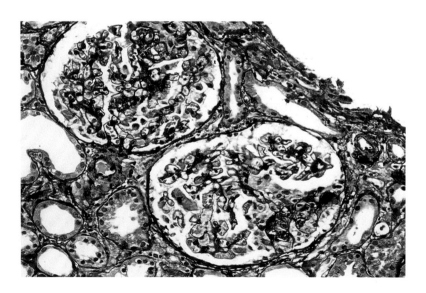

图 3.21　塌陷性肾小球病。以肾小球毛细血管襻塌陷、明显的脏层上皮细胞增生为特点，常可见明显的蛋白质滴。塌陷可为球性，也可为节段性（Jones 银染色，×400）

肾小球病和 HIVAN 中肾小球塌陷部位 p27kip1 失表达，因此足细胞出现增生和去分化。研究者指出该类疾病足细胞的表型调节紊乱。壁层上皮细胞可能促进这种增生，并迁移至 GBM 表面，取代损伤的足细胞。塌陷性肾小球病病因不明，有人提出与病毒感染有关。与对照组、普通型 FSGS 或 HIVAN 相比，塌陷性肾小球病患者细小病毒感染更常见，提示二者相关。也有报道帕米膦酸二钠或干扰素治疗与塌陷性肾小球病的发生有关。肾移植后复发已有报道，移植肾新发的塌陷性肾

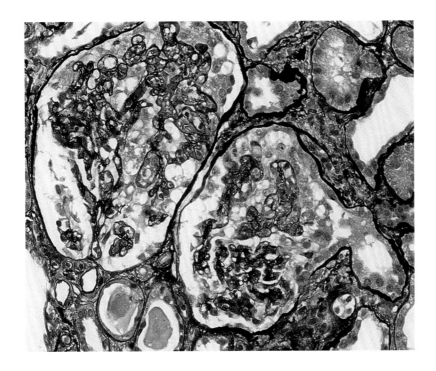

图 3.22　塌陷性肾小球病。毛细血管祥广泛塌陷，脏层上皮细胞增生明显（Jones 银染色，×400）

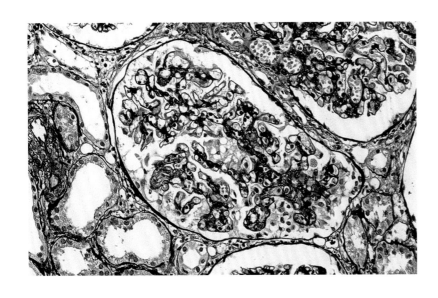

图 3.23　塌陷性肾小球病。少数情况下呈明显的节段性塌陷，残存肾小球毛细血管祥无异常。此例为明显的节段性塌陷，脏层上皮细胞增生（Jones 银染色，×200）

小球病与钙调神经蛋白抑制剂毒性有关，塌陷性肾小球病也可发生在自体肾，呈带状分布，与严重的血管损害有关。干扰素治疗也可引起塌陷性肾小球病。少数病例的塌陷性肾小球病还可发生于 SLE 患者，伴随免疫复合物性增生性病变。这种病变更多见于非洲裔美国人群，与突变型 Apo L1 有关，Apo L1 可抵御锥虫病，Apo L1 易引起足细胞损伤和塌陷性肾小球病的机制并不清楚。

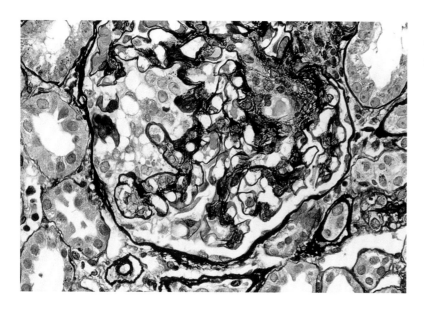

图 3.24 塌陷性肾小球病。肾小球毛细血管袢塌陷，脏层上皮细胞增生，胞质内有明显的蛋白质重吸收滴（Jones 银染色，×400）

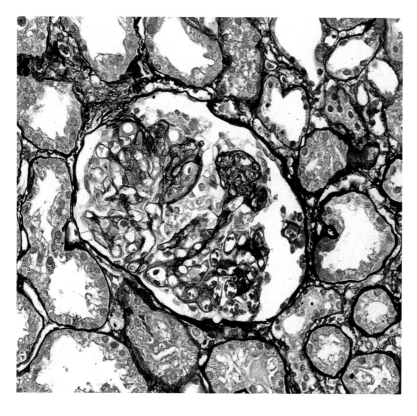

图 3.25 塌陷性肾小球病。塌陷型与细胞型 FSGS 有些共同特点。多处塌陷，节段性内皮细胞增生，伴有个别中性粒细胞和泡沫细胞浸润，同时可见脏层上皮细胞增生。但内皮细胞增生程度不足以诊断为细胞型 FSGS。此例最好诊断为塌陷性肾小球病（Jones 银染色，×400）

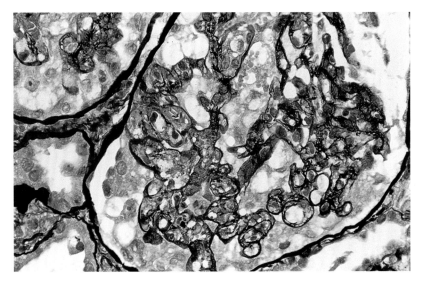

图 3.26 复杂型 FSGS。图中肾小球见早期、复杂的硬化性病变，具有多样性特征。可见节段性粘连伴玻璃样变性（左），轻度脏层上皮细胞肥大 / 增生。相邻小叶呈早期细胞性损伤，伴轻度毛细血管内细胞增生，但缺乏典型的细胞型 FSGS 具有的泡沫细胞。在 5 点钟方向有一小处塌陷灶，细胞性病变仅占毛细血管袢的极小部分。因此，尽管表现出一些细胞型与塌陷型 FSGS 共有的特征（毛细血管内细胞增生和脏层上皮细胞肥大 / 增生），最好还是诊断为塌陷型 FSGS，很可能是早期硬化性病变的表现（Jones 银染色，×400）

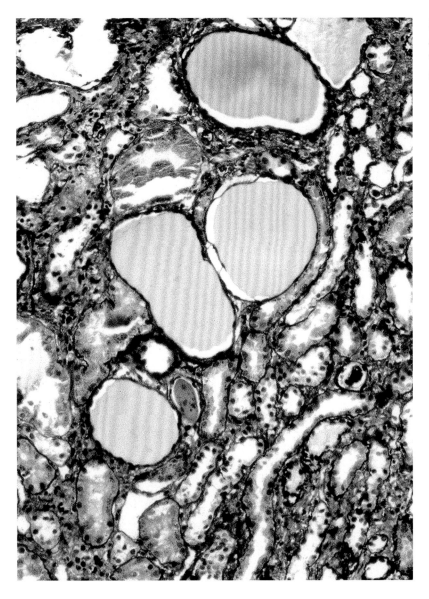

图 3.27 塌陷性肾小球病。常伴有与肾小球硬化程度不成比例的肾小管间质损害，肾小管微囊样扩张，可见蛋白质管型（Jones 银染色，×200）

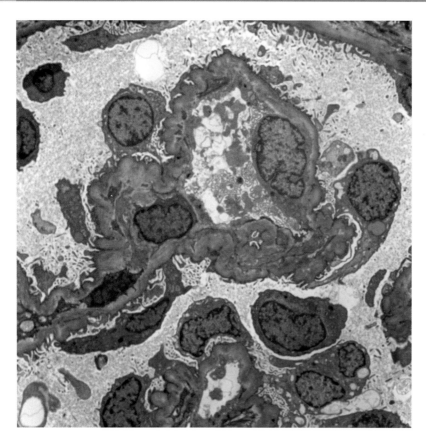

图3.28　特发性塌陷性肾小球病。电镜下见节段性塌陷部位广泛的肾小球基底膜皱缩，无任何沉积物。脏层上皮细胞足突广泛融合、空泡变性、微绒毛化（透射电镜，×5000）

## 选读

Barisoni L., Kriz, W., Mundel, P., et al., 1999. The dysregulated podocyte phenotype：a novel concept in the pathogenesis of collapsing idiopathic focal segmental glomerulosclerosis and HIV-associated nephropathy. Journal of the American Society of Nephrology 10，51-56.

Detwiler, R.K., Falk, R.F., Hogan, S.L., et al., 1994. Collapsing glomerulopathy：A clinically and pathologically distinct variant of focal segmental glomerulosclerosis. Kidney International 45，1416-1424.

Genovese, G., Friedman, D.J, Ross, M.D., et al., 2010. Association of trypanolytic ApoL1 variants with kidney disease in African American. Science 329，841-845.

Lasagni, L., Romagnani, P., 2010. Glomerular epithelial stem cells：the good，the bad，and the ugly. Journal of the American Society of Nephrology 21，1612-1619.

Laurinavicius, A., Hurwitz, S., Rennke, H.G., 1999. Collapsing glomerulopathy in HIV and non-HIV patients：a clinicopathological and follow-up study. Kidney International 56，2203-2213.

Markowitz, G.S., Appel, G.B., Fine, P.L., et al., 2001. Collapsing focal segmental glomerulosclerosis following treatment with high-dose pamidronate. Journal of the American Society of Nephrology 12. 1164-1172.

Markowitz, G.S., Nasr, S.H., Stokes, M.B., et al., 2010. Treatment with IFN-α，-β，or-γ is associated with collapsing focal segmental glomerulosclerosis. Clinical Journal of the American Society of Nephrology 5，607-615.

Moudgil, A., Nast, C.C., Bagga, A., et al., 2001. Association of parvovirus B19 infection with idiopathic collapsing glomerulopathy. Kidney International 59，2126-2133.

Valeri, A., Barisoni, L., Appel, G.B., et al., 1996. Idiopathic collapsing focal segmental glomerulosclerosis：a clinicopathologic study. Kidney International 50，1734-1746.

### 顶端型 FSGS

患者临床表现为肾病综合征，该病被认为是一种类似 MCD 的预后良好的早期病变，但长期随访结果表明部分患者预后不良。

顶端型 FSGS（tip lesion variant of FSGS）是指肾小球硬化仅累及肾小球尿极（图 3.29）。诊断

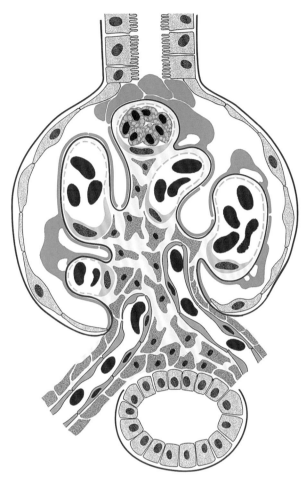

图 3.29　顶端型 FSGS。肾小球节段性硬化局限于尿极，常见毛细血管内细胞增生伴泡沫细胞浸润及脏层上皮细胞增生，足突弥漫、全球性融合，即使在无顶端病变的肾小球及球内区段。未见沉积物

此病必须排除塌陷性肾小球病（表 3.1），必须至少有一个节段性硬化灶累及肾小球尿极处外周血管袢 25% 的位置，并且毛细血管袢与肾小管腔或颈部鲍曼囊发生粘连（图 3.30 和 3.31），因此必须确认尿极以明确诊断。节段性病变以毛细血管内细胞增生（少于 50% 的肾小球毛细血管袢受累）或硬化（少于 25% 的肾小球毛细血管袢受累）为特征。泡沫细胞常见，但玻璃样变程度不一，受累区域常见足细胞肥大 / 增生，而系膜细胞增生、肾小球增大及小动脉玻璃样变程度不等。根据哥伦比亚分类，其他肾小球可以表现为普通型节段性或细胞型病变。所谓的单纯顶端型 FSGS，正如最初所述，仅出现顶端型病变，可能预后更好。

免疫荧光和电镜所见与普通型 FSGS 相同。

### 病因 / 发病机制

病因和发病机制不明。推测肾囊腔内的成分从尿极流出时发生湍流而引起足细胞损伤。顶端病变可于尸解时偶然发现，或与其他肾小球病变合并存在，因此它是并无特殊致病性的特发性 FSGS。

### 选读

Howie A.J., Brewer D.B., 1985. Further studies on the glomerular tip lesion: Early and late stages and life table analysis. Journal of Pathology 147, 245-255.

Howie A.J., Pankhurst T., Sarioglu S., et al., 2005. Evolution of nephrotic-associated focal segmental glomerulosclerosis and relation to the glomerular tip lesion. Kidney International 67, 987-1001.

Stokes M.B., Markowitz G.S., Lin J., et al., 2004. Glomerular tip lesion: a distinct entity within the minimal change disease/focal segmental glomerulosclerosis spectrum. Kidney International 65, 1690-1702.

Thomas D.B., Franceschini N., Hogan S.L., et al., 2006. Clinical and pathologic characteristics of focal segmental glomerulosclerosis pathologic variants. Kidney International 69, 920-926.

### 细胞型 FSGS

细胞型 FSGS（cellular variant of FSGS）患者表现为突发肾病综合征，是特发性 FSGS 中最少见的类型。FSGS 工作组建议诊断细胞型 FSGS 时，必须排除顶端性肾小球病和塌陷性肾小球病（表 3.1）。细胞型 FSGS 定义为至少一个肾小球 25% 以上的毛细血管袢见毛细血管内细胞增多 / 增生，并堵塞管腔（图 3.32 和 3.33）。毛细血管内细胞通常包括泡沫细胞、巨噬细胞和血管内皮细胞，还可见中性粒细胞和淋巴细胞。在以上病变的基础上，还可以有足细胞肥大 / 增生，但与塌陷性肾小球病不同的是，这并不是必需的特征。病变可进行性发展为细胞较少、硬化较多的损害，临床及形态学上与经典型 FSGS 难以区分（见图 3.26）。因此，活检组织中其他肾小球可能表现为普通型节段性或球性肾小球硬化。免疫荧光和电镜表现

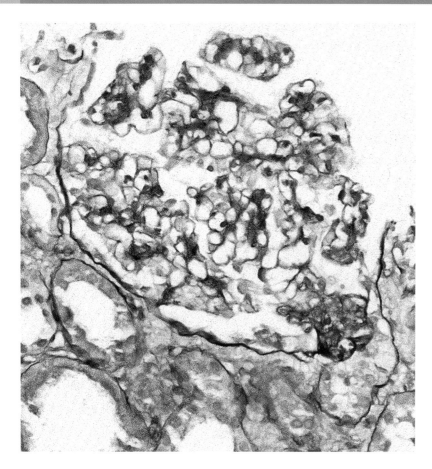

图 3.30　顶端型 FSGS。局部硬化仅累及尿极，因此称为顶端型 FSGS（PAS，×100）

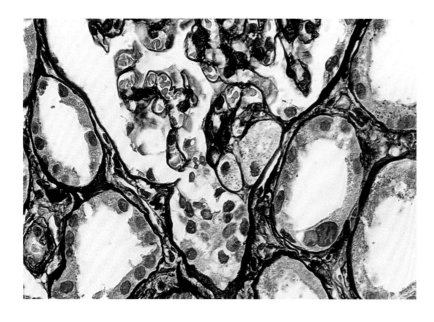

图 3.31　顶端型 FSGS。毛细血管袢与近曲小管颈部明显粘连，可见毛细血管内的泡沫细胞浸润（Jones 银染色，×400）

与普通型 FSGS 相同。

### 病因 / 发病机制

细胞型病变可能在移植肾 FSGS 复发早期出现，因此认为这种病理类型可能代表早期的活动性 FSGS。相对成年人，细胞型病变更常见于儿童。部分有明显细胞型 FSGS 的病例，通过深切组织，发现顶端型病变。因此一些细胞型病例可能是顶端型 FSGS。总的来说，细胞型 FSGS 预后介于塌陷性肾小球病和顶端型 FSGS 之间。

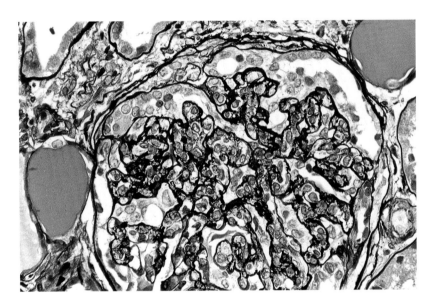

图 3.32　细胞型 FSGS。该例可见广泛的毛细血管内细胞增生伴较多单核细胞浸润，多处出现早期鲍曼囊粘连，脏层上皮细胞略显突出，但无明显增生，没有提示塌陷性肾小球病的肾小球毛细血管袢塌陷。免疫荧光和电镜检查未见免疫复合物（Jones 银染色，×400）

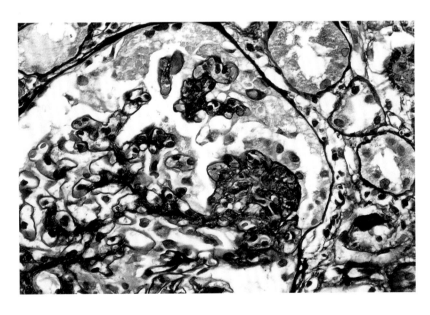

图 3.33　细胞型 FSGS。该例仅见一处毛细血管内细胞增多伴被覆脏层上皮细胞肥大，免疫荧光和电镜检查未见免疫复合物（Jones 银染色，×400）

## 选读

Schwartz, M.M., Evans, J., Bain, R., et al., 1999. Focal segmental glomerulosclerosis: prognostic implications of the cellular lesion. Journal of the American Society of Nephrology 10, 1900-1907.

Silverstein, D.M., Craver, R., 2007. Presenting features and short-term outcome according to pathologic variant in childhood primary focal segmental glomerulosclerosis. Clinical Journal of the American Society of Nephrology 2, 700-707.

Stokes, M.B., Valeri, A.M., Markowitz, G.S., et al., 2006. Cellular focal segmental glomerulosclerosis: Clinical and pathologic features. Kidney International 70, 1783-1792.

### 门周型 FSGS

门周型 FSGS（perihilar variant of FSGS）临床表现为蛋白尿，也可表现为高血压或其他与肾纤维化相关的表现（图 3.34）。诊断该型首先应排除细胞型、顶端型 FSGS 和塌陷性肾小球病（表 3.1）。门周型 FSGS 的定义为超过 50% 的节段受累的肾小球出现门周硬化和玻璃样变。肾小球体积增大和粘连常见。常有小动脉玻璃样变，但仅有小动脉玻璃样变不足以诊断（图 3.35 和 3.36）。通常没有系膜细胞增生，无典型的足细胞肥大 / 增生。免疫荧光和电镜表现同普通型 FSGS。

### 病因 / 发病机制——继发性 FSGS

门周型硬化为主被认为代表了肾脏体积缩小。该类型可发生于特发性 FSGS 患者，也常见于继发性 FSGS 患者，后者与机体对肾单位总数减少和（或）肾小球内高压的适应性反应有关。许多肾损害可致继发性 FSGS，可能是损伤的唯一表现，也可能与其他肾病并发。FSGS 可见于因肾小球生长和压力而产生异常、不良的适应性反应引起的相关疾病，如糖尿病、肥胖、滥用海洛因、发绀型心脏病或镰状细胞性贫血。因此，继发性硬化发生于许多免疫复合物性或增生性疾病的慢性期。在这些病例中，硬化的形态学表现能够提示最初的损害性质：肥胖相关的 FSGS 表现为轻度与葡萄糖不耐受相关的改变（如系膜增宽，GBM 增厚），足突部分消失，肾小球显著增大。病程较特发性 FSGS 更为惰性，肾病综合征少见。继发性 FSGS 也与使用合成代谢类固醇有关，部分患者出现门周型硬化。继发于反流性肾病的 FSGS 除了不一致的肾小球硬化外，常有显著的球周纤维化，鲍曼囊增厚，还可见片状、地图样的间质纤维化。海洛因引起的 FSGS 缺乏特异性的病理特征，尽管出现球性硬化、上皮细胞改变、间质纤维化以及肾小管损伤较特发性更为显著。FSGS

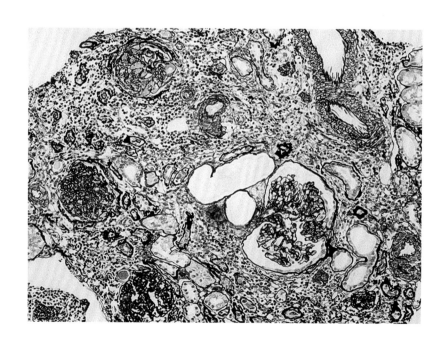

图 3.34　继发性 FSGS。节段性硬化也可继发于其他疾病，或如此例这样与高血压性肾小动脉硬化相关。足突融合非常局限，血管硬化不成比例，球性硬化广泛，最重要的是，出现肾功能不全以前有长期高血压病史，可排除原发性 FSGS（Jones 银染色，×100）

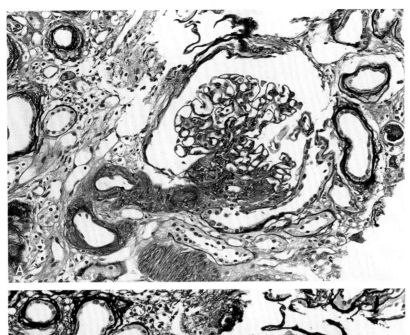

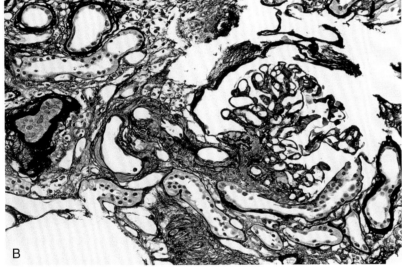

图 3.35 门周型 FSGS。肾小球血管极硬化、玻璃样变，如图中连续切片所示，玻璃样物质常延伸至细小动脉。常继发于其他疾病，或与肾小动脉硬化有关，也可为特发性（A. PAS；B. Jones 银染色，×200）

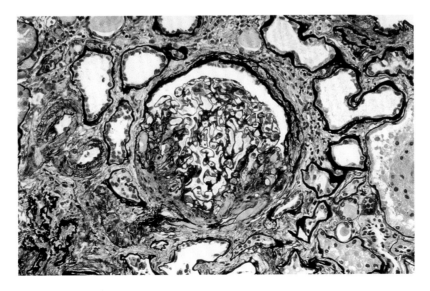

图 3.36 门周型 FSGS。这个肾小球显示更为广泛的门周硬化，伴玻璃样变和球周纤维化。该病例很可能是高血压导致的肾小动脉硬化（Jones 银染色，×400）

也可发生于体积减小的肾，最好的例子是先天性肾单位减少伴代偿肥大，其肾单位数目明显减少，导致残存肾小球明显增大，出现 FSGS 改变。孤立肾患者发生 FSGS 的风险显著高于正常人群，成年后一侧肾缺失不会出现同幼年肾缺失一样的对侧肾生长反应，因此对侧肾较少出现硬化。但当成年人的一侧肾和对侧的一部分肾同时缺失，则 FSGS 发生的风险增高。同样，FSGS 也可见于低体重新生儿，其肾单位较正常少，推测因此引起了慢性肾病和高血压的发生。

---

**FSGS 各亚型的诊断要点**

- 塌陷型病变（即使仅出现于 1 个肾小球）→塌陷性肾小球病。
- 顶端型病变，同时缺乏塌陷型或门周型病变→顶端型 FSGS。
- 细胞型病变，同时缺乏顶端型或塌陷型病变→细胞型 FSGS。
- 不属于上述任何一种病变类型的或标准的节段性硬化性病变→非特殊型 FSGS。

---

## 选读

Herlitz, L.C., Markowitz, G.S., Farris, A.B., et al., 2010. Development of focal segmental glomerulosclerosis after anabolic steroid abuse. Journal of the American Society of Nephrology 21, 163-172.

Hodgin, J.B., Rasoulpour, M., Markowitz, G.S., et al., 2009. Very low birth weight is a risk factor for secondary focal segmental glomerulosclerosis. Clinical Journal of the American Society of Nephrology 4, 71-76.

Kambham, N., Markowitz, G.S., Valeri, A.M., et al., 2001. Obesity-related glomerulopathy: an emerging epidemic. Kidney International 59, 1498-1509.

Rennke, H.G., Klein, P.S., 1989. Pathogenesis and significance of nonprimary focal and segmental glomerulosclerosis. American Journal of Kidney Disease 13, 443-456.

# 先天性芬兰型肾病综合征

先天性芬兰型肾病综合征（congenital nephrotic syndrome of Finnish type，CNF）是一种常染色体隐性遗传病，是位于第 19 号染色体上的 nephrin 基因（NPHS1）发生突变引起的。此病并非仅见于芬兰人。该病在出生时或出生 3 个月以内即出现肾病综合征，如果不进行肾移植，患儿常常 1 岁以内死于肾病综合征的并发症。临床常见镜下血尿。

相对于正常足月患儿肾小球发育较不成熟，与患儿多为早产有关。成熟肾小球显示不同程度的系膜基质增多、非特异性硬化，偶见系膜细胞增生（图 3.37）、新月体形成，但不伴坏死。光镜下肾小球可无明显变化，近端肾小管扩张（图 3.38 ～ 3.40）。在一些病例中，尽管集合管无明显扩张，但可出现肾小管萎缩和鲍曼囊扩张。值得注意的是，早期肾活检可能无典型的肾小管改变。晚期出现肾小球硬化（图 3.41）。

免疫荧光显示无免疫复合物沉积。电镜下可见广泛的足突融合，裂孔膜消失，GBM 可局部变稀疏。

### 病因 / 发病机制

CNF nephrin 基因发生突变。nephrin 是足细胞足突裂孔膜的主要成分。基因敲除小鼠研究发现完整的 nephrin 对维持正常的肾小球毛细血管的选择通透性至关重要。与 nephrin 密切相关的蛋白质 CD2 相关蛋白（CD2-associated protein，CD2AP）发生突变的小鼠实验表明，编码足突裂孔膜其他成分或其锚定蛋白的基因发生突变，也可导致肾病综合征，其临床表现与 CNF 非常相似。约 1/4 的肾移植患者再次发生肾病综合征，发病后 3 ～ 14 天的移植肾活检显示肾小球毛细血管内皮细胞肿胀，足突广泛融合。复发通常出现在 Fin-major/Fin-major 基因型患者中，其 nephrin 完全缺失。尽管没有发现普通的免疫复合物，部分患者移植后能检测到抗 nephrin 抗体，支持移植肾中正常携带 nephrin 的足细胞受到免疫损伤。

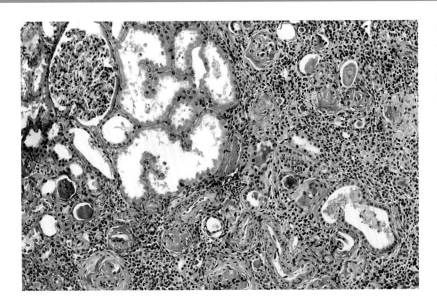

图 3.37 先天性芬兰型肾病综合征。肾小球无特异性改变，但可出现不同程度的系膜细胞增多。近端肾小管微囊状扩张，与球性硬化和间质纤维化有关（H&E 染色，×100）

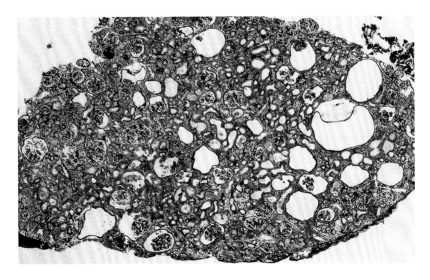

图 3.38 先天性芬兰型肾病综合征。肾小球无明显改变，近端肾小管广泛微囊状扩张（Jones 银染色，×100）

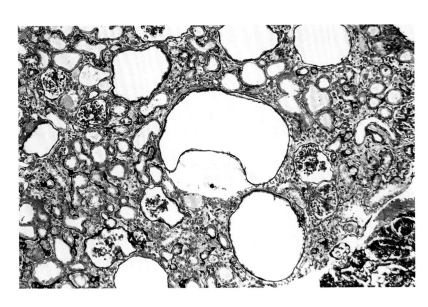

图 3.39 先天性芬兰型肾病综合征。该新生儿肾小球成熟度与年龄相符，近端肾小管微囊状扩张（Jones 银染色，×200）

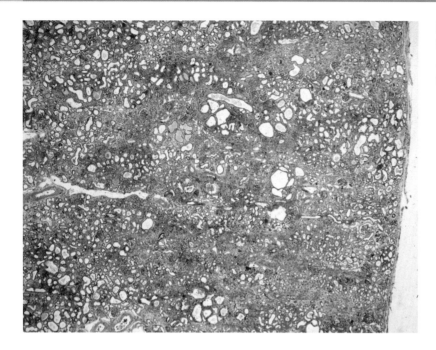

图 3.40　先天性芬兰型肾病综合征。病程早期，低倍镜下见肾小球无特殊改变，出现不成比例的肾小管扩张伴轻微间质纤维化（PAS，×200）

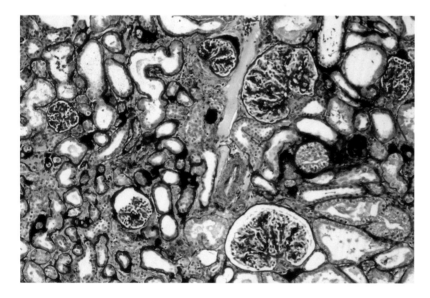

图 3.41　先天性芬兰型肾病综合征。肾小球显示轻度系膜增生，局灶肾小管扩张伴轻微间质纤维化（Jones 银染色，×200）

## 选读

Huttunen N.P., Rapola J., Wilska J. et al., 1980. Renal pathology in congenital nephrotic syndrome of Finnish type: A quantitative light microscopic study on 50 patients. International Journal of Pediatric Nephrology 1, 10.

Patrakka, J., Ruotsalainen, V., Reponen, P., et al., 2002. Recurrence of nephrotic syndrome in kidney grafts of patients with congenital nephrotic syndrome of the Finnish type: role of nephrin. Transplantation 73, 394-403.

Rapola, J., 1987. Congenital nephrotic syndrome. Pediatric Nephrology 1, 441-446.

Ruotsalainen, V., Ljungberg, P., Wartiovaara, J., et al., 1999. Nephrin is specifically located at the slit diaphragm of glomerular podocytes. Proceedings of the National Academy of Science of the United States of America. 96, 7962-7967.

## 弥漫性系膜硬化

弥漫性系膜硬化（diffuse mesangial sclerosis）可单独发病，表现为肾病综合征，也可作为 Denys-Drash 综合征（Denys-Drash syndrome）的一部分。孤立性弥漫性系膜硬化和 Deny-Drash 综合征患者均存在转录因子 Wilms tumor 1（*WT-1*）基因突变。Denys-Drash 综合征由 *WT-1* 杂合性突变引起。发病通常为先天性或出生后 1 年以内。患者起病时可表现为肾衰竭，通常 4 岁以前发展为终末期肾病，临床上 Denys-Drash 综合征患者大多为 46XY，外生殖器不易辨认，或男性假两性畸形，后者外生殖器为女性，性腺呈条索状，睾丸异常，有发生 Wilms 瘤的风险。偶尔，患者为 46XX，有肾病和 Wilms 瘤，但生殖器正常。

最早的肾改变以系膜基质增多和足细胞肥大为特征，而后系膜基质逐渐增多并呈纤细、松散的编织状，最后系膜基质持续增多、硬化，出现毛细血管腔堵塞（图 3.42 ～ 3.44）。系膜细胞数量无增加，硬化的肾小球中央可见由杂乱的胶原构成的致密的核心。足细胞通常肥大并呈不成熟、密集、鹅卵石样，少数情况下可出现上皮细胞增生（图 3.45）。与特发性 FSGS 相反，深部的皮髓交界处肾小球受累较少。相应肾小管萎缩，间质纤维化（图 3.46）。尽管肾小管可发生扩张，但并不突出，或同 CNF（见上文）一样仅是早期病变的特点。

免疫荧光显示无免疫复合物沉积，尽管有时在硬化的系膜区可见吸附数量不等的 IgM、C1q 和 C3。电镜下 GBM 有些增厚，足突融合。

### Frasier 综合征

Frasier 综合征（Frasier syndrome）患者同样有 *WT-1* 基因突变，但疾病早期无弥漫性系膜硬化。蛋白尿和肾衰竭出现于儿童期后期和青春期晚期。患者出现完全的男性假两性畸形以及完全的性腺发育不全，因此外生殖器为女性，但青春期不会出现初潮。在异常性腺基础上，患者性腺

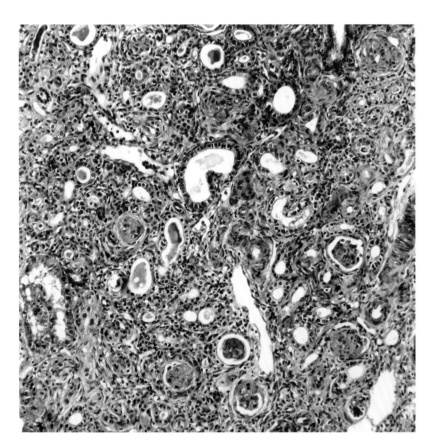

图 3.42　弥漫性系膜硬化。肾小球广泛硬化、变小、皱缩，系膜基质增多、致密，Masson 染色呈蓝色，系膜区细胞略显增多。相应的肾小管萎缩、间质纤维化，偶见扩张的肾小管（Masson 三色染色，×100）

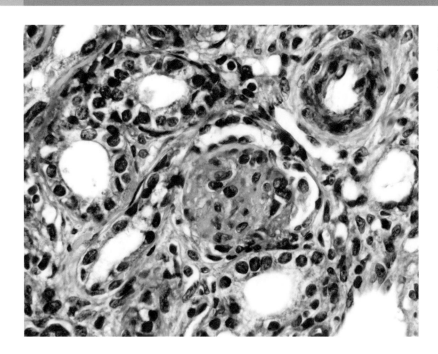

图 3.43　弥漫性系膜硬化伴系膜区胶原物质显著增多，系膜细胞轻度增殖，相应的肾小管萎缩，间质纤维化（Masson三色染色，×400）

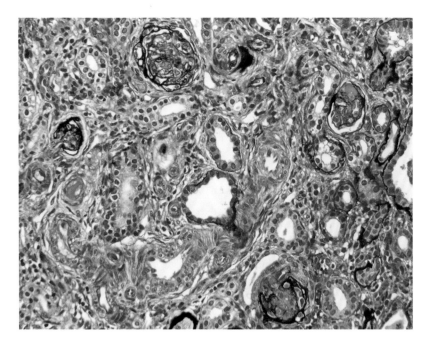

图 3.44　弥漫性系膜硬化。肾小球硬化、变小、皱缩，显著的硬化区毛细血管袢消失，相应的肾小管萎缩和间质纤维化，偶见肾小管轻度扩张（Jones 银染色，×200）

母细胞瘤的发病风险升高，但不会发生 Wilms 瘤。

　　肾活检为非特殊型 FSGS，无免疫复合物沉积（图 3.47）。电镜下，尽管 Frasier 综合征患者没有Ⅳ型胶原 α 链突变，但部分病例像 Alport 综合征一样出现致密层分层及篮网状改变（图 3.48）。

**病因 / 发病机制**

　　*WT-1* 是一种转录因子，通过与 DNA 结合调节很多基因。*WT-1* 对于肾和性腺发育至关重要。*WT-1*表达于成熟的肾足细胞，控制裂孔膜蛋白和分化。

　　各种 *WT-1* 突变均可导致弥漫性系膜硬化，

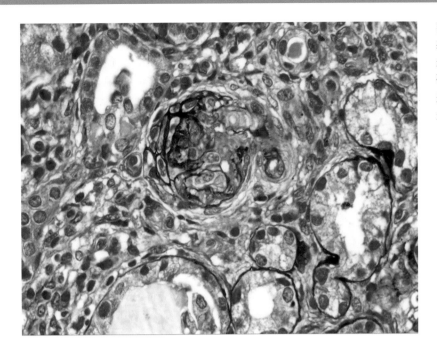

图 3.45　弥漫性系膜硬化。硬化区系膜基质扩张，纤维细胞性新月体形成，但未见基底膜断裂或纤维素样坏死。迅速硬化的病例中可见这种上皮细胞的增生，并不提示原发坏死性新月体性肾小球肾炎（Jones 银染色，×400）

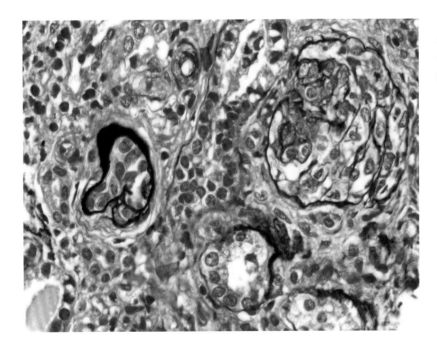

图 3.46　弥漫性系膜硬化。肾小球球性硬化，系膜基质增多，纤维细胞性新月体形成（右），周围肾小管萎缩，间质纤维化（Jones 银染色，×400）

Denys-Drash 综合征和 Frasier 综合征等疾病。Denys-Drash 综合征通常由 *WT-1* 杂合性突变引起，突变的 *WT-1* 基因抑制另一个等位基因的表达。孤立的弥漫性系膜硬化偶尔与 *WT-1* 突变有关。弥漫性系膜硬化极少由磷脂酶 C ε 突变导致，该突变

无类似 Denys-Drash 综合征的症状。

突变的 *WT-1* 对于足细胞分化有影响，*WT-1* 编码锌指蛋白家族的一个转录因子，其选择性剪接产生 4 个转录产物。目前报道了多种突变。*WT-1* 基因 9 号内含子供体剪切位点发生点突变导致

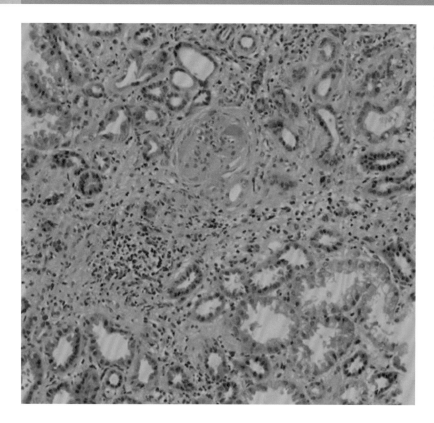

图 3.47 Frasier综合征。普通型节段性硬化伴相应肾小管萎缩和间质纤维化（PAS，×200）(Case kindly shared by Dr. Muhammed Fahim Tungekar at St Thomas' Hospital, London, UK, and Dr. Susan Rigdon and Dr. Patrick O'Donnell, Guy's Hospital, London, UK.)

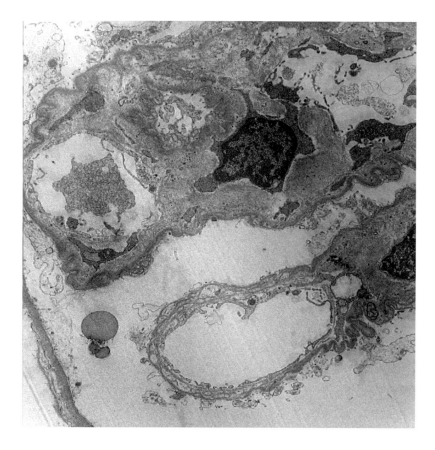

图 3.48 Frasier综合征。电镜下肾小球基底膜呈显著不规则、扇形外观，无免疫复合物沉积，足突融合（透射电镜，×5000）(Case kindly shared by Dr. Muhammed Fahim Tungekar at St Thomas' Hospital, London, UK, and Dr. Susan Rigdon and Dr. Patrick O'Donnell, Guy's Hospital, London, UK.)

Frasier 综合征的发生，出现局灶节段性硬化性改变。

　　Denys-Drash 综合征患者发展至终末期肾病时，建议切除双侧肾，以防肾 Wilms 瘤。弥漫性系膜硬化、Denys-Drash 综合征或 Frasier 综合征患者肾移植后预后良好，尚无肾病综合征和肾小球疾病复发方面的报道。

## 选读

Barbaux, S., Niaudet, P., Gubler, M.C., et al., 1997. Donor splice-site mutations in the WT1 gene are responsible for Frasier syndrome. Nature Genetics 17, 467-469.

Habib, R., 1993. Nephrotic syndrome in the 1st year of life. Pediatric Nephrology 7, 347-353.

Salomon, R., Gubler, M.C., Niaudet, P., 2000. Genetics of the nephrotic syndrome. Current Opinion in Pediatrics 12, 129-134.

（翻译：李丽　审校：汤绚丽）

# 导致肾病综合征的肾小球疾病：补体相关性

## C1q 肾病

　　C1q 肾病（C1q nephropathy）是一种由补体异常引起肾小球多样性损伤的一类疾病，表现为系膜区、偶见毛细血管袢免疫球蛋白和补体沉积，免疫荧光 C1q 着色强于或等同于其他成分。C1q 肾病主要发生于儿童或年轻人。典型时表现为肾病综合征，尤其是活检为硬化或微小病变时。当存在增生性病变但临床无 SLE 时，可表现为活动性尿沉渣。约 1/3 活检时即出现肾小球硬化者发展成终末期肾病；相反，77% 表现为微小病变样改变的肾病综合征可完全消退；超过一半的增生性肾小球病变者病情保持稳定。

　　光镜下肾小球病变呈多样化，包括无组织学异常改变、系膜增生性病变、局灶或弥漫性增生性肾小球肾炎，以及伴或不伴系膜增生的 FSGS（图 3.49 和 3.50）。

　　免疫荧光以 C1q 沉积为主，同时伴 C3 和免疫球蛋白沉积（图 3.51），阳性强度不超过 C1q。

　　电镜通常表现为足突融合，沉积物局限于系膜区。伴有增生的病例，其沉积物常延伸至内皮下。不伴增生的病例，足突融合非常广泛，沉积物局限于系膜区。应当注意，C1q 肾病无狼疮性肾炎常见的网状聚集物（图 3.52）。

### 病因 / 发病机制

　　病因和发病机制不明。我们认为，不伴增生的 C1q 肾病应被视为 MCD-FSGS 相关的特殊病变，而伴增生性病变的 C1q 肾病更类似于免疫复合物性疾病。C1q 的沉积提示补体调节异常。

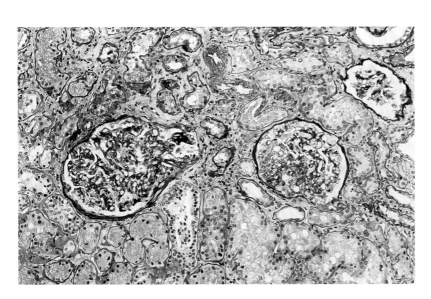

图 3.49　C1q 肾病。光镜下肾小球病理改变多样，从近乎正常至系膜增生、局灶性增生或节段性硬化。图中左侧的肾小球可见小灶节段性硬化并与尿极粘连；右侧的肾小球则显示节段性增生。相应肾小管间质轻度纤维化（PAS，×200）

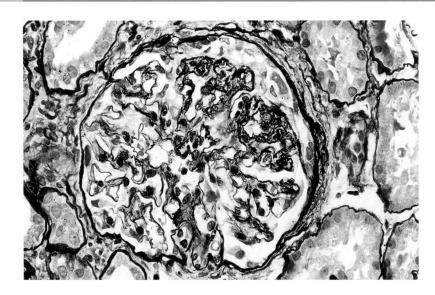

图 3.50　C1q 肾病。轻度系膜增生，部分毛细血管袢早期硬化，肾小球周围轻度纤维化（Jones 银染色，×400）

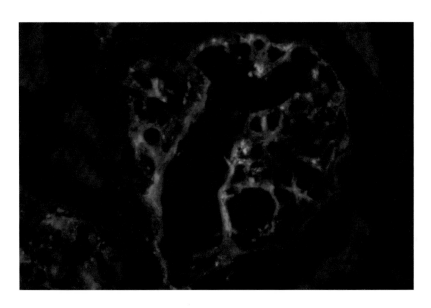

图 3.51　C1q 肾病。C1q 肾病的特征为 C1q 为主的免疫荧光阳性，典型者为系膜区沉积，局部可延伸至外周毛细血管袢（抗 C1q 抗体免疫荧光染色，×400）

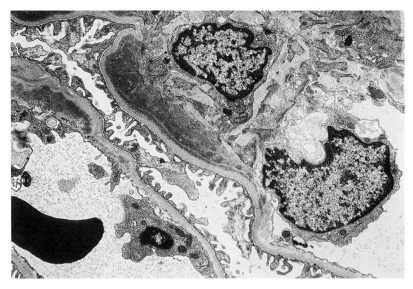

图 3.52　C1q 肾病。电镜下可见系膜区为主的致密物沉积，不同程度的足突融合，重要的是 C1q 肾病无狼疮性肾炎的特征性网状聚集物（透射电镜，×5000）

**C1q 肾病的诊断要点**

- 足突广泛融合。
- 缺乏狼疮性肾炎的病理特征（即临床无系统性红斑狼疮病史，无网状聚集物或免疫荧光满堂亮特征）

注：光镜下病变多样，从微小病变到节段硬化或增生性改变。

## 选读

Jennette, J.C., Hipp, C.G., 1985. C1q nephropathy: A distinct pathologic entity usually causing nephrotic syndrome. American Journal of Kidney Disease 6，103-110.

Markowitz, G.S., Schwimmer, J.A., Stokes, M.B., et al., 2003. C1q nephropathy: a variant of focal segmental glomerulosclerosis. Kidney International 64，1232-1240.

Vizjak, A., Ferluga, D., Rozic, M., et al., 2008. Pathology, clinical presentations, and outcomes of C1q nephropathy. Journal of the American Society of Nephrology 19，2237-2244.

## C3 肾小球病

　　**膜增生性肾小球肾炎**（membranoproliferative glomerulonephritis，MPGN）可用于描述一类损伤性病变，表现为由系膜和毛细血管内细胞增多、系膜基质增多、毛细血管壁增厚并出现双轨征导致的系膜区扩大。这种病变类型可见于免疫复合物沉积，或单克隆蛋白沉积，或其他有形物质沉积（如纤维性肾小球肾炎），或与补体介导的疾病相关，或代表了一种表现为仅有细胞插入而没有沉积物的慢性内皮细胞损伤性反应[慢性血栓性微血管病（chronic thrombotic microangiopathy，TMA）]。这里我们将 **MPGN** 用于描述有该病变类型的免疫复合物介导的损伤（以前叫做 MPGN Ⅰ型）。免疫复合物可能由于一些未知刺激抗原而不明确（"特发性"），与自身免疫性疾病如 SLE 或狼疮样疾病有关，或继发于慢性感染。尽管这些疾病光镜下表现类似，但免疫荧光显示免疫球蛋白和补体沉积，以及电镜下相应的沉积物可使免

疫复合物在 MPGN 中很容易被识别。相反，C3 肾小球病（C3 glomerulopathy），包括致密物沉积病（dense deposit disease，DDD）和 C3 为主的肾小球肾炎（C3 dominant glomerulonephritis，C3GN），免疫荧光仅有 C3 阳性或以 C3 为主，无明显免疫球蛋白阳性；电镜下的沉积物可以非常致密（这时应称为 DDD），或者呈普通密度（C3GN）。应当注意，有些活检电镜下显示介于 DDD 和 C3GN 之间的电子密度，补体异常也介于二者之间，这种形态学改变的原因目前尚未完全阐明。我们将于下文中分别介绍 DDD 和 C3GN，因为二者预后和临床均不同。

### 致密物沉积病

致密物沉积病（dense deposit disease，DDD）

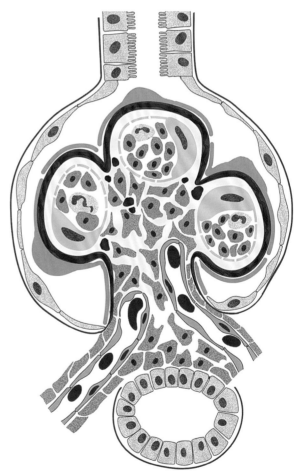

图 3.53　致密物沉积病。肾小球呈膜增生性病变，可见毛细血管内细胞增多及基底膜呈"双轨征"，由于致密物的沉积使得基底膜呈"缎带"样，伴系膜区致密沉积物

是 C3 肾小球病的一种（图 3.53），远比免疫复合物性 MPGN 少见，占所有免疫复合物性 MPGN 和 DDD 病例的 15% ～ 35%。DDD 患者典型的表现为肾炎 / 肾病综合征，低补体血症（特别是 C3），高血压，血肌酐升高。患者典型的表现为肾功能不全，几乎所有患者均有血尿，1/3 出现肾病综合征。一项研究显示，与成人相比，儿童更易出现 C3 降低，但肾功能不全少见。血清补体经典激活途径中的早期成分即 C1q 和 C4 一般正常。部分患者出现 DDD 相关的部分脂质营养不良，还可见视网膜黄斑变性。DDD 患者确诊时年龄平均为 14 岁，另一项新近的研究显示稍多于半数的患者为成人。总体来说，约 20% 的 DDD 发生于 60 岁以上的老年人，男女发病率相当。不论是否使用肾素血管紧张素抑制剂，1/4 患者对免疫抑制剂敏感，约 1/2 有持续性肾功能不全，1/4 出现终末期肾病。大部分患者出现进行性肾功能不全，30% ～ 50% 10 年内发展至终末期肾病。极少数患者病情自发缓解。病情快速进展与新月体形成有关。年龄偏大（确诊时 > 16 岁）和肌酐高提示疾病可能进展至终末期。有新月体形成或毛细血管内多形核白细胞（polymorphonuclear leukocytes，PMN）浸润者预后差，而局灶节段性硬化则与病变进展关系不密切。60% ～ 85% 的移植肾出现复发，约 1/2 出现移植肾失功。

光镜下早期系膜增生最常见，其次为毛细血管内细胞增多，常伴有肾小球内多形核白细胞浸润（图 3.54 和 3.55），可出现局灶节段增生坏死性病变伴新月体形成。肾小球基底膜增厚，折光性强，呈嗜酸性，受累的 GBM 呈"腊肠"样。沉积物 PAS 染色阳性（图 3.56 ～ 3.58）。致密沉积物取代基底膜时，银染色很弱或节段性不着色。沉积物呈硫黄素 T 和甲苯胺蓝染色阳性（图 3.58）。肾小管基底膜和鲍曼囊也出现增厚。

DDD 免疫荧光显示 C3 呈光滑、颗粒状，不规则、不连续地沿毛细血管壁分布（图 3.59）。系膜中央区呈清晰、明亮的球状荧光染色是 DDD 的典型特点。通常检测不到免疫球蛋白，说明沉积的致密物不是典型的抗原抗体复合物。但有节段性 IgM、IgG 沉积以及极少数病例 IgA 沉积的报道。C3 为主的阳性标准为 C3 荧光强度比其他免疫反应物高 2 个梯度，大概见于 80% 根据电镜特征诊断的 DDD。

电镜下基底膜致密层变得非常致密，但缺乏不连续的免疫复合物沉积（图 3.60 和 3.61）。系膜区除系膜基质增多外，也观察到同样致密的球形沉积物。系膜区细胞增多或系膜插入远不及免疫复合物型 MPGN 常见。足细胞表现为不同程度的反应性改变，从空泡变性、微绒毛化到足突融合。肾小管基底膜和鲍曼囊的致密程度变得与

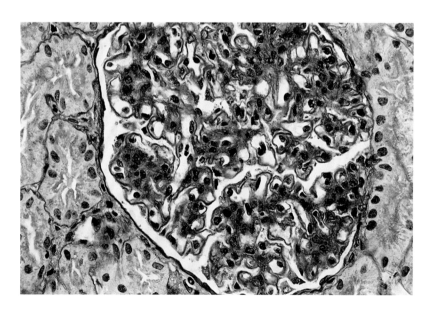

图 3.54　致密物沉积病。光镜下肾小球呈特征性膜增生性改变，肾小球弥漫球性系膜增生常伴毛细血管内细胞增生，基底膜常见分层。部分病例中基底膜表现出比特发性膜增生性肾小球肾炎更强的折光性（H&E 染色，×400）

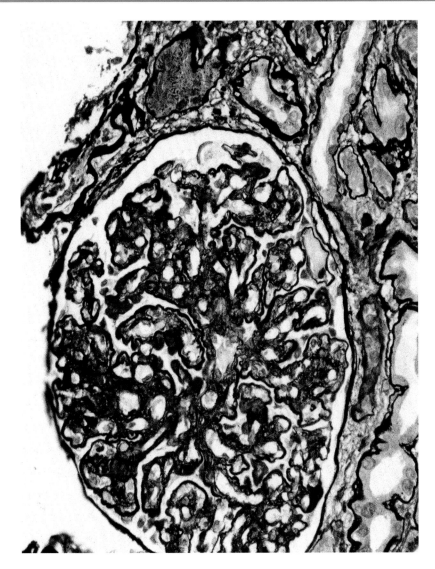

图 3.55　致密物沉积病。中等程度系膜和毛细血管内细胞增生，由于系膜插入导致基底膜节段分层。未见在特发性或免疫复合物性膜增生性肾小球肾炎中出现的典型内皮下大块嗜酸性物质沉积（Jones 银染色，×200）

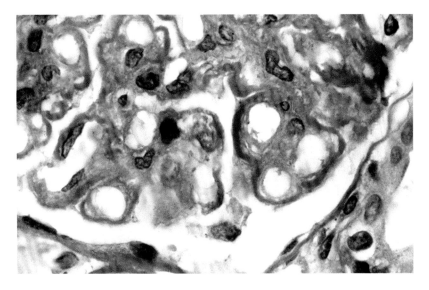

图 3.56　致密物沉积病。带折光性的、致密的 GBM 非常明显，伴系膜和毛细血管内细胞增生。注意致密物位于基底膜内，而非内皮下（PAS，×1000）

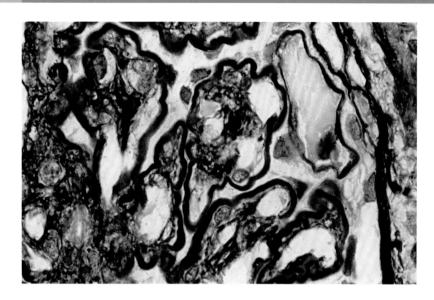

图 3.57　致密物沉积病。带折光性的、致密的 GBM 非常明显，基底膜呈缎带状，伴系膜和节段性毛细血管内细胞增生，偶见节段性系膜插入（Jones 银染色，×1000）

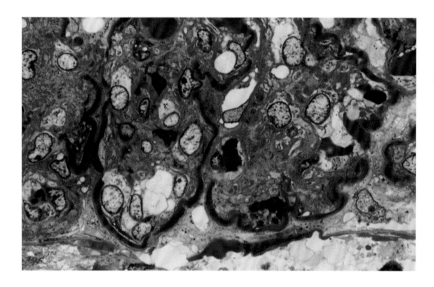

图 3.58　致密物沉积病。在塑料包埋切片中，缎带样的完整 GBM 非常明显，伴系膜和毛细血管内细胞增生（甲苯胺蓝染色，×1000）

GBM 一样强。

### 病因 / 发病机制

　　质谱分析证实致密物包含 C3 降解产物。DDD 患者补体替代途径存在调节异常，其 C3 转化酶失调控。因此 DDD 被放在 C3 肾小球病的宽泛分类中。C3 肾炎因子（C3 nephritic factor，C3NeF）稳定 C3 转化酶 C3bBb，导致旁路介导的 C3 持续裂解。80%～ 85% 的 DDD 患者体内检测到 C3NeF。DDD 有时与部分脂质营养不良有关，表现为脂肪组织减少、补体降低和出现 C3NeF。另外，H 因子缺乏的猪模型与 DDD 相似，H 因子可使 C3bBb 失活，因 H 因子缺乏或抗 H 因子抗体的存在而导致 H 因子活性降低可见于部分 DDD 患者。这些相关性提示补体调节异常易发生 DDD。但是一些发生部分脂质营养不良和 C3NeF 阳性的患者并没有发生 DDD，进一步提示单独补体异常不足以产生这种疾病，附加其他的触发因素可能会导致不受限制的补体失调。

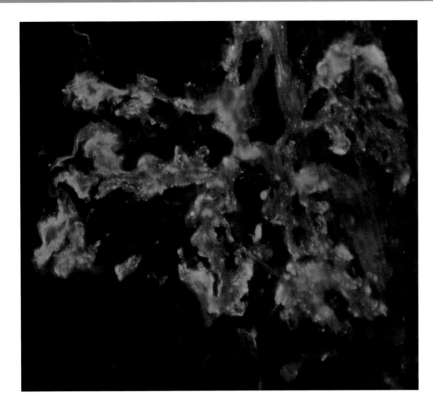

图 3.59　致密物沉积病（DDD）。免疫荧光典型的表现为仅补体阳性，沿系膜区块状、毛细血管袢粗颗粒状不规则排列，通常无免疫球蛋白着色，提示 DDD 不是真正的免疫复合物（抗原抗体）性病变（抗 C3 免疫荧光染色，×400）

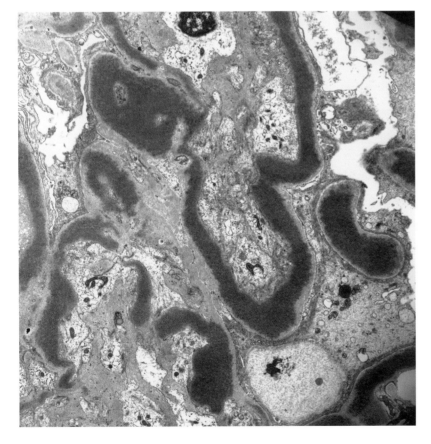

图 3.60　致密物沉积病。GBM 致密化，伴系膜细胞和毛细血管内增生，系膜区偶见大块状球形致密物（透射电镜，×8000）

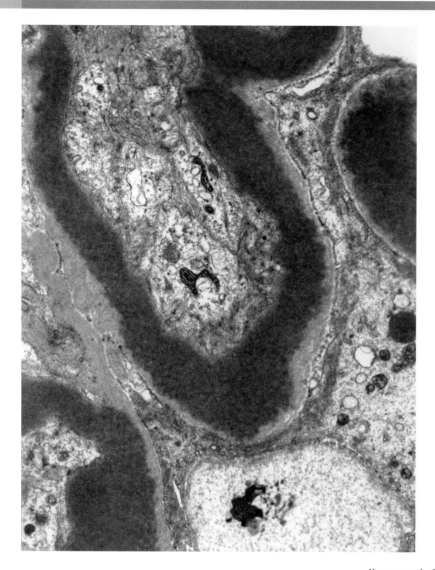

图 3.61　致密物沉积病。基底膜近全层致密化，毛细血管内细胞增生，足突广泛融合，致密物含补体成分（透射电镜，×20 250）

## DDD 的诊断要点

- 光镜下呈膜增生或系膜增生特点。
- 免疫荧光仅见 C3 或以 C3 沉积为主。
- 电镜下 GBM 致密化，伴系膜区圆形、结节样沉积物。

## 选读

Anders, D., Agricola, B., Sippel, M., et al., 1977. Basement membrane changes in membranoproliferative glomerulonephritis. II. Characterization of a third type by silver impregnation of ultra thin sections. Virchows Archiv (Pathology and Anatomy) 376, 1-19.

Andresdottir, M.B., Assmann, K.J., Hoitsma, A.J., et al., 1999. Renal transplantation in patients with dense deposit disease: morphological characteristics of recurrent disease and clinical outcome. Nephrology. Dialysis and Transplantation 14, 1723-1731.

Bennett, W.M., Fassett, R.G., Walker, R.G., et al., 1989. Mesangiocapillary glomerulonephritis type II (densedeposit disease): clinical features of progressive disease. American Journal of Kidney Disease 13, 469-476.

Berger, J., Galle, P., 1963. Dépots denses au sein des membranes basales du rein: étude en microscopies optique et électronique. Presse Medicale 71, 2351-2354.

Cameron, J.S., Turner, D.R., Heaton, J., et al., 1983. Idiopathic mesangiocapillary glomerulonephritis. Comparison of types I and II in children and adults and long-term prognosis. American Journal of Medicine 74, 175 192.

Churg, J., Duffy, J.L., Bernstein, J., 1979. Identification of dense deposit disease. Archives of Pathology 103, 67-72.

Cook, H.T., Pickering, M.C., 2015. Histopathology of MPGN and C3 glomerulopathies. Nature Review Nephrology 11, 14-22.

De Vriese, A.S., Sethi, S., Van Praet, J., Nath, K.A., Fervenza, F.C., 2015. Kidney disease caused by dysregulation of the complement alternative pathway: An etiologic approach. Journal of the American Society of Nephrology 26, 2917-2929.

Habib, R., Gubler, M.C., Loirat, C., et al., 1975. Dense deposit disease: a variant of membranoproliferative glomerulonephritis. Kidney International 7, 204-215.

Hou, J., Markowitz, G.S., Bomback, A.S., et al., 2014. Toward a working definition of C3 glomerulopathy by immunofluorescence. Kidney International 85, 450-456.

McEnery, P.T., McAdams, A.J., 1988. Regression of membranoproliferative glomerulonephritis type II (dense deposit disease): observations in six children. American Journal of Kidney Disease 12, 138-146.

Nasr, S.H., Valeri, A.M., Appel, G.B., et al., 2009. Dense deposit disease: clinicopathologic study of 32 pediatric and adult patients. Clinical Journal of the American Society of Nephrology 4, 22-32.

Pickering, M.C., D'Agati, V.D., Nester, C.M., et al., 2013. C3 glomerulopathy: consensus report. Kidney International 84, 1079-1089.

Sethi, S., Gamez, J.D., Vrana, J.A., et al., 2009. Glomeruli of dense deposit disease contain components of the alternative and terminal complement pathway. Kidney International 75, 952-960.

Walker, P.D., 2007. Dense deposit disease: new insights. Current Opinion in Nephrology and Hypertension 16, 204-212.

Walker, P.D., Ferrario, F., Joh, K., et al., 2007. Dense deposit disease is not a membranoproliferative glomerulonephritis. Modern Pathology 20, 605-616.

### C3 肾小球肾炎

作为 C3 肾小球病谱系中的一部分，C3 肾小球肾炎（C3 glomerulonephritis, C3GN）是一种少见疾病，发病年龄从 7 岁到 70 岁，平均 30 岁左右。C3 肾小球病平均发病年龄 21 岁，DDD 比 C3GN 发病要早。患者的典型症状为亚肾病性蛋白尿，大多数患者有镜下血尿，15% 患者出现肾病综合征。近 40% 的 C3GN 血清 C3 补体降低，C3NeF 不如 DDD 中常见。约 50% 的患者会出现高血压，略高于 50% 的患者就诊时有 GFR 显著受影响的表现，这些患者约 50% 维持正常肾功能，约 25% 进展至终末期肾病。C3GP 患者年龄大于 16 岁和出现新月体提示预后不良，DDD 比 C3GN 更容易出现病情进展。一个小样本研究显示肾移植后约 2/3 患者复发，1/3 患者 5 年内移植肾失功。

光镜下 C3GN 改变呈多样性，1/2～2/3 病例出现膜增生性病变，伴系膜和毛细血管内细胞增生，GBM 呈"双轨征"（图 3.62 和 3.63）。1/4 病例仅出现系膜增生，约 20% 表现为不伴 GBM"双轨征"的弥漫性毛细血管内细胞增生，少数患者出现渗出性病变（一项研究中约 12%）或新月体形成（一项研究中约 5%）。1/3 病例中沉积物仅见于系膜区和上皮下，而无内皮下沉积或系膜增生。

免疫荧光仅见 C3 沉积，没有 C1q 或 IgG 沉积（图 3.64 和 3.65）。不过在疾病不同阶段进行活检可检测到不同的免疫球蛋白（immunoglobulin, Ig）。以 C3 荧光强度高于其他免疫标记物 2 个梯度为界，会发现更多的 C3 肾小球病，其中包括 80% 的 DDD。值得注意的是，冰冻切片的免疫荧光（immunofluorescence）会出现有些病例检测不到 Ig 的情况，但固定后蛋白酶消化可以暴露沉积物中的 Ig。因此仅有 C3 沉积的病例需要考虑进行蛋白酶消化，以避免将其诊断为 C3GN，而不是免疫复合物类疾病。其敏感性和诊断 C3GN 最好的 Ig 阳性临界值目前尚不十分准确。我们推荐 C3 为主（以 C3 荧光强度较其他免疫标记物高 2 个梯度为标准）的病例报告中使用"C3 为主型 GN"，电镜检查提示沉积物可能为 C3GN，对其可能存在的补体调节异常进行深入检查可能会明确该病变究竟是不是 C3GN。C3 沉积的部位与光镜下相同，位于系膜区，并散在分布于毛细血管袢。

电镜显示沉积物位于系膜区、内皮下，偶见于上皮下，少数情况下可形成"驼峰"，GBM 不出现致密化改变（图 3.66）。内皮下沉积物形态多样，但多为特征性的长条状，密度仅较 GBM 轻度增加。之前 Ⅲ 型 MPGN 除免疫荧光呈 C3 为主外，电镜下还可见到除内皮下和系膜区外的大量上皮下沉积物（图 3.67）。这些患者中发现了 C3NeF 或补体调节基因突变，因此 Ⅲ 型 MPGN 属于 C3GN 谱系。

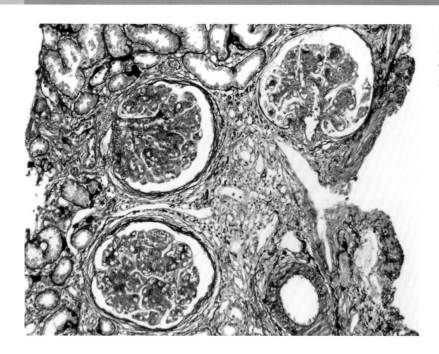

**图 3.62**　C3 肾小球病。C3GN 常表现为膜增生性病变，伴毛细血管内细胞增生，GBM 偶有双轨征改变。相应肾小管萎缩、间质纤维化（Jones 银染色，×200）

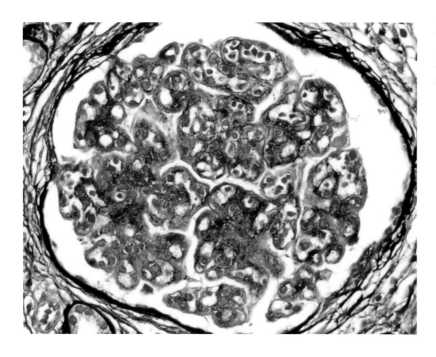

**图 3.63**　C3 肾小球病。该例 C3GN 显示系膜增生和不同程度的毛细血管内细胞增生伴 GBM 双轨征，同时可见小灶球囊粘连（Jones 银染色，×400）

### 病因／发病机制

　　C3 肾小球病包含一组只有 C3 沉积或以 C3 沉积为主（C3 荧光强度较其他免疫标记物高 2 个梯度）的肾小球疾病，包括 DDD（见上文）、C3GN 和那些特定遗传因素的疾病，如补体因子 H 相关蛋白 5（complement factor H-related 5，CFHR5）肾病。已发现存在补体调节蛋白的

异常。H 因子是循环中控制 C3 持续慢性运转、补体激活的关键抑制分子。C3GN 的患者已检测到获得性 II 因子抗体，C3NeF（一种 C3 转化酶自身抗体，约 1/2 患者能检测到），H 因子或其他补体替代途径蛋白如 CFHR5 的基因缺陷，或突变产生 *CFHR3-1* 杂合基因（与内皮下较多沉积物相关，和典型"Ⅲ型 MPGN"相

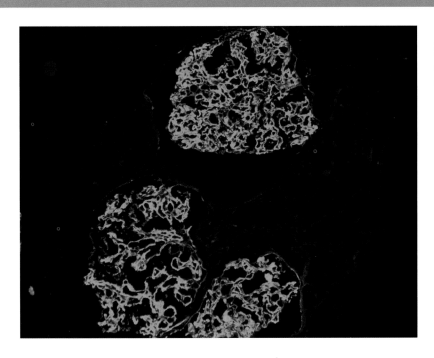

**图 3.64**　C3 肾小球病。肾小球可见 C3 强阳性，位于系膜区及沿毛细血管袢粗颗粒状、不规则分布，免疫球蛋白沉积极少或没有沉积（抗 C3 免疫荧光染色，×200）

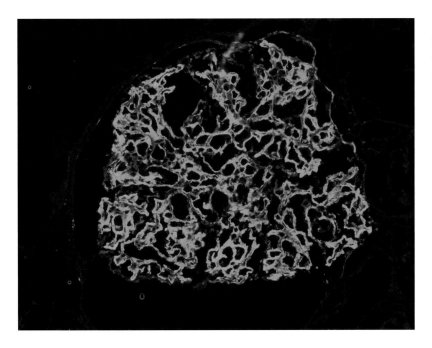

**图 3.65**　C3 肾小球病。C3 沿毛细血管袢粗颗粒状、不规则分布及系膜区明显阳性，免疫球蛋白极少或没有沉积（抗 C3 免疫荧光染色，×400）

似），或突变导致 *CFHR1* 复制。CFHR5 肾病最早在两个有遗传性肾病、形态表现为 C3GN 的塞浦路斯家族中诊断，其患病亲属中 80% 的男性、21% 的女性在 50 岁之前发展为终末期肾病，性别造成的预后差异原因并不清楚。总之，已明确的突变提示 CHFR 蛋白质异常，从而促进异常二聚体和（或）多聚体的形成，进

而影响肾小球中液相 C3 的调节，导致异常 C3 的沉积。

值得注意的是，一些患者在感染后进行初次肾活检，提示为典型的感染后肾小球肾炎伴渗出增生性改变，C3 强阳性而 IgG 弱阳性。然而临床表现不典型，病程迁延不愈，二次肾活检提示典型的 C3 沉积为主的肾小球肾炎，并伴其他一些异

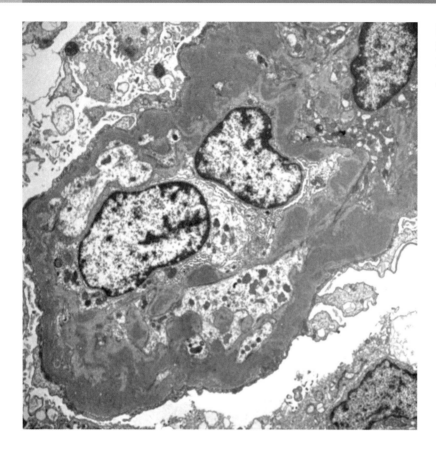

图 3.66　C3 肾小球病。C3GN 中，电镜清楚显示系膜区和内皮下沉积物，与 DDD 不同，这些沉积物没有取代致密层，也不具备 DDD 的高致密性外观（透射电镜，×5000）

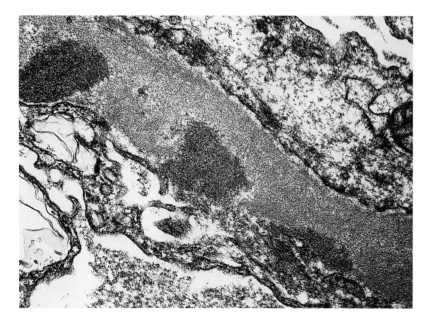

图 3.67　肾小球肾炎（C3GN）。偶见上皮下沉积，更多为跨膜性沉积物，除此以外与 MPGN 改变基本相同，符合之前Ⅲ型 MPGN 的形态学标准，后者多出现 C3NeF。任何 MPGN 病变均可偶见跨膜性沉积物（透射电镜，×17 125）

常特征，包括关键补体调节因子的突变及自身抗体的形成。还有一些成人的 C3GN 与潜在的单克隆蛋白有关，这些单克隆蛋白能激活补体 C3，但肾组织内并无单克隆蛋白沉积。

## C3GN 的诊断要点

- C3 为主的荧光着色。
- 肾小球内无或少见免疫球蛋白沉积。

**C3 肾小球病的鉴别诊断**

- DDD：GBM 特征性致密化，系膜区见致密物沉积。
- C3GN：C3 沉积为主（以 C3 荧光强度较其他免疫标记物高 2 个梯度为标准），没有或极少的免疫球蛋白沉积，排除感染后肾小球肾炎；C3GN 患者常有补体调节蛋白突变，如 H 因子或 I 因子。
- CFHR5 肾病（与 CFHR5 杂合性突变相关的家族性 C3GN）：单纯 C3 沉积，电镜见内皮下沉积物。
- 感染相关性肾小球肾炎可有 C3GN 的形态学表现。临床随访对明确最终诊断是必需的。

## 选读

Cook，H.T.，2015. C4d staining in the diagnosis of C3 glomerulopathy. Journal of the American Society of Nephrology 26，2609-2611.

Fakhouri，F.，Frémeaux-Bacchi，V.，Noël，L.H.，et al.，2010. C3 glomerulopathy: a new classification. Nature Review Nephrology 6，494-499.

Pickering，M.，Cook，H.T.，2011. Complement and glomerular disease: new insights. Current Opinion in Nephrology and Hypertension 20，271-277.

Servais，A.，Frémeaux-Bacchi，V.，Lequintrec，M.，et al.，2007. Primary glomerulonephritis with isolated C3 deposits：a new entity which shares common genetic risk factors with haemolytic uraemic syndrome. Journal of Medical Genetics 44，193-199.

Xiao，X.，Pickering，M.C.，Smith，R.J.，2014. C3 glomerulopathy: the genetic and clinical findings in dense deposit disease and C3 glomerulonephritis. Seminars in Thrombosis and Hemostasis 40，465-471.

（翻译：李丽　审校：汤绚丽　张建）

# 导致肾病综合征的肾小球疾病：免疫复合物性

## 膜性肾病

膜性肾病（membranous nephropathy，MN）

直到不久前还是美国成人肾病综合征最常见的病因，最近被 FSGS 所超越。约 1/2 的患者会出现镜下血尿，而无活动性尿沉渣。好发年龄 40 ～ 50 岁，男性多于女性（男女比例约 2：1），大约 1/3 的患者逐渐发展为慢性进行性肾病。

膜性肾病由免疫复合物弥漫性、球性上皮下沉积所致（图 3.68）。在早期阶段，光镜下毛细血管壁僵硬而没有可见的沉积物可能是其仅有的表现（图 3.69）。在某些切面，Jones 银染可见小的透亮区，表明沉积物不嗜银（图 3.70）。这些所谓"空泡"样改变为光镜下 MN 的最早期改变。随着免疫复合物沉积增多，GBM 基质反应形成银染后可见的小钉状突起（spike-like protrusions）（图 3.71 ～ 3.73）。随着基底膜持续反应，基质可环绕

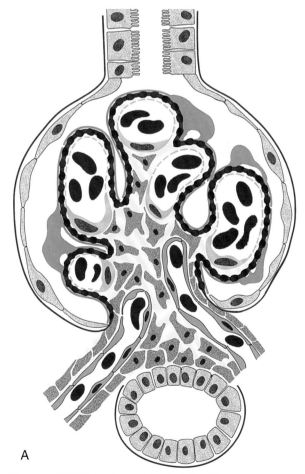

A

图 3.68　膜性肾病。（A）光镜下无明显增生，可见弥漫性上皮下沉积，光镜下银染可见肾小球基底膜钉突形成

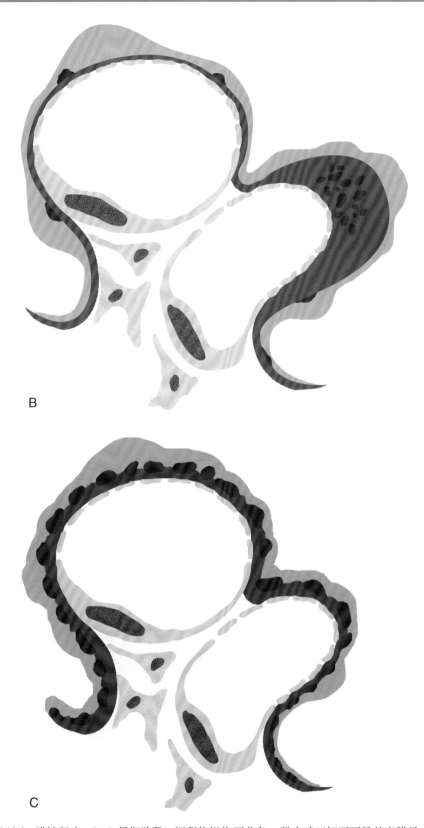

B

C

图 3.68（续） 膜性肾病。（B）早期阶段，沉积物银染不着色，肾小球正切面可见基底膜呈"空泡样"改变。（C）伴随疾病进展，基底膜反应逐渐明显，银染可见基底膜上形成小钉状突起

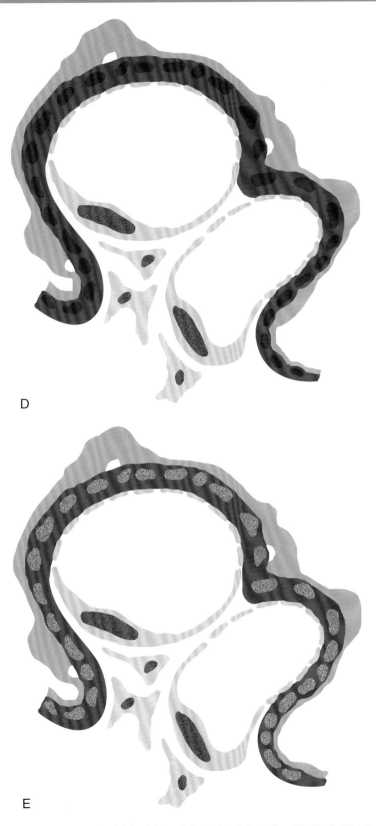

D

E

图 3.68（续）　膜性肾病。（D）在更晚期阶段，基底膜可包绕沉积物，继而银染可见双轨样和阶梯状改变。（E）在疾病末期，部分沉积物可被吸收，在电镜下表现为 GBM 内低密度区域

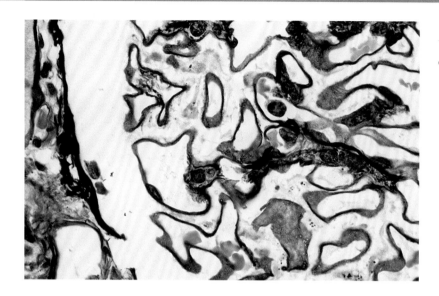

图 3.69 膜性肾病。Ⅰ期膜性肾病光镜下没有明显钉突。仅见少量"空洞"及 GBM 轻度僵硬（Jones 银染色，×400）

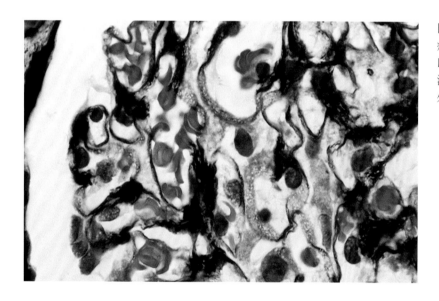

图 3.70 膜性肾病。在某些Ⅰ期膜性肾病中，沉积物不能被 Jones 银染着色，所以在银染的正切面上常常可见多个"空洞"，呈现出一种泡沫板样、细小空泡样外观（Jones 银染色，×1000）

沉积物从而使 GBM 在银染下呈花边状或梯样外观（链环状改变）（图 3.74）。根据上皮下沉积物的形态将 MN 进行分期（见下文）。

MN 可见从新月体到硬化等其他病理改变。节段性硬化、间质纤维化和肾小管萎缩都提示预后较差（图 3.75 和 3.76）。罕见情况下新月体形成可见于特发性 MN 的病例，但更常见于狼疮相关的膜性肾病（图 3.77）。在没有 SLE 病史的 MN 患者中见到新月体应排除抗 GBM 抗体介导的肾小球肾炎，或抗中性粒细胞胞质抗体（antineutrophil cytoplasmic antibody，ANCA）相关的肾小球肾炎。

免疫荧光显示上皮下沉积物沿毛细血管壁呈弥漫性、球性、颗粒状分布（图 3.78 ~ 3.80），用免疫荧光显微镜来显示沉积物比光镜和电镜更敏感，Ⅰ期 MN 的沉积物颗粒较细小，后期阶段时颗粒较粗大。IgG 是最主要的沉积物，常常伴有 C3 沉积。另外，系膜区沉积通常见于继发性 MN，在特发性 MN 中极少见。当同时伴有系膜区 IgA、IgM 和 C1q 沉积时，则应考虑 SLE 等继发性肾病的可能性。尽管 IgG4 是特发性 MN 的主要沉积

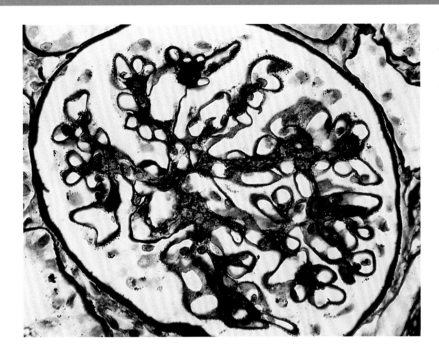

图 3.71 膜性肾病。在 Ⅱ 期膜性肾病的早期阶段，可见到小而短的钉突，显示基底膜对上皮下沉积物的反应，使基底膜呈"毛糙的粗绳"样外观（Jones 银染色，×400）

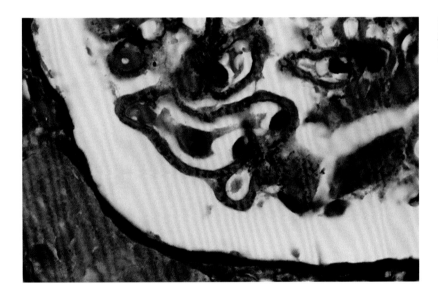

图 3.72 膜性肾病。可清晰显示 Ⅱ 期膜性肾病中的钉突和空泡（Jones 银染色，×1000）

物，狼疮性膜性肾炎以 IgG1 沉积为主，IgG1 和 IgG4 同时出现可能为恶性肿瘤相关的 MN，但各亚型间具有部分交叉重叠，但 IgG 这些亚型在判别原发性 MN 与恶性肿瘤相关性 MN 上并无意义。磷脂酶 A2 受体在约 70% 的原发性膜性肾病中识别为抗原，磷脂酶 A2 受体在肾小球毛细血管壁上呈颗粒样阳性可提示原发性膜性肾病可能。

通过电镜观察可根据沉积物与基底膜反应对 MN 进行分期。Ⅰ 期 MN：为疾病早期阶段，沉积物极少且无基底膜反应，光镜下无钉突形成（图 3.81 和 3.82）。Ⅱ 期 MN：可见明显的钉突（图 3.83 和 3.84）。Ⅲ 期 MN：沉积物被 GBM 包绕（图 3.85 和 3.86）。Ⅳ 期 MN：沉积物被吸收，遗留下透明区（图 3.87 和 3.88）。沉积物在基底膜内沉积的深度不同，预后有差异，沉积越深，预后越差。

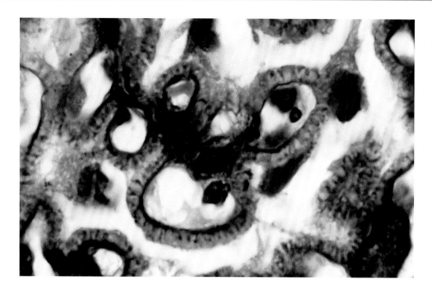

图 3.73　膜性肾病。在 II 期膜性肾病后期阶段，由于基底膜反应在沉积物之间形成广泛钉突而使基底膜显著增厚（Jones 银染色，×1000）

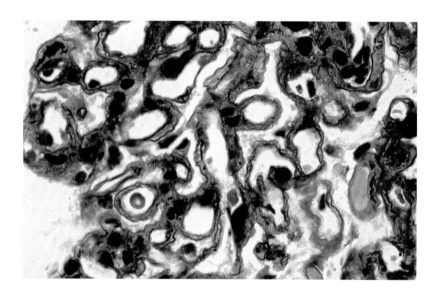

图 3.74　膜性肾病。在 III 期膜性肾病中，基底膜反应可环绕沉积物，使肾小球基底膜呈多泡状、双轨状外观，膜性肾病无毛细血管内细胞增生改变，可与膜增生性肾小球肾炎鉴别开来。此外，免疫荧光和电镜可清晰分辨出上皮下/基底膜全层/基底膜内沉积物（Jones 银染色，×400）

足细胞呈弥漫性足突融合。当出现系膜区沉积物时，要考虑继发性 MN 的可能（图 3.89 和 3.90）。如果在内皮细胞的细胞质内出现网状聚集物，要考虑狼疮相关性 MN（ISN/RPS V 级）。

### 病因/发病机制

以往被称为"特发性" MN 的病例，大部分是由表达在足细胞上的抗磷脂酶 A2 受体（phospholipase A2 receptor，PLA2R）的抗体引起的。循环血中抗 PLA2R 抗体主要为 IgG4，免疫荧光显示上皮下免疫复合物主要是由抗自身抗体和原位抗 PLA2R 抗体构成（见图 3.90），HLA-DQA1 变异体与抗自身抗体的产生密切相关。继发性膜性肾病可能会检出其他 IgG 亚型，而不会在肾小球原位检测出抗 PLA2R 抗体。70% 患者的血清中可以检测到抗 PLA2R 抗体，可能与疾病活动性相关。

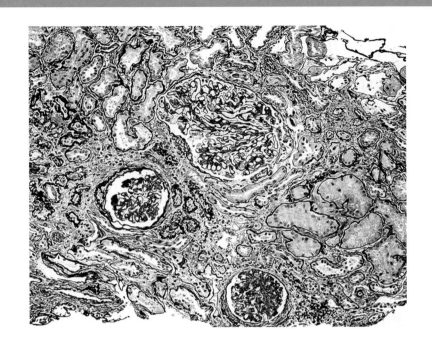

图 3.75 膜性肾病。在膜性肾病晚期阶段，肾小管及间质纤维化（Jones 银染色，×100）

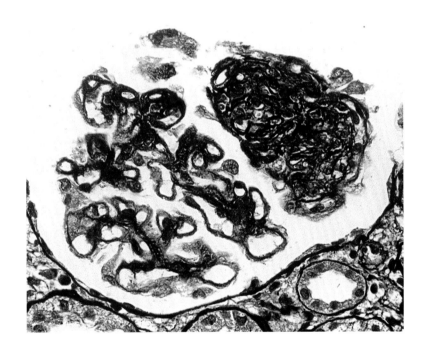

图 3.76 膜性肾病。随着膜性肾病的慢性进展，可见节段性硬化改变，这不是继发性硬化改变，而是持续的慢性损伤表现，并提示预后不良。光镜下，小的钉突和增厚的基底膜清晰可见，通过免疫荧光和电镜可以明确诊断（Jones 银染色，×400）

I 型血小板反应蛋白 7A 域（thrombospondin type-1 domain containing 7A，THSD7A）是一小部分抗 PLA2R 抗体阴性的原发性 MN 患者中的抗原成分。

包括细菌、病毒、寄生虫在内的感染性因素，药物或甲状腺球蛋白都可以成为继发性 MN 的抗原。MN 发病涉及众多因素，但明确具有因果关系的只有乙型肝炎、桥本甲状腺炎、SLE、梅毒、青霉胺、金制剂（图 3.91）、氯化汞和干燥综合征。IgG4 相关性硬化性疾病患者，在肾主要累及部位为肾小管及间质，也可能与 MN 的发生具有相关性。有些患者为 PLA2R 阳性的 NSAIDs 相关膜

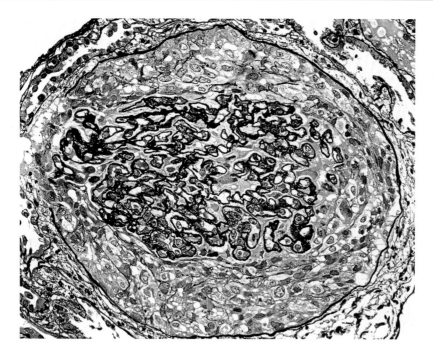

图 3.77　膜性肾病。原发性膜性肾病很少形成新月体，而在继发性膜性肾病尤其是系统性红斑狼疮中较为常见。免疫荧光和电镜显示增厚的肾小球基底膜内有上皮下沉积（Jones 银染色，×400）

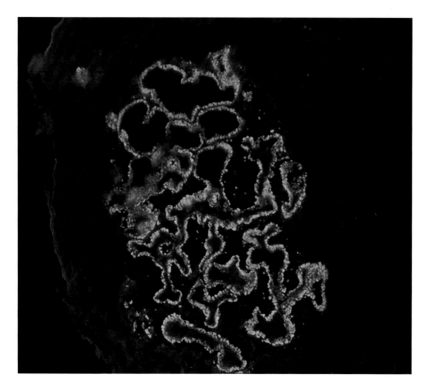

图 3.78　膜性肾病。上皮下沉积物沿毛细血管祥呈均匀的颗粒状分布。在原发性膜性肾病中，沉积物主要为 IgG，其次为 C3（抗 IgG 免疫荧光染色，×400）

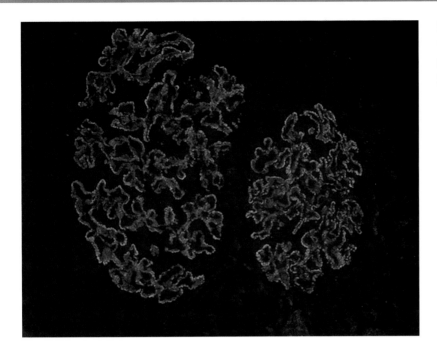

图 3.79　膜性肾病。在继发性膜性肾病中，沉积物除了沿毛细血管袢呈颗粒状分布之外，还常在系膜区沉积（抗 IgG 免疫荧光染色，×200）

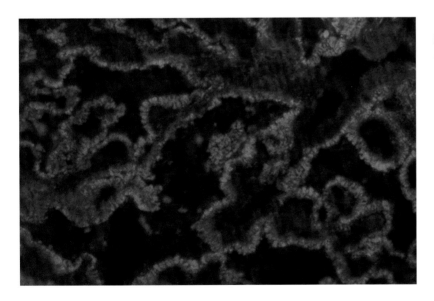

图 3.80　膜性肾病。沿毛细血管袢呈颗粒状荧光分布是膜性肾病的显著特征（抗 IgG 免疫荧光染色，×400）

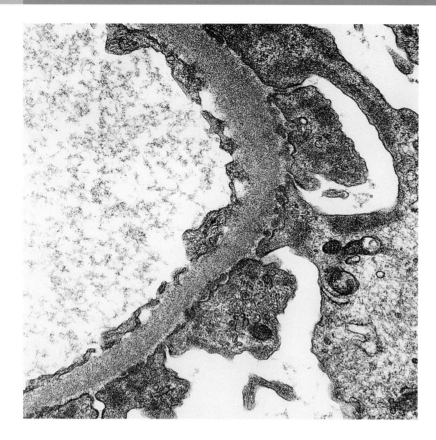

图 3.81　膜性肾病。电镜下，Ⅰ期膜性肾病沉积物和基底膜反应不明显，仅见足突变钝或部分消失（透射电镜，×8000）

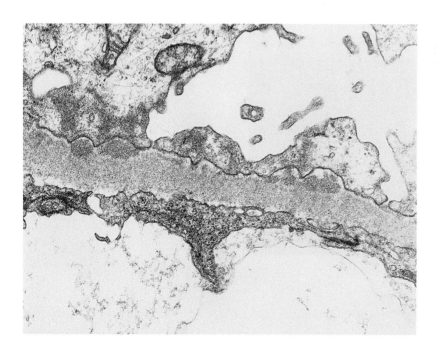

图 3.82　膜性肾病。在此例Ⅰ期膜性肾病中，仅见足突下方有稍大的沉积物，无钉突反应（透射电镜，×9000）

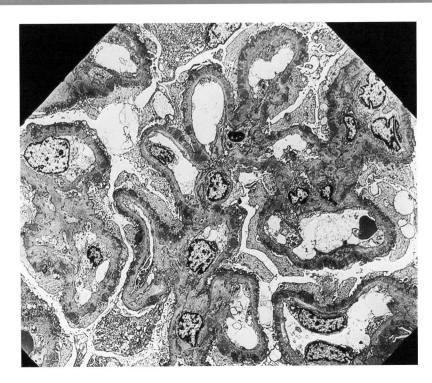

图 3.83　膜性肾病。图中显示了 II 期膜性肾病在均匀分布的上皮下沉积物之间基底膜反应，钉突形成（透射电镜，×1200）

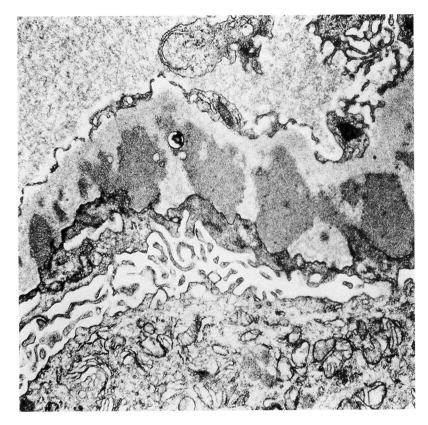

图 3.84　膜性肾病。II 期膜性肾病，沉积物之间的基底膜反应明显，伴足突消失（透射电镜，×8000）

To view this electron micrograph with color coded overlays explaining each component, please visit ExpertConsult.com.

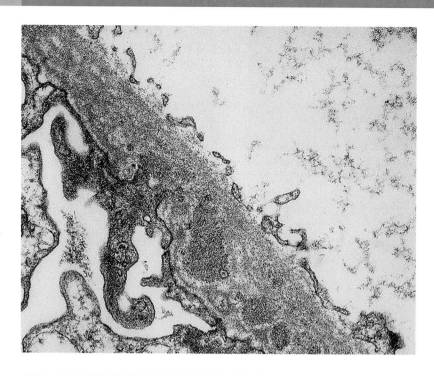

图 3.85 膜性肾病。在 Ⅲ 期膜性肾病的早期，基底膜包绕沉积物，沉积物有早期吸收，足突广泛消失（透射电镜，×8000）

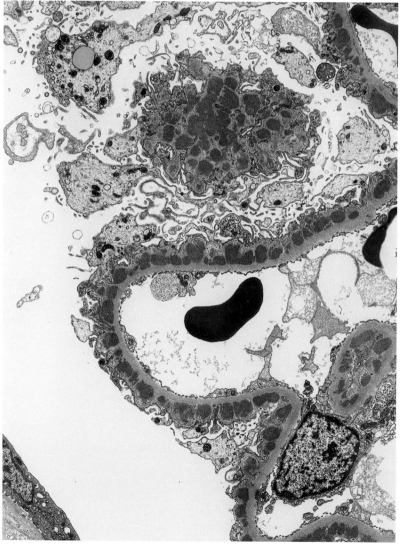

图 3.86 膜性肾病。图中为 Ⅲ 期膜性肾病。出现沉积物早期吸收、包绕沉积物的基底膜反应。由于 Jones 银染不能使沉积物着色，而其周围的基底膜可被着色，因此，光镜下可见基底膜内出现 "孔洞"（透射电镜，×8000）
To view this electron micrograph with color coded overlays explaining each component, please visit ExpertConsult.com.

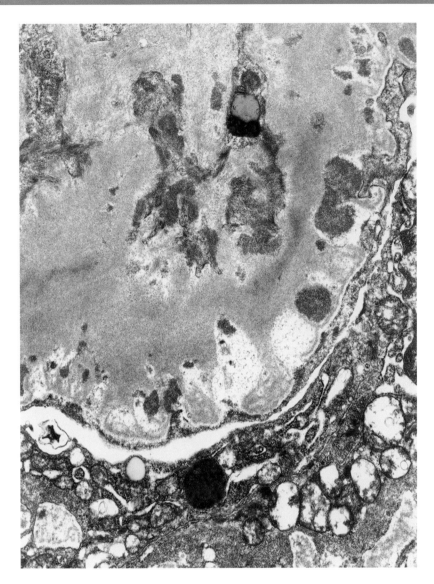

图 3.87　膜性肾病。在 Ⅳ 期膜性肾病中沉积物被吸收，部分残留的沉积物周围出现吸收后空晕，部分则被完全吸收，在图中硬化的区域可见沉积物全部被包埋在基底膜中（透射电镜，×20 250）

性肾病，提示外源性损伤可诱导自身抗体的形成。相反，肾移植后新发的 MN 则可能是由于抗体介导的排斥反应引起的，因此抗 PLA2R 抗体常呈阴性。在某些儿童，MN 的沉积物中可见阳离子牛血清白蛋白（源自牛奶）。恶性肿瘤中，部分类型的癌、肉瘤和白血病与 MN 相关，但是，目前尚无此相关性的确切证据，即目前还未找到循环抗原 - 抗体免疫复合物与沉积物中的肿瘤抗原的明确联系。间质纤维化和肾小球节段性硬化提示预后差。

**膜性肾病的诊断要点**

- 广泛的上皮下致密物沉积，形成"虫蚀状孔洞"（即银染上的透明区）或钉突，免疫荧光染色沿毛细血管袢呈颗粒样阳性。
- 绝大多数膜性肾病抗 PLA2R 抗体阳性沉积。
- 电镜下，广泛的上皮下 / 基底膜内致密物沉积。

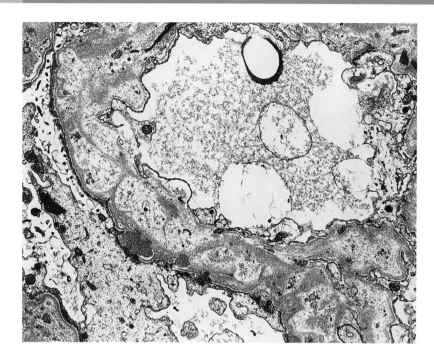

图 3.88 膜性肾病。在 IV 期膜性肾病中出现沉积物的广泛吸收，在吸收区域的上方出现小的电子致密物，提示有新的活动性免疫复合物沉积（透射电镜，×4400）

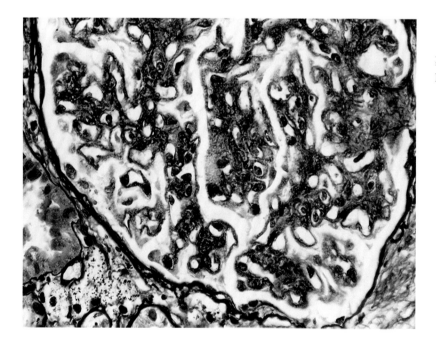

图 3.89 膜性肾病。在继发性膜性肾病中，除了外周血管襻上皮下沉积物外，亦见系膜沉积伴系膜增宽，该患者伴有 HBV 感染（Jones 银染色，×400）

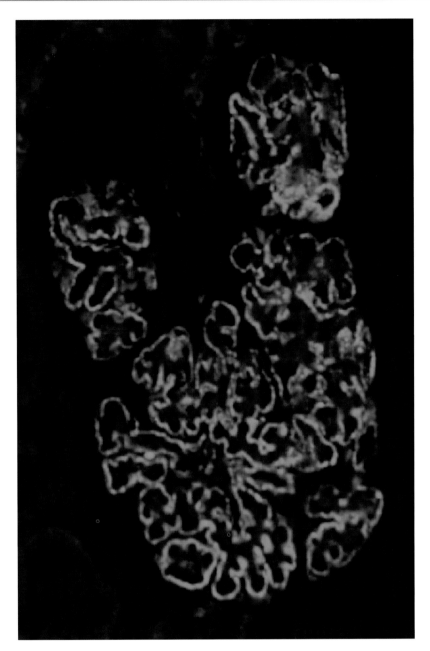

图 3.90　磷脂酶 A2 受体（PLA2R）阳性的膜性肾病。PLA2R 沿血管袢呈均匀的颗粒状分布，与电镜和免疫荧光所见的均匀分布的上皮下沉积物相对应。约 70% 的原发性膜性肾病患者可见 PLA2R 沿毛细血管壁阳性沉积（抗 PLA2R 免疫荧光染色，×400）

## 膜性肾病的鉴别诊断

- 在纤维性肾小球肾炎偶可见沿毛细血管袢颗粒样沉积模式，但其在电镜下典型改变为细丝样纤维沉积，而免疫荧光镜下沉积物呈模糊不清的荧光表现及系膜区沉积。
- 继发性膜性肾病常见系膜区致密物沉积。
- 系膜区致密物沉积、网状物聚集和（或）满堂亮的荧光表现提示膜性狼疮性肾炎。

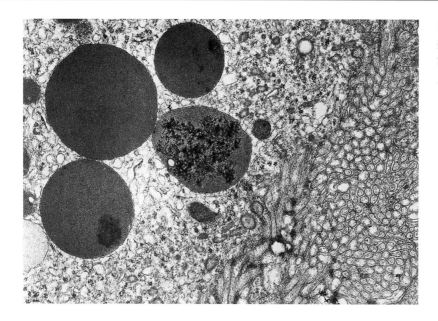

图 **3.91**　膜性肾病。少数继发性膜性肾病可以找到明确的病因。本例在肾小管溶酶体内查见罕见的金颗粒，明确了继发病因（透射电镜，×14 000）

## 选读

Beck Jr., L.H., Bonegio, R.G., Lambeau, G., et al., 2009. M-type phospholipase A2 receptor as target antigen in idiopathic membranous nephropathy. New England Journal of Medicine 361, 11-21.

Couser, W.G., Baker, P.J., Adler, S., 1985. Complement and the direct mediation of immune glomerular injury: a new perspective. Kidney International 28, 879-890.

Debiec, H., Lefeu, F., Kemper, M.J., et al., 2011. Early-childhood membranous nephropathy due to cationic bovine serum albumin. New England Journal of Medicine 364, 2101-2110.

Dumoulin, A., Hill, G.S., Montseny, J.J., et al., 2003. Clinical and morphological prognostic factors in membranous nephropathy: significance of focal segmental glomerulosclerosis. American Journal of Kidney Disease 41, 38-48.

Ehrenreich, T., Churg, J., 1968. Pathology of membranous nephropathy. In: Sommers, S.C. (Ed.), Pathology Annual, 3, Appleton-Century-Cros, New York, pp. 145-154.

Fogo, A.B., 2011. Milk and membranous nephropathy. New England Journal of Medicine 364, 2158-2159.

Gonzalo, A., Mampaso, F., Barcena, R., et al., 1999. Membranous nephropathy associated with hepatitis B virus infection: long-term clinical and histological outcome. Nephrology. Dialysis and Transplantation 14, 416-418.

Jennette, J.C., Iskandar, S.S., Dalldorf, F.G., 1983. Pathologic differentiation between lupus and nonlupus membranous glomerulopathy. Kidney International 24, 377-385.

Kerjaschki, D., 1990. The pathogenesis of membranous glomerulonephritis: From morphology to molecules. Virchows Archiv [B] 58, 253-271.

Lee, H.S., Koh, H.I., 1993. Nature of progressive glomerulosclerosis in human membranous nephropathy. Clinical Nephrology 39, 7-16.

Tomas, N.M., Beck Jr., L.H., Meyer-Schwesinger, C., et al., 2014. Thrombospondin type-1 domain-containing 7A in idiopathic membranous nephropathy. New England Journal of Medicine 371, 2277-2287.

Toth, T., Takebayashi, S., 1992. Idiopathic membranous glomerulonephritis: a clinicopathologic and quantitative morphometric study. Clinical Nephrology 38, 14-19.

Van Damme, B., Tardanico, R., Vanrenterghem, Y., et al., 1990. Adhesions, focal sclerosis, protein crescents, and capsular lesions in membranous nephropathy. Journal of Pathology 161, 47-56.

Wakai, S., Magil, A.B., 1992. Focal glomerulosclerosis in idiopathic membranous glomerulonephritis. Kidney International 41, 428-434.

Wasserstein, A.G., 1997. Membranous glomerulonephritis. Journal of the American Society of Nephrology 8, 664-674.

Yoshimoto, K., Yokoyama, H., Wada, T., et al., 2004. Pathologic findings of initial biopsies reflect the outcomes of membranous nephropathy. Kidney International 65, 148-153.

# 膜增生性肾小球肾炎

膜增生性肾小球肾炎（membranoproliferative glomerulonephritis，MPGN）是由内皮细胞下和系膜区免疫复合物沉积引起的病变，也可以是慢性内皮细胞损伤和某些类型的单克隆蛋白沉积（见上文，C3 肾小球病）的一种损伤形式。特发性 MPGN 多见于儿童和青年人，而 MPGN 样病变多继发于成人的慢性感染。典型的 MPGN 表现为伴有 C3 降低的低补体血症性肾炎或肾病综合征。在过去 10 年间，儿童 MPGN 的发病率有所降低，原因尚不明了。MPGN 的患儿发病年龄大于致密物沉积病患儿（旧称为 II 型 MPGN，见"致密物沉积病"）。与致密物沉积病（DDD）和 C3 肾小球肾炎（C3GN）相比，本病患者出现 C3 肾炎因子（C3NeF）者较少见，且少有并发部分性脂质营养不良者。患者多会出现进行性肾病，10 年肾存活率约 50%。临床上预后不良的指标包括高血压、肾损害和肾病综合征。约 1/3 的 MPGN 患者在肾移植后会复发，并可能导致移植肾失功，尤其是当伴有新月体形成时。MPGN 也可以原发于肾移植后，与乙型肝炎感染和冷球蛋白血症有关（见"冷球蛋白血症性肾小球肾炎"）。

MPGN（又称为系膜毛细血管性肾小球肾炎）以往分为三个类型，各型光镜下形态相似。以往的 II 型和 III 型 MPGN 现在视为 C3 肾小球病，伴有潜在补体失调，而缺乏或仅有少量真正的免疫复合物沉积。目前 MPGN 仅指由免疫复合物介导的 MPGN 样病变。病变特征为球性和弥漫性系膜和毛细血管内细胞增生，伴炎细胞渗出、系膜基质增生以及银染所示的 GBM "双轨征"（图 3.92）。肾小球血管袢呈分叶状（图 3.93 ～ 3.97），单核细胞增多，偶尔可见中性粒细胞。在原发性 MPGN 中，肾小球细胞增生弥漫而一致，与狼疮性肾炎的不规则增生有明显区别。某些病例中肾小球呈实性和结节状（图 3.98）。银染可见毛细血管壁增厚并呈双轨样改变（图 3.97 和 3.99）。这种改变主要是由内皮下沉积和"环向插入"所致，浸润的单核细胞、偶见系膜细胞，甚至部分内皮细胞插入到内皮和基底膜之间，使基底膜分开，并有新的薄层基底膜形成，形成双轨或部分双轨样外观。在继发性 MPGN 中，损伤更加不规则。无论是原发性还是继发性 MPGN，都可出现新月体（图 3.98）。新月体超过 20% 提示预后不良。随着病变的进展，细胞数越来越少而基质越来越多，肾小球逐渐发生硬化。病变末期，可见与肾小球硬化相应比例的小管间质性纤维化和血管硬化。肾小管萎缩和间质纤维化提示预后不良。

在 IV 型弥漫性狼疮性肾炎、冷球蛋白血症性肾小球肾炎、伴有单克隆沉积的增生性肾小球肾炎、纤维性肾小球肾炎和 C3 肾小球病中均可见到与 MPGN 相似的光镜表现，但不同病变的免疫荧光和（或）电镜表现各异。要注意的是，GBM "双轨征"也可见于其他非免疫复合物性损伤，后者电镜下特征性改变为慢性内皮损伤伴有细胞插入，主要包括血栓性微血管病的机化期、放射性肾炎、慢性移植性肾病或镰状细胞病。尽管光镜下改变与 MPGN 相似，但免疫荧光和电镜可识别到 MPGN 中的免疫复合物。

MPGN 免疫荧光表现不一。典型者，可见 IgG、IgM 和 C3 在毛细血管、系膜区呈不规则的、斑块状分布（图 3.100 ～ 3.103）。IgA 仅见于小部分病例。以 C3 沉积为主而免疫球蛋白染色较弱，提示 C3GN 是潜在病因。由于 MPGN 沉积部位是内皮下和紧靠 GBM，因此典型的免疫荧光表现为沿毛细血管袢、外缘光滑的蜡肠状改变（图 3.103）。

电镜下，MPGN 可见大量内皮下和系膜区电子致密物沉积（图 3.104 ～ 3.107）。"内皮下"沉积物实际上位于基底膜内，贴近致密层下方，伴新的基底膜样物质形成（见图 3.107）。虫蚀状或微管状结构提示冷球蛋白成分的可能（图 3.106）。可见细胞插入，其定义是在内皮细胞和基底膜之间，形成系膜细胞或单核细胞胞质插入的过程（图 3.108）。当 MPGN 样病变与冷球蛋白血症相关时，则单核细胞的插入更为常见。肿胀的内皮细胞下有新的基底膜样物质出现，致使银染可见基底膜的双轨征。被覆足细胞足突融合。

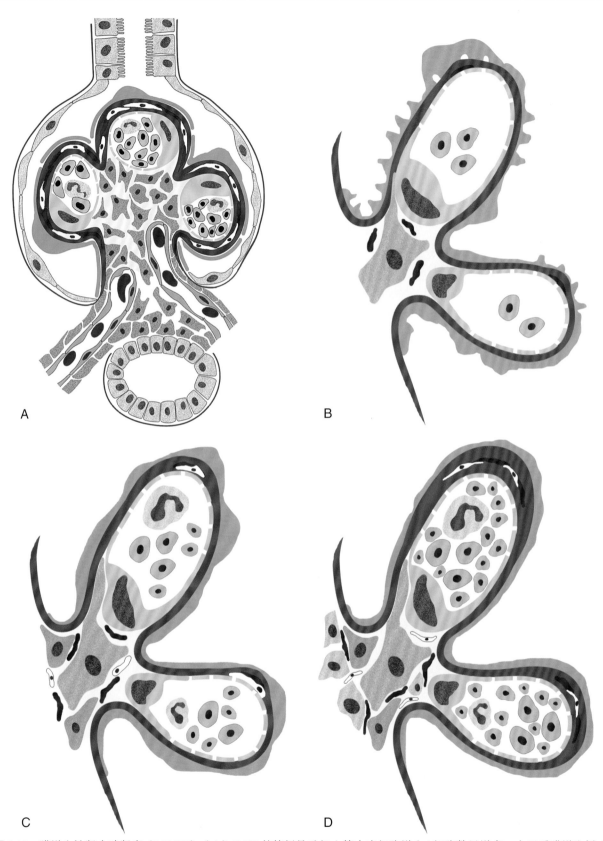

**图 3.92**　膜增生性肾小球肾炎（MPGN）。（**A**）MPGN 的特征是毛细血管内皮细胞增生 / 细胞数目增多，由于系膜增生插入、内皮下沉积和新的基底膜形成而导致的毛细血管内增生和肾小球基底膜的分层状外观。（**B**）在 MPGN 的早期，光镜仅有系膜和毛细血管内细胞增生，基底膜无明显变化。（**C**）内皮下致密物沉积，致单核 / 巨噬细胞和系膜细胞插入基底膜和内皮细胞之间。（**D**）内皮下沉积刺激致插入细胞和新基底膜样物质反应增生。这些细胞和沉积物银染不着色，因而银染时毛细血管壁出现"双轨征"

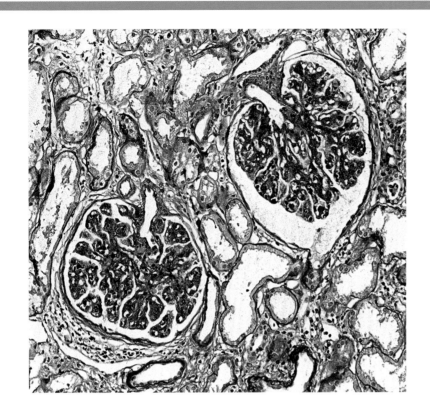

图 3.93　膜增生性肾小球肾炎（MPGN）。MPGN 的特征性改变是弥漫性毛细血管内细胞增生并导致肾小球呈均匀一致的分叶样外观（PAS，×100）

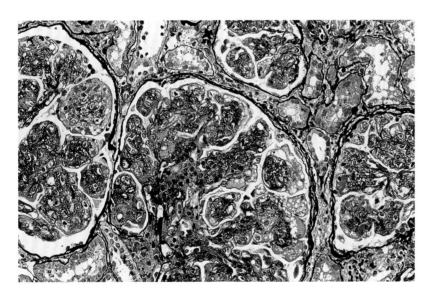

图 3.94　膜增生性肾小球肾炎。弥漫性毛细血管内增生，肾小球基底膜分层，分层的毛细血管壁内见嗜伊红物质沉积。同时，显著的系膜增生及毛细血管内增生使肾小球呈分叶样外观（Jones 银染色，×200）

应注意在光镜下可见 GBM 双轨征的非免疫复合物疾病（如移植性肾小球疾病、慢性血栓性微血管病）中，电镜下双轨样改变是由于 GBM 内疏松层透明物质增加及不伴免疫复合物沉积的细胞插入，以及内皮细胞下新基底膜形成最终导致基底膜增宽。

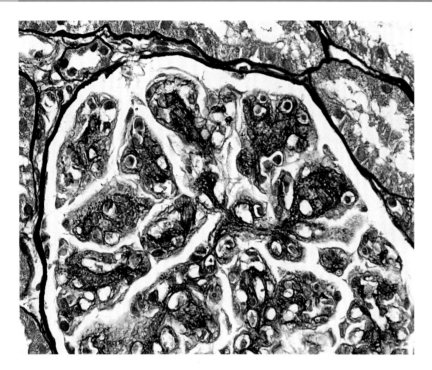

图 3.95　膜增生性肾小球肾炎。图中显示毛细血管内增生并不十分显著，但肾小球基底膜仍呈分层状结构，形成"双轨"现象（Jones 银染色，×400）

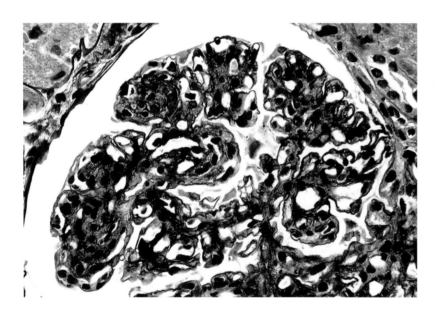

图 3.96　膜增生性肾小球肾炎（MPGN）。大量的系膜细胞增生并扩展至周围毛细血管腔（毛细血管内细胞增生），肾小球基底膜仅有节段性双轨状。在原发性 MPGN 中，毛细血管内增生是弥漫性球性改变，而在继发性 MPGN 中病变多为局灶性和节段性的（Jones 银染色，×400）

### 病因 / 发病机制

　　MPGN 样病变可以继发于一些慢性感染性疾病，包括乙型肝炎、丙型肝炎、亚急性细菌性心内膜炎、冷球蛋白、梅毒等，这些内容本书内都分别进行论述。绝大多数 MPGN 不能根据形态学特征而对其病因进行明确的分类。MPGN 样的病变也可以由遗传性或获得性补体缺乏症所致（见上文"C3 肾小球病"），少数可由脂肪代谢障碍导致。在美国，许多 MPGN 成年患者伴有丙型肝炎，而儿童患者中未发现二者的关联。这些丙型

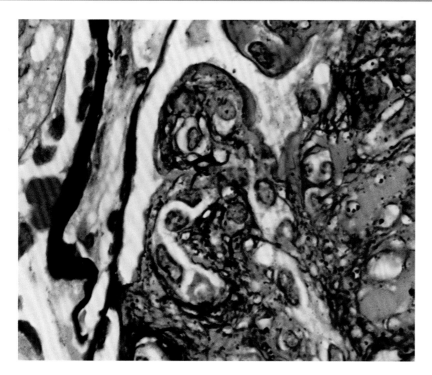

图 3.97　膜增生性肾小球肾炎。节段性的细胞插入及内皮下沉积，肾小球毛细血管基底膜呈分层状（Jones 银染色，×1000）

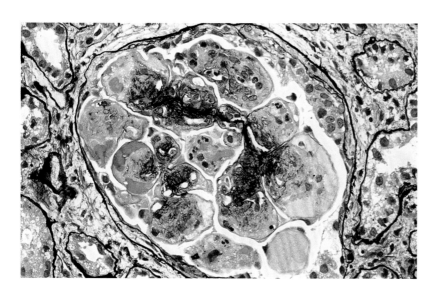

图 3.98　膜增生性肾小球肾炎（MPGN）。在某些 MPGN 病例中，可见结节性肾小球硬化和大量沉积物。除了系膜和毛细血管内增生以外，偶尔也会出现多形核白细胞，以及一些早期小新月体。这些形态学特征提示可能为继发性 MPGN（Jones 银染色，×400）

肝炎病毒阳性患者中经常见到短的弯曲模糊的纤维样沉积物，提示混合性冷球蛋白沉积血症（见"冷球蛋白血症性肾小球肾炎"）。提示或诊断冷球蛋白沉积为 MPGN 潜在病因之一的证据包括：毛细血管腔内有 PAS 强阳性的冷球蛋白栓子、血管炎、显著的 IgM 沉积，轻链染色可见克隆形成或克隆易位，电镜可见污迹样模糊的沉积物。由慢性细菌感染引起 MPGN 样病变的形态学线索是存在驼峰样上皮下沉积物（见"感染后肾小球肾炎"）。以 C3 补体为主、缺乏 Ig 时提示 C3GN。

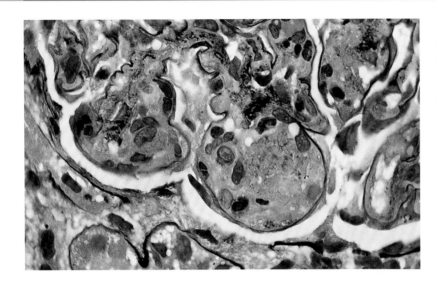

图 3.99　膜增生性肾小球肾炎。图中所示为大的内皮下沉积和细胞插入，同时伴有毛细血管内细胞增生，图最右边显示的是小的内皮下沉积物，图中间和左边毛细血管袢所示为小的结节状扩张（与图 3.98 为同一病例）（Jones 银染色，×1000）

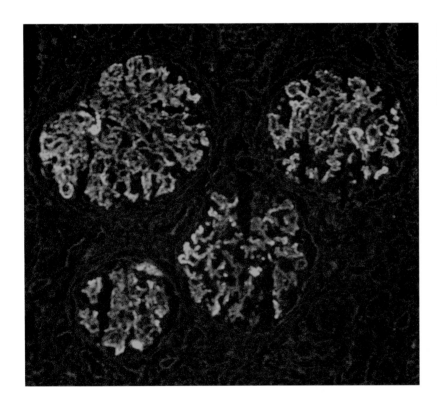

图 3.100　膜增生性肾小球肾炎（MPGN）。图中所示 MPGN 的不规则粗的毛细血管袢和系膜区染色，及表面光滑的粗大的内皮下沉积物（抗 IgG 免疫荧光染色，×100）

## 膜增生性肾小球肾炎的诊断要点

- 光镜下见肾小球基底膜双轨征。
- 毛细血管内细胞增生。
- 斑块状、不规则的系膜和毛细血管袢的着色，典型表现为基底膜内腊肠样沉积（IgG 为主伴有 C3 和 C1q；IgM 为主时提示冷球蛋白）。
- 电镜示内皮下和系膜区电子致密物沉积。

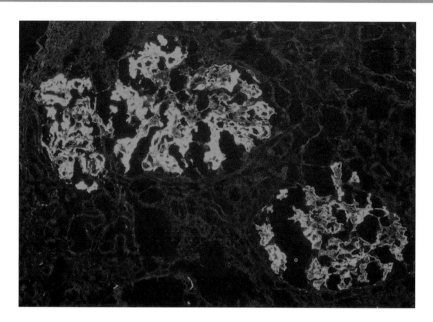

图 3.101　膜增生性肾小球肾炎（MPGN）。除了 IgG 之外，MPGN 常出现明显的补体沉积，形成系膜区和粗颗粒状的外周毛细血管袢沉积，与内皮下沉积物相一致（抗 C3 免疫荧光染色，×100）

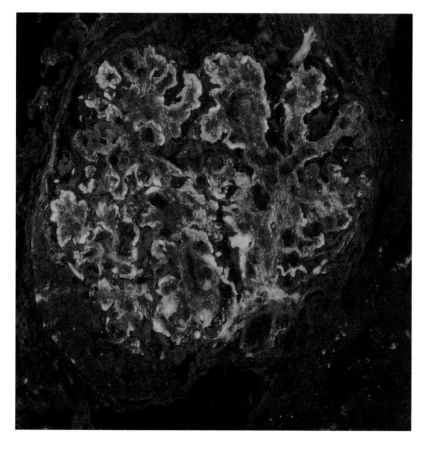

图 3.102　膜增生性肾小球肾炎。图中所示为外周血管袢粗大的、腊肠样沉积和分散的系膜区沉积。由于沉积物位于基底膜和内皮之间，所以呈外侧缘光滑的腊肠样外观（抗 C3 免疫荧光染色，×200）

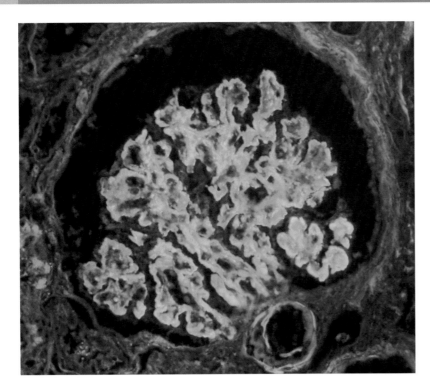

图 3.103　膜增生性肾小球肾炎（MPGN）。MPGN 中通常有补体通路的激活，除 C3 沉积之外常伴 C1q 的沉积。其平滑的轮廓表明沉积部位在内皮下（抗 C1q 免疫荧光染色，×400）

## 肾小球膜增生性样改变的鉴别诊断

肾小球基底膜的双轨征或车轨征可见于：

● 内皮下免疫复合物。或

● 单克隆蛋白沉积（伴有单克隆沉积的增生性肾小球肾炎）。

● C3 补体失调（C3 性肾小球肾炎）。

● 慢性内皮细胞损伤。或

● 具有亚结构的异常沉积。

注意：

● **膜增生性肾小球肾炎**指的是内皮下免疫复合物沉积引起的一组疾病。

● 慢性内皮损伤可引起肾小球-基底膜双轨征，但免疫荧光阴性。常见于慢性血栓性微血管病、移植性肾小球病、放射性肾病。

● 膜增生性损伤改变也可见于 Ig 或补体免疫荧光阴性的 Ⅲ 型胶原肾小球病和纤连蛋白性肾小球病。

Ig，免疫球蛋白

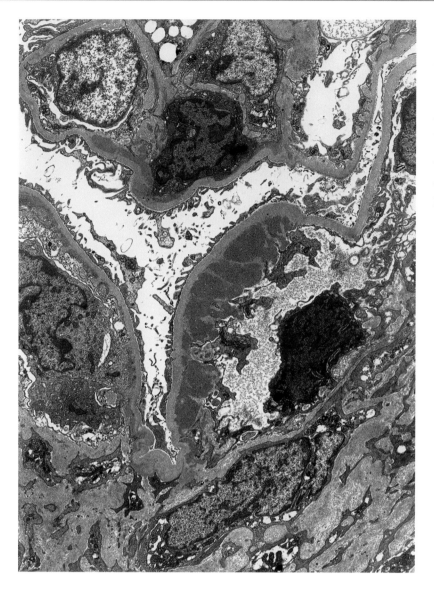

图 3.104 膜增生性肾小球肾炎。图右方的毛细血管祥可见大块的内皮下沉积物，并伴有轻微毛细血管内细胞增生。图左方和上方的毛细血管祥可见小的细长条状沉积物，伴有细胞增生。同时可见散在的系膜区沉积。足突部分消失。免疫荧光染色显示沉积物外轮廓表面平滑（见图 3.102 和 3.103）（透射电镜，×8000）

To view this electron micrograph with color coded overlays explaining each component, please visit ExpertConsult.com.

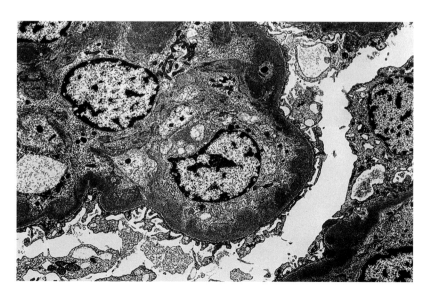

图 3.105 膜增生性肾小球肾炎。图中所示为毛细血管内增生伴小的内皮下沉积和跨膜沉积物（右下方），毛细血管内细胞增生由内皮细胞、系膜细胞增生和单核／巨噬细胞浸润导致（透射电镜，×8000）

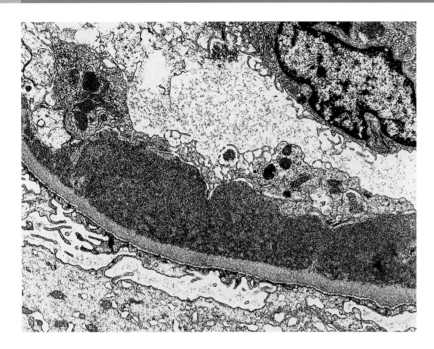

图 3.106　膜增生性肾小球肾炎。内皮下可见沉积物，不伴细胞增生。沉积物呈斑驳、虫蚀状，提示可能存在继发病因如冷球蛋白沉积。结合光镜下图像、免疫荧光和临床所见进行鉴别诊断（透射电镜，×11 250）

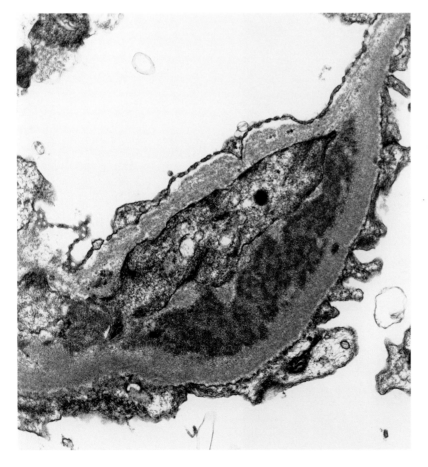

图 3.107　膜增生性肾小球肾炎。紧靠原来的致密层下的基底膜内沉积物，与细胞插入的及新形成的肾小球基底膜有关。有些沉积物位于内皮细胞下（最右侧）（透射电镜，×25 625）

To view this electron micrograph with color coded overlays explaining each component, please visit ExpertConsult.com.

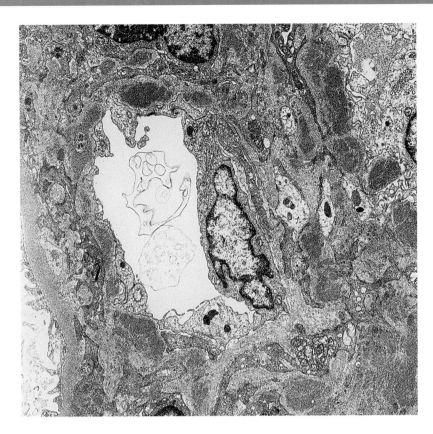

图 **3.108**　膜增生性肾小球肾炎。该毛细血管袢可见复杂的病变组合，有插入的细胞和基底膜内以及内皮下沉积物，旁边可见系膜沉积（最右侧）和系膜增殖（透射电镜，×14 000）

To view this electron micrograph with color coded overlays explaining each component, please visit ExpertConsult.com.

---

### 电镜下有沉积物的膜增生性肾小球肾炎的鉴别诊断

- 纤维性肾小球肾炎常出现毛细血管内增生性改变。电镜沉积物中的纤维性物质主要是多克隆 IgG。
- 淀粉样物质可引起系膜和毛细血管袢的结节样改变。如果病变由轻链引起，则免疫荧光相应轻链出现结构模糊的阳性。电镜可见特征性纤维细丝状结构，刚果红染色阳性。
- 单克隆免疫球蛋白沉积病，如轻链沉积病、重链沉积病和轻重链沉积病，可呈现不同的增生性表现。免疫荧光对沉积病的单克隆成分具有诊断意义。
- 伴单克隆沉积病的增生性肾小球肾炎有重链（常为 IgG）和单一轻链沉积，表现为增生性病变，肾小球内有沉积物但电镜下无特殊亚结构。
- 致密物沉积病常有系膜增生和膜增生改变，典型者表现为仅 C3 染色阳性。电镜下可见基底膜呈高致密性转化。
- C3 性肾小球肾炎多伴有系膜区增生或膜增生性改变，典型者仅有 C3 染色阳性，无或仅有少量 Ig。电镜下，沉积物的密度类似于免疫复合物，有时沉积物密度较低，类似基底膜密度，通常在内皮下可见拉长的沉积物，系膜区沉积常见，偶尔可见上皮下驼峰样沉积物。

---

Ig，免疫球蛋白

## 选读

Alchi，B.，Jayne，D.，2010. Membranoproliferative glomerulonephritis. Pediatric Nephrology 25，1409-1418.

Anders，D.，Agricola，B.，Sippel，M.，et al.，1997. Basement membrane changes in membranoproliferative glomerulonephritis. II. Characterization of a third type by silver impregnation of ultra thin sections. Virchows Archiv（Pathology and Anatomy）376，1-19.

Berger，J.，Galle，P.，1963. Dépôts denses au sein des membranes basales du rein：étude en microscopies optique et électronique. Presse Medicale 71，2351-2354.

Cameron，J.S.，Turner，D.R.，Heaton，J.，et al.，1983. Idiopathic mesangiocapillary glomerulonephritis. Comparison of types I and II in children and adults and long-term prognosis. American Journal of Medicine 74，175-192.

D'Amico，G.，Ferrario，F.，1992. Mesangiocapillary glomerulonephritis. Journal of the American Society of Nephrology 2（10 Suppl），S159-S166.

Donadio Jr.，J.V.，Slack，T.K.，Holley，K.E.，et al.，1979. Idiopathic membranoproliferative（mesangiocapillary）glomerulonephritis：a clinicopathologic study. Mayo Clinic Proceedings 54，141-150.

Habib，R.，Kleinknecht，C.，Gubler，M.C.，et al.，1973. Idiopathic membranoproliferative glomerulonephri- tis in children：report of 105 cases. Clinical Nephrology 1，194-214.

Johnson，R.J.，Gretch，D.R.，Yamabe，H.，et al.，1993. Membranoproliferative glomerulonephritis associated with hepatitis C virus infection. New England Journal of Medicine 328，465-470.

Katz，S.M.，1981. Reduplication of the glomerular basement membrane：a study of 110 cases. Archives of Pathology and Laboratory Medicine 105，67-70.

Nowicki，M.J.，Welch，T.R.，Ahmad，N.，et al.，1995. Absence of hepatitis B and C viruses in pediatric idi- opathic membranoproliferative glomerulonephritis. Pediatric Nephrology 9，16-18.

Rennke，H.G.，1995. Nephrology forum：Secondary membranoproliferative glomerulonephritis. Kidney International 47，643-656.

Sethi，S.，Fervenza，F.C.，2012. Membranoproliferative glomerulonephritis-a new look at an old entity. New England Journal of Medicine 366，1119-1131.

Strife，C.F.，Jackson，E.C.，McAdams，A.J.，1984. Type Ⅲ membranoproliferative glomerulonephritis：long- term clinical and morphological evaluation. Clinical Nephrology 21，323-334.

Strife，C.F.，McEnery，P.T.，McAdams，A.J.，et al.，1977. Membranoproliferative glomerulonephritis with disruption of the glomerular basement membrane. Clinical Nephrology 7，65-72.

Taguchi，T.，Bohle，A.，1989. Evaluation of change with time of glomerular morphology in membranopro- liferative glomerulonephritis：a serial biopsy study of 33 cases. Clinical Nephrology 31，297-306.

## 纤维性肾小球肾炎

纤维性肾小球肾炎（fibrillary glomerulonephritis）最初由 Rosenmamn 和 Eliakim 报道，不同于一般肾病，该肾病具有与淀粉样变性类似的沉积物，但其对刚果红不着色，沉积物为较大的微管样有序结构，也被称为**免疫触须样肾小球病**。这些病变的分类尚无一致意见，有些研究者对此类病变统一使用**免疫触须样肾小球病**，我们倾向针对此类具有淀粉样物质且刚果红染色阴性的疾病，使用**纤维性肾小球肾炎**这一名称，对其预后和发病机制有一定提示作用。

纤维性肾小球肾炎为成人发病，平均发病年龄为 50 岁。女性患者稍多，大多数为白种人，约占成人肾活检病例的 1%。绝大多数患者表现为肾病综合征，常伴有血尿，约 2/3 的患者表现为 GFR 降低。偶尔患者会伴有丙型肝炎感染，但与纤维性肾小球肾炎之间的关系尚不清楚。约 1/3 患者临床为快速进行性肾小球肾炎。约 40% 病例 5 年后进展为肾功能丧失。在一大样本的病例研究显示肾活检后中位肾生存时间仅 24 个月。40 岁以下患者预后较好。目前尚无特殊的治疗方法。患者通常迅速发展为终末期肾疾病，平均时间约为诊断后 10 个月。目前认为血清肌酐升高是提示预后差的临床标志。形态上新月体形成和肾小管间质纤维化提示预后差。纤维性肾小球肾炎患者接受肾移植后约 20% 会出现复发，移植肾多比患者自身肾病程进展慢。

纤维性肾小球肾炎光镜下多表现为膜性增生肾小球肾炎，典型病变呈分叶状，伴 GBM 双轨征（图 3.109～3.111）。其次表现为系膜增生或弥漫性毛细血管内增生。有些病例可见类似糖尿病肾病的病理改变，出现系膜基质明显结节状扩张（见图 3.109）。少数病例可有膜性的基底膜钉突出现，提示存在基底膜对上皮下纤维性沉积物的反应。沉积区 PAS 弱阳性染色，银染阳性。新月体多见于伴有弥漫性毛细血管内增生的病例，总体约 1/3 病例可见细胞性或纤维细胞性新月体，通常仅累及少量肾小球（图 3.112），出现新月体者预后较差。硬化性改变与病情较重相关（图 3.112）。

刚果红染色阴性。肾间质纤维化和肾小管萎缩程度与肾小球病变一致。少数病例纤维样沉积物可沉积于肾小管基底膜。间质内血管无特征性病变。

免疫荧光显示系膜区有明显的、斑块状（污迹样）的 IgG 和少量 C3 阳性，或沿 GBM 呈较厚的节段性分布，偶见沿肾小球毛细血管壁的膜性表现模式（图 3.113 和 3.114）。多克隆性 IgG4 是最常见或是唯一亚型。约 1/2 病例可检测到 IgA、IgM 弱表达，也可能伴有 C1q 出现。其他罕见荧光表现方式也有报道，如 IgA 阳性为主，或是电

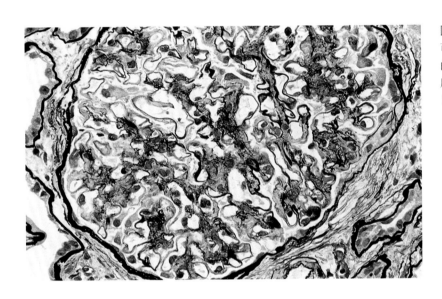

图 3.109　纤维性肾小球肾炎。光镜下可见从系膜增生到膜性增生等不同程度的病变。该病例显示中度系膜增生、基底膜偶呈双轨状改变（Jones 银染色，×400）

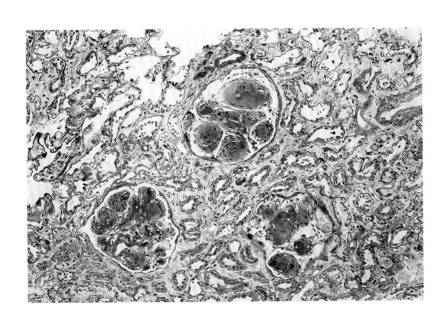

图 3.110　纤维性肾小球肾炎。部分纤维性肾小球肾炎可呈分叶状或结节状增生，类似糖尿病肾病改变（PAS，×100）

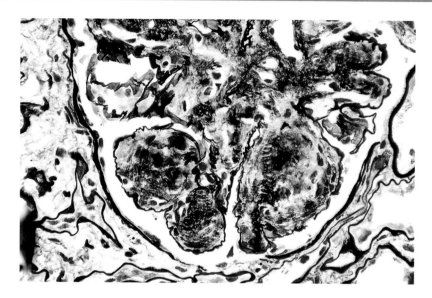

图 3.111　纤维性肾小球肾炎。膜增生性模式明显，可见系膜和毛细血管内增生，基底膜双轨和插入现象（Jones 银染色，×400）

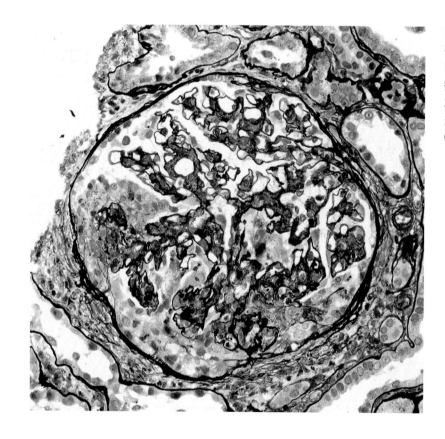

图 3.112　纤维性肾小球肾炎。在我们的研究病例中，约 1/3 可见新月体。该病例出现中度系膜增生改变，提示新月体性病变可能不是寡免疫反应型新月体肾炎或抗肾小球基底膜抗体介导的肾小球肾炎。可见肾小球球周纤维化和早期粘连（Jones 银染色，×400）

镜下可见明显纤维性沉积但免疫球蛋白均为阴性。沉积物太过弥漫以致免疫荧光呈线性分布的情况并不罕见（见图 3.114），可能误诊为抗 GBM 抗体介导的肾小球肾炎，特别是有新月体形成的病例。这种明显的系膜区斑块状（污迹样）阳性、

刚果红染色阴性和电镜下的证据是本病特征性诊断依据。

电镜检查可证实纤维性肾小球肾炎的诊断，可见随机分布的纤维，类似淀粉样细丝，但较之更粗大（图 3.115～3.118），通常直径为 12～22 nm

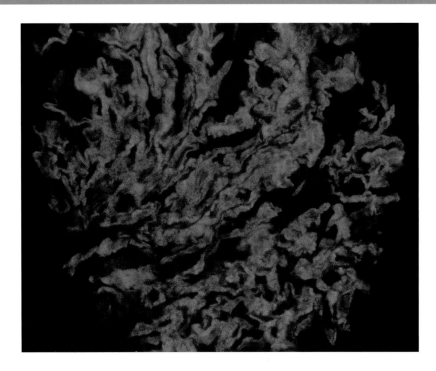

图 3.113　纤维性肾小球肾炎。纤维性肾小球肾炎的免疫荧光模式类似其光镜改变，包括系膜增生、膜增生性甚至膜性改变。沉积物通常呈污迹样阳性，主要位于系膜区。该病例显示斑块状系膜区染色，及周围血管袢不规则、粗颗粒染色，与光镜下膜增生性改变相对应。沉积物多为多克隆性 IgG（IgG4 亚型）和 C3（抗 IgG 免疫荧光染色，×400）

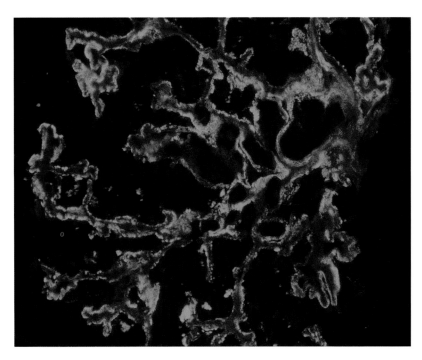

图 3.114　部分纤维性肾小球肾炎的沉积物也可成膜性沉积模式，周围毛细血管袢呈粗颗粒样沉积以及此处所示的系膜区沉积（抗 IgG 免疫荧光染色，×400）

（有报道的直径范围为 13 ～ 39 nm），而淀粉样纤维的直径平均为 10 ～ 12 nm。在我们研究的病例中二者存在重叠，纤维性肾小球肾炎的纤维平均直径为 14 nm（范围为 10.4 ～ 18.4 nm）。因此刚果红染色阴性和典型的免疫荧光表现是本病很关键的诊断依据。电镜下肾小球所有部位，包括系膜、基底膜、上皮下和内皮下的都可见纤维沉积。有些病例中观察到致密的沉积物，但没有明显的纤维样成分（见图 3.117）。偶见肾小管基底膜纤维样沉积物（图 3.119）。

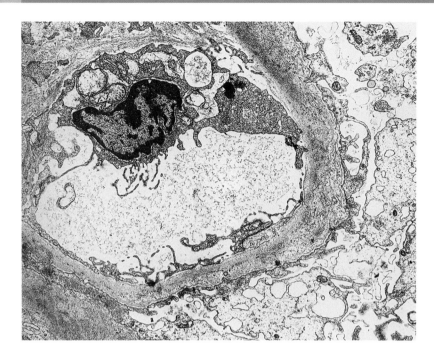

图 3.115　纤维性肾小球肾炎。纤维性肾小球肾炎的沉积物可见于肾小球的任何部位。沉积物随机分布，直径约 15 nm，贯穿增厚的基底膜，足突消失（透射电镜，×4400）

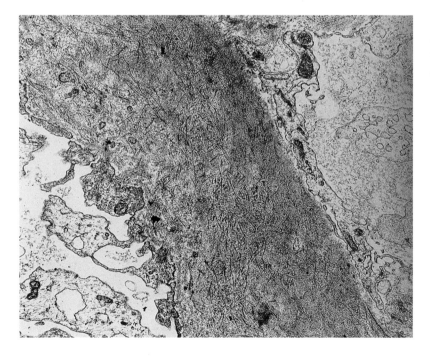

图 3.116　纤维性肾小球肾炎。纤维样沉积物可随机分布于基底膜全层，足突变钝。与淀粉样变相比，纤维直径稍粗，但部分病例二者纤维直径有重叠（透射电镜，×7000）

### 病因 / 发病机制

纤维性肾小球肾炎的病因不清。淀粉样蛋白 P 可和沉积纤维结合。纤维性肾小球肾炎患者的血清中可检测到冷沉淀的混合型免疫球蛋白-纤维连接蛋白复合物，但患者没有系统性疾病的表现。免疫球蛋白成分为多克隆性，包括 IgG、IgM 和重链、轻链。这些结果提示某些血清前体会导致纤维性沉积物的形成。偶有伴发丙型肝炎病毒感染的报道，但机制未明。重要的是，纤维性肾小球肾炎与淋巴系统增生紊乱或单克

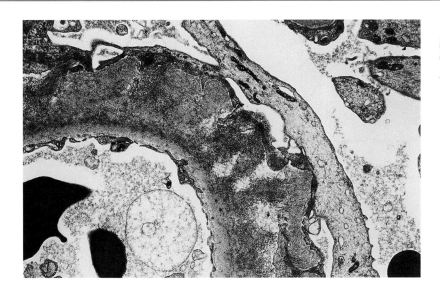

图 3.117 纤维性肾小球肾炎。该例可见随机排列的纤维形成粗大沉积物，其中散布着部分无定形沉积物。足突弥漫融合（透射电镜，×8000）

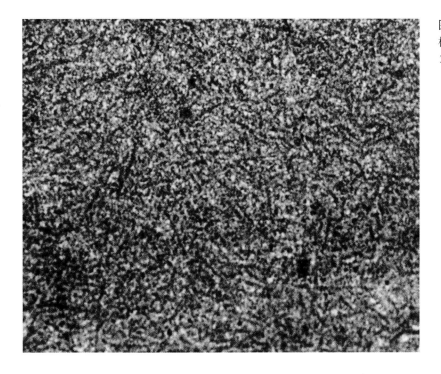

图 3.118 纤维性肾小球肾炎。系膜区随机排列的纤维，直径约 15 nm（透射电镜，×15 000）

隆沉积无关，这与免疫触须样肾小球病不同。蛋白组学研究表明，纤维性肾小球肾炎与免疫触须样肾小球病的蛋白表达谱存在差异，也提示两者病因各异。

## 纤维性肾小球肾炎的诊断要点

- 光镜下可见典型的膜增生或系膜增生改变。
- 斑块状（污迹样）的多克隆性 IgG 和 C3 阳性。
- 电镜下可见纤维随机分布，刚果红染色阴性。

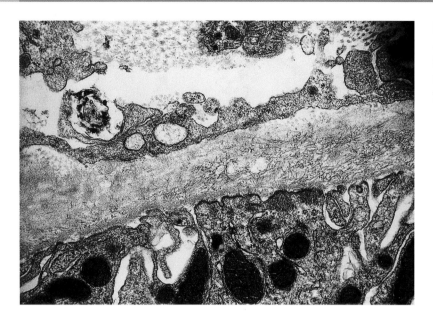

图 3.119　纤维性肾小球肾炎。偶见肾小管基底膜内纤维性沉积物（透射电镜，×7000）(Case shared by Dr. Robert G. Horn, Laboratory for Kidney Pathology, Nashville, TN)

## 纤维性肾小球肾炎的鉴别诊断

- 纤维性肾小球肾炎
  - LM：增生，常见新月体。
  - IF：多克隆性 IgG，斑块状。
  - 刚果红染色：阴性。
  - EM：纤维随机分布，12 ～ 24 nm（以 18 ～ 20 nm 居多）。
- 免疫触须样肾小球病
  - LM：增生。
  - IF：IgG，常见单克隆。
  - 刚果红：阴性。
  - EM：有序的平行微管结构（＞ 30 nm）。
- 淀粉样变性
  - LM：无细胞性，系膜 / 小叶。
  - IF：AL 单克隆轻链；非 AL 无轻链。
  - 刚果红：阳性。
  - 电镜：纤维细丝随机排列，8 ～ 15 nm（多为 10 ～ 12 nm）。
- 冷球蛋白血症性肾小球肾炎
  - LM：增生，PAS 阳性的冷球蛋白栓子。
  - IF：IgM，常见单克隆。
  - 刚果红：阴性。
  - EM：微管或模糊的短纤维。

AL，淀粉样轻链；EM，电镜；IF，免疫荧光；LM，光镜；PAS，过碘酸-希夫染色

## 选读

Alpers, C.E., 1992. Immunotactoid (microtubular) glomerulopathy: An entity distinct from fibrillary glomerulonephritis? American Journal of Kidney Disease 19, 185-191.

Alpers, C.E., Rennke, H.G., Hopper, J.J., et al., 1987. Fibrillary glomerulonephritis: An entity with unusual immunofluorescence features. Kidney International 31, 781-789.

Bridoux, F., Hugue, V., Coldefy, O., et al., 2002. Fibrillary glomerulonephritis and immunotactoid (microtubular) glomerulopathy are associated with distinct immunologic features. Kidney International 62, 1764-1775.

Churg, J., Venkataseshan, V.S., 1993. Fibrillary glomerulonephritis without immunoglobulin deposits in the kidney. Kidney International 44, 837-842.

Fogo, A., Quereshi, N., Horn, R.G., 1993. Morphologic and clinical features of fibrillary glomerulonephritis versus immunotactoid glomerulopathy. American Journal of Kidney Disease 22, 367-377.

Iskandar, S.S., Falk, R.J., Jennette, J.C., 1992. Clinical and pathological features of fibrillary glomerulonephritis. Kidney International 42, 1401-1407.

Korbet, S.M., Schwartz, M.M., Rosenberg, B.F., et al., 1985. Immunotactoid glomerulopathy. Medicine 64, 228-243.

Pronovost, P.H., Brady, H.R., Gunning, M.E., et al., 1996. Clinical features, predictors of disease progression and results of renal transplantation in fibrillary/immunotactoid glomerulopathy. Nephrology. Dialysis and Transplantation 11, 837-842.

Ray, S., Rouse, K., Appis, A., et al., 2008. Fibrillary glomerulonephritis with hepatitis C viral infection and hypocomplementemia. Renal Failure 30, 759-762.

Rosenmann, E., Eliakim, M., 1977. Nephrotic syndrome associated with amyloid-like glomerular deposits. Nephron 18, 301-308.

Rosenstock, J.L., Markowitz, G.S., Valeri, A.M., et al., 2003. Fibrillary and immunotactoid glomerulonephritis: Distinct entities with different clinical and pathologic features. Kidney International 63, 1450-1461.

Schwartz, M.M., Lewis, E.J., 1980. The quarterly case: Nephrotic syndrome in a middle aged man. Ultrastructural Pathology 1, 575-582.

Sethi, S., Theis, J.D., Vrana, J.A., et al., 2013. Laser microdissection and proteomic analysis of amyloidosis, cryoglobulinemic GN, fibrillary GN, and immunotactoid glomerulopathy. Clinical Journal of the American Society of Nephrology 8, 915-921.

## 免疫触须样肾小球病

目前对非淀粉样纤维性或微管状沉积病变的分类仍存在争议，有些研究者选择使用**免疫触须样肾小球病**（immunotactoid glomerulopathy）这个名词代表整组病变。我们更倾向于使用**纤维性肾小球肾炎**这个名词来特指有淀粉样纤维沉积、刚果红染色阴性的病例，不同的疾病名称提示疾病具有不同的预后和发病机制。本书讨论的免疫触须样肾小球病为具有较大、直径大于 30 nm、呈平行排列的微管状结构沉积性疾病。这类病变很罕见，在成人肾活检中的比例少于 0.06%。患者通常比纤维性肾小球肾炎患者年龄大，平均年龄为 60～70 岁，而纤维性肾小球肾炎平均为 50 岁，并大多数是白种人。患者表现为肾病综合征、血尿，部分伴有低补体血症。重要的是，大约 2/3 的患者伴有单克隆免疫球蛋白病和恶性血液病，沉积物通常为单克隆着色。患者多无明确的冷球蛋白血症，冷球蛋白血症可见有序沉积物沉积（见"冷球蛋白性肾小球肾炎"）。本病肾存活率似乎好于纤维性肾小球肾炎，但已发表的文献太少或随访期过短，结论尚不明确。我们的 6 例患者显示肾功能较稳定，但哥伦比亚的一组研究病例中，有 1 例患者在 2 个月左右发展为肾衰竭。针对潜在淋巴增生性疾病的化疗导致约半数免疫触须样肾病患者的肾病综合征缓解。该病肾移植后可复发，移植肾中 GFR 下降率比原肾慢。

光镜改变呈系膜增生或膜性增生模式（图 3.120 和 3.121）。GBM 可出现双轨状改变，银染偶见钉突。肾小管和肾间质萎缩和纤维化与肾小球损伤成正比。血管无特异性病变。新月体罕见，刚果红染色通常为阴性。

免疫荧光显示 IgG 沉积为主，IgA 少见，IgM 偶见（图 3.122）。C3 也常为阳性，C1q 阳性较少

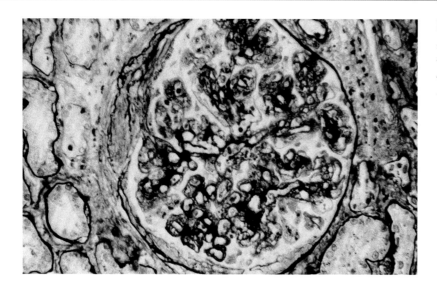

图 3.120　免疫触须样肾小球病。光镜下典型的改变是系膜增生或膜增生样，不伴新月体形成。该例还可见肾小球弥漫性基底膜分离和节段性粘连（Jones 银染色，×200）

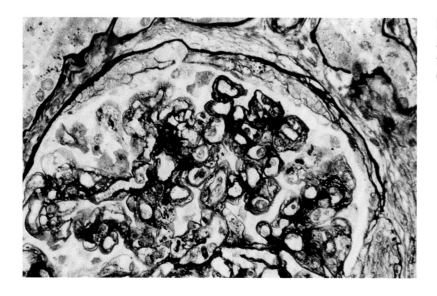

图 3.121　免疫触须样肾小球病。可见广泛的肾小球基底膜分层和插入现象，伴有轻度系膜和毛细血管内细胞增生（Jones 银染色，×400）

见，沿肾小球毛细血管袢和系膜区呈较厚且不规则的模式分布，不像纤维性肾小球肾炎那样看起来模糊不清污迹样。毛细血管袢的荧光染色通常强于系膜区，而纤维性肾小球肾炎则相反。有些病例可显示单克隆染色，伴轻链限制，κ 比 λ 多见。

电镜显示粗大的微管状沉积，直径通常 > 30 nm，有时 > 50 nm。微管为空心结构，平行排列，也可出现"木柴垛"样排列（图 3.123 和 3.124）。内皮下和系膜区可见明显的沉积物，与免疫荧光所见一致。有些病例也有上皮下或基底膜内沉积。

### 病因 / 发病机制

免疫触须样肾小球病，以微管状沉积为特征，常呈有序分布，与单克隆免疫球蛋白病和恶性血液病显著相关，与纤维性肾小球肾炎比较，本病多与 B 细胞相关。2/3 病例出现单克隆性免疫沉积物。针对造血系统疾病治疗后，蛋白尿的改善与血液相关参数的同步改善进一步支持单克隆性蛋白在某些病例中的治病作用。

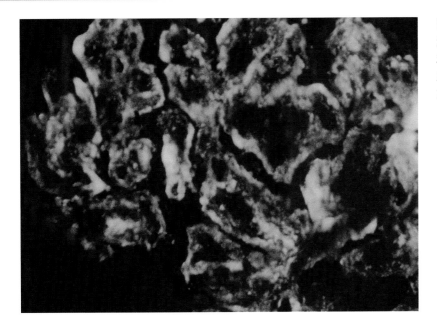

图 3.122　免疫触须样肾小球病。免疫荧光下通常 IgG κ 和 C3 呈系膜或膜增生模式、粗颗粒样阳性。沉积物主要位于内皮下，因而外侧缘光滑。也可见系膜区大块沉积（抗 IgG 免疫荧光染色，×400）

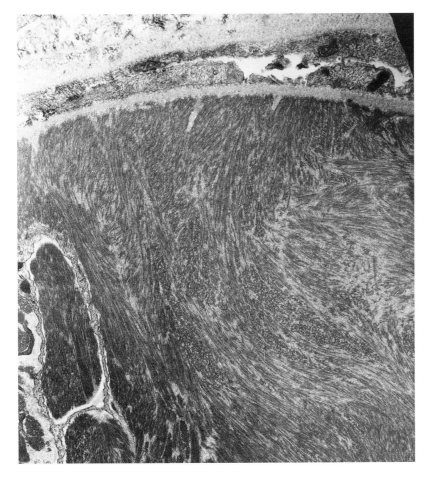

图 3.123　免疫触须样肾小球病。免疫触须样肾小球病是依靠电镜进行诊断的。沉积物呈平行排列的微管状和（或）器官样结构，类似"木柴垛"排列。小管的直径通常 30 ～ 50 nm，可见管状结构的纵切面和横切面。有些冷球蛋白性肾小球肾炎也可出现类似改变（透射电镜，×12 000）

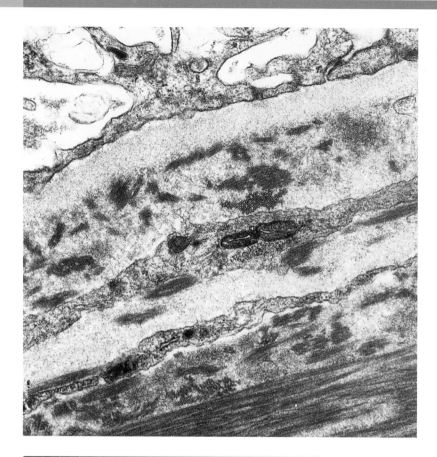

**图 3.124** 免疫触须样肾小球病。图示免疫触须样肾小球病的微管状沉积物的横切面和纵切面。沉积物位于基底膜内和内皮下，伴有足突消失和细胞插入（透射电镜，×26 000）

### 免疫触须样肾小球病的诊断要点

- 光镜可见系膜增生至膜增生样改变。
- 免疫荧光可见免疫球蛋白和补体着色，常呈单克隆性。
- 电镜可见沉积物呈微管状或平行排列。

## 选读

Alpers, C.E., 1992. Immunotactoid (microtubular) glomerulopathy: An entity distinct from fibrillary glomerulonephritis？ American Journal of Kidney Disease 19，185-191.

Bridoux, F., Hugue, V., Coldefy, O., et al., 2002. Fibrillary glomerulonephritis and immunotactoid (microtubular) glomerulopathy are associated with distinct immunologic features. Kidney International 62，1764-1775.

Fogo, A., Quereshi, N., Horn, R.G., 1993. Morphologic and clinical features of fibrillary glomerulonephritis versus immunotactoid glomerulopathy. American Journal of Kidney Disease 22，367-377.

Korbet, S.M., Schwartz, M.M., Rosenberg, B.F., et al., 1985. Immunotactoid glomerulopathy. Medicine 64，228-243.

Pronovost, P.H., Brady, H.R., Gunning, M.E., et al., 1996. Clinical features, predictors of disease progression and results of renal transplantation in fibrillary/immunotactoid glomerulopathy. Nephrology. Dialysis and Transplantation 11，837-842.

Rosenstock, J.L., Markowitz, G.S., Valeri, A.M., et al., 2003. Fibrillary and immunotactoid glomerulonephritis：Distinct entities with different clinical and pathologic features. Kidney International 63，1450-1461.

## 导致血尿或肾炎综合征的肾小球疾病：免疫复合物性

### 急性感染后肾小球肾炎

　　感染后肾小球肾炎表现为急性肾炎综合征，伴有血清补体水平降低，C3 常低于 C4。通常发生于链球菌感染后，其他细菌、病毒、真菌，甚至原虫感染后也可导致同类型肾小球肾炎。葡萄球菌感染后肾小球肾炎常出现 IgA 强阳性。在热带地区，皮肤感染较呼吸道感染引起的急性肾小球肾炎更为常见。急性链球菌感染后肾小球肾炎（acute poststreptococcal glomerulonephritis）常见于儿童和青少年，男性多于女性。咽部感染后急性肾炎的典型特征是起病急，转归迅速，故常不行肾活检，肾活检资料显示的多为较严重肾损害病例。少部分患者在急性肾炎消退后仍长期存在肾功能异常。与感染后肾小球肾炎相关的未确诊的亚临床疾病有可能导致慢性肾病。短暂感染诱发的本型肾炎的儿童预后好。在成人，感染与肾炎常同步发生，因此更适宜用"感染相关"而非"感染后"肾小球肾炎。成人感染相关肾小球肾炎病原体多为非链球菌，内脏感染，患者常免疫功能低下、伴有滥用药物 / 酗酒史、恶性肿瘤或潜在糖尿病，预后差。成人发病后 3 ～ 15 年进行重复肾活检发现多数患者存在肾小球硬化病变。当糖尿病肾病基础上再发生 IgA 为主的链球菌相关性肾小球肾炎往往预后不良，多数患者会发展成终末肾病。

急性期光镜下的显著特征是弥漫性渗出性增生性肾小球肾炎，伴有明显的毛细血管内增生（图 3.125）和大量中性粒细胞浸润（图 3.126 ～ 1.133）。这种增生性病变往往是弥漫性、全小球性的，部分是由于肾小球实质细胞增生，主要归因于大量炎细胞渗出。肾小球血管壁上小的驼峰样沉积物偶尔可在光镜下的银染、三色套染或甲苯胺蓝染色切片内见到（图 3.133）。新月体可见于严重病例，提示预后较差（见图 3.129）。病程后期进行肾活检时，中性粒细胞浸润不明显，仍有系膜细胞弥漫增生（见图 3.130 ～ 3.132）。

免疫荧光可见散在的细小或粗大颗粒沿肾小球基底膜沉积，伴散在的系膜区沉积。沉积物主要为 IgG，数周后 C3 沉积更为明显。除葡萄球菌感染导致 IgA 沉积为主时，较少或不存在 IgM 和 IgA 沉积。

典型的链球菌感染后肾小球肾炎荧光染色下表现为 3 种分布形式：星空、花环和系膜型（图 3.134 ～ 3.137）。星空样或花环样见于疾病早期，花环样沉积物扩展至周围毛细血管袢，与渗出、增生性病变有关。星空样表现为粗大荧光颗粒沿肾小球基底膜不规则分布。花环样表现为沿毛细血管壁分布的较粗长的荧光颗粒，这种类型在成人更常见，预后较差（见图 3.136）。

电镜下偶为系膜区、罕见内皮下和散在的上皮下驼峰状电子致密物沉积，不伴有周围的基底膜反应（图 3.138 ～ 3.140）。急性期多见驼峰状电子致密物，大小形状不一。偶尔可见系膜区或内皮下沉积物。在病程较晚阶段进行肾活检时，肾小球毛细血管周边部位的沉积物更为少见，驼峰状电子致密物可能仅见于系膜区的上皮下区域（"峡部"或"腰部"，见图 3.140）。当病情更趋于慢性化时，以系膜区沉积为主，毛细血管内增生或渗出少见。慢性期，光镜下仅见系膜细胞增生或局灶性膜增殖病变，此时上皮下驼峰状沉积物

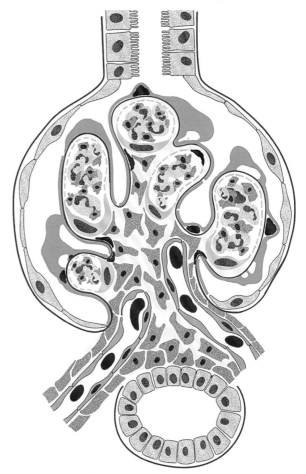

**图 3.125**  急性感染后肾小球肾炎。毛细血管内增生，可见渗出性、增生性病变，大量多形核白细胞浸润，散在系膜区及较大的驼峰状上皮下沉积物

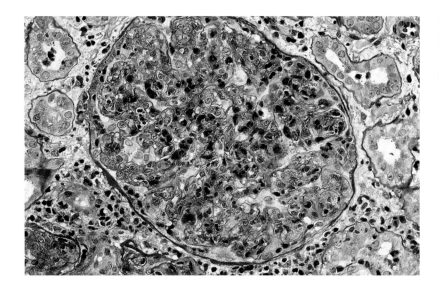

图 3.126　急性感染后肾小球肾炎。可见弥漫性、球性、渗出性、增生性病变，毛细血管内细胞增生为主，伴大量中性粒细胞浸润，肾小管间质可见周围炎症反应（PAS，×400）

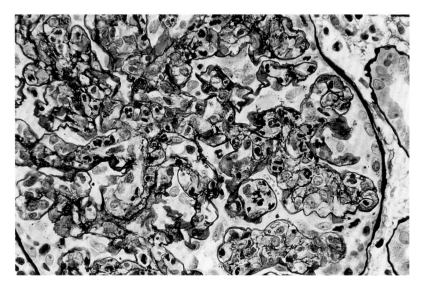

图 3.127　急性感染后肾小球肾炎。大量多形核白细胞充填于毛细血管腔内，伴毛细血管内细胞增生及节段性细胞插入（Jones 银染色，×400）

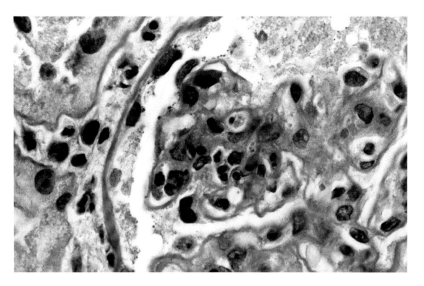

图 3.128　急性感染后肾小球肾炎。可见毛细血管内细胞增生和毛细血管袢及系膜区大量多形核白细胞。沉积物有时可见于光镜下（见图 3.133），但此图中未见（H&E，×1000）

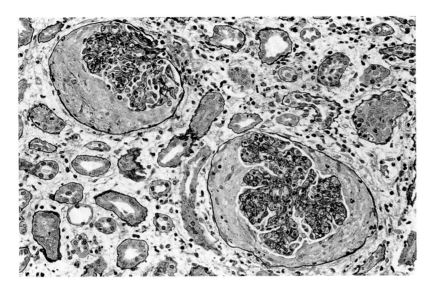

图 3.129　急性感染后肾小球肾炎。在活检患者中，可能经常见到新月体，因为这些患者通常有一个不寻常的临床过程，损伤更严重。细胞性新月体与毛细血管内细胞增生和大量多形核白细胞渗出有关。也可见间质广泛水肿和小管间质炎症改变（Jones 银染色，×100）

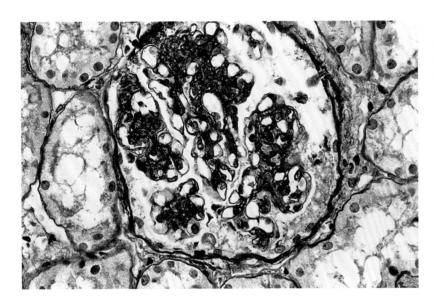

图 3.130　急性感染后肾小球肾炎。病程后期，多形核白细胞渗出减少，以局灶节段性系膜细胞增生和（或）毛细血管内增生为主，此时，免疫荧光和电镜检查是指出感染后病因的关键（PAS，×200）

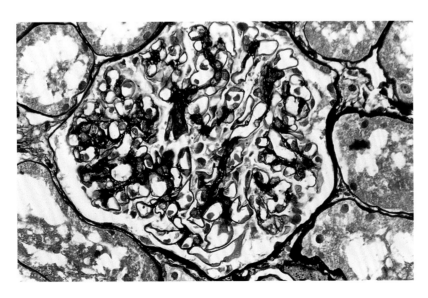

图 3.131　急性感染后肾小球肾炎。病程后期，只能见到节段性的系膜细胞和毛细血管内增生，无多形核白细胞浸润，但系膜区及肾小球 9 点处可见沉积物，免疫荧光及电镜下已证实（Jones 银染色，×200）

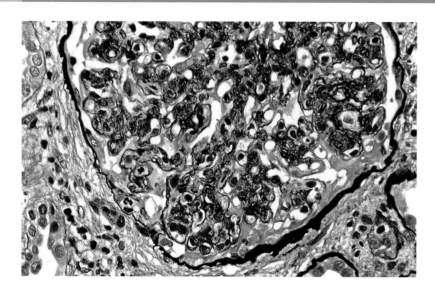

图 3.132　急性感染后肾小球肾炎。病程后期，也可见弥漫性、球性的毛细血管内细胞增生。此例可见广泛的肾小球基底膜分层，多形核白细胞依然存在。免疫荧光以 C3 为主沉积、电镜下驼峰状沉积物少见，强烈提示本例急性感染后肾小球肾炎的病因（Jones 银染色，×400）

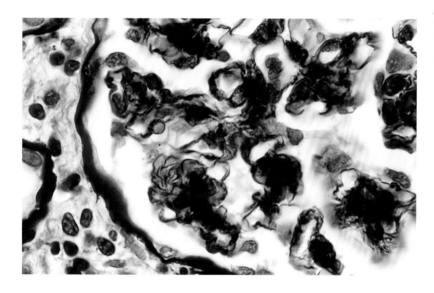

图 3.133　急性感染后肾小球肾炎。光镜下偶可见大的驼峰状沉积物（Jones 银染色，×1000）

罕见，但其存在强烈提示此免疫复合物性肾小球肾炎是感染引起的。要注意 C3 补体性肾小球肾炎偶尔也可以出现驼峰样沉积。因此，临床信息至关重要。在一项回顾性研究中，在约 10% 的活检中因电镜下观察到上皮下电子致密物沉积，推断出存在临床上无症状（"偶发"感染后恢复）的感染后肾小球肾炎。这些电子致密物还与其他肾脏损害有关，可能是进行性肾损害的致病因素。

### 病因 / 发病机制

人们对链球菌感染后肾小球肾炎的免疫学发病机制进行了广泛研究，认为许多链球菌抗原是靶抗原。最主要的抗原是链球菌外毒素 B（streptococcal exotoxin B，Spe B），它可以激活替代补体途径，导致低血清补体，并对肾小球蛋白和纤溶酶具有亲和力。葡萄球菌抗原可作为超抗原发挥作用，并可导致 IgA 为主的感染相关性肾小球肾炎。上述抗原在肾小球内沉积时，纤溶酶可以通过激活蛋白水解效应引起肾小球的损伤。究竟是循环免疫复合物沉积于肾小球，还是抗原穿过肾小球基底膜附着于上皮下，刺激抗体产生并活化补体，目前仍不清楚。个体感染"致肾炎"菌株后发生肾小球肾炎的易感性，与 HLA Ⅱ 型等位基因的多态性有关，免疫降低患者对本病有抗

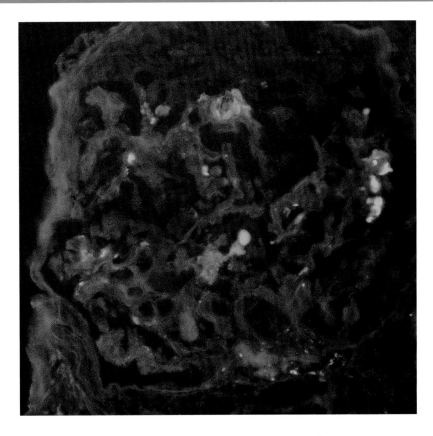

图 3.134　急性感染后肾小球肾炎。免疫荧光染色的星空样沉积，可见沿肾小球基底膜及部分系膜区不规则分布的粗大的荧光颗粒（抗 IgG 免疫荧光染色，×400）

图 3.135　急性感染后肾小球肾炎。在感染后肾小球肾炎中，C3 阳性通常强于 IgG。此图与图 1.133 为同一病例，主要表现为星空样沉积，同时可见节段性较粗大、长的沉积物，即所谓的花环样沉积（图下方）（抗 C3 免疫荧光染色，×400）

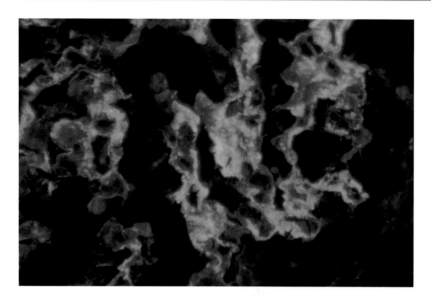

**图 3.136** 急性感染后肾小球肾炎。图示广泛的花环样沉积，清晰显示了连续的周围毛细血管袢沉积物，和系膜区散在小沉积物（抗 C3 免疫荧光染色，×400）

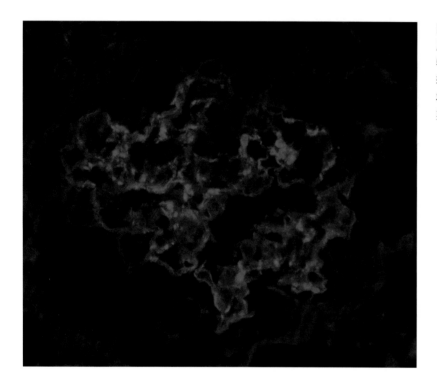

**图 3.137** 急性感染后肾小球肾炎。如图所示，在疾病的慢性期，以系膜区沉积物为主，毛细血管内细胞增生和渗出较轻。上皮下沉积物很少，与电镜下驼峰状沉积物较罕见相一致（抗 C3 免疫荧光染色，×400）

病性。某些 C3 补体肾小球肾炎患者出现驼峰样致密物可能与患者补体调节异常致感染触发损伤的易感性增高有关。此类患者常有持续性和（或）复发性疾病发作，甚至在移植后复发，重复肾活检的表现更像 C3 肾小球肾炎，而不像急性渗出性感染后肾小球肾炎。

### 急性感染后肾小球肾炎的诊断要点

- 光镜下渗出性增生，大量多形核白细胞渗出。
- 免疫荧光可见 IgG 和强 C3；不规则、粗大的系膜区沉积和毛细血管袢沉积。
- 电镜下可见上皮下驼峰样电子致密物沉积。

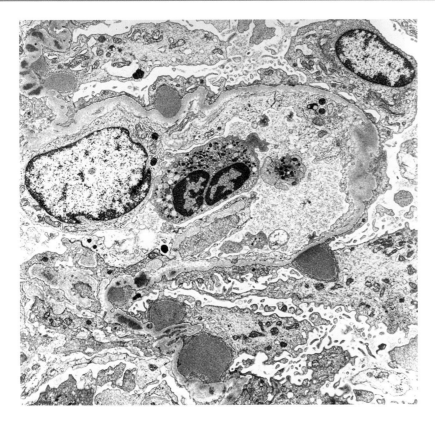

图 3.138　急性感染后肾小球肾炎。毛细血管腔内可见多形核白细胞、血小板及毛细血管内增生，伴散在的基底膜内的粗大的驼峰状沉积物，无周围基底膜反应。（透射电镜，×3000）

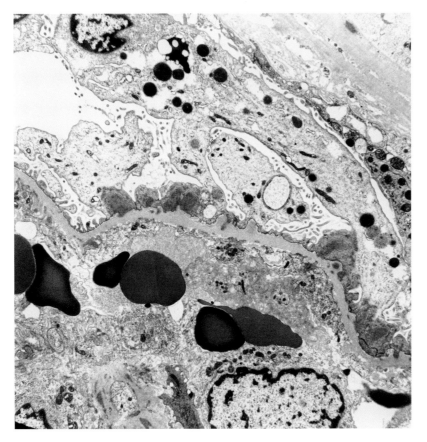

图 3.139　急性感染后肾小球肾炎。可见更为连续的驼峰状上皮下沉积物，对应着免疫荧光下的花环样沉积。亦可见稀疏细小的基底膜内和内皮下沉积物（图下方），伴毛细血管内增生（透射电镜，×3000）

To view this electron micrograph with color coded overlays explaining each component, please visit ExpertConsult.com.

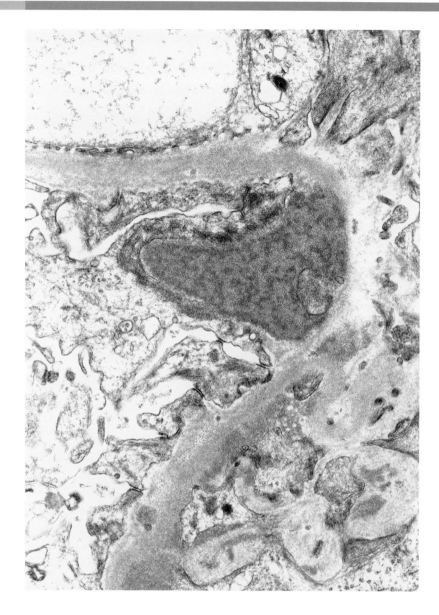

图 3.140　急性感染后肾小球肾炎。可见小的系膜区沉积和相邻系膜"返折"区一粗大的、不均质的上皮下驼峰状沉积。这一区域是驼峰状沉积物出现的最后部位。即使极少的驼峰状电子致密物，也有助于提示感染是免疫复合物性肾小球肾炎的病因，但不具诊断意义（透射电镜，×25 625）

## 感染后肾小球肾炎的鉴别诊断

- 冷球蛋白血症性肾小球肾炎也可见伴有大量多形核白细胞渗出的毛细血管内细胞增生。
- 亚急性感染后肾小球肾炎具有膜增生或系膜增生的表现。
- 以 C3 为主的或强阳性沉积的鉴别诊断包括：
  - 狼疮性肾炎或狼疮样病变——通常免疫荧光染色满堂亮，电镜下可见网状物聚集。
  - C3 肾小球肾炎——无 PMN 浸润，通常无 Ig 着色，可有驼峰样沉积物——某些患者通过临床随访和观察得出最终诊断。
  - 致密物沉积病——免疫荧光仅有或以 C3 补体为主，电镜可见特征性的致密物。
  - IgA 为主的感染后肾小球肾炎——需与伴有多形核白细胞浸润的 IgA 肾病进行鉴别，驼峰样致密物常见，C3 补体强阳，免疫荧光 κ 常多于 λ。

PMN，多形核白细胞

## 选读

Baldwin, D.S., Gluck, M.C., Schacht, R.G., et al., 1974. The long-term course of poststreptococcal glomerulonephritis. Annals of Internal Medicine 80, 342-358.

Edelstein, C.L., Bates, W.D., 1992. Subtypes of acute postinfectious glomerulonephritis: A clinico-pathological correlation. Clinical Nephrology 38, 311-317.

Haas, M., 2003. Incidental healed postinfectious glomerulonephritis: a study of 1012. renal biopsy specimens examined by electron microscopy. Human Pathology 34, 3-10.

Haas, M., Racusen, L.C., Bagnasco, S.M., 2008. IgA-dominant postinfectious glomerulonephritis: a report of 13 cases with common ultrastructural features. Human Pathology 39, 1309-1316.

Kanjanabuch, T., Kittikowit, W., Eiam-Ong, S., 2009. An update on acute postinfectious glomerulonephritis worldwide. Nature Review Nephrology 5, 259-269.

Kotb, M., Norrby-Teglund, A., McGeer, A., et al., 2002. An immunogenetic and molecular basis for differences in outcomes of invasive group A streptococcal infections. Nature Medicine 8, 1398-1404.

Lewy, J.E., Salinas-Madrigal, L., Herdson, P.B., et al., 1971. Clinico-pathologic correlations in acute poststreptococcal glomerulonephritis. A correlation between renal functions, morphologic damage and clinical course of 46 children with acute poststreptococcal glomerulonephritis. Medicine (Baltimore) 50, 453-501.

Nasr, S.H., Markowitz, G.S., Stokes, M.B., et al., 2008. Acute postinfectious glomerulonephritis in the modern era: experience with 86 adults and review of the literature. Medicine (Baltimore) 87, 21-32.

Nasr, S.H., Radhakrishnan, J., D'Agati, V.D., 2013. Bacterial infection-related glomerulonephritis in adults. Kidney International 83, 792-803.

Sagel, I., Treser, G., Ty, A., et al., 1973. Occurrence and nature of glomerular lesions after group A streptococci infections in children. Annals of Internal Medicine 79, 492-499.

Sorger, K., Balun, J., Hubner, F.K., et al., 1983. The garland type of acute postinfectious glomerulonephritis: morphological characteristics and follow-up studies. Clinical Nephrology 20, 17-26.

Sorger, K., Gessler, M., Hubner, F.K., et al., 1987. Follow-up studies of three subtypes of acute postinfectious glomerulonephritis ascertained by renal biopsy. Clinical Nephrology 27, 111-124.

Sorger, K., Gessler, U., Hubner, F.K., et al., 1982. Subtypes of acute postinfectious glomerulonephritis. Synopsis of clinical and pathological features. Clinical Nephrology 17, 114-128.

## IgA 肾病

全球肾活检病例中，IgA 肾病（IgA Nephropathy，IgAN）是最常见的肾小球肾炎。临床表现为镜下血尿或肉眼血尿（hematuria），伴不同程度的蛋白尿，尿蛋白偶尔可达肾病综合征水平。此病见于各个年龄段，非洲裔美国人及非洲人的发病率远低于其他人群，而亚洲和美国土著人群发病率较高。IgA 肾病的临床表现能提示患者预后，合并高血压、大量蛋白尿，就诊时肌酐升高以及持续性镜下血尿的老年男性患者预后较差。该病患者的预后差异较大，一部分患者快速进展，约 1/3 的患者经过长达 30 年的随访逐渐发展为终末期肾病。肾移植后 IgAN 复发率高达 60%，但组织学复发并不意味着肾移植失功。当复发时出现增生或新月体性病变，往往预后较差。

IgAN 光镜下表现各不相同，从轻微的系膜扩增增生（图 3.141）至弥漫增生性损害伴新月体形成或广泛性硬化。通常可见到系膜细胞增殖、系膜基质积聚和免疫复合物沉积而导致的系膜区扩大（图 3.142 ～ 3.145）。因为这些沉积物银染是阴性的（图 3.146），在部分病例中，通过银染色可以显示沉积物的轮廓。可有毛细血管内细胞增生，呈局灶节段性或弥漫性分布，通常与沉积物延伸到外周毛细血管袢内皮下区域有关（图 3.147）。这些沉积物可导致系膜区的插入及肾小球基底膜分离双轮廓线，严重病变可有节段性坏死和新月体形成（图 3.148 和 3.149）。在慢性病例中，通常有节段性硬化伴相应的肾小管萎缩和肾间质纤维化（图 3.150 ～ 3.152）。

相对于慢性硬化性病变及光镜下轻微病变，IgAN 较常出现增生性病变。一项大数据研究显示 13% 的病例仅表现为轻微系膜区扩大，6% 表现为弥漫性系膜细胞增生，80% 为局灶节段性肾小球硬化和（或）局灶节段性增生性病变伴新月体形成，1% 为终末期肾病。IgAN 以光镜改变为基础的分类与 SLE 肾炎广泛采用的 WHO 分类相似（表 3.2 和 3.3）。最近的 IgAN 牛津分型（表3.4）是经过细致的病理阅片，选择可靠的评分指标，并与临床表现及预后相联系，从而得到的一个有效的分类方法。IgAN 牛津分型（the Oxford classification of IgAN）鉴定出 4 种与预后不良相关的形态学特征，即节段性硬化或粘连、毛细血管内增生、系膜增生（即便是轻度的）、以及 > 25%的肾小管间质的纤维化。系膜增生评分是通过计数每个肾小球远离血管极的最富细胞的系膜区内的细胞核数目来完成的，其中 3 个细胞核 / 系膜区定义为正常，4～5 个细胞核计 1 分，6～7 个细胞核计 2 分，≥ 8 个计 3 分。即使只有一半范围肾小球细胞增多，即平均分≥ 0.5，预后也较差。值得注意的是，这种所谓的 MEST（系膜、毛细血管内细胞增多、节段性硬化、肾小管间质纤维化）分型是根据存档材料进行的，不包括一年内进展到终末期肾病的患者、蛋白尿很少的患者或过敏性紫癜的患者。这些局限性和治疗的多变性，可能解释了为什么新月体与更差的结局不相关，因为新月体患者得到更积极的治疗（译者注：2017

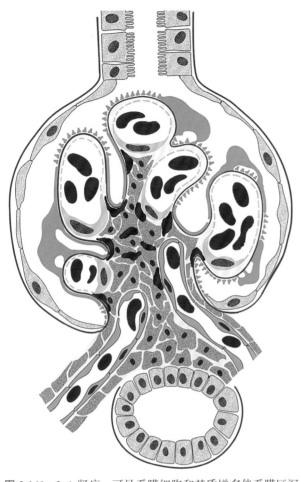

图 3.141　IgA 肾病。可见系膜细胞和基质增多伴系膜区沉积物

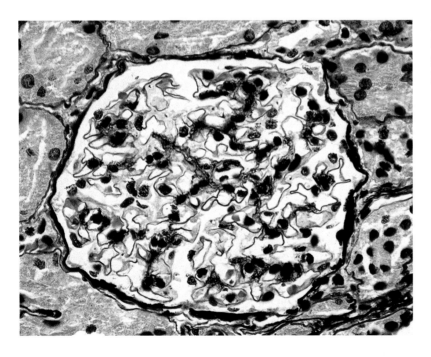

图 3.142　IgA 肾病。光镜下可仅有轻微的或不明显的基质增多等不易发现的改变。这些病例的诊断则依赖于免疫荧光及电镜检查（Jones 银染色，×200）

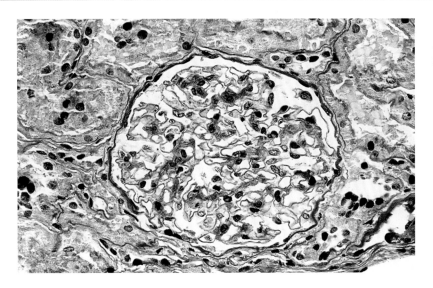

图 3.143　IgA 肾病。IgAN 早期改变，可见轻微的系膜基质扩张及系膜细胞增多。大多数系膜区可见 3 个或更多的细胞核（PAS，×200）

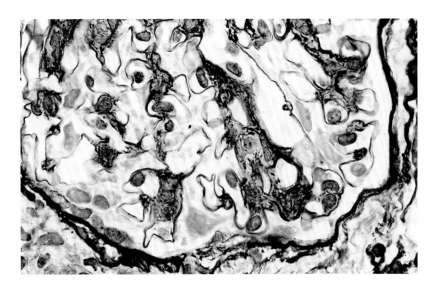

图 3.144　IgA 肾病。可见明显的系膜基质扩张，图中呈透明的、PAS 弱阳性区域为免疫沉积物，可通过免疫荧光和电镜证实（Jones 银染色，×1000）

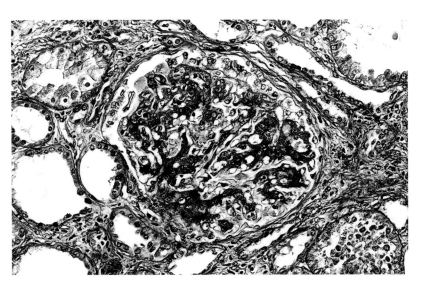

图 3.145　IgA 肾病。系膜区显著扩张，节段细胞增生可扩展至外周袢，亦可见早期局灶增生性病变（Masson 三色染色，×200）

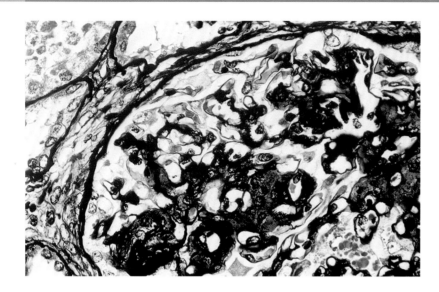

图 3.146　IgA 肾病。IgA 肾病晚期，系膜区 PAS 阳性区域可见巨大的沉积物，伴系膜细胞增生和节段性硬化（图右上方）（Jones 银染色，×400）

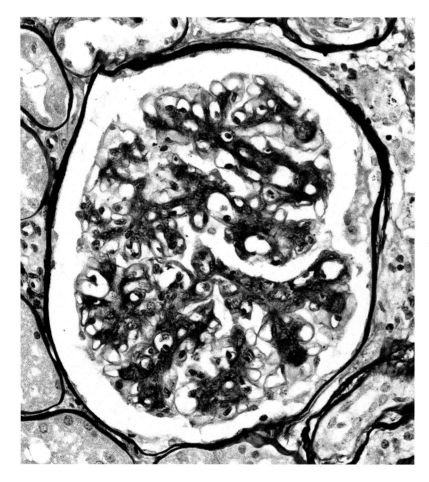

图 3.147　IgA 肾病。弥漫系膜细胞增生伴节段性毛细血管内细胞增生，偶见外围基底膜分层，提示沉积物扩展至外周祥（Jones 银染色，×200）

年牛津病理分型在 MEST 基础上重新纳入了对细胞性、细胞纤维性新月体的评分，并增加了对 S1 病变的补充描述）。随后对 IgA 肾病的研究表明，未经治疗的新月体可能预后不良。这些形态学预测指标在牛津系列研究的儿童中被证实是有效的。最近的验证研究显示，在其他人群中也有类似结果，包括北美洲、欧洲和中国。一个欧洲大规模（1147 名患者）的 VALIGA 研究进一步验证了这

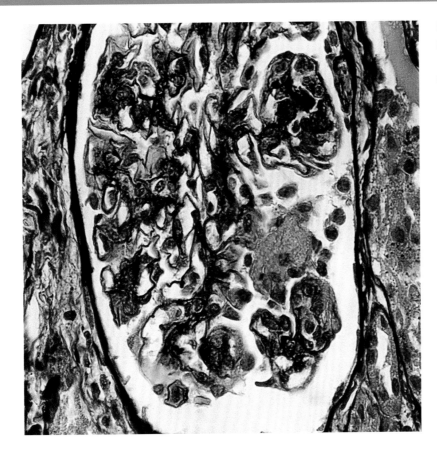

图 3.148　IgA 肾病。可见轻微系膜细胞增生伴节段性外周祥双轨征及毛细血管内细胞增生，亦见一小块节段性纤维素样坏死（Jones 银染色，×400）

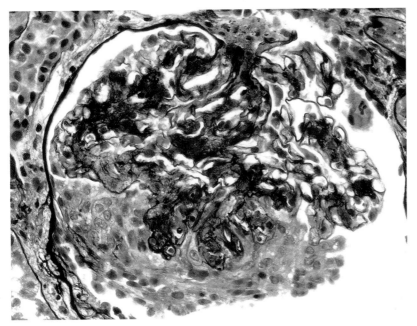

图 3.149　IgA 肾病。IgAN 引起的新月体性病变，中度系膜细胞增生伴节段性外周祥改变使得新月体清晰可见（见图下方）。另外，免疫荧光可见特征性 IgA 阳性，电镜下可见清晰的沉积物（Jones 银染色，×200）

些活检结果对预后的预测价值。

　　过敏性紫癜（IgA 血管炎）（Henoch-Schönlein purpura，IgA vasculitis）被认为可能是 IgA 肾病对应的系统性疾病，两者在肾活检中难以区分，需根据临床病理特征进行鉴别诊断。国际儿童肾病研究组对过敏性紫癜患者的肾脏病变进行分型（见"过敏性紫癜/IgA 血管炎"）。与 IgA 肾病相比，儿童过敏性紫癜患者更易出现血管病变、新

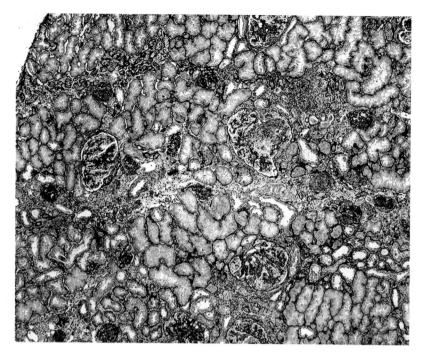

图 3.150　IgA 肾病。随损害的进一步加重，可能发生广泛的节段性或球性硬化，通常伴更活跃的毛细血管内细胞增生和细胞性或纤维细胞性新月体形成。除广泛球性或节段性硬化外，可见肾小球囊壁增厚区的大量粘连，提示先前增生性病变的修复。同时伴小管萎缩和间质纤维化（Jones 银染色，×100）

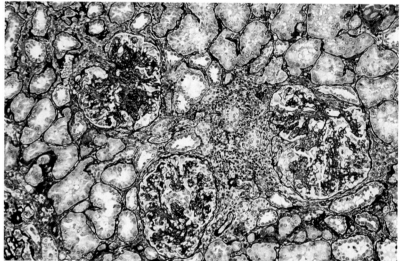

图 3.151　IgA 肾病。可见轻至中度的系膜细胞增生，节段性毛细血管内细胞增生，早期细胞性新月体形成（图左上方）伴大量粘连，提示以往活动性病变的机化。在早期新月体和球囊破裂的肾小球周围，可见早期肾间质纤维化和小管间质中活跃的炎细胞浸润（Jones 银染色，×200）

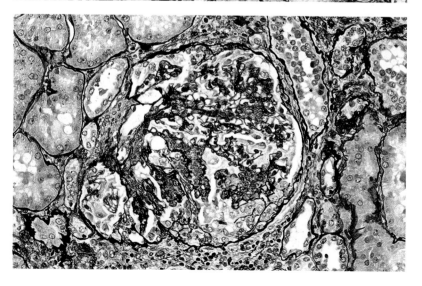

图 3.152　IgA 肾病。病变具有复杂性，同时可见粘连、小的细胞性新月体、系膜及毛细血管内细胞增生及基底膜双轨状改变。亦可见病变肾小球周围小管间质纤维化和炎症浸润（Jones 银染色，×200）

| 表3.2 | IgA 肾病的 Haas 分级 |
| --- | --- |
| I | 系膜细胞无增生或轻度增生 |
| II | 局灶节段性肾小球硬化，不伴细胞增生 |
| III | 局灶增生性肾小球肾炎 |
| IV | 弥漫增生性肾小球肾炎 |
| V | ≥ 40% 的肾小球全球硬化，和（或）≥ 40% 的皮质肾小管萎缩 |

\* "局灶性" 是指不到 50% 的肾小球发生病变

| 表3.3 | IgA 肾病的 WHO 分类 |
| --- | --- |
| I | 轻微病变 |
| II | 轻度病变伴小的节段性增生 |
| III | 局灶性节段性肾小球肾炎（＜ 50% 的肾小球受累） |
| IV | 弥漫性系膜增生和硬化 |
| V | 80% 以上的肾小球弥漫性硬化性改变 |

| 表3.4 | IgA 肾病的牛津分型 | |
| --- | --- | --- |
| 变量 | 定义 | 评分 |
| 系膜细胞增生 | 得分 0～3 分 | M0 ≤ 0.5 |
| | | M1 > 0.5 |
| 节段性肾小球硬化 | 硬化呈节段性，或存在粘连 | S0- 不存在 |
| | | S1- 存在 |
| 毛细血管内细胞增生 | 肾小球毛细血管腔内细胞数量增多致管腔狭窄 | E0- 不存在 |
| | | E1- 存在 |
| 肾小管萎缩 / 间质纤维化 | 肾小管萎缩 / 间质纤维化累及的皮质面积百分比 | T0-0～25% |
| | | T1-26%～50% |
| | | T2- > 50% |

\* 系膜评分应使用 PAS 染色。远离血管极的系膜区出现 3 个以内系膜细胞，评分为 0 分；4～5 个为 1 分；6～7 个为 2 分；8 个或更多为 3 分。平均分是根据所有肾小球计算的，但不包括球性硬化或球性毛细血管内增生。如果超过一半的肾小球有系膜细胞增多，则得分将大于 0.5，因此无需精确推导系膜得分。

月体和毛细血管内增生，缓解与发作常反复出现，IgA 肾病的病程进展相对缓慢。

　　IgA 肾病和过敏性紫癜（IgA 血管炎）免疫荧光均为特征性的 IgA 沉积（IgA deposits）为主，沉积可局限于系膜区（图 3.153），或扩展至外周血管袢并伴增生性病变（图 3.154）。C3 几乎均呈阳性，但 C1q 很少阳性。虽然光镜下病变可能是局灶或节段性的，但免疫荧光镜下 IgA 呈弥漫性和全球性分布。值得注意的是，其他多克隆免疫复合物性疾病以 κ 阳性为主，而 IgAN 肾组织中 λ 较 κ 阳性更为显著。可伴 IgG 和（或）IgM 阳性，但其强度肯定不及 IgA。

　　电镜下，沉积物分布于系膜区和副系膜区 GBM 内侧（图 3.155 和 3.156），可见增多的系膜基质和系膜细胞。在伴有毛细血管内细胞增生

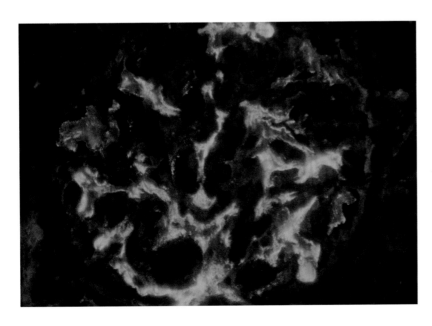

图 3.153　IgA 肾病。系膜区 IgA 为主的沉积是确诊的主要依据，系膜区的分布表现为 "修剪过的树丛状"（抗 IgA 免疫荧光染色，×400）

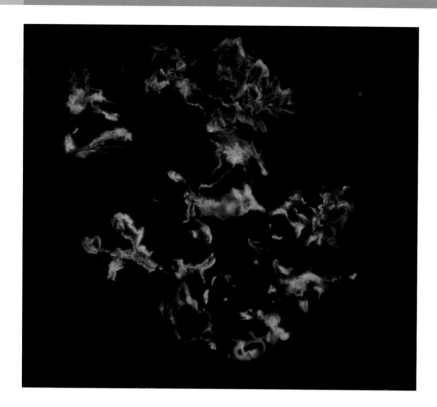

图 3.154　IgA 肾病。根据系膜区 IgA 沉积或以 IgA 为主的沉积，可以明确诊断。活动性病变中沉积物可扩展至外周袢，如此图左边所示的节段性沉积（抗 IgA 免疫荧光染色，×400）

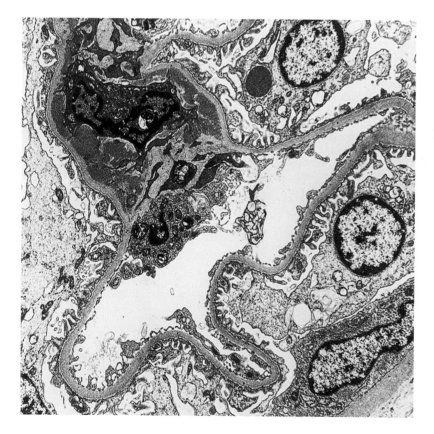

图 3.155　IgA 肾病。可见系膜区和副系膜区基底膜内侧沉积。在此例中沉积物未扩展至外周袢，光镜下仅见系膜增生（透射电镜，×3000）

To view this electron micrograph with color coded overlays explaining each component，please visit ExpertConsult.com.

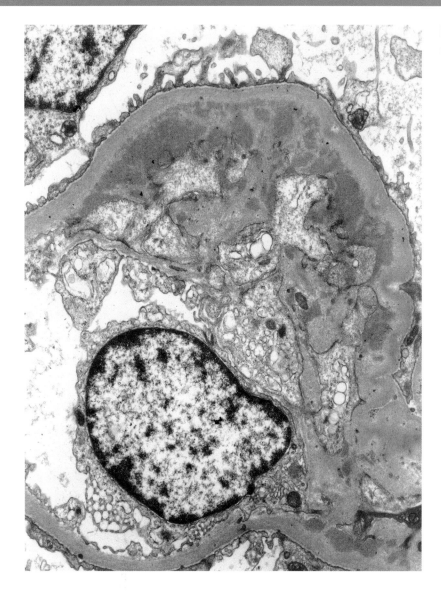

图 3.156　IgA 肾病。可见系膜区沉积物向外周袢扩展（透射电镜，×17 125）

的病例可见由系膜区扩展而来的内皮下沉积（图 3.157），偶见上皮下或基底膜内沉积物。覆盖在硬化区或毛细血管内增生区外侧的足突消失。沉积物电镜下的分布与免疫荧光镜下分布方式相对应（图 3.158）。

### 病因 / 发病机制

IgAN 进行性肾损害的发病机制至今未明。临床表现加上病理改变可更好地判断预后（见上文）。

有趣的是，IgAN 移植后可复发，相反，当把患有轻度 IgAN 的肾作为供体移植给其他原因导致的终末期肾病患者时，IgAN 出人意料地好转，强烈提示 IgAN 有全身系统性疾病的基础。IgAN 的形态学改变可能由多种病因引起。目前的研究集中在黏膜免疫反应异常，IgA 具有抵御蛋白水解的异常铰链区，并产生针对此 IgA 及其遗传因子的 IgG 抗多聚糖抗体。IgAN 患者血清中可检测出 IgG 抗多聚糖抗体。IgA1 铰链区通常含有以氧原子与丝氨酸或苏氨酸残基连接的寡聚糖，异常寡聚糖可能是 IgA 沉积物抵御蛋白水解的原因。支持这一假设的依据是：IgAN 的沉积物以 IgA1 为主，IgA1 占血清 IgA 的 90%，而 IgA2 则占分泌

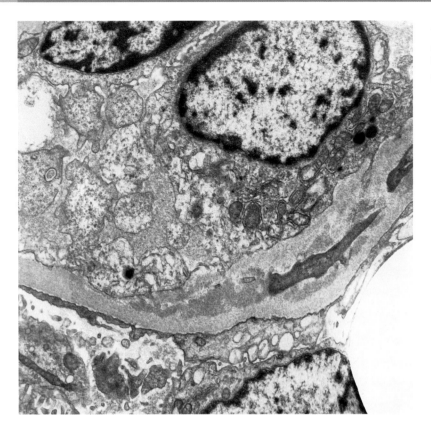

图 **3.157** IgA 肾病。沉积物向外周袢扩展并伴有系膜成分插入，其外侧足突弥漫融合，毛细血管内细胞增生（透射电镜，×17 125）

性 IgA 的 60%。非洲裔美国人普遍存在 IgA1 铰链区氨基酸缺失，是这部分人罕有 IgAN 的原因。IgA 在浆细胞产生后，由 J 链连接成双聚体分泌出来，J 链的异常产生也可能参与 IgAN 发生。研究发现，家族性 IgAN 与 6 号染色体关联区段异常有关（译者注：研究表明致病基因定位于 6 号染色体长臂 6q22～23，并将此区域命名为 IgAN1），该基因在散发的 IgAN 中是否发挥作用仍不清楚。次要发病机制推测可能由初始 IgA 沉积、IgG 激活补体以及释放各种系膜生长因子来激活的，并伴随后期进展机制。

### IgA 肾病的诊断要点

- 免疫荧光仅见 IgA 沉积或 IgA 为主的沉积。
- 电镜见系膜区及偶尔的内皮下沉积。
- 光镜下形态多样：正常、系膜增生、局灶性或弥漫性增生、有或无新月体和（或）硬化等改变。

### IgA 肾病的鉴别诊断

- **IgA 肾病与狼疮性肾炎**：当 IgA 染色与 IgG 一样强时，需要与狼疮性肾炎鉴别。C1q 阳性在 IgA 肾病中很少见，在狼疮性肾炎中很常见。管网状包涵体的存在也强烈提示狼疮性肾炎。
- **IgA 肾病与 IgA 沉积为主的感染后肾小球肾炎**：存在驼峰型沉积物，C3 强阳性，以及毛细血管内增生性病变伴多形核白细胞渗出，更倾向于感染后引起。在 IgA 肾病中，λ 通常（但并非总是）比 κ 强。κ 比 λ 染色强则稍倾向于感染后引起。
- **IgA 肾病与冷球蛋白性肾小球肾炎**：如果 IgA 和 IgM 出现相同程度的阳性沉积，则应排除冷球蛋白性肾小球肾炎。冷球蛋白性肾小球肾炎常为 κ 或 λ 单克隆性沉积，可见 PAS 阳性的毛细血管内栓子，电镜下沉积物有亚结构。

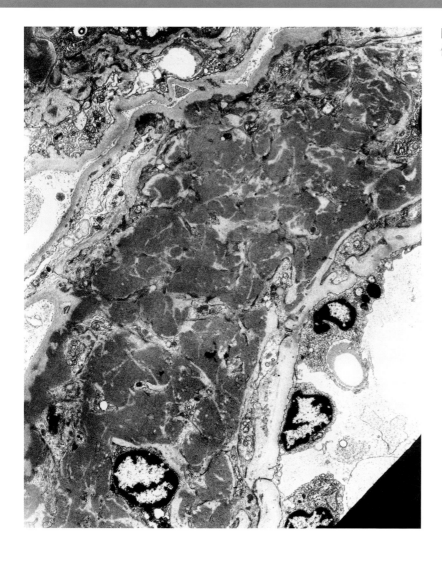

图 3.158　IgA 肾病。可见大量沉积物（此例同图 3.146 病例）（透射电镜，×3000）

## 选读

Berger, J., 1969. IgA glomerular deposits in renal disease. Transplantation Proceedings 1, 939-944.

Berger, J., Hinglais, N., 1968. Les depots intercapillaires d'IgA-IgG. Journal of Urology 74, 694-695.

Coppo, R., Troyanov, S., Bellur, S., et al., 2014. VALIGA study of the ERA-EDTA Immunonephrology Working Group. Validation of the Oxford classification of IgA nephropathy in cohorts with different presentations and treatments. Kidney International 86, 828-836.

D'Amico, G., Imbasciati, E., Di Belgioso, G.B., et al., 1985. Idiopathic IgA mesangial nephropathy. Clinical and histological study of 374 patients. Medicine 64, 49-60.

D'Amico, G., Imbasciati, E., Barbiano Di Belgioso, G., et al., 1985. Idiopathic IgA mesangial nephropathy. Clinical and histological study of 374 patients. Medicine 64, 49-60.

Davin, J.C., Coppo, R., 2014. Henoch-Schönlein purpura nephritis in children. Nature Review Nephrology 10, 563-573.

Donadio, J.V., Grande, J.P., 1997. Predicting renal outcome in IgA nephropathy. Journal of the American Society of Nephrology 8, 1324-1332.

Emancipator, S.N., 1994. IgA nephropathy: morphologic expression and pathogenesis. American Journal of Kidney Disease 23, 451-462.

Floege, J., 2004. Recurrent IgA nephropathy afer renal transplantation. Seminars in Nephrology 24, 287-291.

Floege, J., Moura, I.C., Daha, M.R., 2014. New insights into the pathogenesis of IgA nephropathy. Seminars in Immunopathology 36, 431-442.

Frohnert, P.P., Donadio, J.V., Velosa, J.A., et al.,

1997. Te fate of renal transplants in patients with IgA nephropathy. Clinical Transplantation 11，127-133.

Gharavi，A.G.，Yan，Y.，Scolari，F.，et al.，2000. IgA nephropathy，the most common cause of glomerulonephritis，is linked to 6q22-23. Nature Genetics 26，354-357.

Haas，M.，1997. Histologic subclassifcation of IgA nephropathy：A clinicopathologic study of 244 cases. American Journal of Kidney Disease 29，829-842.

Herzenberg，A.M.，Fogo，A.B.，Reich，H.N.，et al.，2011. Validation of the Oxford classifcation of IgA nephropathy. Kidney International 80，310-317.

Ibels，L.S.，Gyory，A.Z.，1994. IgA nephropathy：analysis of the natural history，important factors in the progression of renal disease，and a review of the literature. Medicine（Baltimore）73，79-102.

Lee，S.M.K.，Rao，V.M.，Franklin，W.A.，et al.，1982. IgA nephropathy：Morphologic predictors of progressive renal disease. Human Pathology 13，314-322.

Radford Jr.，M.G.，Donadio Jr.，J.V.，Bergstralh，E.J.，et al.，1997. Predicting renal outcome in IgA nephropathy. Journal of the American Society of Nephrology 8，199-207.

Suzuki，H.，Fan，R.，Zhang，Z.，et al.，2009. Aberrantly glycosylated IgA1 in IgA nephropathy patients is recognized by IgG antibodies with restricted heterogeneity. Journal of Clinical Investigation 119，1668-1677.

Working Group of the International IgA Nephropathy Network and the Renal Pathology Society，Cattran，D.C.，Coppo，R.，Cook，H.T，et al.，2009. Te Oxford classifcation of IgA nephropathy：rationale，clinicopathological correlations，and classifcation. Kidney International 76，534-545.

Working Group of the International IgA Nephropathy Network and the Renal Pathology Society，Roberts，I.S.，Cook，H.T.，Troyanov，S.，et al.，2009. Te Oxford classifcation of IgA nephropathy：pathology defnitions，correlations，and reproducibility. Kidney International 76，546-556.

Working Group of the International IgA Nephropathy Network and the Renal Pathology Society，Coppo R.，Troyanov，S.，Camilla，R.，et al.，2010. Te Oxford IgA nephropathy clinicopathological classifcation is valid for children as well as adults. Kidney International 77，921-927.

（翻译：吴晓娟　审校：张慧　甄军晖）

# 继发性肾小球疾病

## 与肾病综合征相关的疾病

### 单克隆免疫球蛋白沉积病

单克隆免疫球蛋白产物可见于多发性骨髓瘤（multiple myeloma，MM）、华氏巨球蛋白血症（Waldenström macroglobulinemia）、B细胞淋巴瘤（B-cell lymphoma）或意义未明的单克隆免疫球蛋白病（monoclonal gammopathy of undetermined significance，MGUS）。当肾受到单克隆免疫球蛋白沉积的影响，但不符合多发性骨髓瘤的血液病理学诊断标准时，称为"**具有肾脏意义的单克隆免疫球蛋白病**"（monoclonal gammopathy of renal significance）。最常见的单克隆免疫球蛋白介导的肾病包括AL-淀粉样变性、轻链管型肾病（light chain cast nephropathy，LCCN）、冷球蛋白血症（Ⅰ和Ⅱ型）及单克隆免疫球蛋白沉积病（monoclonal immunoglobulin deposition disease，MIDD）。由单克隆蛋白沉积引起的更为罕见的疾病包括轻链近端肾小管病和具有单克隆沉积物的增生性肾小球肾炎（见下文）。

MIDD以非亲刚果红、非纤维性单克隆免疫球蛋白成分的电子致密物沉积为特征，通常是轻链，但偶尔合并或仅有重链成分。因此，根据免疫球蛋白沉积的类型将MIDD分为3类：轻链沉积病（light chain deposition disease，LCDD）、轻重链沉积病（light and heavy chain deposition disease，LHCDD）和重链沉积病（heavy chain deposition disease，HCDD）。病变主要累及肾，也经常同时累及心脏、肝，其他部位的沉积较少见，包括脾、肺、肠、前列腺、胰腺和甲状腺。MIDD患者的平均年龄为55～60岁，即潜在浆细胞异常的高峰年龄。但MIDD也可能在更年轻的时候出现。就其临床和病理特征而言，LCDD是最常见的，也是认知度最高的MIDD，其预后比LHCDD或HCDD略好。LCDD患者表现为蛋白尿，通常为肾病范围，伴血尿、高血压和血肌酐升高。部分 LCDD 患者表现为肾小管为主的沉积而非肾小球，并伴少量蛋白尿。约 1/2 的 LCDD 患者在就诊时有多发性骨髓瘤。因此其预后反映了潜在的浆细胞肿瘤。LHCDD 的发生率较低，仅占 MIDD 的不到 10%。HCDD 罕见。MIDD 可在移植肾中复发。

多发性骨髓瘤是 MIDD 最常见的病因，约占单纯 MIDD 的 40% ～ 50%。伴轻链管型肾病的 MIDD，发现明确 MM 病因的概率更高（> 90%）。相反，仅约 5% 左右的 MM 患者在尸检时发现有 MIDD。肾活检诊断的 MIDD 常早于临床异常蛋白血症（约 70%），并常由此发现 MM。15% ～ 30% 经肾活检发现的 MIDD 患者在尿和血中检测不到单克隆球蛋白。相反，并不是所有的单克隆球蛋白都会出现相关的肾病。在范德堡大学的一系列研究中，约 60% 的单克隆球蛋白活检者患有与其无关的肾病。对肾病患者进行筛查时发现大部分存在 MGUS。这些患者的诊断范围反映了普通活检人群的情况。在有蛋白尿的 MGUS 患者中，糖尿病肾病和局灶性节段性肾小球硬化症（FSGS）是最常见的。

### 轻链沉积病

光镜下肾小球可见不同程度的系膜增生（图 3.159 和 3.160）。早期呈轻度系膜增生性改变，后期进展为结节性肾小球病变（图 3.161 ～ 3.163）。许多病例在光镜下很难与糖尿病肾病的结节性病变相鉴别（图 3.163 和 3.164）。结节呈 PAS 阳性、轻度嗜酸性；PASM 及刚果红染色阴性。可见毛细血管微动脉瘤形成，新月体则较少见。MIDD 的结节性肾小球病变在光镜下与糖尿病结节性肾小球硬化、淀粉样变性、膜增生性肾小球肾炎相似。以下几个特征可用来鉴别 MIDD 与糖尿病结节性肾小球硬化：MIDD 的肾小球内结节较多，通常 PAS 阳性、银染阴性，出球小动脉没有广泛的玻璃样变。相反，糖尿病结节性肾小球硬化的结节为孤立性病灶，PAS 和银染均阳性，出球小动脉和入球小动脉广泛的玻璃样变。然而，某些

MIDD 患者的结节银染也可呈阳性，因此以我们的经验来说，单凭光镜不能与糖尿病肾病相鉴别（见图 3.163 和 3.164）。其他引起结节性肾小球硬化的因素在光镜下很容易鉴别：MIDD 刚果红染色阴性，且电镜下没有纤维丝，可与淀粉样变性相鉴别；膜增生性肾小球肾炎表现为肾小球基底膜双轨和显著的细胞性增生，MIDD 没有这些表现。另外，免疫病理学和超微结构可与其他肾小球病相鉴别。

轻链沉积病（light chain deposition disease，LCDD）的肾小管基底膜呈 "锻带样" 增厚（图 3.165）。肾小管萎缩和间质纤维化伴小管基底膜和间质见 PAS 阳性物质沉积是其典型表现（50% 的

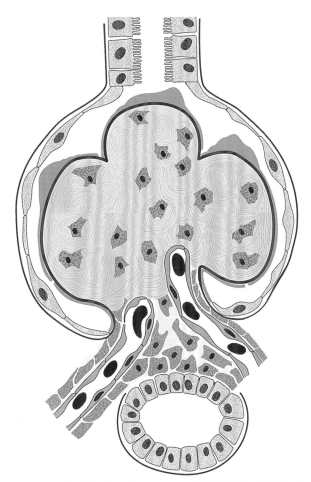

图 3.159　轻链沉积病（LCDD）。结节性肾小球硬化为 LCDD 的特征性表现，虽然肾小球基底膜（GBM）不像糖尿病肾病那样厚，但电镜和免疫荧光可见 GBM 内和肾小管基底膜外有单克隆轻链沉积

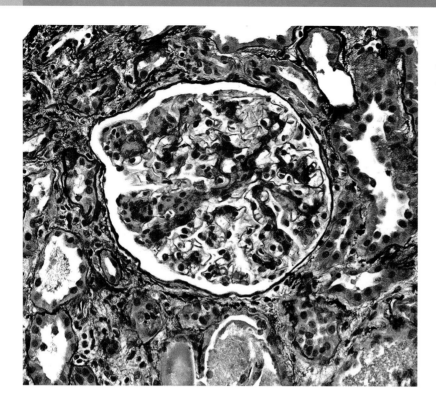

图 3.160　轻链沉积病。光镜下仅见系膜区轻度增宽，系膜细胞和基质轻度增生，需经免疫荧光和电镜确诊（Jones 银染色，×200）

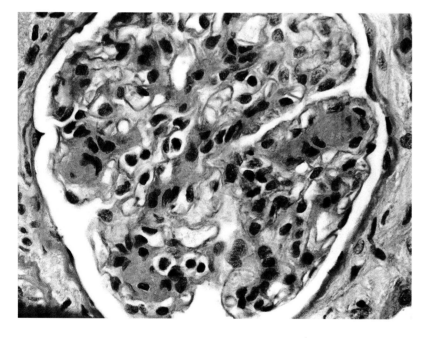

图 3.161　轻链沉积病。肾小球见系膜增生形成小结节（H&E 染色，×400）

MIDD 病例可见）。这些 PAS 阳性物质的沉积也可见于小动脉基底膜和小叶间动脉基底膜。一些患者光镜下以肾小管沉积为主，肾小球受累轻微。这些患者也表现出显著的小动脉和肾动脉轻链沉积，可演进为更多缺血性肾小球病变。

在某些 MIDD 患者中，若出现 LCDD 合并轻链管型肾病，则预后较差。管型肾病的典型改变为间质性肾炎、肾小管严重损伤、间质纤维化，碎裂管型周围可见多核巨细胞反应。值得注意的是并不是所有轻链管型肾病都为单克隆着色，这

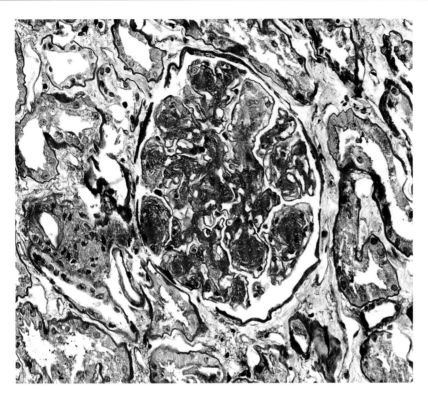

图 3.162　轻链沉积病（LCDD）。图示 LCDD 特征性结节，虽然肾小球基底膜改变没有糖尿病肾病那样突出，但与糖尿病很难鉴别。LCDD 与糖尿病肾病形态学上有所不同，但光镜表现有重叠，故 LCDD 的诊断需依靠免疫荧光和（或）电镜（PAS，×200）

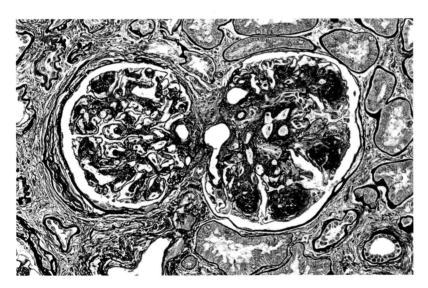

图 3.163　轻链沉积病（LCDD）。银染显示结节样改变在不同肾小球之间大小、数量不一，许多特征可与糖尿病肾病（特征见前述）相鉴别。LCDD 也可见小动脉玻璃样变，故需在免疫荧光和电镜下见到单克隆免疫球蛋白来确诊（Jones 银染色，×200）

可能是由于标准化商业性抗体不能识别非选择性蛋白尿引起的非特异性管型和（或）异常单克隆球蛋白出现抗原遮蔽现象（见"轻链管型肾病"）。

　　LCDD 需通过免疫荧光来确诊（图 3.166 和 3.167）。其特点是 GBM 和肾小管基底膜有单克隆免疫球蛋白沉积，呈线性阳性；系膜区也常见，但间质和血管基底膜较少见。LCDD 最常见的轻链为 κ，最近的大样本研究显示 κ∶λ 为 9∶1。相反，AL 淀粉样变性最常见为 λ 轻链。LCDD 偶尔在电镜下表现为典型的沉积物但 κ、λ 染色

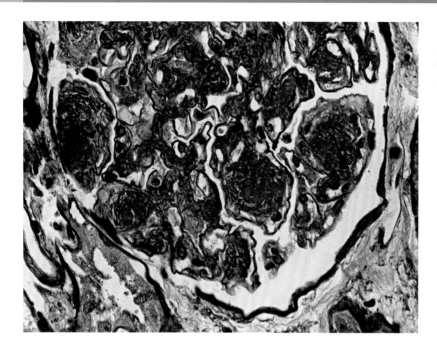

图 3.164　轻链沉积病（LCDD）。LCDD膨大的结节。此例光镜下肾小球基底膜轻度增厚，但经免疫荧光和电镜确诊为LCDD（PAS，×400）

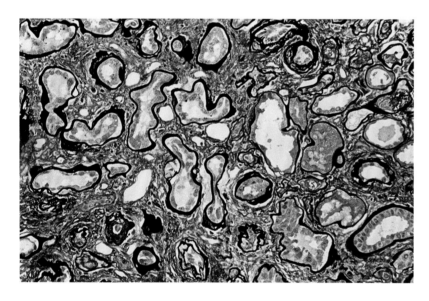

图 3.165　轻链沉积病（LCDD）。LCDD的肾小管基底膜也受沉积物的影响而增厚且有折光性，但这种增厚和纤维化在任何小管间质纤维化中都可见（Jones 银染色，×200）

阴性，这可能是由于单克隆球蛋白的抗原特性发生了改变，无法被商业性抗体所识别，或者可能是重链沉积病。

　　电镜下，LCDD 在 GBM 内侧和肾小管基底膜外侧可见颗粒状无定形沉积物（图 3.168～3.171）。血管基底膜和系膜区结节也可见沉积物。系膜区沉积物并非边界清晰，足突融合程度不一，通常这些沉积物无特殊结构，罕见与淀粉样纤维共存。

### 轻重链沉积病和重链沉积病

　　轻重链沉积病（light and heavy chain deposition disease，LHCDD）和重链沉积病（heavy chain

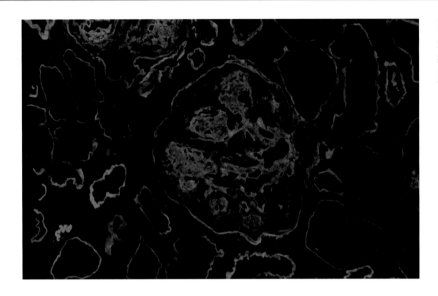

图 3.166　轻链沉积病（LCDD）。免疫荧光为 LCDD 的特异性诊断方法，单克隆轻链多为 κ 链，在肾小球和肾小管基底膜沉积（抗 κ 链免疫荧光染色，×100）

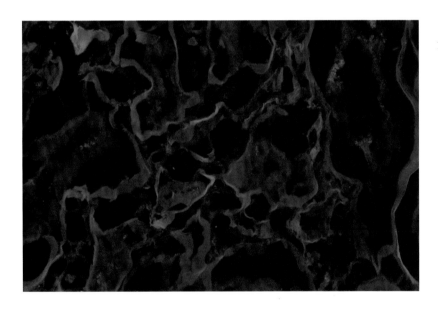

图 3.167　轻链沉积病（LCDD）。LCDD 免疫荧光肾小管基底膜呈线性阳性（抗 κ 链免疫荧光染色，×400）

deposition disease，HCDD）临床常表现为伴高血压和血尿的肾病综合征。有些 HCDD 患者可有低补体血症。有意思的是某些 HCDD 和 LHCDD 患者可出现丙型肝炎抗体假阳性。血中可见单克隆球蛋白，但在 HCDD 患者的血液中却很难检测到截断的单克隆重链。

在光镜下，HCDD 和 LHCDD 难以同 LCDD 区别，同样可表现为系膜增生、膜增生或结节样改变（图 3.172 ～ 3.174），但 LCDD 中偶见新月体。这些 MIDD 最终需要免疫荧光来鉴别诊断。

免疫荧光检查在 LHCDD 的沉积物中可同时检测到单克隆轻链和重链，而在 HCDD 中仅见单

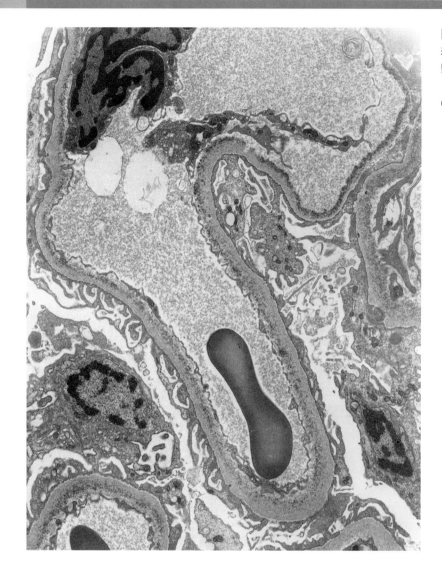

图3.168　轻链沉积病（LCDD）。沉积物较通常的免疫复合物更无定形，呈细小颗粒状，通常沉积在肾小球基底膜内侧，占据内疏松层，有时扩展至中间致密层（透射电镜，×11 250）

克隆重链。这些沉积物沿GBM、系膜区和肾小管基底膜分布（图3.175和3.176）。HCDD中重链的组成以γ为主，尽管α重链也偶见报道。

电镜下LHCDD沉积物分为3种不同类型，可呈类似LCDD的细小颗粒状沉积，或类似免疫复合物性疾病的融合、均质状表现，或呈低密度的电镜下难以辨别的沉积（图3.177～3.180）。偶尔在LHCDD中同时观察到内皮下和上皮下的沉积物（见图3.178）。HCDD中这些沉积物呈细颗粒状，模糊不清，并渗透到GBM中间致密层和系膜结节。细颗粒状沉积物也可在肾小管基底膜和血管基底膜内出现（图3.181）。

### 病因/发病机制

单克隆蛋白的理化特性决定了是否发生LCDD（或LHCDD或HCDD）、淀粉样变性、轻链管型肾病，轻链近端小管病，还是其他少见的并发疾病。动物实验已证实给小鼠注射来自患者体内的单克隆蛋白可使这种在人体发生的疾病同样在小鼠模型中发生。淀粉样变中更常见的前体蛋白是λ链可变区的第六亚型（$V_L$ Ⅵ），因此λ型AL淀粉样变远比κ型更常见，反映了轻链形成β-折叠的能力。相反，LCDD通常由κ链沉积所致，特别是κ链可变区的第四亚

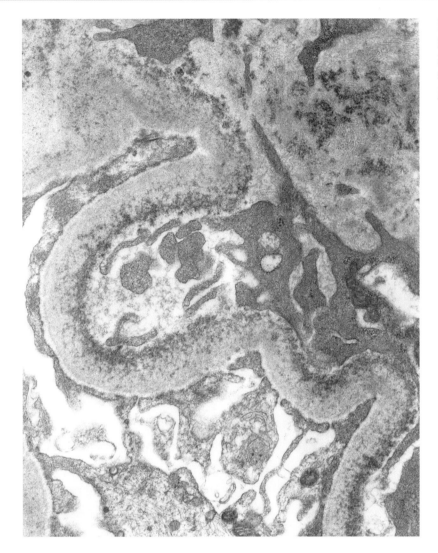

**图 3.169**　轻链沉积病（LCDD）。图示无定形的颗粒样沉积物。沉积物和肾小球基底膜之间界限不清。偶有颗粒样沉积物渗透到致密层，但通常集中在内疏松层（透射电镜，×40 000）

型（Vκ Ⅵ），因为它具有更长的互补决定区 1 环。该环的抗原结合位点有几个不常见的疏水残基，这些残基糖基化后，使轻链倾向于以无定形的方式沉积在组织中。LCDD 中积累的轻链还可以刺激肾小球系膜细胞合成细胞外基质蛋白，从而促进结节性硬化出现在晚期病变中。有证据支持 LHCDD 和 HCDD 是由于其中一个重链结构域缺失而导致循环和肾沉积物中的重链被截断。γ重链是 HCDD 最常见的免疫球蛋白。在这些罕见的 HCDD 病例中，重链的 CH1 区缺失可能起关键的致病作用，它阻止了与内质网中重链结合蛋白的结合以及与轻链的组装。

| 单克隆免疫球蛋白沉积病的诊断要点 |
| --- |
| ● 肾小球和肾小管的单克隆染色。 |
| ● 多样化的镜下表现——从系膜增生至结节状改变。 |
| ● 电镜下见无定形沉积物。 |

## 淀粉样变

　　淀粉样变（amyloidosis）被定义为难以降解的、具有 β - 折叠片断的蛋白质沉积。淀粉样变是一种系统性疾病，不同的淀粉样物质的沉积有不

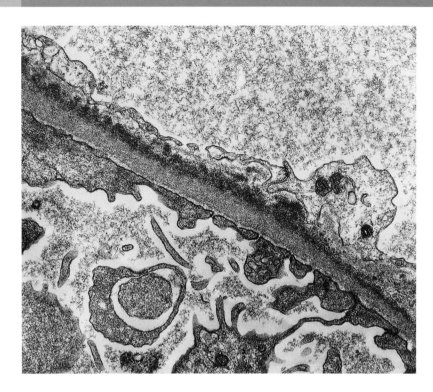

图 3.170　轻链沉积病（LCDD）。经免疫荧光确诊的一例早期 LCDD 表现呈线性分布的无定形粉末状沉积物（透射电镜，×12 000）

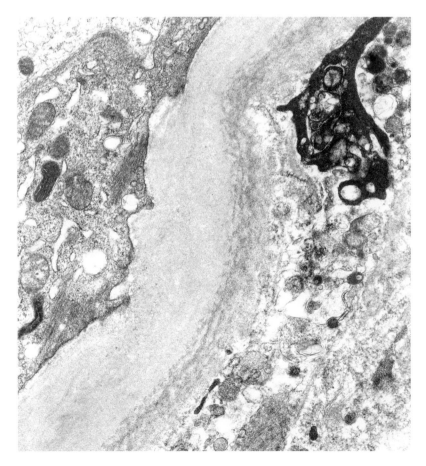

图 3.171　轻链沉积病。肾小管基底膜的沉积物为颗粒样，沿基底膜外侧分布（透射电镜，×4400）

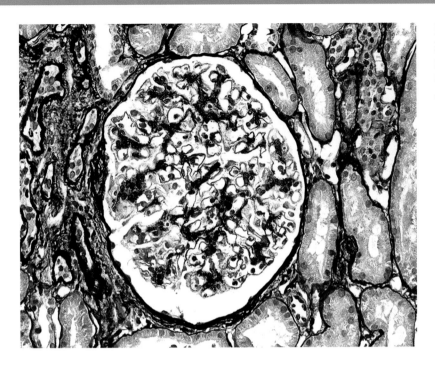

图 3.172　轻重链沉积病。光镜表现从基质增生和细胞增殖为表现的轻度系膜区扩张，到明显的结节样硬化。周边的肾小管间质出现早期纤维化（Jones 银染色，×100）

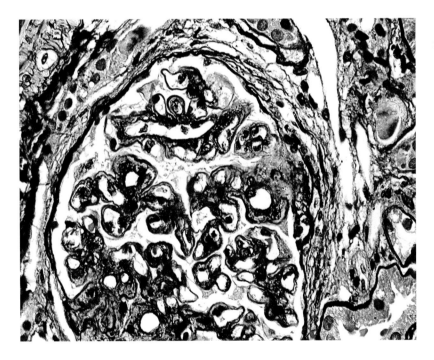

图 3.173　轻重链沉积病（LHCDD）。免疫荧光和电镜证实本例为 LHCDD，表现为膜增生性病变，伴系膜细胞增生和基质增多。可见系膜插入，但毛细血管内细胞增生不明显（Jones 银染色，×400）

同的组织倾向性。淀粉样变可能是遗传性的，继发于慢性炎症性疾病（AA），也可由单克隆蛋白或其他原因导致（表 3.5）。特定类型的淀粉样蛋白通过免疫组织学和（或）质谱分析诊断。AA 型

淀粉样变（AA amyloidosis）（来自于活动性血清淀粉样蛋白 A）最常发生在肾，AL 型淀粉样物质（来自于单克隆轻链）也常沉积于肾。

当肾发生淀粉样变时，不管淀粉样物质来源

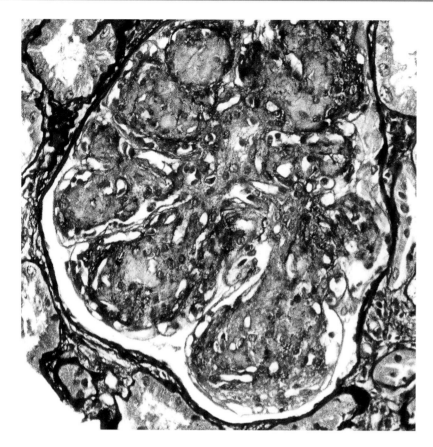

图 3.174　轻重链沉积病。经免疫荧光和电镜确诊，光镜下肾小球结节样硬化与轻链沉积病无明显区别（Jones 银染色，×200）

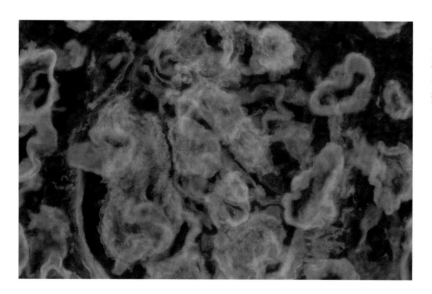

图 3.175　轻重链沉积病。免疫荧光染色见肾小球毛细血管袢呈强阳性染色，系膜区模糊阳性并延续至基底膜。肾小管基底膜也呈阳性染色（左）（抗 IgG 免疫荧光染色，×400）

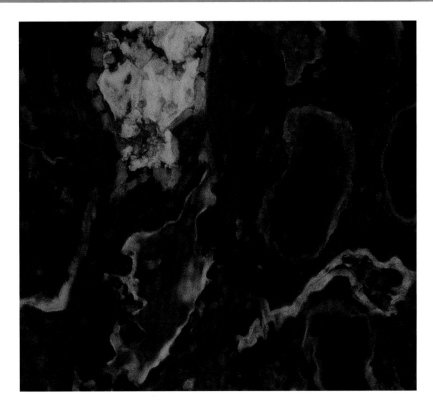

图 3.176　轻重链沉积病（LHCDD）。LHCDD 经单克隆轻链和限制性重链染色确诊。λ 染色阴性（抗 κ 免疫荧光染色，×400）

| 表 3.5　淀粉样蛋白的分类 | | |
|---|---|---|
| 淀粉样蛋白 | 潜在蛋白 | 特性 |
| **单克隆蛋白** | | |
| AL | 免疫球蛋白轻链 | 常见肾受累（λ 比 κ 更常见） |
| AH | 免疫球蛋白重链 | |
| **遗传性（常染色体显性）** | | |
| AApo A I，II，IV | 载脂蛋白 A I，A II 或 A IV | 常见心脏受累 |
| AGel | 凝溶胶蛋白 | |
| ALys | 溶菌酶 | |
| ACys | 半胱氨酸蛋白酶抑制剂 C | |
| AFibA α | 纤维蛋白原 A α | |
| ATTR | 甲状腺素视黄质运载蛋白 | 家族性，或老年性、散发性，心脏受累常见 |
| **炎症** | | |
| AA | 血清 AA 蛋白 | 慢性炎症 / 感染 / 家族性地中海热 |
| **其他** | | |
| ALect2 | 白细胞趋化因子 2 | 更常见于西班牙裔 |
| A β 2M | β 2 微球蛋白 | 与透析相关 |

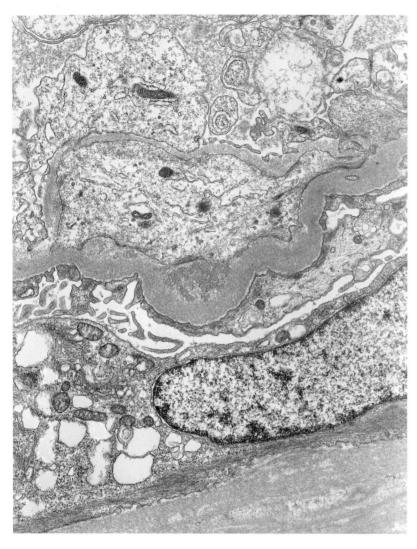

图 3.177　轻重链沉积病。内皮下沉积物呈模糊、粗大的纤维样结构。同时存在细胞插入（透射电镜，×20 250）

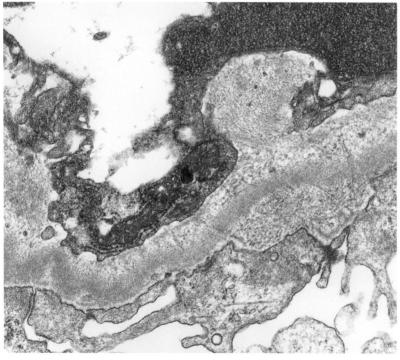

图 3.178　轻重链沉积病。内皮下和上皮下可见沉积物，表现为粗大的纤维样结构。经免疫荧光确诊（透射电镜，×8000）

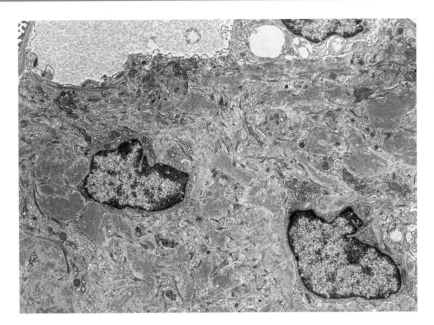

图 3.179　轻重链沉积病（LHCDD）。在另一例 LHCDD 中，可出现类似轻链沉积病的颗粒样沉积物，或出现常见的普通免疫复合物沉积。系膜区可见大量沉积物，并扩展至内皮下（透射电镜，×8000）

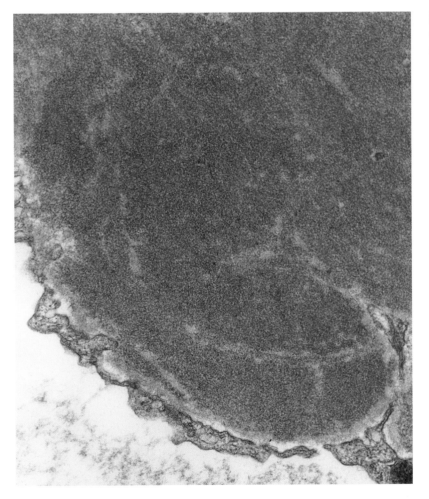

图 3.180　轻重链沉积病（LHCDD）。高倍镜视野下，LHCDD 可见模糊的短纤维样结构（同图 3.179 病例）（透射电镜，×40 000）

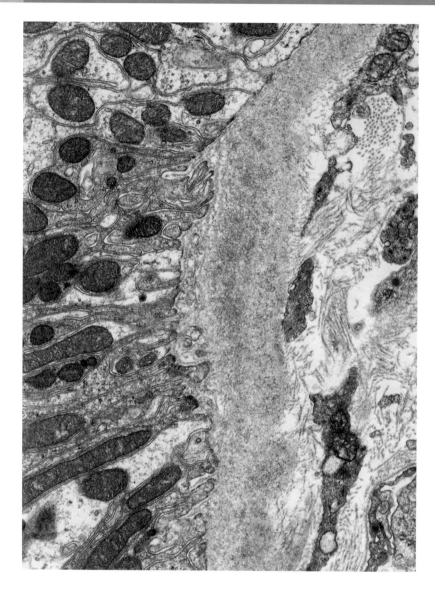

图 3.181 轻重链沉积病（LHCDD）。LHCDD 常见肾小管基底膜沉积物，呈边界模糊不清的颗粒状表现（透射电镜，×25 625）

于何种肽，近半数的患者会出现肾病综合征范围的蛋白尿。淀粉样物质在小管间质中的沉积偶尔会导致小管浓缩功能减退。偶见肾外表现包括腕管综合征、外周神经病变、肝功能不全，以及心脏淀粉样变性引起的充血性心力衰竭。与经常造成心功能异常的 AL 和甲状腺素视黄质运载蛋白（transthyretin，ATTR）引起的淀粉样变相比，AA 型淀粉样变很少造成心脏损伤。AL 型淀粉样变（AL amyloidosis）患者也可出现与潜在的浆细胞病有关的症状，如贫血。美国一系列研究提示成人肾活检病例中淀粉样变占 2%，其中 AL 型淀粉样变最为常见。相反，在发展中国家和地中海地

区，AA 型淀粉样变引起的肾淀粉样变更常见。年龄不同，形成的淀粉样物质也不同。

AL 型淀粉样物质通常见于中老年人，而家族性地中海热可导致儿童的淀粉样变。

遗传性淀粉样变为常染色体显性遗传，是由其中一种蛋白的突变引起的。ATTR 引起的淀粉样变是最常见的，其他可累及肾的更罕见的淀粉样变见表 3.5。遗传性淀粉样变患者年龄较大，症状取决于受累器官，通常包括心脏、胃肠道、神经病变和肾。白细胞趋化因子 2（leukocyte chemoattractant factor-2，LECT2）淀粉样变的病因未知。这些患者年龄较大，大部分是墨西哥裔美

国人，男女比例相当。

　　淀粉样变的预后因淀粉样物质的种类和病情的不同而表现不一。遗传性淀粉样变没有特异性治疗方法，但肝移植可能会去除某些淀粉样物质的主要来源（如 A Fib），心脏移植可能延长 ATTR 心脏受累患者的生命。

　　大约 1/2 的 AL 型淀粉样变对治疗有血液学反应，与淀粉样物质沉积有关的器官功能障碍会相应地稳定，甚至改善，中位生存期为 4.5 年。无法接受积极治疗的潜在浆细胞病的患者生存期较短。心脏受累者的中位生存期为 4 个月。相比之下，ATTR 淀粉样变患者的生存期可达 15 年。

　　约 15% 的患者伴单克隆蛋白引起的轻链管型肾病（见"轻链管型肾病"），导致急性肾损伤和预后不良。积极的治疗和去除潜在的炎症刺激可阻止 AA 型淀粉样变的进展。当肾受累时，AA 型淀粉样变诊断后 5 年的总体存活率约为 40%。秋水仙碱已用于家族性地中海热相关的 AA 型淀粉样变的治疗，但对其他类型的淀粉样变没有表现出明显的疗效。

　　光镜下可仅表现为轻度的系膜区扩张或部分区域出现不定形、无细胞性、淡红色的嗜酸性物质沉积（"棉花糖样"）（图 3.182 和 3.183）。肾小球可见大量的淀粉样沉积物，呈结节样，但通常细胞增生不明显（图 3.184～3.186）。GBM 也可有淀粉样物质沉积，典型表现为基底膜节段性、不规则增厚，银染可见羽毛状钉突形成（图 3.187 和 3.188）。淀粉样物质沉积也可出现在小动脉和肾动脉，即出现无细胞性片状淡染物（图 3.186）。肾间质和小管也可出现无定形、无细胞性、淡染的嗜酸性淀粉样物质沉积（图 3.189）。肾受累的组织学表现对区分淀粉样物质的不同类型没有意义，尽管来源于纤维蛋白原 α（fibrinogen α，AFibA α）的淀粉样物质局限于肾小球，而载脂蛋白 AI（apolipoprolein A I，AApo A I）来源的淀粉样蛋白优先累及肾髓质。最近的分类描述了淀粉样物质的范围；轻微病变 I 类、系膜型 II 类、局灶性 MPGN III 类、弥漫性 MPGN IV 类、膜性 V 类或晚期肾淀粉样变 VI 类。

　　确诊的方法是刚果红染色在偏振光下观察到苹果绿双折光（图 3.190～3.192），该染色应在厚切切片上进行（4～6 μm），以优化淀粉样物质的检测。用高锰酸钾对切片进行预处理可使 AA 型淀粉样物质的刚果红染色转阴，但不影响 AL 型淀粉样物质的刚果红染色结果。该技术由于其敏感性低以及 AA 型淀粉样物质和轻链蛋白抗体的应用，已不再常用。

　　通过免疫荧光，AL 型淀粉样物质表现为模

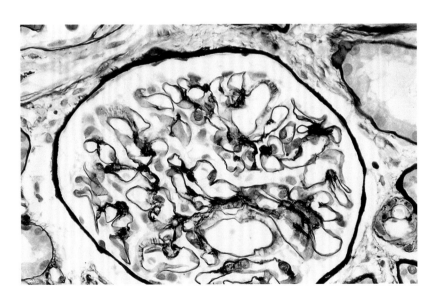

图 3.182　淀粉样变。光镜下淀粉样物质可较少而不明显。仅见系膜区轻度扩张，偶见小的羽毛状钉突沿基底膜外分布（睫毛样改变，5 点钟方向）。淀粉样物质沉积需用刚果红染色确诊，也可经电镜证实（Jones 银染色，×400）

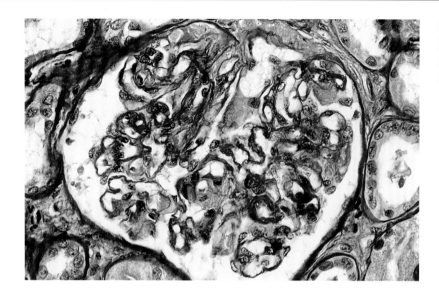

图 3.183　淀粉样变。少量无定形、嗜酸性、蓬松的"棉花糖"样物质沉积在系膜区，并沿毛细血管袢节段性分布（Jones 银染色，×400）

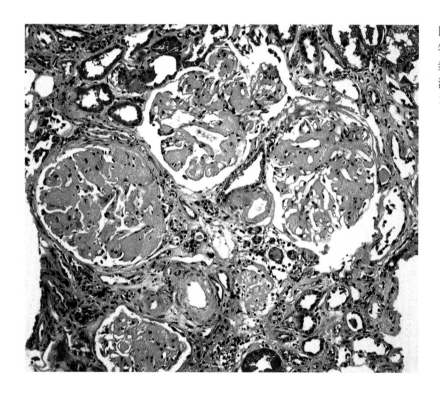

图 3.184　淀粉样变。大量的淀粉样沉积物出现在肾小球和小动脉。无定形、无细胞性、淡染的物质沉积形成结节，是淀粉样变的特征性改变（H&E染色，×100）

糊的相应轻链的阳性，反映了淀粉样沉积物在光镜下的分布（图 3.193）。在非轻链淀粉样蛋白中，免疫荧光为非特异性染色（图 3.194）。其他免疫组化或质谱分析通常可以在非 AL、非 AA 的病例中识别特定类型的淀粉样物质，这对明确淀粉样物质的潜在病因，继而进行特定治疗具有重要的

意义。但是，质谱分析可能无法检测出镜下观察到的非常少量的淀粉样沉积物。

电镜下可见无分支的直径为 8～12 nm 的无序排列的纤维丝（图 3.195～3.197）。淀粉样纤维可见于系膜区、基底膜（与光镜下羽毛状钉突相一致）、细动脉和小管间质。值得注意的是纤维

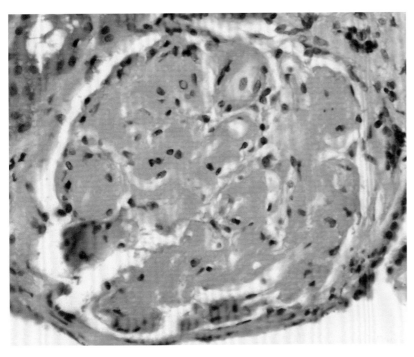

图 3.185 淀粉样变。团块样、无定形、无细胞性淀粉样物质沉积使系膜区扩张，局部延伸至毛细血管袢（H&E 染色，×200）

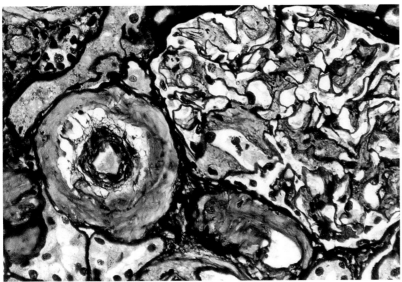

图 3.186 淀粉样变。小动脉内可见大量淀粉样物质沉积。无定形、淡染的"棉花糖"样物质在系膜区的沉积导致系膜区中度扩张，偶见外周袢相应病变（Jones 银染色，×200）

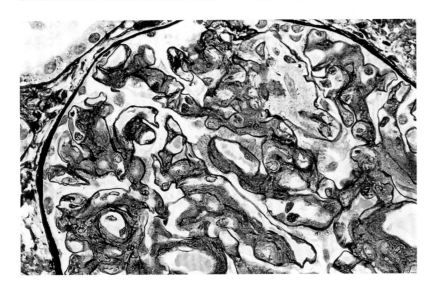

图 3.187 淀粉样变。淀粉样物质沉积导致系膜区中度扩张，伴节段羽毛状钉突（睫毛样改变）形成。与膜性肾病中基底膜反应形成的短而易辨的钉突相比，淀粉样变更像"地毯边缘"样或"莫霍克"发型样改变。这种较长的羽毛状钉突多见于显著的外周袢淀粉样物质沉积导致的基底膜反应性改变（Jones 银染色，×400）

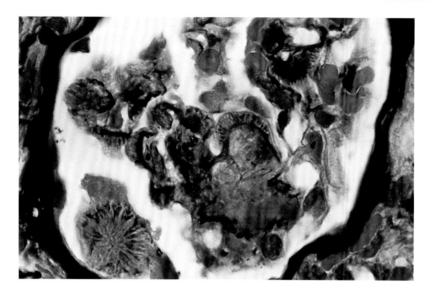

图 3.188　淀粉样变。大的羽毛状钉突为淀粉样物质沉积于毛细血管袢所致。图左下显示淀粉样物质形成的花冠样改变（Jones 银染色，×400）

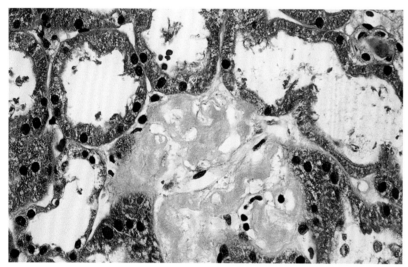

图 3.189　淀粉样变。淀粉样物质也可沉积在小管间质，呈淡染、无定形、无细胞性结构改变，易被误认为坏死（H&E 染色，×200）

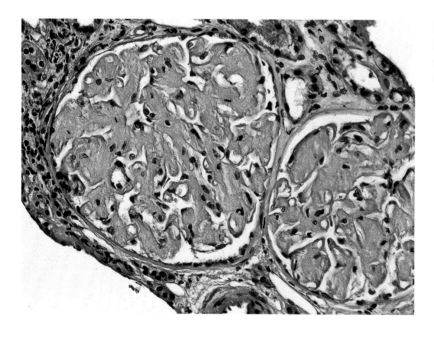

图 3.190　淀粉样变。刚果红染色为淀粉样变性的特异性诊断方法，但必须经偏振光观察到苹果绿折光（见图 3.191）（刚果红染色，×200）

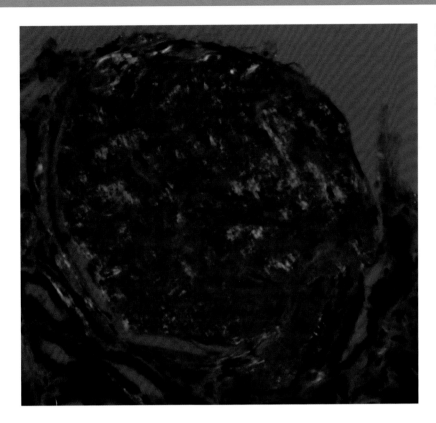

图 **3.191**　淀粉样变。刚果红染色使淀粉样物质在偏振光下呈特征性的苹果绿双折光。淀粉样物质沉积在系膜区、毛细血管袢，间质部分则较弱（偏振光下刚果红染色，×400）

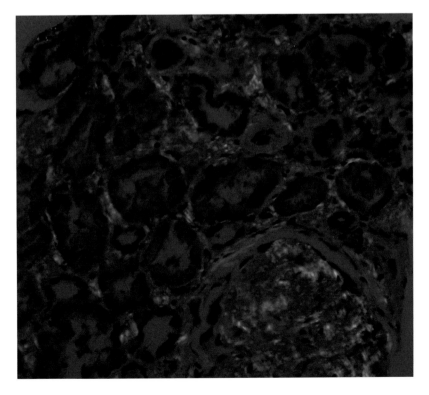

图 **3.192**　淀粉样变。肾小管淀粉样物质在偏振光下具有苹果绿双折光，在光镜下不容易看到（偏振光下刚果红染色，×200）

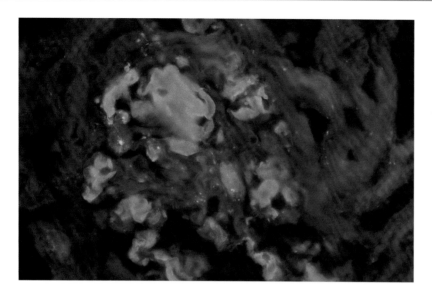

图 3.193　淀粉样变。轻链沉积（AL 淀粉样物质）引起的淀粉样变常出现轻链染色阳性，λ 轻链生成的淀粉样物常多于 κ 轻链，通常呈团块样，与光镜下见到的淀粉样物质沉积部位相一致（抗 λ 链免疫荧光染色，×400）

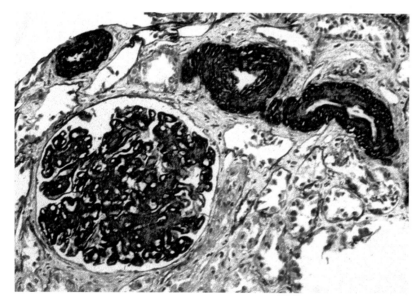

图 3.194　淀粉样变。经特异性免疫组化染色（AA 淀粉样物质）确诊的继发性淀粉样物质沉积，为急性期反应蛋白所形成。该病例广泛的淀粉样物质沉积可能是由于结核感染所致（抗 AA 免疫组织化学染色，×100）

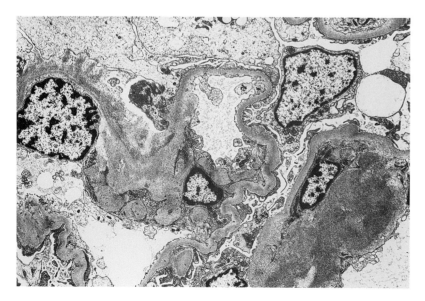

图 3.195　淀粉样变。淀粉样物质在电镜下显示为直径约 10 nm 无序排列的细纤维丝，可见于系膜区、基底膜、肾小管、间质和血管。因为纤维丝的直径可与纤维样肾小球肾炎重叠，需经刚果红染色鉴别。此图中，系膜区由于淀粉样物质沉积而呈中度程度的扩张，伴节段毛细血管袢受累（透射电镜，×3000）

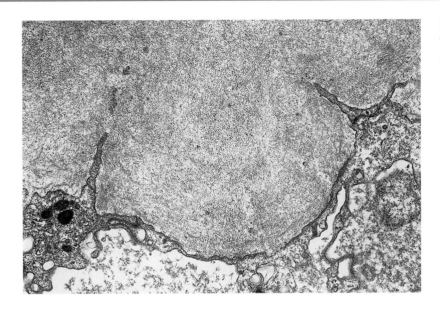

图 3.196　淀粉样变。高倍电镜下，内皮下、系膜区可见无序排列的淀粉样纤维（透射电镜，×20 000）

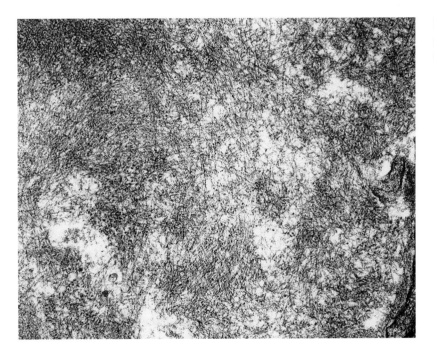

图 3.197　淀粉样变。系膜区直径 8 ~ 10 nm 无序排列的淀粉样纤维丝（透射电镜，×25 000）

样肾小球肾炎的纤维丝比淀粉样变性的纤维丝稍粗一些，但个别情况下二者可相互重叠。纤维样肾小球肾炎有特征性的免疫荧光表现，多克隆 IgG 和补体主要沉积在系膜区，而毛细血管壁较少，这也是与淀粉样变性的主要区别。刚果红染色用于淀粉样变性的最终诊断，并可行其他检测以确定淀粉样蛋白的类型（见“纤维样肾小球肾炎的鉴别诊断”）。

### 病因 / 发病机制

淀粉样蛋白（amyloid protein）是一组蛋白质，它们均有形成 β 折叠片的能力，该结构具有抗蛋白水解的作用。已经鉴定出 20 多种不同类型的淀粉样蛋白。在轻链（light chain，AL）型淀粉样物质中，λ 链多见于 κ 链，提示 AL 分子更易形成 β 折叠。在慢性感染性疾病（如结核、骨髓炎）或慢性炎症性疾病（如风湿性关节炎）时可产生急性期蛋白质，从而形成 AA 淀粉样物质。其他类型的淀粉样物质与遗传（甲状腺素视黄质运载蛋白）、家族性地中海热或透析（$\beta_2$ 微球蛋白）有关。最近的研究热点集中在淀粉样 P 蛋白上，它与淀粉样物质密切相关。淀粉样物质难于降解的原因至少一部分是由于它结合了血清淀粉样 P 物质（serum amyloid P component，SAP）。靶向药理学和抗体介导的 SAP 耗竭的研究取得了令人振奋的结果，一种具有回文结构的复合物 CPHPC{(R)-1-[6-[(R)-2-carboxy-pyrrolidin-1-yl]-6-oxo-hexanoyl]pyrrolidine-2-carboxylic acid} 可作为 SAP 与淀粉样物质结合的竞争性抑制剂，从血浆中清除 SAP。通过全身显像或磁共振成像，对患者额外输注针对组织靶向沉积的 SAP 的抗体，可与淀粉样物质交叉连接，形成二聚体，并迅速地被肝清除，从而减少体内包括肾中淀粉样物质的负荷。在实验模型中已证实了这种方法对沉积物的特定清除率。用小分子物质干扰淀粉样物质聚集平衡的原理来阻止淀粉样纤维的形成，其运用于甲状腺素视黄质运载蛋白引起的淀粉样变性的治疗已获成功。

## 选读

### AMYLOIDOSIS

Bodin，K.，Ellmerich，S.，Kahan，M.C.，et al.，2010. Antibodies to human serum amyloid P component eliminate visceral amyloid deposits. Nature 468，93-97.

Dikman，S.H.，Churg，J.，Kahn，T.，1998. Morphologic and clinical correlates in renal amyloidosis. Human Pathology 12，160-169.

Faulk，R.H.，Comenzo，R.L.，Skinner，M.，1997. The systemic amyloidoses. New England Journal of Medicine 337，898-909.

Glenner，G.G.，1980. Amyloid deposits and amyloidosis. The beta-fibrilloses. New England Journal of Medicine 302，1283-1292.

Glenner，G.G.，1980. Amyloid deposits and amyloidosis：the beta-fibrilloses. New England Journal of Medicine 302，1333-1343.

Hammarstrom，P.，Wiseman，R.L.，Powers，E.T.，et al.，2003. Prevention of transthyretin amyloid disease by changing protein misfolding energetics. Science 31299，713-716.

Kyle，R.A.，Gertz，M.A.，1995. Primary systemic amyloidosis：clinical and laboratory features in 474 cases. Seminars in Hematology 32，45-59.

Larsen，C.P.，Kossmann，R.J.，Beggs，M.L.，Solomon，A.，Walker，P.D.，2014. Clinical，morphologic，and genetic features of renal leukocyte chemotactic factor 2 amyloidosis. Kidney International 86，378-382.

Looi，L.-M.，Cheah，P.-L.，1997. Histomorphological patterns of renal amyloidosis：a correlation between histology and chemical type of amyloidosis. Human Pathology 28，847-849.

Pauekskaon，P.，Fogo，A.B.，Sethi，S.，2014. Leukocyte chemotactic factor 2 amyloidosis cannot be reliably diagnosed by immunohistochemical staining. Human Pathology 45，1445-1450.

Picken，M.M.，2007. New insights into systemic amyloidosis：the importance of diagnosis of specific type. Current Opinion Nephrology and Hypertension 16，196-203.

Richards，D.B.，Cookson，L.M.，Berges，A.C.，Barton，S.V.，Lane，T.，Ritter，J.M.，Fontana，M.，Moon，J.C.，Pinzani，M.，Gillmore，J.D.，Hawkins，P.N.，Pepys，M.B.，2015. Therapeutic clearance of amyloid by antibodies to serum amyloid P component. New England Journal of Medicine 373，1106-1114.

Sen，S.，Sarsik，B.，2010. A proposed histopathological classification，scoring and grading system for renal amyloidosis. Archives of Pathology and Laboratory Medicine 134，532-544.

### LCDD，LHCDD，AND HCDD

Gallo，G.，Picken，M.，Buxbaum，J.，et al.，1989. The spectrum of immunoglobulin deposition disease associated with immunocytic dyscrasias. Seminars in Hematology 26，234-245.

Gallo，G.R.，Feiner，H.D.，Buxbaum，J.N.，1982. The kidney in lymphoplasmacytic disorders. Pathology Annual 17，291-317.

Gallo，G.R.，Lazowski，P.，Kumar，A.，et al.，1998. Renal and cardiac manifestations of B-cell dyscrasias with nonamyloidotic monoclonal light chain and light and heavy chain deposition diseases. Advances in Nephrology at Necker Hospital 28，355-382.

Ganeval，D.，Mignon，F.，Preud'homme，J.L.，et al.，

1982. Visceral deposition of monoclonal light chains and immunoglobulins: a study of renal and immunopathologic abnormalities. Advances in Nephrology 11, 25-63.

Ganeval, D., Noel, L.H., Preud'homme, J.L., et al., 1984. Light-chain deposition disease: its relation with AL-type amyloidosis. Kidney International 26, 1-9.

Kambham, N., Markowitz, G.S., Appel, G.B., et al., 1999. Heavy chain deposition disease: The disease spectrum. American Journal of Kidney Disease 33, 954-962.

Lin, J., Markowitz, G.S., Valeri, A.M., et al., 2001. Renal monoclonal immunoglobulin deposition disease: the disease spectrum. Journal of the American Society of Nephrology 12, 1482-1492.

Paueksakon, P., Fogo, A.B., 2014. More light shed on light chains. Nephrology Dialysis and Transplantation 29, 1799-1801.

Paueksakon, P., Revelo, M.P., Horn, R.G., et al., 2003. Monoclonal gammopathy: significance and possible causality in renal disease. American Journal of Kidney Disease 42, 87-95.

Pirani, C.L., Silva, F., D'Agati, V., Chander, P., et al., 1987. Renal lesions in plasma cell dyscrasias: ultrastructural observations. American Journal of Kidney Disease 10, 208-221.

Preud'homme, J.L., Aucouturier, P., Touchard, G., et al., 1994. Monoclonal immunoglobulin deposition disease (Randall type). Relationship with structural abnormalities of immunoglobulin chains. Kidney International 46, 965-972.

Randall, R.E., Williamson Jr., W.C., Mullinax, F., et al., 1976. Manifestations of systemic light chain deposition. American Journal of Medicine 60, 293-299.

Sanders, P.W., Herrera, G.A., 1993. Monoclonal immunoglobulin light chain-related renal diseases. Seminars in Nephrology 23, 324-341.

Sanders, P.W., Herrera, G.A., Kirk, K.A., et al., 1991. Spectrum of glomerular and tubulointerstitial renal lesions associated with monotypical immunoglobulin light chain deposition. Laboratory Investigation 64, 527-537.

Sicard, A., Karras, A., Goujon, J.M., et al., 2014. Light chain deposition disease without glomerular proteinuria: a diagnostic challenge for the nephrologist. Nephrology Dialysis and Transplantation 29, 1894-1902.

Solomon, A., Weiss, D.T., Kattine, A.A., 1991. Nephrotoxic potential of Bence Jones proteins. New England Journal of Medicine 324, 1845-1851.

# 伴单克隆沉积的增生性肾小球肾炎

伴单克隆沉积的增生性肾小球肾炎（proliferative glomerulonephritis with monoclonal deposits，PGNMID）不常见，与MIDD的区别在于前者没有肾小球外沉积。近期一项大队列研究显示，1/2患者表现为肾病综合征，约2/3为肾功能不全，3/4出现血尿。仅在1/3的患者中鉴定出了与肾小球沉积类型一致的血清单克隆球蛋白，仅一名患者发现有骨髓瘤，其他患者在随访中罕见发生骨髓瘤者。约1/3的患者可完全或部分恢复，1/3的患者持续存在肾功能不全，约20%的患者发展为终末期肾病。预后不良与初始血清肌酐水平较高、肾小球硬化程度和间质纤维化有关。尽管血清中检测不到M峰，但PGNMID仍可在移植物中复发。形态学具有多样性，可呈增生性或系膜增生性改变，对环磷酰胺或利妥昔单抗的免疫抑制作用有反应。

光镜表现主要为增生性病变，GBM多呈双轨状，偶尔具有膜性特征（图3.198～3.200），偶见新月体形成。免疫荧光显示IgG在肾小球系膜区及增厚的毛细血管壁沉积，或偶尔呈膜性颗粒状着色，单克隆阳性，最常见的类型是IgG3和κ（图3.201）。电镜见系膜区和内皮下颗粒状、无结构的沉积物，偶见节段性上皮下或基底膜膜内的沉积物，与常见的免疫复合物性沉积物没有区别（图3.202）。肾小管基底膜未见沉积物。

### 病因 / 发病机制

约2/3的PGNMID沉积物为IgG3，IgG3是4种IgG亚型中最罕见的，与C3沉积和部分低补体血症有关。IgG3具有致肾炎性，极易结合补体，因其分子量大且负电荷多，易沉积在肾小球毛细血管壁上。与重链沉积病不同，在PGNMID中不会出现IgG恒定区的突变（见上文）。明确PGNMID中IgG3的特异性理化特征有助于阐明本病发病机制。

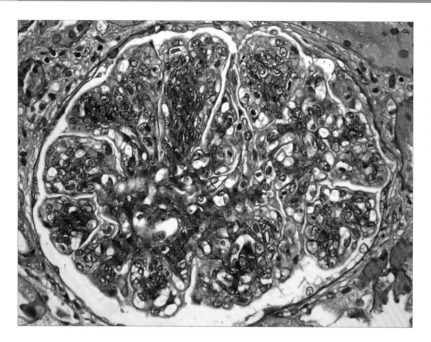

图 3.198 伴单克隆沉积的增生性肾小球肾炎。可见弥漫性、球性毛细血管内细胞增生（PAS，×400）（Case kindly shared by Samih H. Nasr, MD, Consultant, Anatomic Pathology, Assistant Professor of Laboratory Medicine and Pathology, College of Medicine, Mayo Medical School and Vivette D'Agati, MD, Professor of Pathology, New York-Presbyterian Hospital at the Columbia University Medical Center.）

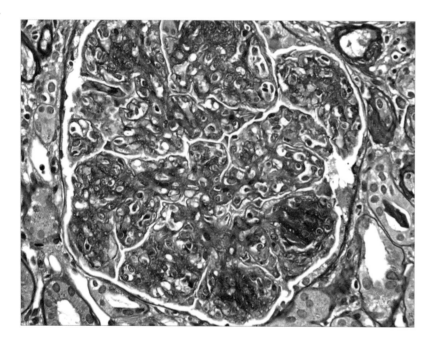

图 3.199 伴单克隆沉积的增生性肾小球肾炎。可见明显的球性毛细血管内细胞增生，伴有较多但节段性的细胞插入（PAS，×400）(Case kindly shared by Samih H. Nasr, MD, Consultant, Anatomic Pathology, Assistant Professor of Laboratory Medicine and Pathology, College of Medicine, Mayo Medical School and Vivette D'Agati, MD, Professor of Pathology, New York-Presbyterian Hospital at the Columbia University Medical Center.)

## PGNMID 的诊断要点

- 肾小球 IgG 和轻链单克隆阳性。
- 光镜下常呈膜增生性病变（罕见膜性病变、新月体形成）。
- 电镜可见内皮下和系膜区沉积物，罕见上皮下沉积，电镜下难与常见的免疫复合物相区别。

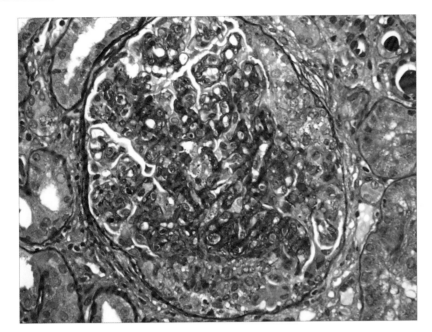

图 3.200 伴单克隆沉积的增生性肾小球肾炎（PGNMID）。可见毛细血管内细胞增生及小的细胞性新月体（PAS，×400）（Case kindly shared by Samih H. Nasr, MD, Consultant, Anatomic Pathology, Assistant Professor of Laboratory Medicine and Pathology, College of Medicine, Mayo Medical School and Vivette D'Agati, MD, Professor of Pathology, New York-Presbyterian Hospital at the Columbia University Medical Center.）

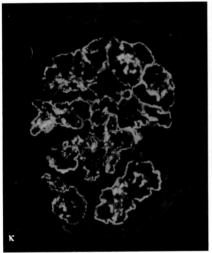

图 3.201 伴单克隆沉积的增生性肾小球肾炎（PGNMID）。沉积物 IgG 阳性，轻链呈限制性表达，通常仅 κ 着色，大块状、不规则沉积在系膜区及毛细血管袢。肾小管基底膜未见沉积物（左图，抗 κ 免疫荧光染色；右图，抗 λ 免疫荧光染色，×400）（Case kindly shared by Samih H. Nasr, MD, Consultant, Anatomic Pathology, Assistant Professor of Laboratory Medicine and Pathology, College of Medicine, Mayo Medical School and Vivette D'Agati, MD, Professor of Pathology, New York-Presbyterian Hospital at the Columbia University Medical Center）.

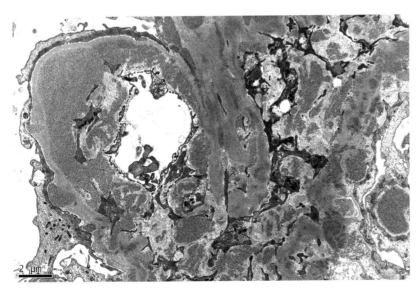

图 3.202 伴单克隆沉积的增生性肾小球肾炎（PGNMID）。电镜下可见大量系膜区、内皮下沉积物，偶见基底膜内或上皮下沉积。电镜下沉积物类似常见的免疫复合物，无明显特殊性，PGNMID 的特异性诊断依靠免疫荧光结果。足突广泛融合，并见细胞成分插入基底膜（左）（透射电镜，×8000）（Case kindly shared by Samih H. Nasr, MD, Consultant, Anatomic Pathology, Assistant Professor of Laboratory Medicine and Pathology, College of Medicine, Mayo Medical School and Vivette D'Agati, MD, Professor of Pathology, New York-Presbyterian Hospital at the Columbia University Medical Center.）To view this electron micrograph with color coded overlays explaining each component, please visit ExpertConsult.com.

**PGNMID 鉴别诊断**

- 免疫复合物引起的膜增生性肾小球肾炎（如狼疮性肾炎、慢性感染），沉积物呈多克隆阳性表达（即 κ 和 λ 均阳性）。
- 重链沉积病：通过 PGNMID 中存在轻链和重链单克隆着色来鉴别。
- 轻链和重链沉积病：通过 PGNMID 中缺乏肾小管着色来鉴别。

PGNMID，伴单克隆沉积的增生性肾小球肾炎

## 选读

Nasr，S.H.，Sethi，S.，Cornell，L.D.，et al.，2010. Proliferative glomerulonephritis with monoclonal IgG deposits recurs in the allograft. Clinical Journal of the American Society of Nephrology 6，122-132.

Nasr，S.H.，Satoskar，A.，Markowitz，G.S.，et al.，2009. Proliferative glomerulonephritis with monoclonal IgG deposits. Journal of the American Society of Nephrology 20，2055-2064.

# HIV 相关性肾病

HIV 相关性肾病（HIV-associated nephropathy，HIVAN）患者可见于任何年龄段，常有多年 HIV 感染史，肾损害表现可早于 HIV 感染的其他临床表现，出现突发性肾病范围的蛋白尿，常伴 GFR 快速下降。蛋白尿显著，但患者常无水肿或高血压，另外常见肾体积增大。绝大多数患者是黑种人。许多患者很快进展到终末期肾病。抗逆转录病毒治疗已使艾滋病成为一种慢性可控制的疾病，HIVAN 的进展也相应放缓。重复或晚期肾活检罕见活动性塌陷性病变，更多见的是肾小球硬化。

光镜下，肾小球毛细血管袢出现类似局灶性节段性肾小球硬化样的塌陷，伴有含蛋白滴的足细胞增生与肥大（图 3.203 ～ 3.208）。注意足细胞增生不要误认作新月体。肾小球毛细血管袢球性或节段性塌陷伴肾小球基底膜皱缩，继而可出现球囊腔扩大。伴随疾病进展，肾小球可出现固缩、节段性硬化和粘连（见图 3.204）。肾小管损伤严重且与肾小球的病变比例失调，各节段肾小管均可出现囊性扩张及变性（见图 3.205）。小管上皮细胞常含有明显的蛋白滴。间质水肿，伴淋巴细胞浸润，偶见单核细胞和浆细胞浸润（见图 3.205）。随着疾病进展出现间质纤维化和肾小管萎缩，血管无特异性改变。

免疫荧光未见免疫复合物沉积，但系膜区可有非特异性 IgM 和 C3 沉积。足细胞中的蛋白滴可黏附任何免疫球蛋白并着色，如 IgG 和 IgA，特

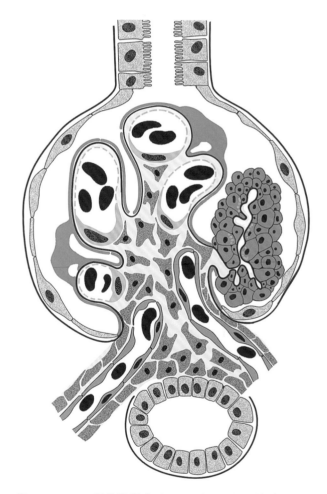

图 3.203　HIV 相关性肾病（HIVAN）。毛细血管袢节段性或球性塌陷伴被覆脏层上皮细胞增生，未见任何沉积物。此外，电镜下内皮细胞胞质内常见管网状包涵体

殊的分布位置以及圆形、球状的外观可将其与免疫复合物区分开来。

　　电镜下可见足细胞塌陷和增生，足突消失（图 3.209）。HIV 感染者，无论是否存在肾病，肾小球内皮细胞细胞质内均可见网状聚集物，即管网状包涵体（tubuloreticular inclusion）（图 3.210），直径约 25 nm，多在内皮细胞的内质网中，与 α 干扰素（interferon-alpha）水平的升高有关。网状聚集物在 HIV 感染和 SLE 患者中很常见，是系统性疾病的标志，并不是肾病特有。在接受高活性联合抗逆转录病毒治疗的患者中，网状聚集体物较少见。

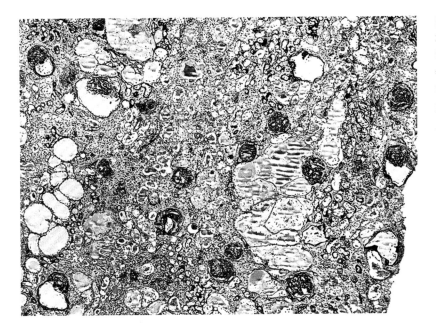

图 3.204　HIV 相关性肾病（HIVAN）。在 HIV 相关性肾病中，出现不成比例的明显的小管损伤，肾小管微囊样，伴小管间质炎症和广泛的肾小球硬化。部分肾小球毛细血管袢皱缩、塌陷，球囊腔明显扩张（左上）。此标本来自 HIVAN 患者尸检（Jones 银染色，×100）

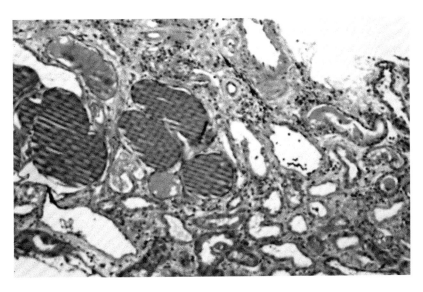

图 3.205　HIV 相关性肾病。肾小管微囊性损伤伴蛋白管型，伴有间质水肿、早期纤维化及淋巴浆细胞浸润（H&E 染色，×200）

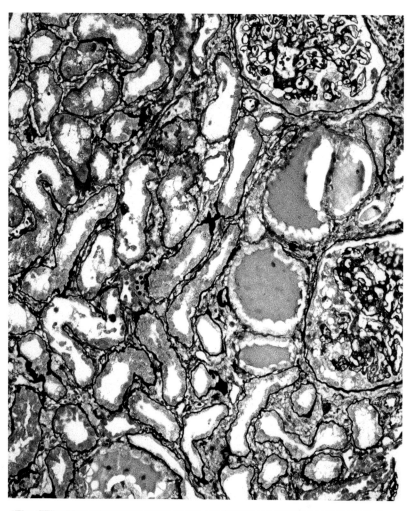

图 3.206 HIV 相关性肾病。肾小管微囊性损伤伴肾小球毛细血管祥塌陷及被覆脏层上皮细胞增生（Jones 银染色，×200）

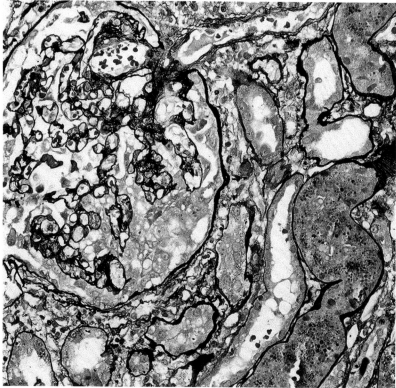

图 3.207 HIV 相关性肾病。肾小球毛细血管祥塌陷、小叶皱缩，被覆脏层上皮细胞增生，细胞质内可见有明显的蛋白滴（Jones 银染色，×200）

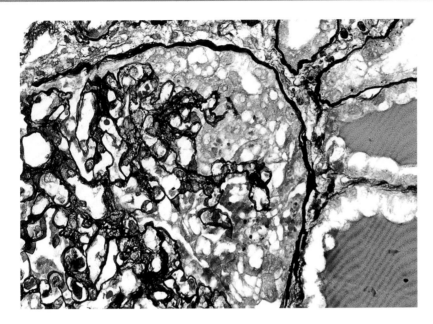

图 3.208 HIV 相关性肾病。肾小球小叶节段性塌陷，伴被覆脏层上皮细胞显著增生，细胞质内含有蛋白滴（Jones 银染色，×400）

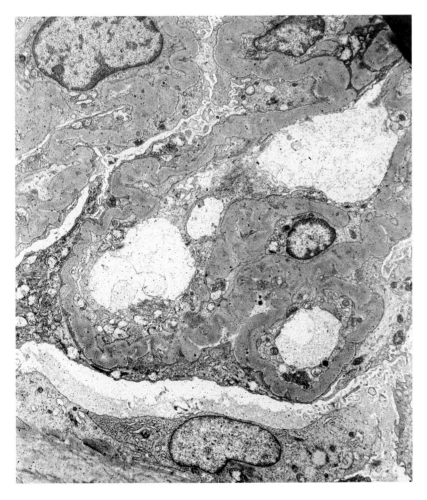

图 3.209 HIV 相关性肾病。电镜下无免疫沉积物，受累肾小球基底膜明显皱缩、塌陷，同时被覆脏层上皮细胞增生伴足突融合。与特发性塌陷性肾小球病变的区别在于，HIVGN 在内皮细胞细胞质内常有大量的管网状包涵体（透射电镜，×8000）

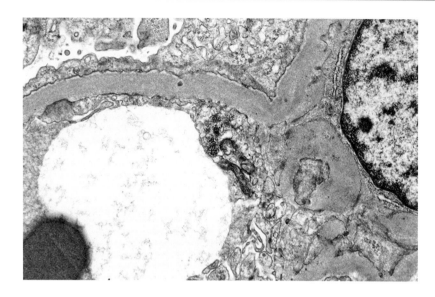

图 3.210　HIV 相关性肾病。在 HIVAN 中，全身内皮细胞细胞质中常有较多网状聚集物，这是 HIV 感染中干扰素水平高的标志（透射电镜，×25 625）

### 病因 / 发病机制

　　HIVAN 的发病机制还不太清楚。一些研究者发现 HIV 抗原存在于肾小球脏层上皮细胞及肾小管上皮细胞中，HIV 感染直接造成肾小球细胞损伤，还是继发于细胞因子造成的损伤，或者两者都参与发病，目前还未经证实。HIV 转基因鼠和猴艾滋病的灵长类动物已被广泛研究，以阐明特定病毒基因和系统性非肾性因素在损伤中的作用。在小鼠模型中用选定的 HIV 基因直接感染足细胞会导致塌陷性肾小球病。

　　足细胞是 HIVAN 损伤的主要靶点。随着分化标志物（如 Wilms 瘤抗原 *WT-1* 和细胞周期依赖激酶抑制物 CDKI）的消失，脏层上皮细胞出现去分化。增殖的脏层上皮细胞可表达活化的壁层上皮细胞的标记物，表明活化的壁层上皮细胞向血管祥的转化或迁移。与白种人患者相比，HIVAN 在感染 HIV 的黑种人患者中更普遍，无论是非洲裔美国人还是其他地区（例如加勒比海或非洲）的非裔黑人，占 HIVAN 患者 80%～85%。与此不同的是，白种人 HIV 感染相关的肾病多为各种免疫复合物性或非免疫复合物性肾小球疾病，而不是 HIVAN。除 HIVAN 外，常见的 FSGS 和免疫复合物性狼疮性肾炎，亦见于一些非洲裔黑种人 HIV 感染患者。非洲裔美国人对 HIVAN 的易感性与载脂蛋白 L1（Apo L1）中的 G1 和 G2 等位基因变异有关。这些等位基因的变异可增强对锥虫病的抵御能力，在非洲裔美国人和非裔黑种人中，可能因锥虫感染后产生了进化生存优势，导致出现 *APOL1* 危险等位基因，增加了 HIVAN 的患病率。这些等位基因变异如何导致肾病尚不清楚。

---

**HIVAN 的诊断要点**

- 肾小球毛细血管祥节段性或球性塌陷伴被覆脏层上皮细胞增生。
- 肾小管微囊性损伤伴间质炎症。
- 网状聚集体（管网状包涵体）。

---

**塌陷性肾小球病的鉴别诊断**

- HIV 相关性肾病（电镜可见网状聚集体）。
- 特发性局灶节段性肾小球硬化症亚型。
- 与帕米膦酸二钠或干扰素治疗相关。
- 严重缺血（如钙调神经磷酸酶抑制剂治疗或其他原因）性改变。
- 细小病毒（Parvo virus）。
- 系统性红斑狼疮（罕见）。

## 选读

Alpers, C.E., Tsai, C.C., Hudkins, K.L., et al., 1997. Focal segmental glomerulosclerosis in primates infected with a simian immunodefciency virus. AIDS Research in Human Retroviruses 13, 413-424.

Cohen, A.H., Nast, C.C., 1988. HIV-associated nephropathy. A unique combined glomerular, tubular, and interstitial lesion. Modern Pathology 1, 87-97.

Cohen, A.H., Sun, N.C., Shapshak, P., et al., 1989. Demonstration of human immunodefciency virus in renal epithelium in HIV-associated nephropathy. Modern Pathology 2, 125-128.

D'Agati, V., Suh, J.I., Carbone, L., et al., 1988. Pathology of HIV-associated nephropathy: a detailed morphologic and comparative study. Kidney International 35, 1358-1370.

Fine, D.M., Fogo, A.B., Alpers, C.E., 2008. Trombotic microangiopathy and other glomerular disorders in the HIV-infected patient. Seminars in Nephrology 28, 545-555.

Genovese, G., Friedman, D.J., Ross, M.D., et al., 2010. Association of trypanolytic ApoL1 variants with kidney disease in African Americans. Science 329, 841-845.

Kasembeli, A.N., Duarte, R., Ramsay, M., et al., 2015. APOL1 risk variants are strongly associated with HIV-associated nephropathy in black South Africans. Journal of the American Society of Nephrology 26, 2882-2890.

Kimmel, P.L., Phillips, T.M., Ferreira-Centeno, A., et al., 1993. HIV-associated immune-mediated renal disease. Kidney International 44, 1327-1340.

Nochy, D., Glotz, D., Dosquet, P., et al., 1993. Renal disease associated with HIV infection: a multicentric study of 60 patients from Paris hospitals. Nephrology. Dialysis and Transplantation 8, 11-19.

Rosenstiel, P., Gharavi, A., D'Agati, V., et al., 2009. Transgenic and infectious animal models of HIV-associated nephropathy. Journal of the American Society of Nephrology 20, 2296-2304.

Ross, M.J., Klotman, P.E., 2002. Recent progress in HIV-associated nephropathy. Journal of the American Society of Nephrology 13, 2997-3004.

Winston, J.A., Bruggeman, L.A., Ross, M.D., et al., 2001. Nephropathy and establishment of a renal reservoir of HIV type 1 during primary infection. New England Journal of Medicine 344, 1979-1984.

## 镰状细胞性肾病

镰状细胞病为单基因病，患者至少有一个异常血红蛋白（HbS）基因。镰状细胞病包括：纯合子突变型 HbS，引起镰状细胞贫血（sickle cell anemia）；杂合子型镰状细胞病，因不发生贫血（译者注），故称为镰状细胞性状（sickle cell trait, HbAS）；或 HbS 与其他异常基因组合形成复杂杂合。镰状细胞病患者有进行性肾损害的风险。儿童期表现为微量白蛋白尿，20 岁以后逐渐进展至显性蛋白尿，肾功能呈进行性减退。5% ～ 8% 的镰状细胞病患者进展至肾衰竭。患者通常还伴有血尿和尿浓缩功能减退。当镰状细胞性肾病（sickle cell nephropathy）患者出现肾病综合征时预后较差，其中 2/3 进展至肾衰竭，2 年内的病死率为 50%。

镰状细胞病患者最常见的肾病变分为急性和慢性。急性肾损伤包括与镰状细胞危象相关的肾皮质梗死，肾髓质急性或隐匿性损伤致肾乳头坏死和（或）纤维化；而慢性肾小球损伤表现为继发的局灶性节段性肾小球硬化（FSGS）。镰状细胞危象导致镰状红细胞在血管内黏合、淤滞（图 3.211），肾髓质的直小血管最易受累（图 3.212），正常的血流闭塞可造成肾皮质梗死或阻塞肾小球毛细血管，并导致周围肾小管损伤（图 3.213）。由镰状细胞在直小血管淤积所致的急性或隐匿性亚临床病变还可造成肾乳头坏死、小管间质纤维化和尿浓缩功能减退。镰状细胞性肾病的慢性损伤在光镜下通常可见明显的肾小球肥大（图 3.214），系膜区增宽，但细胞增生不明显。可逐渐进展为节段性和球性硬化（图 3.215）。这些病变主要位于肾门，常伴玻璃样变性、脂质空泡形成和泡沫细胞浸润。GBM 可增厚、分层，但无免疫复合物沉积（图 3.215 和 3.216）。肾小球内可见含铁血黄素沉积，足细胞和肾小管上皮细胞内也可见含铁血黄素（图 3.217 ～ 3.219）。有些病例可出现相应的肾小管间质纤维化。血管没有特异性改变。在没有发生镰状细胞危象的病情稳定的患者，即使有明显的硬化性病变，也仅见很少的镰状红细胞。

免疫荧光通常仅在硬化区域见 IgM、补体 C3

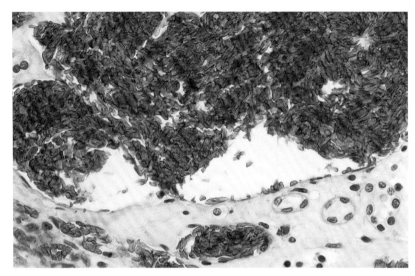

图 3.211　镰状细胞性肾病。镰状细胞危象时，由于在血管腔镰状红细胞相互黏合，使大血管闭塞（H&E 染色，×100）

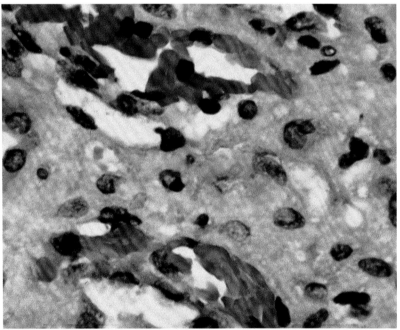

图 3.212　镰状细胞性肾病。即便未发生镰状细胞危象，在肾髓质直小血管和肾小管周围毛细血管内也可见镰状红细胞。本例患者可见周围间质水肿、肾小管损伤。该患者在极度劳累和脱水后死亡（H&E 染色，×400）

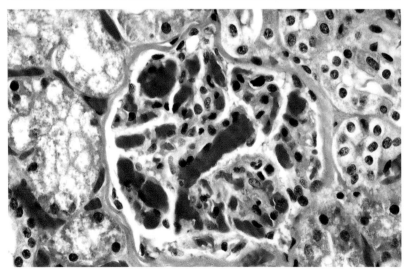

图 3.213　镰状细胞性肾病。镰状细胞可阻塞肾小球和肾小管周围毛细血管。本例患者发生镰状细胞危象时，伴发广泛的肾小管损伤和急性肾小管坏死（H&E 染色，×200）

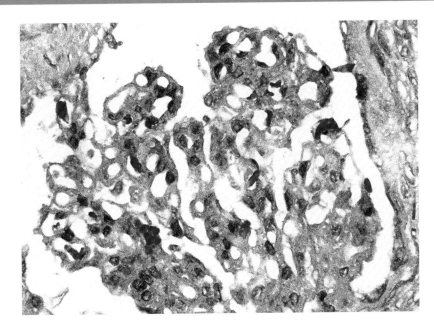

图 3.214　镰状细胞性肾病。慢性镰状细胞性肾病可见肾小球明显肥大，合并膜增生和（或）局灶性节段性硬化。多数无免疫复合物沉积。由于慢性内皮细胞损伤，肾小球系膜增生，肾小球基底膜呈双轨状改变。镰状红细胞少见（右侧）（H&E 染色，×200）

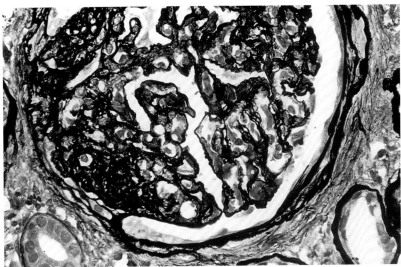

图 3.215　镰状细胞性肾病。慢性镰状细胞性肾病的肾小球基底膜皱缩、呈双轨征改变，伴毛细血管腔轻度阻塞。可见节段性硬化（左），被认为与慢性内皮细胞损伤有关（Jones 银染色，×400）

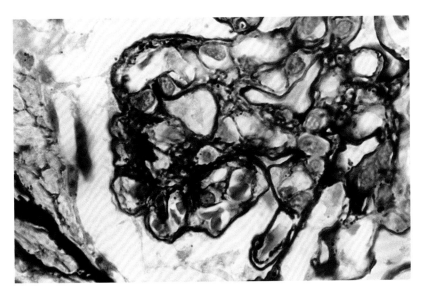

图 3.216　镰状细胞性肾病。可见肾小球基底膜不规则皱缩、双轨形成，伴轻度系膜增生，外周裶见少量镰刀状红细胞。本病例出现继发性局灶性节段性肾小球硬化和明显蛋白尿，肾内无免疫复合物沉积（Jones 银染色，×1000）

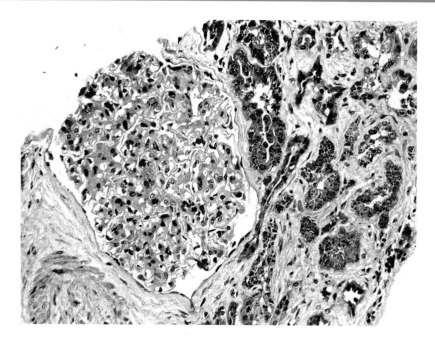

图 3.217　镰状细胞性肾病。由于慢性溶血，含铁血黄素在肾小管甚至肾小球细胞内沉积。在肾小管内呈棕黄色颗粒状色素沉积，伴轻度肾小管萎缩和间质纤维化。肾小球明显扩大伴有轻度系膜增生（H&E 染色，×200）

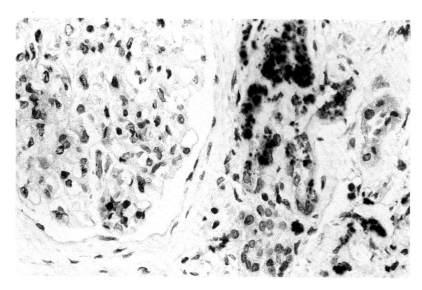

图 3.218　镰状细胞性肾病。普鲁士蓝染色可见铁在肾小管内沉积，偶可见铁在间质巨噬细胞内沉积。肾小球固有细胞少有铁沉积（普鲁士蓝染色，×200）

和 C1q 沉积。当镰状细胞性肾病伴继发性 FSGS 时，电镜下硬化区域的足突消失，并可见镰状红细胞（图 3.219）。光镜下观察到 GBM 的双轨征，其电镜下仅可见系膜插入，而无明显免疫复合物沉积（图 3.220 和 3.221）。镰状细胞性肾病在移植肾中也可复发。

### 病因 / 发病机制

无论是纯合子型镰状细胞病（HbSS）、镰状细胞性状（HbAS）、镰状细胞地中海贫血或血红蛋白病 HbS/HbC（和其他罕见基因的组合）患者，都可发生与镰状细胞病相关的肾病，包括镰状细胞性肾病。镰状细胞倾向的患者也可发生镰状细胞病，甚至镰状细胞危象，但几乎不发生镰状细胞性肾病。镰状细胞危象的发生与氧含量降低有关，特别是脱水和运动会诱发红细胞镰刀状变性。直小血管对组织缺氧特别敏感，组织缺氧、低 pH 和肾髓质高渗均可诱发异常血红蛋白聚合和红细胞镰状变。镰状红细胞阻塞血管可致肾乳头坏死。有些患者的蛋白尿和慢性肾功能不全呈持续性进

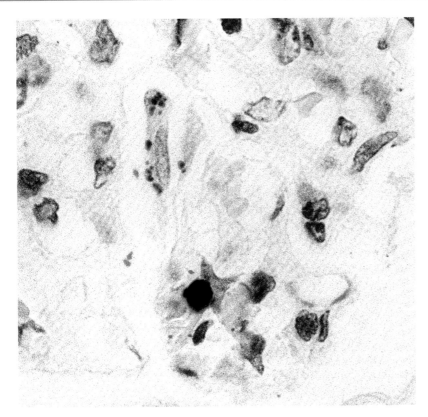

图 3.219 镰状细胞性肾病。慢性镰状细胞性肾病时可见系膜区和足细胞内明显的铁沉积（普鲁士蓝染色，×1000）

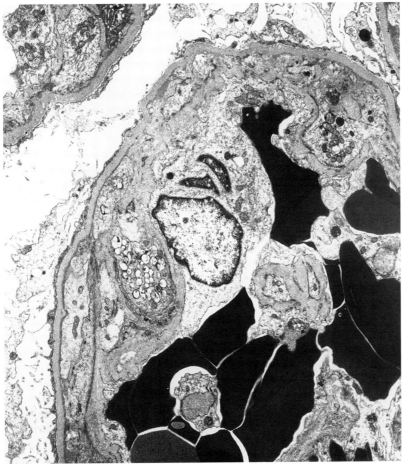

图 3.220 镰状细胞性肾病。由于内皮细胞肿胀、插入，肾小球毛细血管袢明显扭曲变形，毛细血管腔被镰状红细胞填塞，足突消失，未见明显的免疫复合物沉积（透射电镜，×19 000）

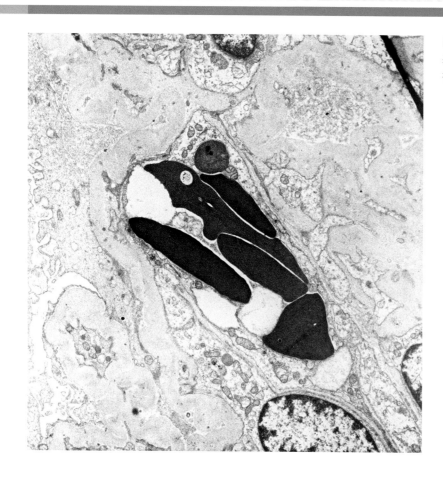

图 3.221　镰状细胞性肾病。肾小球系膜基质明显增宽，基底膜皱缩，毛细血管腔被镰状红细胞填塞（透射电镜，×21 000）

展，可能是由于慢性缺氧、铁／亚铁血红素和镰状变的红细胞造成内皮细胞损伤，且与一氧化氮代谢失衡和肾小球肥大、肾小球内高压和高滤过有关，在以上因素的持续作用下最终发展为节段性肾小球硬化。在血红蛋白病（HbS/HbC）中，肾小管周围毛细血管及直小血管血栓和毛细血管基底膜分层提示慢性内皮损伤主要存在于肾髓质中。目前正在对转基因镰状细胞小鼠进行研究，以进一步阐明肾脏疾病的发病机制和干预措施的效果。微白蛋白尿是早期肾损伤的证据，目前正在对伴微量白蛋白尿的镰状细胞病患者进行临床试验，以评估血管紧张素转换酶抑制剂治疗的效果。最近，镰状细胞性状被认为可改变慢性肾病的风险〔译者注：选读文献提到非洲裔美国人终末期肾病人群中镰状细胞性状的患病率高出 50%，表明它确实可能是发展为慢性肾病的一个危险因素；另有学者提出镰状细胞特性在遗传性多囊肾、糖尿病和高血压的存在下可促进慢性肾衰竭的进展〕。

## 选读

Bernstein, J., Whitten, C.F., 1960. A histological appraisal of the kidney in sickle cell anemia. Archives in Pathology 70, 407-417.

Bhathena, D.B., Sondheimer, J.H., 1991. The glomerulopathy of homozygous sickle hemoglobin (SS) disease: morphology and pathogenesis. Journal of the American Society of Nephrology 1, 1241-1252.

Bissonnette, M.L., Henriksen, K.J., Delaney, K., Stankus, N., Chang, A., 2016. Medullary microvascular thrombosis and injury in sickle hemoglobin C disease. Journal of the American Society of Nephrology 27, 1300-1304.

Buckalew Jr., V.M., Someren, A., 1974. Renal manifestations of sickle cell disease. Archives of Internal Medicine 133, 660-669.

Elfenbein, I.B., Patchefsky, A., Schwartz, W., et al., 1974. Pathology of the glomerulus in sickle cell anemia with and without nephrotic syndrome. American Journal of Pathology 77, 357-374.

Falk，R.J.，Scheinman，J.，Phillips，G.，et al.，1992. Prevalence and pathologic features of sickle cell nephropathy and response to inhibition of angiotensin-converting enzyme. New England Journal of Medicine 326，910-915.

Pham，P.T.，Pham，P.C.，Wilkinson，A.H.，et al.，2000. Renal abnormalities in sickle cell disease. Kidney International 57，1-8.

Scheinman，J.I.，2003. Sickle cell disease and the kidney. Seminars in Nephrology 23，66-76.

Shaw，C.，Sharpe，C.C.，2010. Could sickle cell trait be a predisposing risk factor for CKD？ Nephrology Dialysis Transplantation 25，2403-2405.

# Fabry 病

Fabry 病（Fabry disease）是 α-半乳糖苷酶 A 缺乏导致神经鞘糖脂聚积引起的 X 连锁隐性遗传性疾病。半合子的男性从幼年或儿童时期即出现多系统症状，表现为神经性疼痛以及皮肤、心血管和肾病。早期肾损伤表现为尿浓缩功能减退，成年人则伴有蛋白尿，通常在 40～50 岁时发展至肾功能不全。年轻男性患者也可出现蛋白尿，肾活检可见结构性病变。患者可伴有血管瘤、结膜毛细血管扩张、角膜和晶状体浑浊和肠功能紊乱。典型的皮肤病变为血管角皮瘤，表现为高出皮面的红色丘疹。肾移植可延长患者的存活时间，但由于不能解决酶缺乏的问题，因此多系统病变仍然存在。残存部分酶活性的患者和杂合子的女性患者通常病情较轻，但杂合子女性患者病情的轻重还与突变的等位基因莱昂作用（lyonization，引起 X 染色体失活）有关，导致部分女性携带者病情较重，甚至进展为终末期肾病。

采用标准的组织处理方法，用二甲苯萃取积聚的半乳糖神经酰胺，对环氧树脂包埋标本采用凝集素组织化学染色对溶酶体糖残基的特异性诊断有重要意义。光镜下肾小球脏层上皮细胞和肾小管上皮细胞显著空泡变性（图 3.222～3.224）。随着疾病的进展，系膜区增宽，肾小球硬化伴相应的间质纤维化和肾小管萎缩。可有节段性

GBM 双轨征。包涵体早期出现在 Henle 祥，尤其是远端肾小管，偶尔出现在近曲小管中（图 3.225～3.227）。即使在疾病的早期，血管硬化也很突出。免疫荧光可见 IgM 和补体 C3 沉积在系膜区。电镜下溶酶体内含多个包涵体，遍布在所有的肾细胞内。包涵体的大小和结构变化很大，称髓鞘样小体（myelin bodies），呈螺纹状或板层状结构，也称斑马小体（zebra bodies）（图 3.228～3.230）。电镜下包涵体宽约 35～50 埃（Å），呈明暗交替板层样，多位于肾小球足细胞，亦见于壁层上皮细胞、内皮细胞，特别是管周毛细血管及间质细胞。血管平滑肌细胞、远端小管也可见。最近一项对 59 名成人患者（包括 24 名女性）的大型活检研究表明，本病慢性肾损害分期与动脉和肾小球硬化的严重程度相关，即使是 1～2 期慢性肾病且蛋白尿很少的患者，肾也呈现出显著病理改变，包括节段性和球性硬化以及间质纤维化。有趣的是，女性携带者电镜显示正常与病变足细胞的交杂呈镶嵌状，部分足细胞中含有脂质包涵体，部分足细胞中没有，显示受影响的足细胞与未受影响的足细胞的结构差异。

## 病因 / 发病机制

Fabry 病是由于 α-半乳糖苷酶 A 缺乏而使细胞内鞘糖脂神经酰胺三己糖苷（globotriaosylceramide，Gb3）积聚所致的 X 连锁隐性遗传性疾病。α-半乳糖苷酶 A 存在于体内所有细胞的溶酶体内，其缺乏可致全身性表现。本病在美国的发病率为 1：40 000。杂合子女性也可能发病，但一般临床表现较轻。近来，基因工程方法制造的 α-半乳糖苷酶 A 已用于治疗 Fabry 病，改善其临床表现，并减少系膜细胞的增生，肾功能得到保护。Fabry 病的肾损害与 Gb3 在细胞内积聚而损伤足细胞有关。有研究显示应用替代酶治疗后肾小管管周毛细血管包涵体减少，对儿童进行早期干预甚至可终止蛋白尿。其他形态学损伤的干预效果尚不清楚。

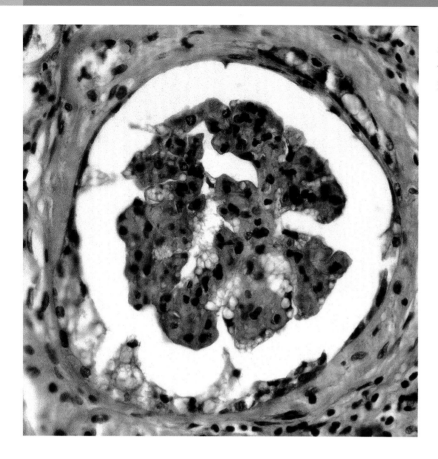

图 3.222　Fabry 病。由于异常鞘糖脂沉积，足细胞和部分壁层上皮细胞空泡变性，呈蜂窝状。内皮细胞和系膜细胞的空泡则较少（H&E 染色，×200）

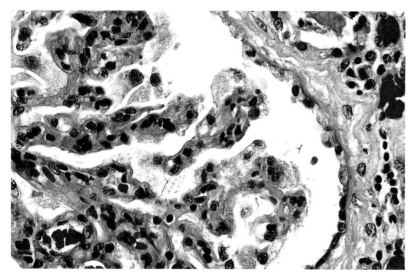

图 3.223　Fabry 病。肾小球脏层上皮细胞增大，由于组织处理过程去掉了积聚的脂质成分，因此上皮细胞呈空泡状、蜂窝状改变，伴有少量单核细胞浸润。部分壁层上皮细胞内可见少量鞘糖脂聚集（H&E 染色，×200）

## Fabry 病的诊断要点

- LM 显示细胞尤其是足细胞的空泡变性。
- 甲苯胺蓝染色的电镜标本切片中，可见含髓鞘样小体的溶酶体包涵体。
- EM 见溶酶体包涵体。

EM，电镜；LM，光镜

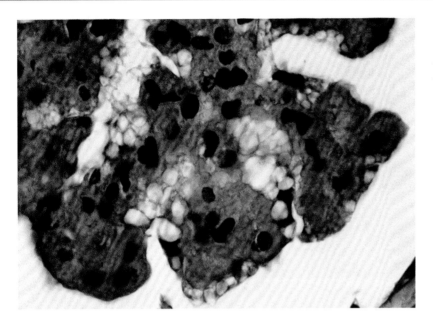

图 3.224　Fabry 病。由于鞘糖脂沉积，足细胞空泡变性呈蜂窝状。左侧系膜细胞和内皮细胞内见少量鞘糖脂沉积，伴单核细胞浸润（H&E 染色，×400）

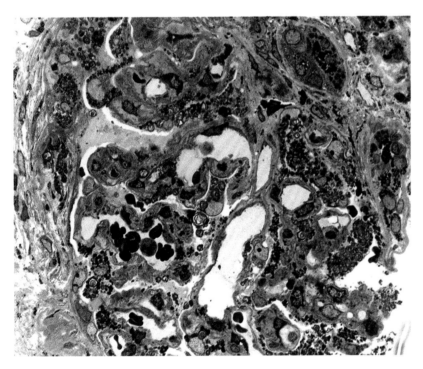

图 3.225　Fabry 病。塑料包埋的切片中，甲苯胺蓝染色可见大量溶酶体包涵体和髓鞘样小体，足细胞内最多见。周围肾小管上皮细胞内亦见鞘糖脂积聚，部分壁层上皮细胞也有灶性积聚（甲苯胺蓝染色，×400）

### Fabry 病的鉴别诊断

- 羟氯喹或其他抑制溶酶体的药物可能导致类似的包涵体。
- 足细胞空泡变性也可见于其他蓄积性疾病，如 Niemann-Pick、Gaucher 病。
- 卵磷脂胆固醇酰基转移酶缺乏症亦见大量的髓鞘样小体，但它们通常存在于整个肾小球基底膜而非局限于细胞内。

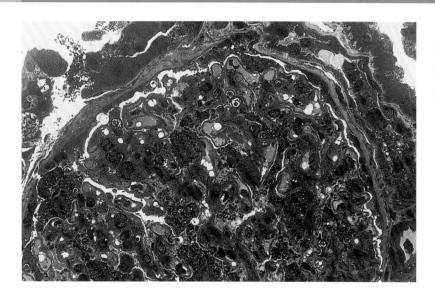

图 3.226　Fabry 病。足细胞内见大量溶酶体包涵体和髓鞘样小体，部分肾小球壁层上皮细胞和邻近肾小管上皮细胞内可见少量包涵体和髓鞘样小体（甲苯胺蓝染色，×400）

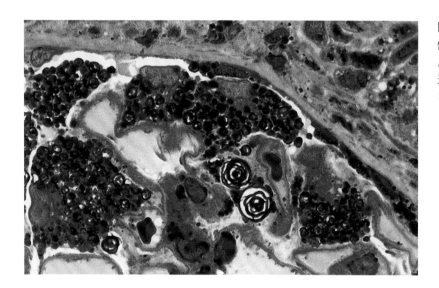

图 3.227　Fabry 病。髓鞘样小体和溶酶体包涵体，部分呈板层状，大量积聚于足细胞内，少量位于系膜细胞和邻近的近端肾小管上皮细胞内（甲苯胺蓝染色，×1000）

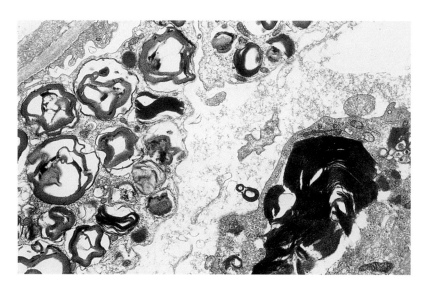

图 3.228　Fabry 病。溶酶体包涵体呈板层状结构，大量出现在肾小球脏层上皮细胞中。肾小球基底膜正常（左上）（透射电镜，×12 000）

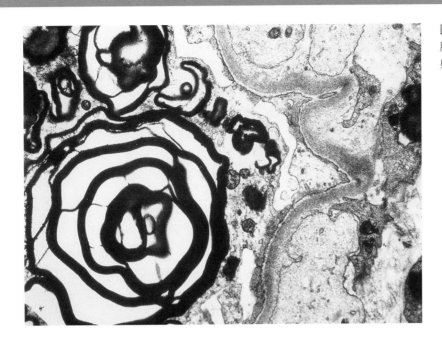

图 3.229 Fabry 病。肾小球脏层上皮细胞内的溶酶体内含有髓鞘样包涵体（透射电镜，×34 000）

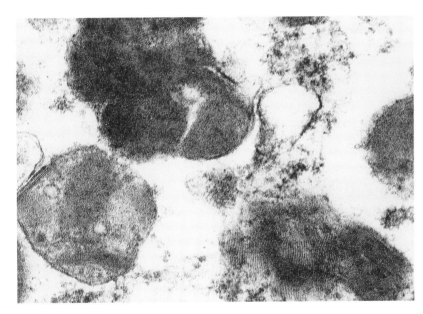

图 3.230 Fabry 病。肾小管上皮细胞内致密的溶酶体包涵体（透射电镜，×34 000）

## 选读

Alroy, J., Sabnis, S., Kopp, J.B., 2002. Renal pathology in Fabry disease. Journal of the American Society of Nephrology 13（Suppl 2）, S134-S138.

Branton, M.H., Schiffmann, R., Sabnis, S.G., et al., 2002. Natural history of Fabry renal disease: influence of alpha-galactosidase A activity and genetic mutations on clinical course. Medicine（Baltimore）81, 122-138.

Faraggiana, T., Churg, J., 1987. Renal lipidoses: a review. Human Pathology 18, 661-679.

Faraggiana, T., Churg, J., Grishman, E., et al., 1981. Light and electron microscopic histochemistry of Fabry's disease. American Journal of Pathology 103, 247-262.

Farge, D., Nadler, S., Wolfe, L.S., et al., 1985. Diagnostic value of kidney biopsy in heterozygous Fabry's disease. Archives of Pathological Laboratory Medicine 109, 85-88.

Fogo, A.B., Bostad, L., Svarstad, E., et al., all members of the International Study Group of Fabry Nephropathy

（ISGFN），2010. Scoring system for renal pathology in Fabry disease：report of the International Study Group of Fabry Nephropathy（ISGFN）. Nephrology Dialysis Transplantation 25，2168-2177.

Mauer，M.，Glynn，E.，Svarstad，E.，et al.，2014. Mosaicism of podocyte involvement is related to podocyte injury in females with Fabry disease. PLoS One 9，e112188.

Ojo，A.，Meier-Kriesche，H.U.，Friedman，G.，et al.，2000. Excellent outcome of renal transplantation in patients with Fabry's disease. Transplantation 69，2337-2339.

Schiffmann，R.，Kopp，J.B.，Austin 3rd，H.A.，et al.，2001. Enzyme replacement therapy in Fabry disease：a randomized controlled trial. Journal of the American Medical Association 285，2743-2749.

Sessa，A.，Meroni，M.，Battini，G.，et al.，2001. Renal pathological changes in Fabry disease. Journal of Inherited Metabolic Disease 24（Suppl 2），66-70.

Turberg，B.L.，Rennke，H.，Colvin，R.B.，et al.，2002. Globotriaosylceramide accumulation in the Fabry kidney is cleared from multiple cell types afer enzyme replacement therapy. Kidney International 62，1933-1946.

Tøndel，C.，Bostad，L.，Hirth，A.，et al.，2008. Renal biopsy fndings in children and adolescents with Fabry disease and minimal albuminuria. American Journal of Kidney Disease 51，767-776.

（翻译：张慧　审校：杨京彦　汤绚丽）

## 脂蛋白肾小球病

脂蛋白肾小球肾病（lipoprotein glomerulopathy）是在某些家族中发生的常染色体隐性遗传性疾病，临床表现为蛋白尿和激素抵抗性的肾病综合征。大多数报道的病例来自日本和中国，在其他种族中也有少数病例报道。男性患者多于女性。通常于成年人发病，儿童少见。典型病例表现为 β - 载脂蛋白和前 β - 载脂蛋白增加，并伴有血清载脂蛋白 E（apolipoprotein E，Apo E）升高。此病引起的肾小球病变亦见于Ⅲ型高脂血症。Apo E 是低密度脂蛋白（low-density lipoprotein，LDL）受体的配体。多重 Apo E 的突变与脂蛋白肾病或Ⅲ型高脂蛋白血症相关，但其突变不会同时出现两种疾病。大约 1/3 患者表现为慢性进行性肾病，肾移植可复发。

特征性的光镜改变之一是毛细血管内充满脂蛋白栓子以及整个肾小球肥大（图 3.231）。系膜区可出现系膜溶解；而未出现系膜溶解的区域，则表现为系膜细胞增殖和系膜基质增多。毛细血管壁可出现相应的增厚或撕裂。脂蛋白栓子 PAS 轻度着色，典型的表现为空泡状和板层状，油红 O 染色和苏丹染色阳性（图 3.232）。病变可伴有节段性硬化，但与卵磷脂胆固醇脂酰转移酶

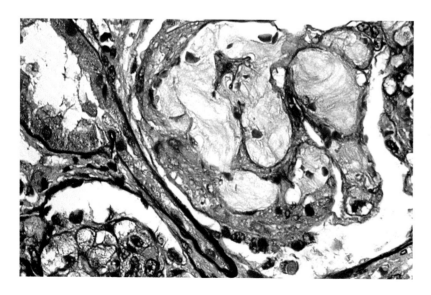

图 3.231　脂蛋白肾病。毛细血管袢腔内有大量淡染淡染的脂质血栓，扩张的毛细血管管腔，伴有节段性基底膜撕裂（Jones 银染色，×200）(Case 3.231–3.234 kindly provided by Dr. Barry Stokes, New York-Presbyterian Hospital at the Columbia University Medical Center).

（lecithin-cholesterol acyltransferase，LCAT）缺乏症相比，肾小球内的泡沫细胞形成并不明显，除非已经出现小球硬化。小管间质的变化与肾小球的硬化程度成正比，血管无明显损伤。免疫荧光染色可见阳性的 IgM、C1q 和纤维蛋白原围绕着含有 β - 载脂蛋白、Apo B、和 Apo E 的脂蛋白栓子。电镜下，可见空泡状 / 颗粒状电子致密物或透明的沉积物和栓子，常呈同心圆状、板层状改变，并有细小的脂质空泡（图 3.234）。电镜下可见双轨征，这是由于内皮细胞和基底膜间存在部分脂质成分，同时伴有节段性细胞插入所致（图 3.233 ～ 3.234）。

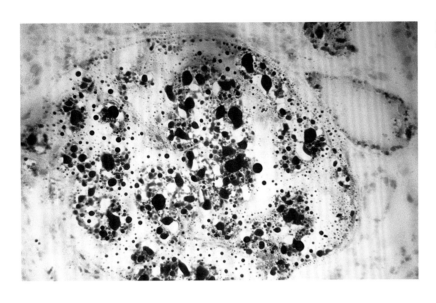

图 3.232　脂蛋白肾病。脂质染色显示毛细血管内栓子强阳性（油红 O 染色，×200）

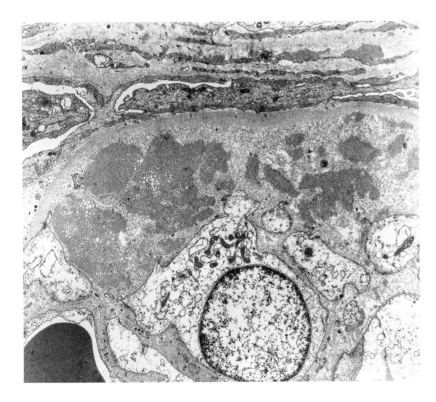

图 3.233　脂蛋白肾病。偶见内皮下 / 基底膜内沉积的脂质空泡（透射电镜，×18 000）

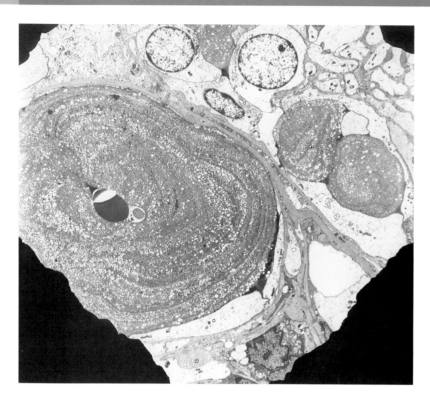

**图3.234** 脂蛋白肾病。毛细血管内栓子呈同心圆状、板层状，并有小的脂质空泡（透射电镜，×8000）

## 选读

Boumendjel，R.，Papari，M.，Gonzalez，M.，2010. A rare case of lipoprotein glomerulopathy in a white man：an emerging entity in Asia，rare in the white population. Archives of Pathology & Laboratory Medicine 134，279-282.

Faraggiana，T.，Churg，J.，1987. Renal lipidosis：A review. Human Pathology 18，661-679.

Kaur，A.，Sethi，S.，2016. Histiocytic and nonhistiocytic glomerular lesions：Foam cells and their mimickers. American Journal of Kidney Diseases 67，329-336.

Matsunaga，A.，Saito，T.，2014. Apolipoprotein E mutations：a comparison between lipoprotein glomerulopathy and type Ⅲ hyperlipoproteinemia. Clinical and Experimental Nephrology 18，220-224.

Saito，T.，Sato，H.，Kudo，K.，et al.，1989. Lipoprotein glomerulopathy：Glomerular lipoprotein thrombi in a patient with hyperlipoproteinemia. American Journal of Kidney Disease 132，148-153.

Watanabe，Y.，Ozaki，I.，Yoshida，F.，et al.，1989. A case of nephrotic syndrome with glomerular lipoprotein deposition with capillary ballooning and mesangiolysis. Nephron 521，265-270.

## 卵磷脂－胆固醇酰基转移酶缺乏症

该系统性疾病缘于卵磷脂－胆固醇酰基转移酶缺乏症（Lecithin-cholesterol Acyltransferase，LCAT）的缺乏，而该酶的缺乏是由于染色体16长臂的基因突变。LCAT催化游离胆固醇结合形成脂蛋白。LCAT的缺乏导致高密度脂蛋白（high-density lipoprotein，HDL）水平显著降低。该病最早被报道的是斯堪的纳维亚患者，目前世界范围内都有发生，为常染色体隐性遗传性疾病，在不同的家系中LCAT的缺乏程度不同。患者表现为蛋白尿、贫血、高脂血症、角膜浑浊（所谓的"鱼眼病"），以及快速进展的动脉粥样硬化。早期的肾病变表现为蛋白尿，甚至在儿童期就会出现，至四五十岁时尿蛋白逐渐加重，常常进展为肾病综合征及终末期肾病。基因检测可能有助于诊断。

光镜下表现为毛细血管壁增厚，基底膜呈不规则空泡样改变（图3.235～3.238）。系膜区扩张，经常出现小泡，在毛细血管腔内及系膜区出现程度不等的泡沫细胞浸润（见图

3.236～3.238）。泡沫细胞也可出现在血管和肾间质中。在晚期病例中可出现节段性硬化和玻璃样变性。脂质沉积也存在于其他器官中。免疫荧光检测无免疫复合物沉积。沉积的脂质 Apo B 和 Apo E 染色阳性。电镜下可见基底膜缺损；系膜区可见实性或薄层状致密结构，或含有致密颗粒（条纹状膜结构）（见"Fabry 病的鉴别诊断"）。细胞内含有脂质包涵体（图 3.239）。上皮细胞足突消失。

## 病因 / 发病机制

LCAT 是游离胆固醇与低密度脂蛋白发生酯化结合作用的催化剂。LCAT 缺乏是由于基因突变所致，不同突变导致酶活性程度不同。它在某些家系中可以完全缺失，而在某些纯合子中缺失 10%～20% 不等。杂合子突变也可以降低 LCAT 活性。基因突变的频率在斯堪的纳维亚人中约占 2%。LCAT 活性的降低导致脂质代谢异常，非酯化的胆固醇、甘油三酯和磷脂酰胆碱蓄积于全身。

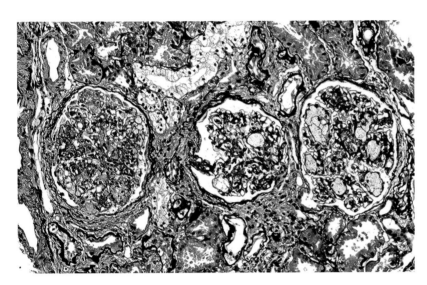

图 3.235　卵磷脂-胆固醇酰基转移酶缺乏症。可能存在非特异性硬化和间质纤维化。肾小球基底膜不规则增厚。如图左侧所示，系膜扩张，毛细血管腔内和系膜区有不同程度的泡沫细胞浸润（Jones 银染色，×100）

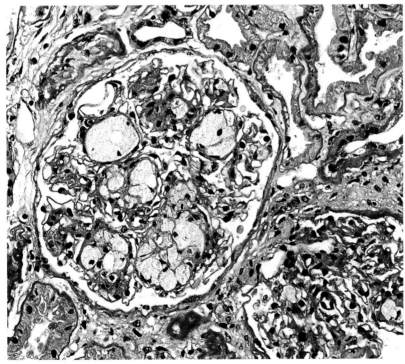

图 3.236　卵磷脂-胆固醇酰基转移酶缺乏症。左侧小球可见明显的毛细血管腔内泡沫细胞浸润，而右侧小球仅有少量泡沫细胞（PAS，×200）

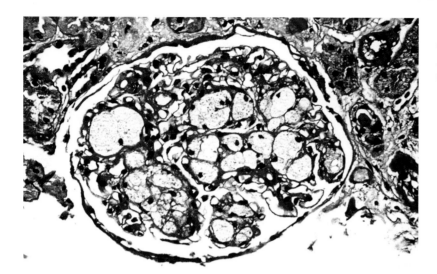

图3.237　卵磷脂-胆固醇酰基转移酶缺乏症。外周毛细血管基底膜节段性不规则改变，毛细血管腔内和系膜区显著的泡沫细胞浸润（H&E染色，×400）

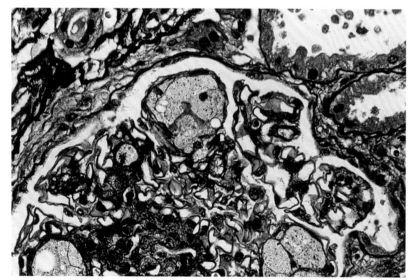

图3.238　卵磷脂-胆固醇酰基转移酶缺乏症。肾小球基底膜增厚，偶见双轨征（左下角）。在毛细血管祥腔内见较多泡沫细胞浸润，伴有少量脂质空泡及系膜基质增多（Jones银染色，×400）

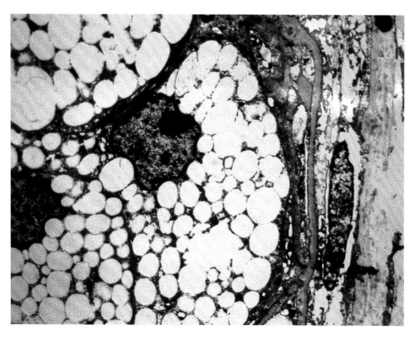

图3.239　卵磷脂-胆固醇酰基转移酶缺乏症。电镜见基底膜内侧空泡状结构（已显示），或实性、片状致密结构（未显示）。毛细血管祥腔里的泡沫细胞内见大量的脂质包涵体（透射电镜，×8000）

脂质蓄积在大动脉、其他动脉、肝、脾和角膜中均有报道。目前尚未发现有效的治疗方法。最近基因敲除小鼠模型已完成，为探索新的基因治疗方法提供了可能。肾移植不能恢复机体正常的脂质代谢状态。肾功能在移植后虽然可以维持，但肾小球内脂类物质的沉积和泡沫细胞的浸润，最早可在移植后 6 个月左右再次出现。

## 选读

Faraggiana, T., Churg, J., 1987. Renal lipidosis: A review. Human Pathology 18, 661-679.

Gjøne, E., 1981. Familial lecithin: cholesterol acyltransferase deficiency: a new metabolic disease with renal involvement. Advances in Nephrology 10, 167-185.

Hovig, T., Gjøne, E., 1974. Familial lecithin: cholesterol acyltransferase deficiency. Scandinavian Journal of Clinical Laboratory Investigation 33, 135-146.

Imbasciati, E., Paties, C., Scarpioni, L., et al., 1986. Renal lesions in familial lecithin-cholesterol acyltransferase deficiency: ultrastructural heterogeneity of glomerular changes. American Journal of Nephrology 6, 66-70.

Joosten, H., Strunk, A.L., Meijer, S., et al., 2010. An aid to the diagnosis of genetic disorders underlying adult-onset renal failure: a literature review. Clinical Nephrology 73, 454-472.

Lager, D.J., Rosenberg, B.F., Shapiro, H., et al., 1991. Lecithin cholesterol acyltransferase deficiency: ultrastructural examination of sequential renal biopsies. Modern Pathology 4, 331-335.

Lambert, G., Sakai, N., Vaisman, B.L., et al., 2001. Analysis of glomerulosclerosis and atherosclerosis in lecithin cholesterol acyltransferase-deficient mice. Journal of Biological Chemistry 276, 15090-15098.

## 遗传性局灶性节段性肾小球硬化症

新的足细胞分子生物学的研究及罕见的家族型肾病综合征或 FSGS 的基因突变，如 nephrin、α-actinin-4 和 podocin，为进展性肾小球硬化症的机制研究提供了重要的新思路。虽然缺乏与疾病遗传特性相关的可靠的形态学线索，但有关其遗传机制的综述分析或许有所启示。

**CD2AP**：作为一个在裂孔隔膜上与 nephrin 相互作用的关键因素，已被证实在一些没有家族史的蛋白尿和 FSGS 患者中可检测到 CD2AP 的突变。

**ACTN4**：在罕见的家族性 FSGS 病例中发现了与 nephrin-CD2AP 复合物相互作用的其他重要基因。常染色体显性遗传性 FSGS 是由定位于染色体 19q13 的 α-actinin-4（ACTN4）基因突变引起的。由此假定肌动蛋白细胞骨架分子间相互作用的改变，是通过"功能获取"机制导致 FSGS 的。反之，nephrin 基因突变引起的肾病综合征是由"功能丧失"引起的。ACTN-4 基因突变者多在 30 岁前突发进展至终末期肾衰竭，但肾移植后罕见 FSGS 再发。电镜可在足细胞胞质中观察到异常的电子致密物，这可能是异常堆积的 α-actinin-4 片段。

**Podocin**：podocin 是另外一种足细胞特异基因（NPHS2），在常染色体隐性 FSGS 中发生突变，儿童早期发病，快速进展至终末期肾衰竭。podocin 是一个重要的红细胞膜整合蛋白（stomatin）家族成员，与 nephrin-CD2AP 复合物相互作用，提示 podocin 可能参与裂孔膜的形成。在一些对类固醇耐药的非家族性 FSGS 儿童患者中，podocin 突变的比例高达 25%。然而，最近的一项对患有 FSGS 伴或不伴类固醇抵抗的肾病综合征的非洲裔美国儿童的研究中，未检测到 NPHS2 或 WT-1 突变。podocin 突变的患者通常存在类固醇治疗抵抗，然而在成人发生的类固醇抵抗的 FSGS 中，很少检测到 podocin 突变。在家族性类固醇抵抗型肾病综合征的患者中，通过基因检测或二代测序，可以发现大约 30% 的致病突变。

**TRPC6**：家族性 FSGS 也可由位于染色体 11q 的离子通道基因 TRPC6（transient receptor potential cation channel-6，瞬时受体电位阳离子通道 -6）突变引起。该病为常染色体显性遗传性疾病，突变导致细胞表面通道表达增强。TRPC6 通常表达于足细胞，其导致 FSGS 的机制尚未确定，但可能与钙对血管紧张素等的反应增强，导致相关的肾小球内稳态紊乱和（或）引起细胞凋亡有关。

**PLCE1**：最近一个弥漫性系膜硬化症或

FSGS 的大家系研究发现，其发病与磷脂酶 Cε1（*PLCE1*）的截短突变有关，其中 2 名患者对类固醇治疗有反应。*PLCE1* 在肾小球中表达，且在肾小球的发育中起关键作用，其机制可能与对裂孔膈膜的发育和功能起重要作用的蛋白质的相互作用有关。

**Mitochondrial tRNA**[Leu（UUR）]：线粒体细胞病是线粒体 DNA 在 tRNA[Leu(UUR)] 突变时引起的疾病。患者有肌病、卒中、脑病，偶尔有糖尿病、听力障碍、心肌病和伴小动脉异常玻璃样变的 FSGS。然而一些完全没有线粒体细胞病的患者中亦存在这种线粒体突变。这些患者青春期蛋白尿发作后出现进展性糖尿病或听力障碍，肾穿刺活检可见多核足细胞和异形线粒体，但有时无形态学表现。

**INF2**：*INF2* 是编码肌动蛋白调节蛋白 formin 家族中的一个成员，*INF2* 突变见于常染色体显性遗传的家族性 FSGS。患者有可变的、偶发的肾病范围的蛋白尿，但尚未达到肾病综合征，成人发病，并进展为终末期肾病。足细胞内肌动蛋白的失调可能是致病原因。光镜下病变为常见类型的 FSGS，电镜可以看到足突融合和足突位置明显的肌动蛋白束。

在遗传性 FSGS 中还发现了许多其他基因的突变。这些基因大致可划分为：足细胞结构蛋白；裂孔隔膜或细胞骨架蛋白，或调控细胞与 GBM 相互作用的结构蛋白（如 *LAMB2*，encoding laminin beta2；*IGTB4*，encoding integrin beta4）；影响关键信号通路的蛋白相关基因突变（如 *ARHGDIA*，encoding Rho GDP-dissociation inhibitor 1）；特定的足细胞效应通道（如 *TRPC6*），或影响线粒体功能的基因突变，如辅酶 Q10（如 *PDSS2*，encoding decaprenyl diphosphate synthase subunit 2）。随着发病机制研究的深入，可能出现特定治疗方案，例如恢复 *TRPC6* 突变者正常的通道活动功能，或针对突变影响线粒体功能的患者使用辅酶 Q10 进行治疗。

## 选读

Bertelli, R., Ginevri, F., Caridi, G., et al., 2003. Recurrence of focal segmental glomerulosclerosis after renal transplantation in patients with mutations of podocin. American Journal of Kidney Diseases 41, 1314-1321.

Boute, N., Gribouval, O., Roselli, S., et al., 2000. NPHS2, encoding the glomerular protein podocin, is mutated in autosomal recessive steroid-resistant nephrotic syndrome. Nature Genetics 24, 349-354.

Brown, E.J., Schlöndorff, J.S., Becker, D.J., et al., 2010. Mutations in the formin gene INF2 cause focal segmental glomerulosclerosis. Nature Genetics 42, 72-76.

Chernin, G., Heeringa, S.F., Gbadegesin, R., et al., 2008. Low prevalence of NPHS2 mutations in African American children with steroid-resistant nephrotic syndrome. Pediatric Nephrology 23, 1455-1460.

Fogo, A.B., 2015. Causes and pathogenesis of focal segmental glomerulosclerosis. Nature Review Nephrology 11, 76-87.

Hildebrandt, F., Heeringa, S.F., 2009 Apr. Specific podocin mutations determine age of onset of nephrotic syndrome all the way into adult life. Kidney International 75, 669-671.

Hinkes, B., Wiggins, R.C., Gbadegesin, R., et al., 2006. Positional cloning uncovers mutations in PLCE1 responsible for a nephrotic syndrome variant that may be reversible. Nature Genetics 38, 1397-1405.

Hotta, O., Inoue, C.N., Miyabayashi, S., et al., 2001. Clinical and pathologic features of focal segmental glomerulosclerosis with mitochondrial tRNALeu (UUR) gene mutation. Kidney International 59, 1236-1243.

Kaplan, J.M., Kim, S.H., North, K.N., et al., 2000. Mutations in ACTN4, encoding alpha-actinin-4, cause familial focal segmental glomerulosclerosis. Nature Genetics 24, 251-256.

Kim, J.M., Wu, H., Green, G., et al., 2003. CD2-associated protein haploinsufficiency is linked to glomerular disease susceptibility. Science 300, 1298-1300.

Ruf, R.G., Lichtenberger, A., Karle, S.M., et al., 2004. Arbeitsgemeinschaft fur Padiatrische Nephrologie Study Group：Patients with mutations in NPHS2（podocin）do not respond to standard steroid treatment of nephrotic syndrome. Journal of the American Society of Nephrology 15, 722-732.

Sadowski, C.E., Lovric, S., Ashraf, S., SRNS Study Group, Hildebrandt F, et al., 2015. A single-gene cause in 29.5% of cases of steroid-resistant nephrotic syndrome. Journal of the American Society of Nephrology 26, 1279-

1289.

Winn, M.P., Conlon, P.J., Lynn, K.L., et al., 2005. A mutation in the TRPC6 cation channel causes familial focal segmental glomerulosclerosis. Science 308, 1801-1804.

Woroniecki, R.P., Kopp, J.B., 2007. Genetics of focal segmental glomerulosclerosis. Pediatric Nephrology 22, 638-644.

（翻译：杨京彦　审校：张建　甄军晖）

# 与肾炎综合征或快速进行性肾小球肾炎相关的疾病：免疫介导的肾小球肾炎

## 狼疮性肾炎

尸体解剖和活检研究均证明临床诊断为系统性红斑狼疮（SLE）的患者，其肾受累是其常见和严重的并发症，因此肾活检非常必要。肾活检中病变的性质与肾自身免疫反应程度直接相关，病理诊断可以帮助患者选择适当的治疗和预测短期及长期预后。在分析与疾病发展相关的潜在发病机制时，应考虑狼疮性肾炎的不同类型（图3.240）。这不仅是评估临床预后的依据，同时也是选择治疗方案的理论基础。因此，许多临床医师极力主张把肾活检作为评价所有 SLE 患者的常规检查。狼疮肾活检病理分型是少数与临床治疗密切相关的病理分型之一，对临床工作具有重要意义。

世界卫生组织（World Health Organization, WHO）于 1975 年制定的狼疮性肾炎（lupus nephritis, LN）分类方案为临床应用提供了一个基本的依据。该分类方案已经修订了几次，最近的一版于 1995 年出版（表 3.6）。它结合了肾活检所有形态学特征，包括光镜、免疫荧光和电子显微镜所见，对以前分类版本有重大改进。修订后的分类方案以及对病变的严重程度和慢性化程度的评估，已被临床肾病学家和肾脏病理学家所接受并广泛应用。最近国际肾病学会和肾脏病理学会联合委员会（International Society of Nephrology and the Renal Pathology Society，ISN/RPS）对以前的 WHO 分类进行了更为全面的修订（表 3.7）。它取消了肾活检中没有明显病理发现的活检类别，着重强调了免疫荧光和光镜的作用，鉴于不是所有的中心都有电镜，因此没有强调电镜改变，但应该认识到在Ⅲ型和Ⅳ型 LN 中，电镜下检测到内皮下沉积是诊断和判断预后的重要指标之一。

然而，这些分类仍有局限性。它们侧重于肾小球的损害，而对肾小管、间质和血管的病变重视不够。最近对 ISN/RPS 分类的评估报告已经发表，报告肯定了 ISN/RPS 分类在临床病理研究中的实用性，提及Ⅳ-S（节段性病变）型 LN 的预后是否差于Ⅳ-G（球性病变）型 LN 尚无一致性结论，同时提及Ⅳ型 LN 诊断比例有所增加。Ⅳ-S 型 LN 中部分以节段性坏死/新月体病变为主且伴有稀疏的免疫复合物沉积，可能与抗中性粒细胞胞质抗体（antineutrophil cytoplasmic antibody, ANCA）相关（见下文）。毛细血管内血栓常与坏死相关，提示抗磷脂抗体可能在发病机制中所起的作用。另外，在鉴别Ⅲ型局灶性和Ⅳ型弥漫性 LN 时，对如何量化发生硬化的肾小球存在争议。

**表 3.6　1995 狼疮性肾小球肾炎的改进分型**

| | |
|---|---|
| Ⅰ型 | 正常肾小球 |
| Ⅱ型 | 单纯系膜增生型<br>A. 光镜正常但存在免疫复合物沉积<br>B. 中度系膜细胞增生 |
| Ⅲ型 | 局灶和节段增生性肾小球肾炎<br>A. 活动性坏死性病变<br>B. 活动性和硬化性病变<br>C. 硬化性病变 |
| Ⅳ型 | 弥漫增生性肾小球肾炎<br>A. 无节段坏死性病变<br>B. 伴节段坏死性病变<br>C. 伴节段活动性和硬化性病变<br>D. 非活动性、硬化性病变 |
| Ⅴ型 | 弥漫膜性肾小球肾炎<br>A. 单纯的膜性肾小球肾炎<br>B. 伴ⅡA 或ⅡB 型病变 |
| Ⅵ型 | 晚期硬化性肾小球肾炎 |

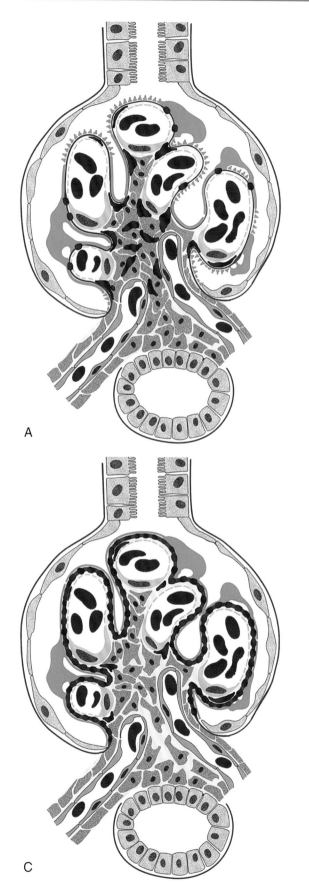

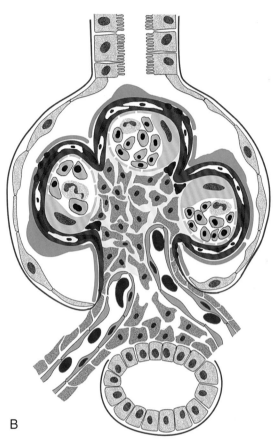

图 3.240 （**A**）狼疮性肾炎表现形式多样。系膜增生性狼疮性肾炎（ISN/RPS Ⅱ 型）以系膜沉积致系膜增生性病变为主，其他部位可能有少量沉积。（**B**）狼疮性肾炎也可表现为内皮下沉积，毛细血管内细胞增生和肾小球基底膜双轨征。在增生性狼疮性肾炎中，也经常会有小的、散在的上皮下沉积。（**C**）在膜性狼疮性肾炎中，除了像特发性膜性肾病那样存在球性上皮下沉积外，还可见到系膜区沉积

| 表 3.7 | 2002 ISN/RPS 狼疮性肾炎的病理分型 |
| --- | --- |

Ⅰ型　轻微系膜性 LGN
光镜下肾小球正常，但免疫荧光和（或）电镜可见系膜区免疫复合物沉积

Ⅱ型　系膜增生性 LGN
光镜下仅为不同程度的系膜细胞增生，和（或）系膜基质增生，多数情况下系膜区无或少量免疫复合物沉积；免疫荧光和（或）电镜可见少量内皮下和（或）上皮下免疫复合物沉积，但光镜观察不到

Ⅲ型　局灶性 LGN（＜ 50% 的肾小球受累）
病变表现为活动性或非活动性；局灶性节段性和（或）球性；毛细血管内和（或）毛细血管外 GN；通常伴有局灶内皮下免疫复合物沉积，伴或不伴局灶性或弥漫性系膜改变。
Ⅲ（A）单纯活动性病变：活动性局灶增殖性 LGN
Ⅲ（A/C）活动性和慢性病变：活动性局灶增殖和硬化性 LGN
Ⅲ（C）慢性非活动性病变伴肾小球硬化：非活动性局灶硬化性 LGN
- 需注明肾小球活动性病变和硬化性病变的比例
- 需注明肾小球纤维素样坏死和（或）细胞性新月体的比例

Ⅳ型　弥漫节段性（Ⅳ -S）或球性（Ⅳ -G）LGN（≥ 50% 肾小球呈节段性或球性病变）
病变表现为活动性或非活动性，弥漫节段性或弥漫球性，毛细血管内和（或）毛细血管外；伴有弥漫内皮下免疫复合物沉积，伴或不伴系膜改变。
分为两种亚型：Ⅳ -S：弥漫节段性病变，≥ 50% 受累肾小球有节段性病变
Ⅳ -G：弥漫球性病变，≥ 50% 受累肾小球有球性病变
Ⅳ（A）活动性病变：弥漫节段性或球性增殖性 LGN
Ⅳ（A/C）活动性和慢性病变：弥漫节段性或球性增殖以及硬化性 LGN
Ⅳ（C）非活动性病变伴肾小球硬化：弥漫节段性或球性硬化性 LGN
对于Ⅳ型：
- 需注明肾小球活动性病变和硬化性病变的比例
- 需注明肾小球纤维素样坏死和（或）细胞性新月体的比例

Ⅴ型　膜性 LGN
光镜和（或）免疫荧光和（或）电镜下可见大量的球性或节段性的上皮下免疫复合物沉积，伴有相应的形态学改变，伴或不伴系膜改变
- 合并Ⅲ型或Ⅳ型病变时做复合型诊断，如Ⅲ＋Ⅴ型，Ⅳ＋Ⅴ型

Ⅵ型　晚期硬化性 LGN
≥ 90% 的肾小球呈球性硬化，不再有活动性病变

建议对所有肾活检病变进行描述和半定量，包括活动性和硬化性病变程度，肾小管萎缩、间质炎症以及纤维化的分级，动脉硬化或其他血管病变的严重程度。

GN，肾小球肾炎；LGN，狼疮性肾小球肾炎

对 LN 分类存在的这些问题，我们还将不断地进行回顾和再评估。另有研究表明，新的分型为评估肾的长期预后，以及预防终末期肾病和（或）死亡的最佳治疗方案的选择提供了有益的病理信息。更重要的是，尽管 ISN/RPS 分类没有消除不同中心之间因观察者的经验不同而引起的差异，但单中心应用结果表明该分类具有一致性。而且它为不同中心和不同研究结果的比较提供了一种标准化的肾活检解读方法。最近一个对 2004 年分型的回顾性研究提出了一些帮助下一版修订的改进建议。这些建议尝试对形态学进行重新定义和说明，提醒注意其他类型的肾小球病变以及血管和肾间质小管病变等。

### 组织病理学

最新分类的组织病理学改变如表 3.7 所示。在

Ⅲ型和Ⅳ型LN中省略了"增生性"描述，因为其组织学改变不仅限于毛细血管内细胞增生/细胞增多，也可表现为膜增生性特征，可伴有新月体、坏死或"铁线圈"（白金耳）样改变。

### Ⅰ型轻微系膜性狼疮性肾炎

在光学显微镜下Ⅰ型LN病变轻微或没有明显改变。然而，免疫荧光可见系膜区免疫复合物沉积，电镜可证实该区域有电子致密物沉积（图3.241和3.242）。

### Ⅱ型系膜增生性狼疮性肾炎

在Ⅱ型LN中，光镜见远离血管极的小叶中央区域系膜细胞增多（图3.243），外围的肾小球毛细血管壁不受累，没有节段性瘢痕形成、新月体或坏死性改变。免疫荧光见到系膜区免疫球蛋白沉积（图3.244），电镜证实为系膜区电子致密物沉积（图3.245）。在一些病例中，偶见系膜旁、内皮下或上皮下电子致密物沉积。肾小管、间质和血管改变通常不明显。

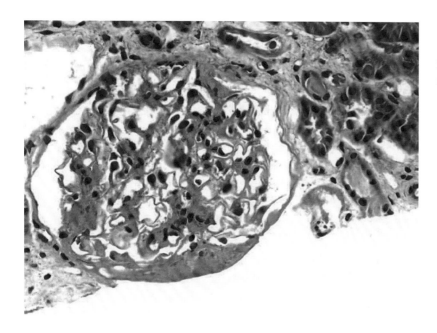

图3.241　Ⅰ型轻微系膜性狼疮性肾小球肾炎。只有轻微的节段系膜基质增宽，无细胞增生。外周毛细血管祥完全正常（H&E染色，×400）

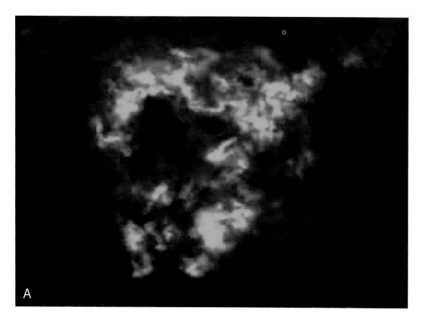

图3.242　Ⅰ型轻微系膜性狼疮性肾炎。（A）Ⅰ型免疫荧光可见系膜内有免疫球蛋白沉积。最常见的是IgG沉积，可伴有类似方式的C3沉积（抗IgG免疫荧光，×400）

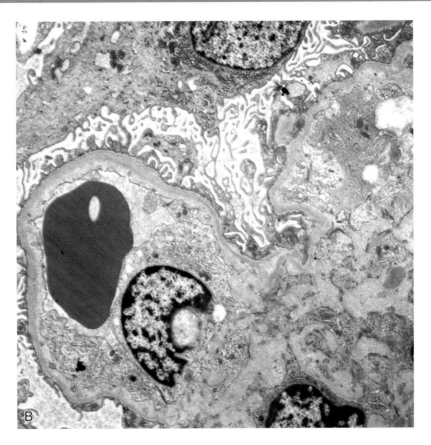

图 3.242（续）（B）Ⅰ型轻微系膜性狼疮性肾小球肾炎，电镜下外周毛细血管袢开放，足突和内皮细胞形态良好。系膜基质增多和小块状电子致密物沉积（透射电镜，×4000）

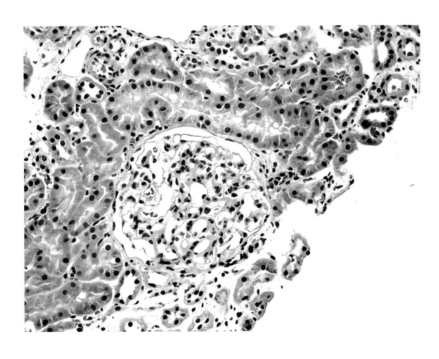

图 3.243　Ⅱ型系膜增生性狼疮性肾炎。系膜增宽较Ⅰ型明显，系膜细胞明显增多。周围毛细血管袢正常。间质中邻近的肾小管通常无明显病变（H&E 染色，×400）

Ⅱ型 LN 患者一般临床症状轻微，有轻度到中度的蛋白尿和（或）血尿，无肾功能不全。

### Ⅲ型局灶性狼疮性肾炎

Ⅲ型 LN 的特征是在光镜下发现局灶性肾小球肾炎，不超过 50% 的肾小球有活动性或慢性病变。这些病变可以是节段性或球性的增生、坏死、新月体形成、硬化或上述病变的组合（图3.246）。除了系膜广泛增宽之外，毛细血管内和毛细血管外（即新月体）的细胞增殖常伴有毛细血管腔的闭塞。坏死性病变多为节段性，也有少数是球性的，通常与新月体形成有关，新月体结构可逐渐

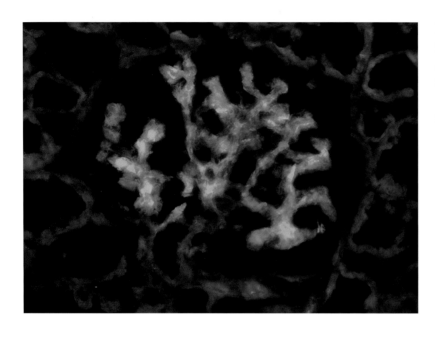

图3.244　Ⅱ型系膜增生性狼疮性肾炎。免疫荧光见系膜区免疫球蛋白沉积，IgG几乎恒定阳性，狼疮性肾炎"满堂亮"的免疫球蛋白沉积包括多种免疫球蛋白以及经典和替代途径激活的各种补体成分（抗IgG免疫荧光染色，×400）

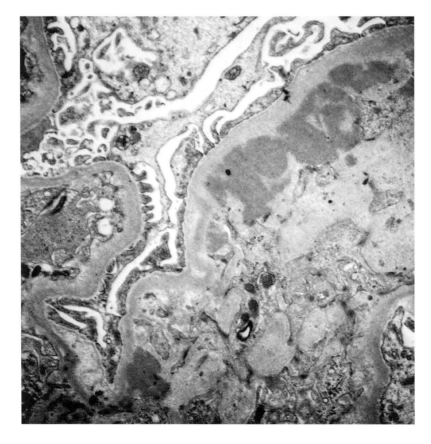

图3.245　Ⅱ型系膜增生性狼疮性肾炎。电镜见大量系膜区电子致密物沉积伴系膜基质增多。电子致密物沉积与免疫荧光所见的免疫球蛋白和补体沉积相对应（透射电镜，×5000）
To view this electron micrograph with color coded overlays explaining each component, please visit ExpertConsult.com.

进展为节段性瘢痕伴局灶球囊粘连。以上病变通常叠加在系膜细胞增生的基础上（图 3.247）。免疫荧光显示系膜区有团块状、不规则颗粒状的免疫球蛋白沉积（图 3.248），电镜显示除了系膜沉积外，还有内皮下的沉积（图 3.249）。Ⅲ 型 LN 和Ⅳ 型 LN 的免疫荧光和电镜表现相似，提示此两型 LN 实际上是同一种免疫病理损害的不同亚型，

病变是量的不同，而非质的区别。

Ⅲ 型 LN 又细分为 3 个亚型：①活动性增生和（或）坏死性病变（活动性病变 active，A）；②活动性增生和（或）坏死性病变合并硬化性病变（活动性和慢性病变，A ＋ C）；③单纯硬化性病变（慢性病变，C）。然而亚型的临床意义尚不清楚。Ⅲ 型 LN 的自然病程与Ⅳ 型 LN 相似，这也

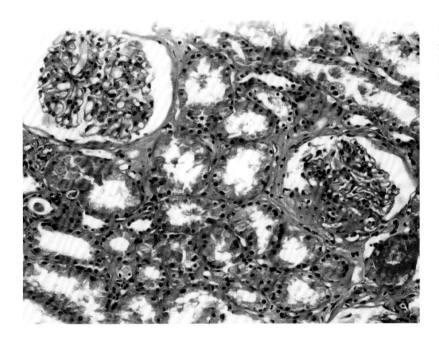

图 3.246　Ⅲ型局灶性狼疮性肾炎，特征是局灶性肾小球受累。图示完全正常的肾小球（左）与有节段性粘连和坏死的肾小球（右）相邻（H&E 染色，×200）

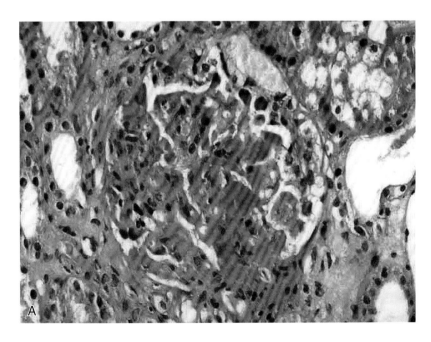

图 3.247　狼疮性肾炎。（A）节段性改变可能仅是增殖性改变，或者是图中显示的坏死性病变伴鲍曼囊粘连，取代肾小球正常结构

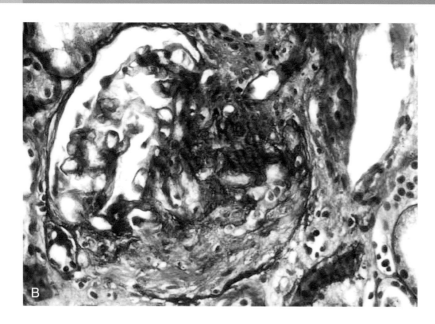

图 3.247（续）（**B**）在某些病例，病程进展至壁层上皮细胞形成新月体，肾小球结构塌陷（**A**，H&E 染色，×400；**B**，Masson 三色染色，×400）

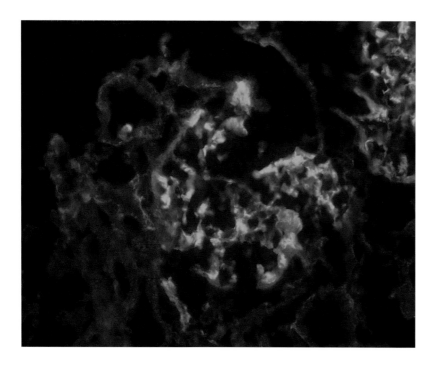

图 3.248　Ⅲ 型局灶性狼疮性肾炎。系膜和外周毛细血管袢免疫球蛋白沉积比 Ⅱ 型更为明显（抗 IgG 免疫荧光染色，×400）

提示此两型是同一种病变的不同阶段。

### Ⅳ 型弥漫性狼疮性肾炎

Ⅳ 型 LN 是活动性 LN 最常见的类型。它的特征是弥漫性球性或弥漫性节段性增生性肾小球肾炎，大部分或全部肾小球受累。肾小球出现弥漫性球性（Ⅳ-G）或弥漫性节段性（Ⅳ-S）毛细血管内细胞增生，通常呈分叶状改变，可伴坏死和（或）新月体形成（图 3.250 和 3.251）。在 ISN/RPS 2004 分类中，将 Ⅳ 型 LN 进一步分为节段性（Ⅳ-S）或球性（Ⅳ-G）存有争议。一些研究表明，应用相似方案治疗后，Ⅳ-S 型 LN 的预后比 Ⅳ-G 型 LN 差。也有研究认为，Ⅳ-S 型 LN 的发病机制类似于 ANCA 相关性肾炎的发病机制，而

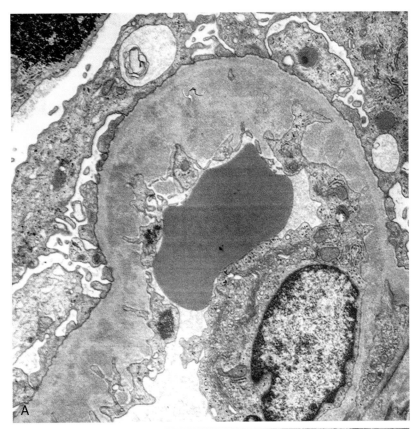

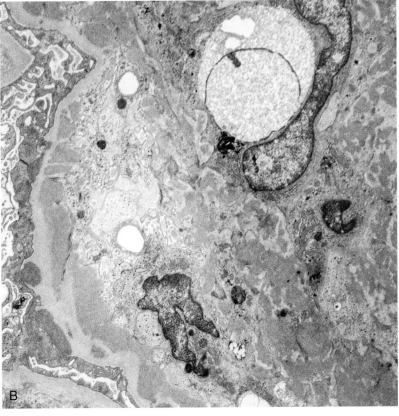

图 3.249　Ⅲ型局灶性狼疮性肾炎。Ⅲ型与Ⅳ型弥漫性狼疮性肾炎电镜改变相似。（A）除了与Ⅰ型和Ⅱ型（轻微系膜性和系膜增生性狼疮性肾炎）一样出现系膜区沉积外，还存在内皮下沉积（透射电镜，×4000）。（B）偶尔可见上皮下沉积（透射电镜，×4000）

免疫沉积的致病作用微弱。与Ⅲ型 LN 一样，节段性坏死可伴新月体形成，也可见形成苏木素小体的细胞核碎片。由于内皮下大量粗块样免疫复合物沉积，有些外周毛细血管袢可见明显的节段性增厚，形成所谓的"铁丝圈"（白金耳）样结构。偶见大量免疫复合物沉积在毛细血管腔内，形成透明血栓（均质玻璃样，看似"透明"，并非真正的血栓，也不含纤维蛋白）。节段性硬化伴广泛

粘连提示之前出现过节段性坏死和（或）新月体形成。

此型可见各种损伤性病变，包括从没有坏死的弥漫性系膜细胞增生到出现严重坏死和新月体性肾小球肾炎，以及局灶性和球性硬化。新的亚型分类有助于区分这些不同类型，包括：Ⅳ型活动性病变，Ⅳ（A），增生性病变可合并坏死和（或）新月体形成；Ⅳ型活动性和慢性病变，Ⅳ

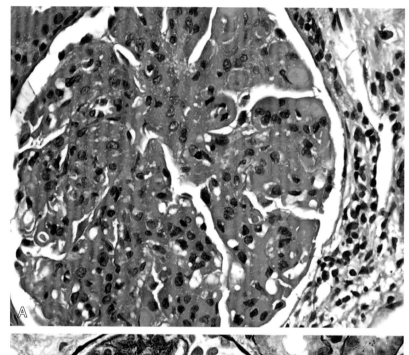

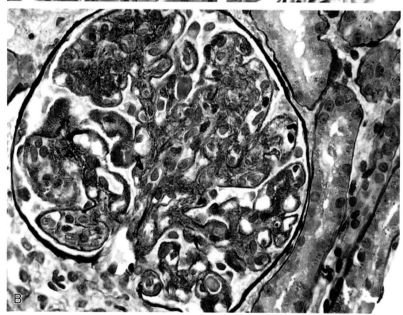

图 3.250  Ⅳ型弥漫性狼疮性肾炎。（A）Ⅳ型弥漫性狼疮性肾小球肾炎，光镜下病变累及大部分或全部肾小球。总的来说，肾小球系膜细胞明显增生呈分叶状结构，周围毛细血管袢出现双轨征（H&E 染色，×400）。（B）双轨征及毛细血管袢内皮下沉积（Jones 银染色，×400）。

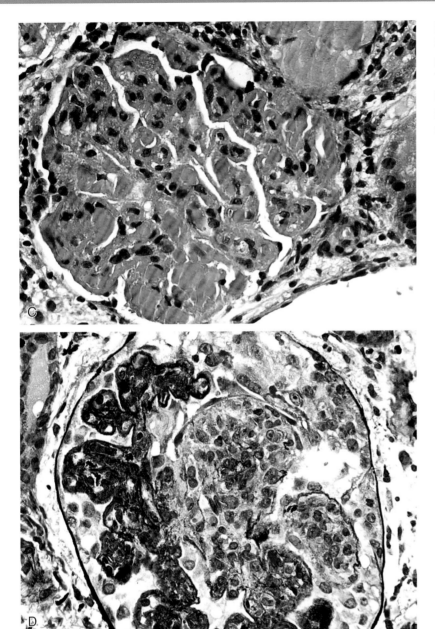

图 3.250（续）（C）毛细血管腔内有"透明血栓"，此为大量内皮下沉积物填塞毛细血管腔引起的病变。由于广泛的内皮下沉积，沉积物质增厚，形成"铁线圈"（白金耳）样结构（H&E 染色，×400）。（D）节段性坏死区常伴有新月体形成（Masson 三色染色，×400）

（A/C），增生性病变或坏死性病变或新月体等活动性病变合并硬化和（或）纤维/纤维-细胞性新月体；Ⅳ型慢性病变，Ⅳ（C），硬化和（或）纤维新月体形成（图 3.252）。约 1/4 的病例由于毛细血管内细胞增多，系膜扩张以及细胞插入外周祥，呈现出明显的分叶状结构，类似于膜增生性肾小球肾炎改变。

免疫荧光显示系膜区和毛细血管壁均有粗颗粒状免疫球蛋白沉积（图 3.253）。常为多种免疫球蛋白同时出现，常伴有炎症介质激活的证据，如经典补体途径和替代途径成分、纤维蛋白原、血清素等的沉积。此种沉积呈现出免疫球蛋白和补体的"满堂亮"（full-house）特征。

电镜表现与Ⅲ型 LN 类似（图 3.254A ～ D）：大量内皮下沉积伴有大块的系膜区沉积，沉积物通常较其他类型的 LN 更大更多。多有散在的上皮

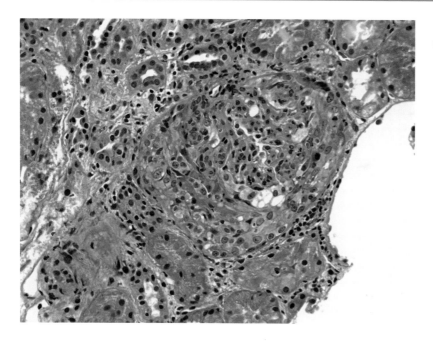

图 3.251　狼疮性肾小球肾炎合并抗磷脂抗体综合征。图中见血栓和坏死性渗出（H&E 染色，×400）

下沉积。膜增生性 LN 的光镜表现与系膜细胞增生及系膜向毛细血管壁插入有关。有时电子致密物呈一定亚结构（图 3.254E）或结晶状特征，称为"指纹状"结构。这种结构特征最常见于大量的内皮下沉积，也可见于所有类型的 LN。结晶状结构被认为含有冷球蛋白所致，因为类似的结构可见于特发性混合性冷球蛋白血症的患者。也可能是一种结晶状 DNA。内皮细胞肿胀和增生显著，肾小球内细胞偶见核分裂象，提示炎性因子和生长因子激活后细胞增殖和再生活跃。现已明确大多数 LN 患者的内皮细胞内存在管网状包涵体（tubular reticular inclusion，TRI），也被称为网状聚集物（reticular aggregate）（图 3.255）。它们的存在似乎与疾病的活动性相关，但具体意义尚不明确，有些证据表明它们是由细胞因子 α- 干扰素诱导的。Ⅲ 型和 Ⅳ 型 LN，局灶性和弥漫性病变，均为 SLE 患者肾小球病变最为严重的类型，内皮下免疫复合物提示血液循环内出现了体液和细胞介导的炎症反应。Ⅲ 型和 Ⅳ 型 LN 患者有明显的临床症状，包括蛋白尿（常为肾病范围内）、肾功能不全和尿沉渣呈活动性改变，可能同时表现为肾炎和肾病综合征。可以是部分系统性红斑狼疮患

者的最初表现，罕见的情况下病变隐匿。Ⅲ 型和 Ⅳ 型 LN 的免疫学特征提示预后不良，即便经过了积极的治疗，仍有较高比例的患者最终发展为肾衰竭。伴有坏死的 LN 易发展为肾小球纤维性新月体及硬化性病变，导致肾小球滤过面积减少，进而肾持续硬化并功能丧失。

### Ⅴ 型膜性狼疮性肾炎

Ⅴ 型膜性 LN 的病理学改变是弥漫的膜性肾病。光镜见肾小球毛细血管壁弥漫性增厚，这种改变在六胺银-马松三色套染时称为"钉突"和"圆丘"状改变（图 3.256）。钉突（增厚的基底膜）从圆丘（免疫荧光和电镜下可见的上皮下及基底膜内的免疫复合物）之间向外突出。任何一型 LN 都或多或少可见上皮下沉积物，ISN/RPS 诊断 Ⅴ 型膜性 LN 要求半数以上的肾小球应在半数以上的血管袢中存在上皮下沉积［如光镜下的钉突或蜂窝结构，和（或）免疫荧光显示毛细血管袢颗粒状沉积］。可出现不同程度的系膜区增宽，包括系膜细胞、系膜基质和沉积物的增多。

免疫荧光可见各类免疫球蛋白沉积（包括不易固定补体引起炎症反应的 IgG4），沿毛细血

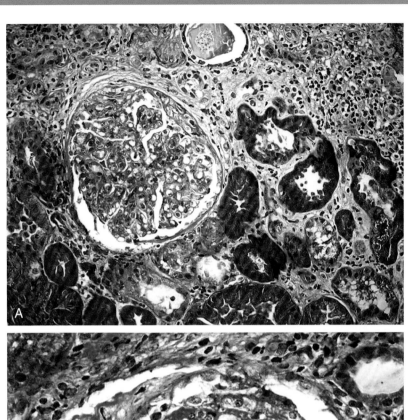

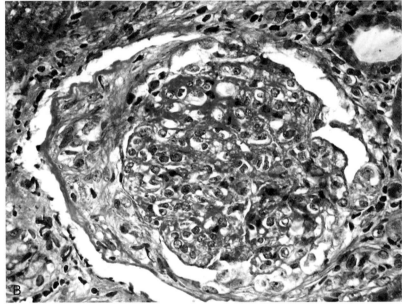

图 3.252 Ⅳ 型弥漫性狼疮性肾炎。(A, B) 活动性病变 (图 A) 最终会硬化 (图 B), 归为 Ⅳ A ＋ C 亚型, 即增生伴硬化性病变 (Masson 三色染色, A, ×200; B, ×400)

管壁呈典型的颗粒状融合沉积, 偶见系膜区颗粒状沉积 (图 3.257)。电镜表现为典型的膜性肾病, 即不同电子密度的上皮下和基底膜内的沉积物 (图 3.258)。除了常见系膜区沉积和管网状包涵体 (tubuloreticular inclusion) 外, 其他病变与原发性膜性肾病基本相同。此外, C3 和 C1q 阳性, PLA2R 阴性, 是 LN 的典型表现。

修订的 WHO 系统将有显著的上皮下沉积的

病例进一步分为如下亚型: Va, 单纯膜性肾炎; Vb, 伴有 Ⅱ 型病变; Vc, 伴有 Ⅲ 型病变; Vd, 伴有 Ⅳ 型病变。虽然从历史发展和形态学角度来看, 这一分类很有意义, 但临床意义不大, 因为对 Vc 和 Vd 患者应该和单纯的 Ⅲ 型和 Ⅳ 型患者一样采取积极的治疗措施。因此, ISN/RPS 中的混合病变分别指局灶性和膜性 LN (Ⅲ 型合并 Ⅴ 型), 弥漫性和膜性 LN (Ⅳ 型合并 Ⅴ 型), 强调更具进展性

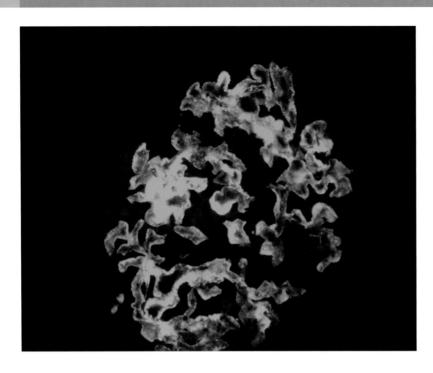

图 3.253 Ⅳ型弥漫性狼疮性肾炎。免疫荧光见免疫球蛋白在肾小球系膜和毛细血管壁呈粗颗粒沉积，后者对应于内皮下沉积（抗 IgG 免疫荧光染色，×200）

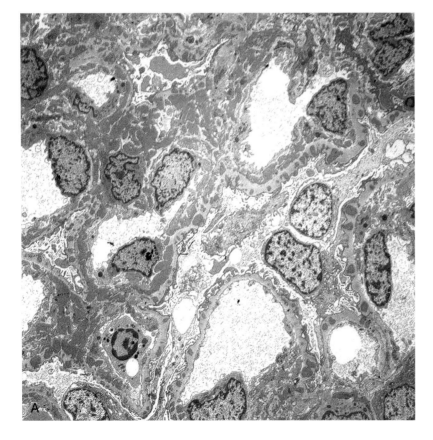

图 3.254 Ⅳ型弥漫性狼疮性肾炎。（A）电镜显示所有毛细血管袢内均可见大量内皮下沉积，伴有不同程度的上皮下沉积及大量系膜区沉积（透射电镜，×1500）

To view this electron micrograph with color coded overlays explaining each component, please visit ExpertConsult.com.

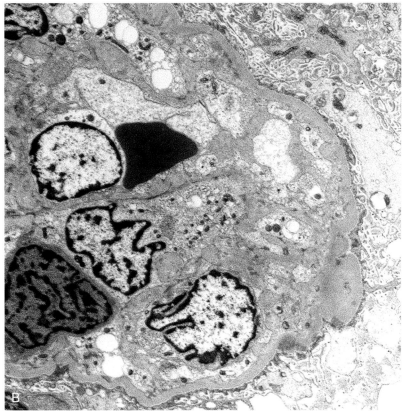

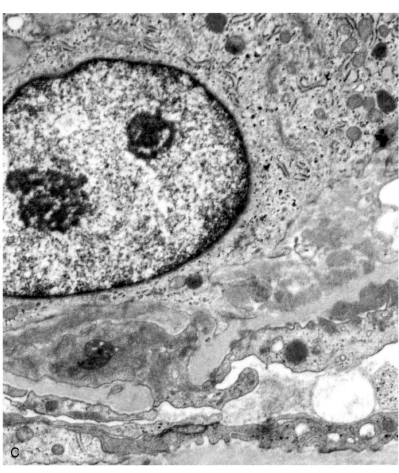

图 3.254（续） Ⅳ型弥漫性狼疮性肾炎。（B）周围毛细血管祥由于系膜/单核细胞插入出现"双轨征"，毛细血管腔内可见白细胞浸润（透射电镜，×5000）。（C）坏死灶可见肾小球基底膜断裂，内皮细胞挤出（透射电镜，×10 000）

To view this electron micrograph with color coded overlays explaining each component, please visit ExpertConsult.com.

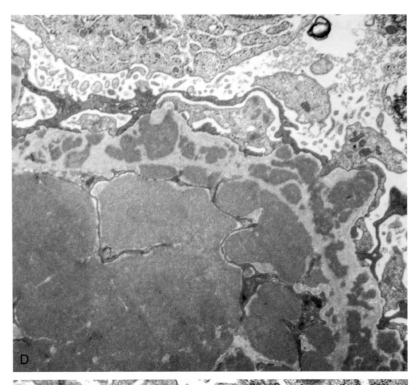

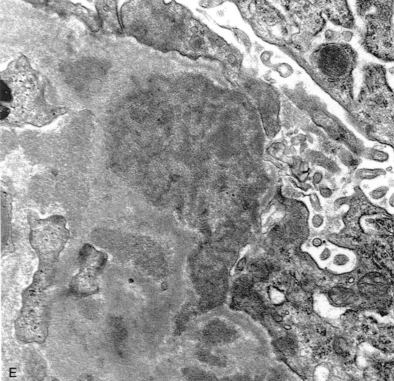

图 3.254（续） Ⅳ型弥漫性狼疮性肾炎。（D）毛细血管腔内见大块沉积物，这些沉积物与光镜下的"透明血栓"相对应。（E）电镜下电子致密物通常具有一定的结构，有时呈"指纹状"（透射电镜，×6000，×10 000）

To view this electron micrograph with color coded overlays explaining each component, please visit ExpertConsult.com.

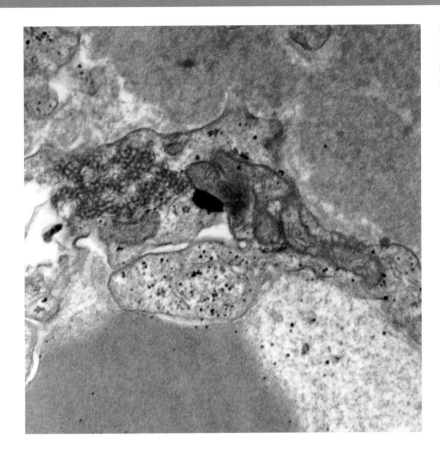

图 3.255 狼疮性肾炎。大多数狼疮患者的内皮细胞胞质内含有管网状包涵体。这种结构的意义尚不明确，或与高 α - 干扰素水平有关（透射电镜，×15 000）

的病理分型。

### Ⅵ型晚期硬化性狼疮性肾炎

本型是肾病的终末期改变，光镜表现为晚期肾小球硬化和间质纤维化，通常不能与其他原因引起的慢性硬化性病变相鉴别。免疫荧光和电镜下免疫沉积物的出现，或以前肾活检 LN 的诊断，是确定这类狼疮性肾炎诊断的唯一方法。

## 系统性红斑狼疮肾损害的非典型表现

### 狼疮性足细胞病 / 微小病变

出现肾炎或肾病综合征的 SLE 患者的肾活检组织显示，很少出现与 SLE 在病原学和形态学上无关的变化。尽管肾病综合征通常与弥漫性（ISN/RPS Ⅳ型）或膜性（ISN/RPS Ⅴ型）LN 相关，但有几篇报道描述了成人肾病综合征表现的轻微系膜性（ISN/RPS Ⅰ型）或系膜增生性（ISN/

RPS Ⅱ型）LN，有时仅有系膜免疫球蛋白（IgM 或 IgG）或补体（C1q 或 C3）沉积，电镜下可见弥漫足突融合，与微小病变的足细胞病一致（图3.259）。系膜增生性 LN 肾病综合征的发病机制尚不清楚，可能有多种机制参与，包括 LN 本身的因素、非甾体抗炎药（nonsteroidal antiinflammatory drugs，NSAIDs）引起的微小病变肾病综合征，或碰巧伴有原发性微小病变或 FSGS 等可能。一些患者对糖皮质激素治疗敏感，蛋白尿迅速缓解，支持微小病变的可能。近年来，出现了一类严重的狼疮相关的足细胞病，其在统计学、临床、形态学和免疫组织学方面，与原发性或 HIV 相关的塌陷性肾小球病（HIV-associated collapsing glomerulopathy，HIVAN）有相似之处。其典型的临床表现是严重蛋白尿和肾功能不全，在缺乏有效缓解蛋白尿的治疗手段的情况下，常常进展到终末期肾衰竭。HIVAN 和原发性塌陷性肾小球病相似，与非洲裔人种好发。塌陷性病变是典型的

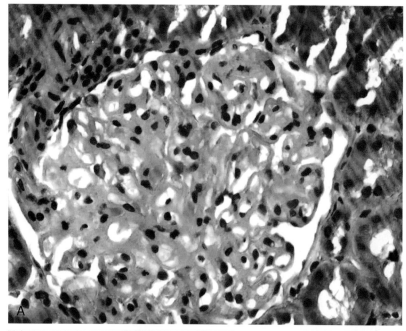

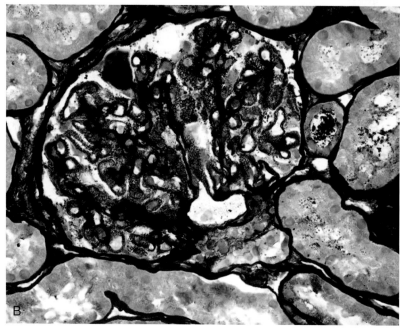

图 3.256 （**A**）Ⅴ型膜性狼疮性肾炎。周围毛细血管壁弥漫性增厚，系膜基质增多。有时可见无明显细胞增生的分叶状改变（H&E 染色，×400）。（**B**）Jones 银染色显示沿着毛细血管壁"钉突"和"圆丘"状改变。当毛细血管壁正切时，由于沉积物不被银染色，毛细血管壁呈"虫蚀"样改变（Jones 银染色，×400）

局灶性病变，同时合并伴有典型免疫复合物沉积的局灶性或弥漫性狼疮性肾炎。然而分子水平的差异提示 SLE 中塌陷性肾小球病在具有其特殊性（图 3.260）。大部分 SLE 患者肾小球 *WT-1* 染色阳性，突触素（synaptopodin）缺失但不像原发性塌陷性肾小球病和 HIVAN 那样是球性缺失的。

推测 SLE 相关的自身免疫谱可能包括 T 细胞介导的免疫损伤导致足细胞病理学改变与蛋白尿。

### ANCA 相关性肾炎

在 LN 患者中，如果活检发现明显的坏死和新月体结构，但没有明显的毛细血管内细胞增多或内皮下沉积，则应考虑 ANCA 的作用（图 3.261）。寡免疫性坏死和新月体肾炎不同于经典

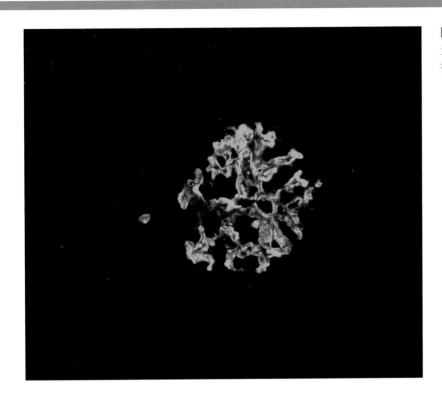

图 **3.257**　Ⅴ型膜性狼疮性肾炎。免疫荧光见免疫球蛋白颗粒状沉积于外周血管袢（抗 IgG 免疫荧光染色，×400）

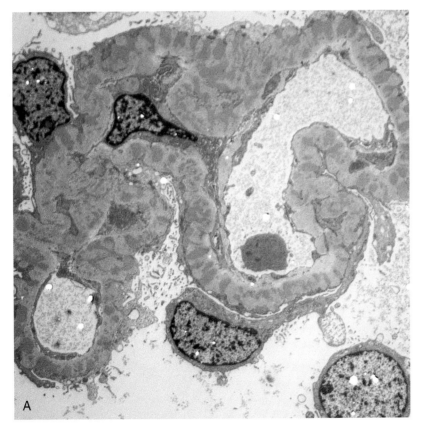

图 **3.258**　Ⅴ型膜性狼疮性肾炎。（**A**）电镜下可见周围毛细血管袢大量上皮下免疫复合物沉积，系膜区亦见沉积，而内皮下无沉积（透射电镜，×4000）

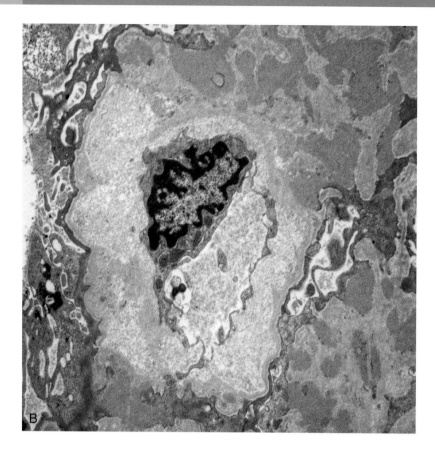

图 3.258（续）　Ⅴ型膜性狼疮性肾炎。（B）在Ⅴ型膜性狼疮性肾炎较晚期阶段，部分沉积物可完全在基底膜内，并伴吸收现象（透射电镜，×8000）

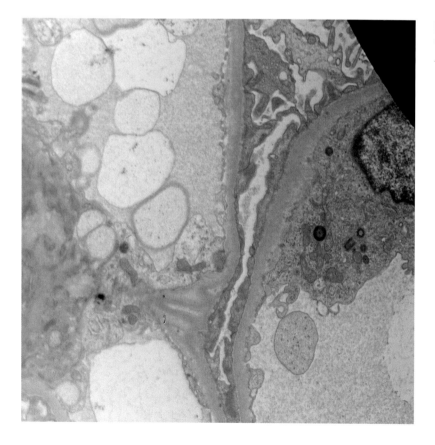

图 3.259　狼疮性足细胞病。此例狼疮伴肾病综合征的患者电镜见弥漫性足突融合，未见电子致密物沉积（透射电镜，×2000）

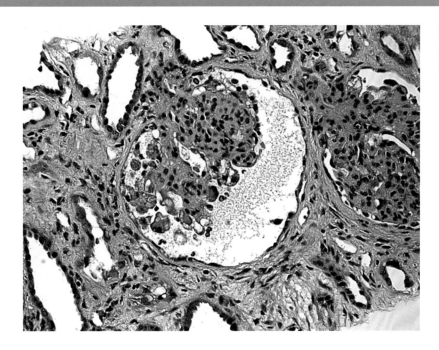

图 3.260　狼疮伴塌陷性肾小球硬化。肾小球球体结构塌陷，系膜硬化，脏层上皮细胞增生（H&E 染色，×400）

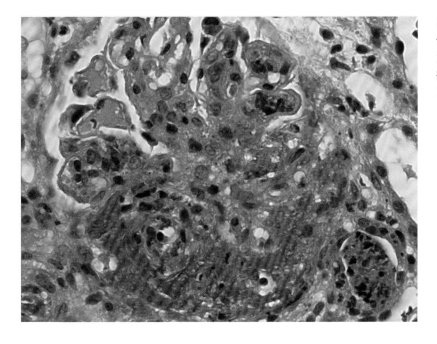

图 3.261　活动性狼疮可见新月体性坏死性肾小球肾炎和轻微的系膜增生及免疫复合物沉积，该患者抗中性粒细胞胞质抗体（ANCA）显著阳性（H&E 染色，×400）

的 LN，其肾小球坏死和新月体形成是在没有明显的肾小球免疫复合物沉积的情况下出现的。ANCA 相关肾小球肾炎的发病机制为 ANCA 靶向细胞因子直接激活中性粒细胞，中性粒细胞表面表达髓过氧化物酶（myeloperoxidase，MPO）或蛋白酶 3（proteinase 3，PR3）引起损伤。最近发现一种新的抗人溶酶体相关膜蛋白 2（human lysosomal-associated membrane protein 2，hLAMP2）的 ANCA。

ANCA 激活后，中性粒细胞释放细胞因子、毒性氧代谢物和裂解蛋白酶，导致内皮损伤，随后 GBM 破裂、坏死和新月体形成。ANCA 是狼疮自身免疫的一部分还是独立于狼疮的另一致病因素尚不明确。部分伴免疫复合物沉积的典型 LN 患者也可能出现 ANCA 血清学阳性，提示两种自身免疫过程可有重叠。在这种情况下，治疗方案除了免疫抑制治疗外，还可进行血浆置换。

### 混合型和转化

鉴于 SLE 临床和免疫学表现复杂多样，上述分类和亚类或许不是疾病的不同临床病理类型，而是疾病进程的不同阶段。最强有力的证据是，在肾损害的发展过程中，可从一种类型转化到另一种类型，可以是自然转化或是及时治疗的结果。由于对未治疗患者的活检研究很少，因而确切的自然转化发生率很难确定。此外，肾移植术后复发性 LN 的分型可能与原发性肾炎相同，也可能不同。另有许多研究提示，LN 不同类型之间的转化很常见，尤其是在应用不同的方案治疗以后。常见 III 型到 IV 型的转化，许多肾脏病理学家认为这两型有着相同的免疫荧光和电镜特征，是同一种类型的病变，只是具有不同的病理形态学变化。经治疗缓解的患者，其弥漫性增生性 LN 可转化成膜性或系膜为主型 LN。过去 10 年，我们在对肾活检患者的年龄、性别分布和狼疮分型的统计中也体现了这些转化。同时发现进行活检的患者年龄相对持续增加，表明新疗法可能延长了患者的寿命。我们还发现 IV 型 LN 不断减少，V 型 LN 在增加，说明新的免疫抑制疗法使病变从活跃转为惰性。

### 免疫荧光特征

LN 患者的组织病理学评估中，没有充分考虑到同型免疫球蛋白（immunoglobulin isotype）及其亚型的作用。多数 LN 得免疫荧光聚焦在有无沉积而非免疫球蛋白的种类。

在我们自己的 LN 患者免疫荧光检查中，IgG 最常见，其次是 IgM 和 IgA，IgE 较少阳性，常局限在外周毛细血管袢。在 III 型 LN 和 IV 型 LN 中（分别为局灶性和弥漫性），毛细血管壁和系膜区沉积常同时出现。在 II 型系膜增生性 LN 和 V 型膜性 LN 中，IgM 和 IgG 阳性率相同。IgE 经常在 IV 型 LN 中阳性，并在一些患者中显示与坏死相关。这些发现与其他研究结果相似。

IgG 和 IgM 是常见沉积于肾的两种免疫球蛋白，IgA 也常出现，但与上述两种类型相比，不

属于常见且广泛分布的免疫球蛋白。有研究显示，IgG2 较其他亚型更常见，因为 IgG2 和 IgG4 不容易激活补体，所以肾轻度损伤时往往是这些亚型沉积，而非 IgG1 或 IgG3。然而这项研究显示，IgG 亚型与形态学损伤的严重性之间无明显相关性。通常 IgE 的沉积没有特殊性也不常出现，但有报道认为它的出现与 SLE 的部分自身免疫反应导致的临床症状相关。最近一些报道提出 LN 的 IgE 沉积与较差的预后相关。

多种免疫球蛋白沉积使免疫荧光表现出"满堂亮"，以及经典和替代途径参与的补体沉积是 SLE 的特征性改变，但与单一免疫球蛋白沉积在损伤严重程度上相比较并无区别，包括膜攻击复合物、纤维蛋白原、血清素在内的补体成分，通常伴随免疫球蛋白同时出现，尤其是在较严重的类型中。少数情况下，在 II 型系膜增生性 LN 和 IV 型弥漫性 LN 中可发现 C4，是活动性较弱的标志。其沉积方式通常是粗颗粒的，和电镜下的电子致密沉积物相一致。偶尔可见像抗 GBM 抗体一样的单纯线性沉积，但尚未发现此沉积方式的病理或临床意义。

### 其他病理特征

尽管 ISN/RPS 分类的依据是肾小球的基本病理变化，但需要认识到肾小管、间质和血管损伤也是肾受累的重要部分，且与临床表现有关。这些病理特征包括血栓形成、增生和硬化性血管病变，血管炎以及肾小管间质病变。这些复杂的病理改变有时是肾相关临床症状的主要原因。另外，这些病变可转变成活动性的或进展性的，并独立于原发性肾小球病之外发生。因此，它们应作为额外的复合因素进行独立评价，给予特殊的治疗方案，具有不同的临床及预后意义。

### 血管病变

血管病变并未体现在 WHO 分类或 ISN/RPS 分类以及目前应用的活动性指数和慢性指数的评估中。LN 中常见血管病变，包括血管内血栓（intravascular thrombosis）、动脉和细动脉硬

化（arteriolosclerosis）以及坏死性血管炎。尤其是肾小球毛细血管内血栓（glomerular capillary thrombosis），意味着血管内凝血的发生（图3.262），并出现一种形态类似于成人溶血性尿毒症综合征的改变。如果多数毛细血管和细小动脉内出现含有纤维蛋白的血栓，临床表现为快速进展的肾衰竭，则诊断为血栓性微血管病更合适。某些患者体内纤溶酶原激活剂被抑制，可检测到纤溶酶原激活剂抑制因子增多。研究显示在 LN 的患者中，组织型纤溶酶原激活剂（tissue-type plasminogen activator）水平降低和纤溶酶原抑制因子升高与肾小球毛细血管内纤维蛋白沉积或血栓形成有关。由于血浆内组织纤溶酶原激活剂和 2- 抗纤溶酶因子的这些改变会延缓纤维蛋白溶解，LN 患者可以通过服用纤溶剂 ankyroid 来纠正这种状况。因此，有人认为纤维蛋白溶解失调易使部分 SLE 患者发生肾的微血管血栓。抗 ADAMST13 的自身抗体也被认为与引起血栓性血小板减少性紫癜（thrombotic thrombocytopenic purpura，TTP）样综合征的血栓性微血管病家族相似。其他研究证实在这些患者中一部分人的肾小球血栓与抗磷脂抗体有关。血清中含有狼疮性抗凝剂的患者易

发生肾小球血栓，在这类患者中，肾小球血栓形成有时是主要的原发性致病因素，即便在没有免疫反应参与的情况下也可引起肾病的进展。

血管坏死和白细胞浸润的坏死性血管炎属于较少见的病理改变（见"ANCA 相关性肾炎"），它是 LN 预后不良的标志（图 3.236A）。该病变与坏死性动脉炎一样，表现为恶性高血压、溶血性尿毒症综合征，或以小动脉和微动脉血管壁纤维素样坏死及血管壁炎细胞浸润为特征的真正的血管炎。内皮下的免疫复合物和补体沉积可能与纤维蛋素样坏死有关。

免疫荧光有时见免疫复合物沉积在血管壁上，但光镜下无任何异常表现（图 3.263B）。大约有 10% 的 LN 患者可出现这种亚狼疮性血管病变（bland lupus vasculopathy），这种病变对临床预后没有显著影响。当大量纤维蛋白样物质沉淀在血管内，侵占并堵塞管腔时，称为**狼疮性血管病**（lupus vasculopathy），与狼疮性血管炎的区别在于没有炎症成分。肾硬化性病变伴血管内膜纤维增生、小动脉硬化及透明变性，也可发生于 SLE 尤其是伴高血压的患者。这些病变是重要的共病因素，可能加速肾衰竭的进展，同时对患者的生存产

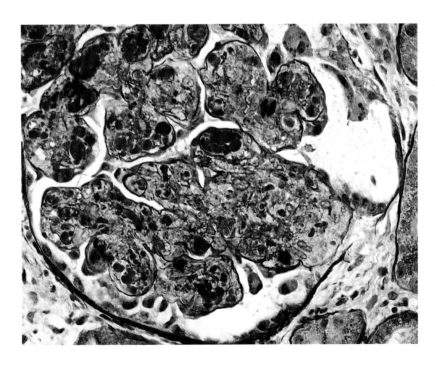

图 3.262　狼疮性肾炎。弥漫性或局灶性狼疮性肾炎最突出的血管病变之一是毛细血管内"血栓"形成，伴毛细血管内细胞增生。其与抗磷脂抗体或狼疮抗凝物的形成有关（Jones 银染色，×400）

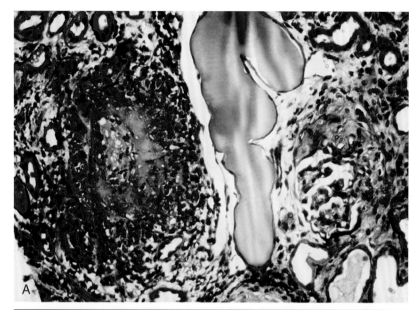

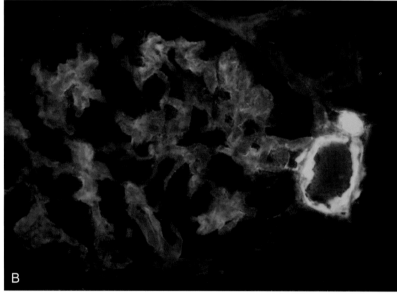

图 3.263 狼疮性肾炎。（A）狼疮患者很少出现血管炎。血管炎类似于显微镜下多动脉炎，表现为炎细胞浸润，透壁性坏死（Masson 三色染色，×200）。（B）免疫荧光见血管壁免疫球蛋白沉积（抗 IgG 免疫荧光染色，×400）

生不利影响。肾静脉血栓形成是 LN 的另一并发症，但它几乎仅见于伴有肾病综合征的膜性 LN 患者。

### 肾小管间质性疾病

LN 常见肾间质炎症、纤维化和小管上皮改变（图 2.264 和 3.265）。严重的活动性间质性肾炎在Ⅲ型和Ⅳ型局灶性或弥漫性 LN 患者中常见，较少出现在其他类型中。多数病例肾间质炎症细胞以淋巴细胞和浆细胞为主，也常可见到中性粒细胞和嗜酸性粒细胞，提示为活动性病变。有时免疫

荧光显示肾小管管周可见颗粒状或线性沉积，后者极少见，提示存在抗肾小管基底膜抗体。肾小管基底膜出现颗粒状沉积者在电镜下会见到电子致密物沉积，但线性抗肾小管基底膜阳性在电镜下无相应的电子致密物。大多情况下，肾间质无免疫复合物沉积，某些患者肾小管间质性疾病可独立于肾小球疾病而存在，在没有肾小球受累的情况下，它们被视为原发性肾病变，提示 T 细胞和单核细胞的浸润可能通过间质损伤和纤维化导致狼疮性肾炎慢性化，并成为促使其进展的一个

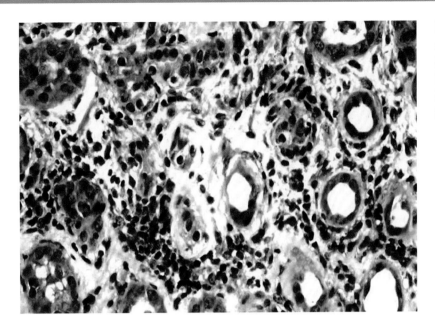

图 3.264　狼疮性肾炎。肾小管间质性肾炎是淋巴细胞浸润肾小管上皮引起的炎症性病变，有时伴肾小球病变。常有嗜酸性粒细胞浸润。肾小管间质性病变的进展可独立于肾小球疾病，可导致终末期肾病（H&E 染色，×400）

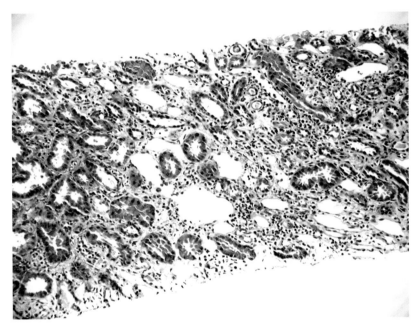

图 3.265　狼疮性肾小管间质性肾炎。弥漫性间质炎细胞浸润最常发生在髓皮交界处。以单核细胞浸润为主，偶见中性粒细胞和嗜酸性粒细胞。肾小管可见局灶性坏死（H&E 染色，×200）

重要的决定因素。

### 严重程度和慢性评估

一些研究强调应用半定量方法评估 LN 的活动性和严重程度具有重要意义。疾病的活动性与出现坏死、新月体形成、毛细血管内细胞增生和系膜细胞增生、肾小球内白细胞浸润、透明血栓形成（即大量内皮下沉积物充满毛细血管腔），以及肾小球和间质的炎症有关（表 3.7）。慢性积分是根据肾小球硬化和纤维化的程度以及间质硬化和肾小管萎缩的比例而定。但是慢性组织学改变的病因解释并不简单。慢性病变，如节段性或球性硬化，可能由先前更具有侵袭性病变进展而来，比如新月体形成、纤维蛋白样坏死、毛细血管内细胞增生；也可能是非特异的，如老化、缺血或高血压引起的陈旧性病变。

ISN/RPS 2004 分类并未使用活动性或慢性积分。这两种积分应包含肾小球活动性和慢性病变的比例、纤维素样坏死及新月体的比例，肾小管间质纤维化的程度，以及是否存在球外血管病变。尽管有些学者对这些指标的价值和重复性提出质疑，但该方法对大样本的研究有些优势，而且最近研究提示量化分析可能对评价某一患者的预后是有价值的。因为这些指标的应用与研究者和研究机构有关，在不同的研究机构和不同的观察者之间可能结果不同，但在同一研究机构内，这些指标更加标准化，对随访患者尤其是连续或重复活检的患者有一定价值。

人们已充分认识到肾活检对 LN 的临床价值。有些人依然质疑其实用性，而有些则推荐应对所有 SLE 患者做肾活检，甚至在没有肾受累的临床和实验室依据的情况下做肾活检。大多数研究者认为无法仅凭临床和实验室的结果确定肾损害的严重性和活动性，应进行肾活检。目前需进一步提高对重症 LN 的治疗水平，这不仅可降低 10%～20% 的 10 年后死亡率，亦可降低透析期间肾功能不全的发生率（接近 25%）。在新方案的合理应用要靠临床肾病专家和肾脏病理学家的密切合作。肾活检的结果为潜在毒性药物和新的免疫制剂的应用提供了合理、有价值的依据，有助于减缓透析患者肾功能不全的进展，降低死亡率。

### 病因 / 发病机制

SLE 是一种自身免疫性疾病，其特征是对细胞核成分失去耐受性并产生自身抗体。最近对狼疮动物模型的研究有助于了解肾病变的发病机制，并确定含有内源性 RNA 和 DNA 的免疫复合物通过激活核内 Toll 样受体触发树突细胞产生 I 型干扰素的作用。决定肾小球损伤的一个重要因素是对双链 DNA 和核小体的自身免疫。抗 dsDNA 抗体与抗原的原位结合是 LN 炎性病变的始发因素。这些自身抗体与来自凋亡细胞的核小体结合的抗 dsDNA/- 组蛋白 /- 转录因子抗体形成共定位，而不直接作用于肾小球的固有结构。LN 不同类型的病理损害与动物模型中免疫复合物沉积产生的肾损害一致，其发病机制因病变类型不同而异。系膜清除大分子物质后，仅留少量、中等大小、抗

体具有高度亲和性的稳定的免疫复合物在系膜区积聚。因此少量免疫复合物沉积是轻微系膜性和系膜增生性 LN 即 I 型和 II 型 LN 的特征，免疫复合物局限在系膜内并被降解和清除以防系膜区负荷过重；而非留在这些部位引发炎症反应。纤连蛋白是系膜基质的一个重要组成部分，鉴于其在循环中与免疫球蛋白和免疫复合物聚合的能力，它在系膜中的存在可能在这类免疫复合物局限化中起一定作用，尤其是当 IgA 抗体存在时。

III 型和 IV 型 LN 中，内皮下的免疫复合物与血浆炎症介质接触，继而引起严重的肾小球肾炎。大量中等大小的免疫复合物或大的免疫复合物是高亲和性抗体导致的，可能超过了系膜清除这些大分子物质的能力，因此免疫复合物在系膜旁内皮下积聚，最终沉积在周围毛细血管袢。大量内皮细胞下沉积的免疫复合物可能由抗原和抗体的性质决定。某些阳离子抗体可使其免疫复合物与凋亡细胞产生的带负电荷的核小体结合，从而与肾产生亲和性。如果免疫复合物很大且高度阳离子化，它们将牢固地结合于最接近的带阴离子电荷的内皮下。最初的结合可能仅仅是少量的亲肾性抗体，但活化的炎症因子可以增加毛细血管的通透性，从而使其他免疫复合物产生沉积。

导致膜性 V 型 LN 的发病机制可能是原位免疫复合物形成的结果。这种免疫反应是在抗原过剩的情况下，低亲和性抗体形成小的不稳定的循环免疫复合物所致。免疫复合物脱离了肾小球毛细血管袢的抗原或抗体，继而与先行植入 GBM 外侧的目标蛋白相结合。尤其是核小体，即来自循环或局部肾小球细胞的凋亡的染色质，在 GBM 内提供了阴离子位点，从而促进自身抗体的原位沉积。因为这种基底膜表面的沉积与循环中的炎症介质隔离，因此不存在炎细胞浸润的急性炎症成分。

---

### 狼疮性肾炎的诊断要点

- 免疫复合物沉积，免疫荧光通常"满堂亮"。
- 电镜检测到免疫复合物沉积和管网状包涵体。
- 不同位置的沉积物产生不同的损伤方式。

### 狼疮性肾炎的鉴别诊断

- 必须排除其他免疫复合物性疾病，标准如下：
- 当沉积物主要为 IgA 或 IgA 为主时，应考虑 IgA 肾病。
- 感染后肾小球肾炎以 C3 沉积为主，通常缺乏 C1q，并伴有驼峰形成。
- 冷球蛋白相关肾小球肾炎通常以 IgM 阳性为主，而狼疮性肾炎几乎在所有病例中都以 IgG 为主。光镜下冷球蛋白引起的肾炎也可能有单克隆成分和 PAS 阳性的冷球栓子。

注：狼疮性肾炎中常见管网状包涵体（亦称为网状包涵体），但上述病变无此结构。注意部分狼疮性肾炎患者也可伴有冷球蛋白和与其沉积相关的肾损伤。
PAS，过碘酸-希夫染色

## 选读

Anders，H.J.，Fogo，A.B.，2014. Immunopathology of lupus nephritis. Seminars in Immunopathology 36，443-459.

Borchers，A.，Leibushor，N.，Naguwa，S.M.，et al.，2012. Lupus nephritis：A critical review. Autoimmunity Reviews 12，174-194.

Giannico，G.，Fogo，A.B.，2013. Lupus nephritis：is the kidney biopsy currently necessary in the management of lupus nephritis？ Clinical Journal of the American Society of Nephrology 8，138-145.

Kashgarian，M.，2002. Lupus Nephritis：Pathology，Pathogenesis，Clinical Correlations and Prognosis. In：Wallace，D.J.，Hahn，B.H.（Eds.），Dubois's Lupus Erythematosus，sixth ed. Lippincott Williams ＆Wilkins，pp. 1061-1076.

Schwartz，M.M.，Korbet，S.M.，Lewis，E.J.，Collaborative Study Group，2008. The prognosis and pathogenesis of severe lupus glomerulonephritis. Nephrology Dialysis Transplantation 23，1298-1306.

Weening，J.J.，D'Agati，I.V.，Schwartz，M.M.，on behalf of the International Society of Nephrology and Renal Pathology Society Working Group on the Classification of Lupus Nephritis，et al.，2004. The classification of glomerulonephritis in systemic lupus erythematosus revisited. Kidney International 65，521-530.

Wilhelmus，S.，Cook，H.T.，Noël，L.-H.，et al.，2015. Interobserver agreement on histopathological lesion in class III or IV lupus nephritis. Clinical Journal of the American Society of Nephrology 10，47-53.

Wilhelmus，S.，Alpers，C.E.，Cook，H.T.，et al.，2015. The revisited classification of GN in SLE at 10 years：Time to re-evaluate histopathologic lesions. Journal of the American Society of Nephrology 26，2938-2946.

## 过敏性紫癜（IgA 血管炎）

过敏性紫癜（IgA 血管炎）（Henoch-Schönlein purpura，IgA Vasculitis）是一种免疫复合物性血管炎，以大量 IgA 沉积为特征。伴有肾外受累。"IgA 血管炎"一词在 Chapel Hill 血管炎国际共识会议上提出并用于描述过敏性紫癜性血管炎，为 IgA 免疫复合物介导的一种多器官受累的全身性血管炎，需与其他 IgA 相关肾病相鉴别。其临床表现为急性肾炎，同时伴有皮肤紫癜、关节炎和胃肠道出血。过敏性紫癜所有年龄段均可发病，但大多发生在儿童期，是儿童最常见的系统性血管炎，但成人发病症状较重。其临床表现与各种类型的系统性血管炎类似，典型的表现为胃肠道出血、肉眼可见的紫癜、关节痛及肾病。肾临床表现从轻度的镜下血尿到伴有急性肾衰竭的重度肾损伤不等。不同于 IgA 肾病，过敏性紫癜通常急性发作，而经典的 IgA 肾病是慢性进行性疾病。

过敏性紫癜的病理损害与激活补体旁路途径的 IgA 肾病基本相同。过敏性紫癜肾脏病理改变与狼疮性肾小球肾炎以及 IgA 肾病类似，可表现为单纯的系膜增生性肾小球肾炎、局灶节段坏死性肾小球肾炎，到弥漫新月体性肾小球肾炎、膜增生性肾小球肾炎等多种类型（图 3.266 ～ 3.274）。免疫荧光以 IgA（大多为 IgA1）在肾小球沉积为特征。根据病变严重程度不同，可见从系膜区沉积到周围毛细血管壁沉积（图 3.275 和 3.276）。与其他类型的 IgA 肾病相鉴别的一个重要特征是过敏性紫癜常伴有 IgG 的沉积，偶尔会出现 IgM 的沉积。在有免疫球蛋白沉积的同时亦有补体成分和纤维蛋白原的沉积。电镜表

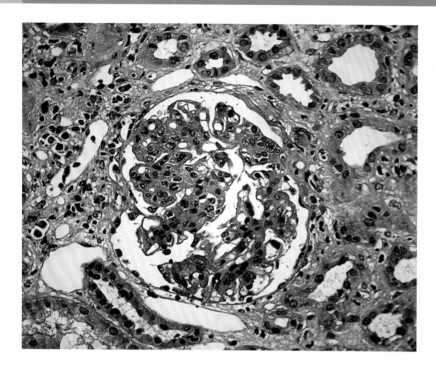

图 3.266　过敏性紫癜性肾炎。肾小球呈分叶状，系膜细胞增多，外周毛细血管壁局灶性增厚（H&E 染色，×400）

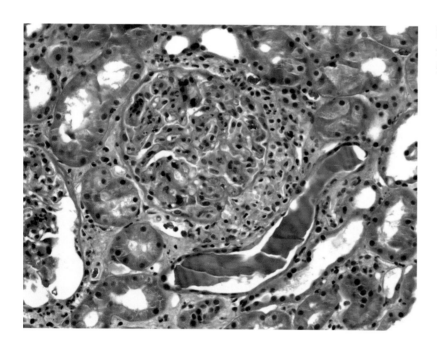

图 3.267　过敏性紫癜性肾炎。肾小球呈分叶状，系膜细胞增多，外周毛细血管壁局灶性增厚、节段性坏死（H&E 染色，×400）

现也呈多样性，最具特征性的是系膜区大量电子致密物的沉积，严重者也可出现内皮下和上皮下的沉积以及系膜的插入（图 3.277 ～ 3.281）。国际儿童肾脏病学会（International Society of Kidney Diseases in Children，ISKDC）提出组织学分类方法，根据肾小球是否有新月体以及新月体的百分比，将病变分为 Ⅰ、Ⅱ、Ⅲ、Ⅳ和 Ⅴ级，膜增生样病变归为 Ⅵ级（表 3.8）。

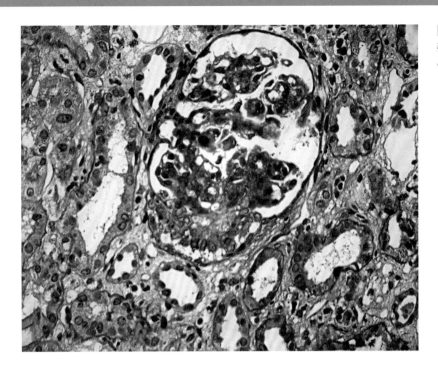

图 3.268 过敏性紫癜性肾炎。肾小球呈弥漫性中度系膜增生伴早期细胞性新月体形成（PAS，×400）

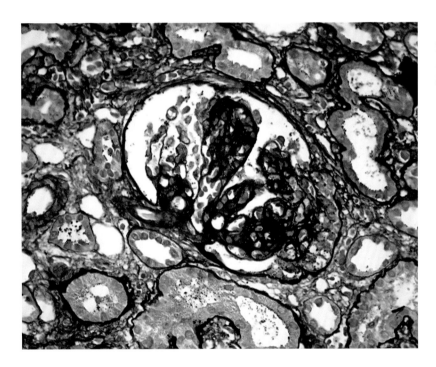

图 3.269 过敏性紫癜性肾炎。肾小球与鲍曼囊发生球囊粘连，早期新月体形成，系膜基质增多，为节段性改变（Jones 银染色，×400）

### 病因 / 发病机制

过敏性紫癜是一种免疫复合物性疾病，以 IgA 抗体与内源性黏膜和外源性抗原形成免疫复合物为特征。外源性抗原可来自食物、药物和感染，尤其是上呼吸道和胃肠道黏膜的感染，因为这些部位的免疫反应是由 IgA 介导的。

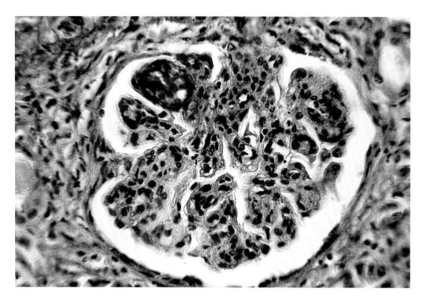

图 3.270    过敏性紫癜性肾炎。肾小球出现节段性坏死并纤维素样物质积聚。肾小球其余部位系膜细胞增生、基质增多（Masson 三色染色，×400）

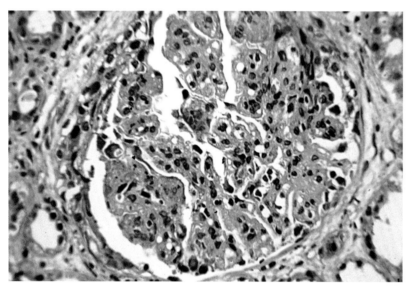

图 3.271    过敏性紫癜性肾炎。晚期除了毛细血管腔内持续存在破碎的红细胞和白细胞外，还出现更广泛的系膜硬化（Masson 三色染色，×400）

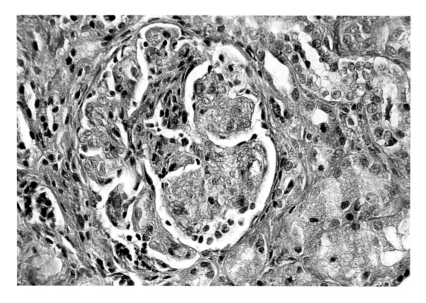

图 3.272    过敏性紫癜性肾炎。肾小球出现明显的节段性硬化，正常结构消失。肾小球剩余部分细胞增生不明显（Masson 三色染色，×400）

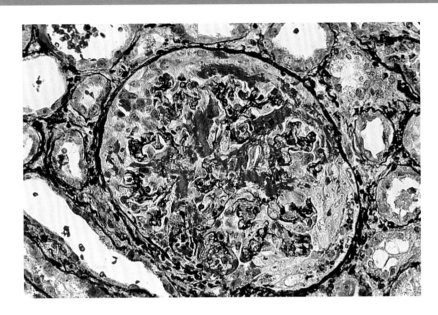

图 3.273　过敏性紫癜性肾炎。严重者可见肾小球球性坏死，鲍曼囊腔内大量纤维素渗出（Jones 银染色，×400）

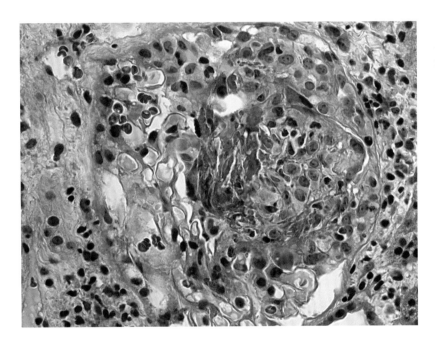

图 3.274　过敏性紫癜性肾炎。严重者显示肾小球球性坏死，鲍曼囊腔内有大量纤维素渗出，小细胞性新月体形成（Jones 银染色，×400）

## 过敏性紫癜的诊断要点

- 免疫荧光见 IgA 为主的沉积，常伴 IgG 沉积，偶有 IgM 沉积。
- 电镜见系膜和内皮下电子致密物沉积。
- 光镜下病变多样，常见新月体。

注：过敏性紫癜性肾炎的形态学改变与 IgA 肾病重叠，但新月体性肾炎较之更多见，因而患者的病程进展得更快

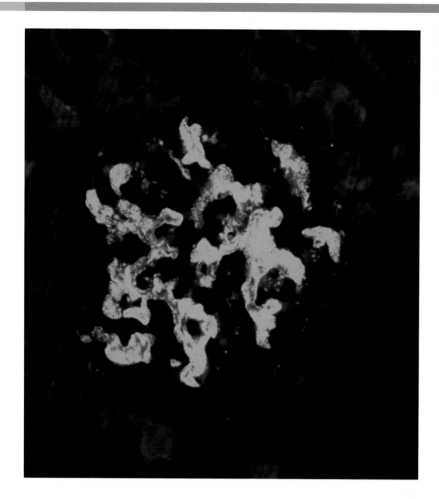

图 3.275　过敏性紫癜性肾炎。免疫荧光显示 IgA 呈球性、弥漫性系膜区沉积和节段性毛细血管袢沉积（抗 IgA 免疫荧光染色，×400）

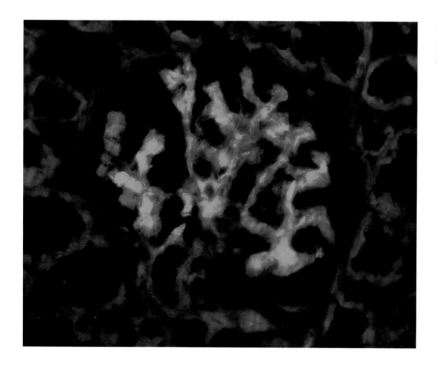

图 3.276　过敏性紫癜性肾炎。IgG 也可呈球性、弥漫性系膜区及节段性毛细血管袢沉积（抗 IgG 免疫荧光染色，×400）

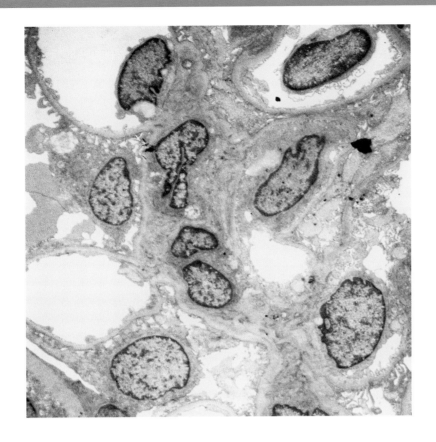

图 3.277　过敏性紫癜性肾炎。电镜下内皮细胞肿胀，内皮下和系膜区可见电子致密物沉积，系膜细胞的数量伴随系膜区沉积物而增加（透射电镜，×3000）
To view this electron micrograph with color coded overlays explaining each component, please visit ExpertConsult.com.

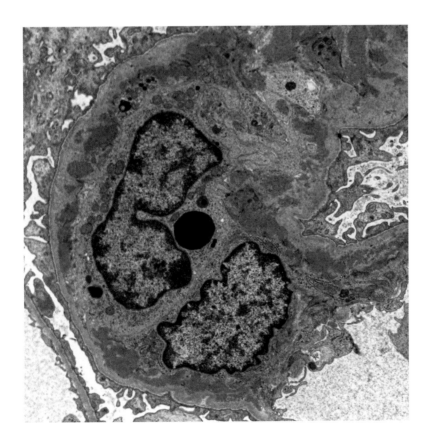

图 3.278　过敏性紫癜性肾炎。内皮细胞肿胀，内皮下和系膜区可见电子致密物沉积，与免疫荧光 IgA、IgG 沉积相对应（透射电镜，×5000）

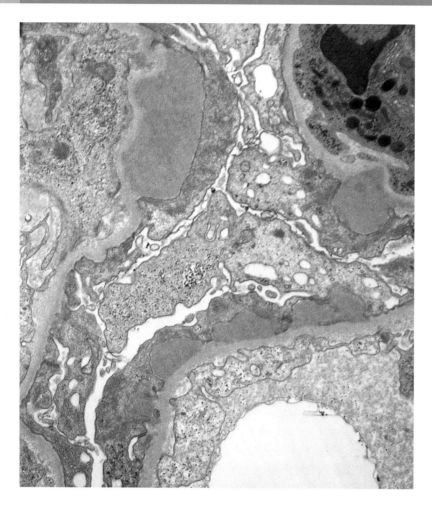

图 3.279　过敏性紫癜性肾炎。偶见"驼峰"样的上皮下电子致密物沉积。右上角的毛细血管腔内可见一个白细胞，导致内皮细胞与基底膜分离（透射电镜，×5000）

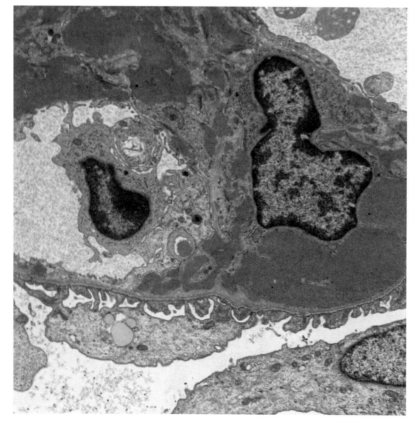

图 3.280　过敏性紫癜性肾炎。通常为系膜区沉积，可伴有节段性内皮下 / 系膜旁区沉积，足突大部分形态完好（透射电镜，×5000）

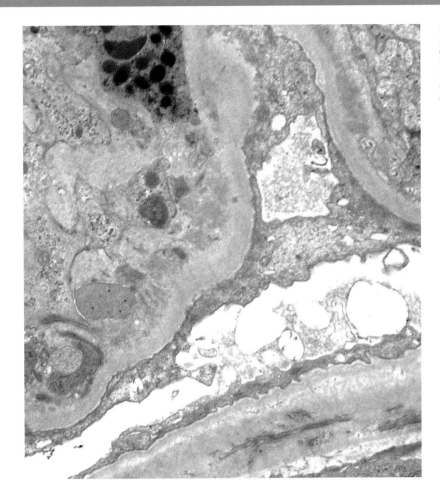

图 3.281　过敏性紫癜性肾炎。通常为系膜区沉积，图左上角可见一个白细胞，可见毛细血管袢内皮下沉积，内皮细胞肿胀。足细胞足突节段性融合（透射电镜，×5000）

| 表 3.8 | 过敏性紫癜性肾炎的病理分型（ISKDC） |
|---|---|
| Ⅰ级 | 轻微病变 |
| Ⅱ级 | 单纯系膜增生 |
| Ⅲ级 | 局灶性（Ⅲa）或弥漫性（Ⅲb）系膜增生伴 < 50% 的肾小球出现新月体 |
| Ⅳ级 | 局灶性（Ⅳa）或弥漫性（Ⅳb）系膜增生伴 50%～75% 的肾小球出现新月体 |
| Ⅴ级 | 局灶性（Ⅴa）或弥漫性（Ⅴb）系膜增生伴 75% 以上的肾小球出现新月体 |
| Ⅵ级 | 膜增生样肾小球肾炎 |

ISKDC，国际儿童肾脏病学会

## 选读

Audemard-Verger, A., Pillebout, E., Guillevin, L., et al., 2015. IgA vasculitis（Henoch-Shönlein purpura）in adults: Diagnostic and therapeutic aspects. Autoimmunity Reviews 14, 579-585.

Davin, J.C., Coppo, R., 2014. Henoch-Schönlein purpura nephritis in children. Nature Reviews Nephrology 10, 563-573.

## 混合性结缔组织病

混合性结缔组织病（mixed connective tissue disease，MCTD）是一种系统性自身免疫性疾病，为具有系统性红斑狼疮（SLE）、硬皮病（也称为系统性硬化病，PSS）和多发性肌炎特征的重叠综合征。血清学上与 SLE 和进行性系统性硬化病（progressive systemic sclerosis，PSS）不同的是存在抗 U1 核小核糖核蛋白自身抗原（U1 small nuclear ribonucleoprotein autoantigen，U1snRNP）的抗体。临床特征包括与 SLE 和 PSS 相似的各种全身性表现。肾脏症状相对少见，可表现为不同程度的蛋白尿，包括典型的肾病综合征。少数患者可出现显著的高血压和微血管病性溶血性贫血。

重症肾病合并肾小球肾炎在 MCTD 中不常见。有人推测，高滴度的 U1snRNP 抗体可以预防狼疮样肾小球病变。MCTD 最常见的肾脏病理学类型是膜性肾病（图 3.282 ~ 3.286）。与 LN 一样，通常有系膜区的沉积和一定程度的系膜增生。免疫荧光常表现为典型的毛细血管壁 IgG 和 C3 颗粒状沉积，偶见 IgA 和 IgM（图 3.287）。其次表现为弥漫系膜增生性肾小球肾炎（图 3.288 和 3.289）。少数病例呈内皮下沉积，表现为弥漫膜增生样改变（图 3.290 ~ 3.292）。肾病变更接近膜性狼疮性肾炎；偶尔会出现与硬皮病类似的血管病变，与高血压危象有关（图 3.293）；少许报道存在 ANCA 相关性血管炎、微小病变或局灶硬化性病变。

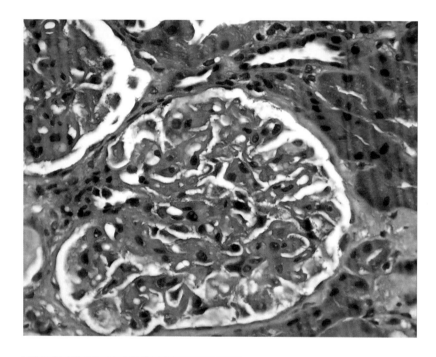

图 3.282　混合性结缔组织病相关膜性肾病。病变与狼疮性肾炎相似，肾小球轻微分叶状伴基底膜弥漫增厚（H&E 染色，×400）

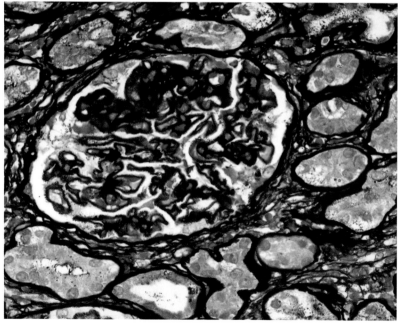

图 3.283　混合性结缔组织病相关膜性肾病。银染见毛细血管壁增厚，出现典型的"钉突"和"圆丘"状改变（Jones 银染色，×400）

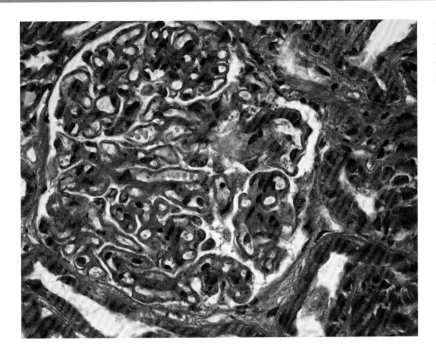

图 3.284　混合性结缔组织病相关膜性肾病。三色套染显示肾小球基底膜弥漫性增厚，可见嗜酸性沉积物（Masson 三色染色，×400）

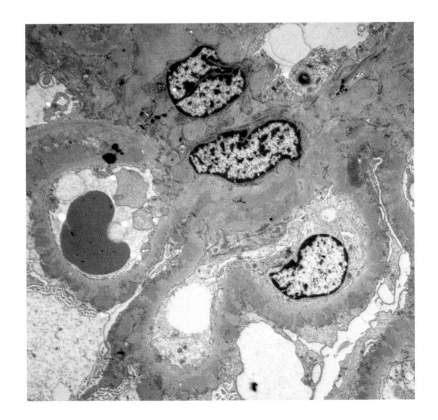

图 3.285　混合性结缔组织病相关膜性肾病。电镜见肾小球基底膜弥漫性增厚，毛细血管腔开放尚可，大量上皮下和基底膜内的电子致密物沉积（透射电镜，×3000）

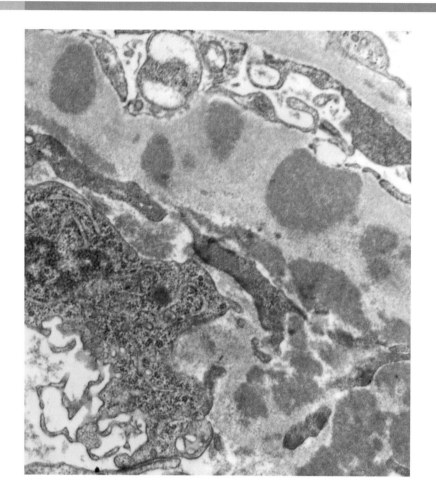

图 3.286　混合性结缔组织病相关膜性肾病。大量上皮下沉积，偶有基底膜内和系膜区电子致密物沉积（透射电镜，×10 000）

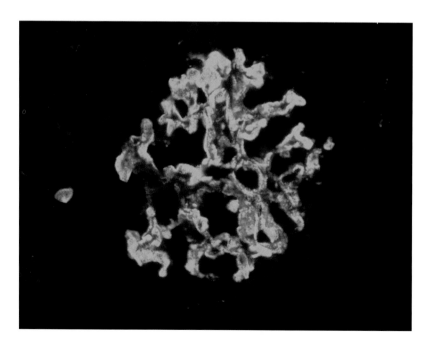

图 3.287　混合性结缔组织病相关膜性肾病。免疫荧光常见外周毛细血管袢 IgG 颗粒状沉积，偶有 IgM 和 IgA 沉积（抗IgM 免疫荧光染色，×400）

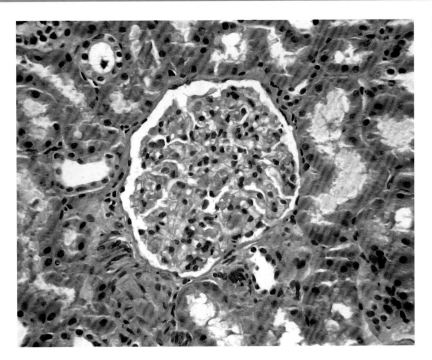

图 3.288　混合性结缔组织病相关系膜增生性肾小球肾炎。系膜弥漫增生，外周毛细血管袢开放良好，白细胞浸润不明显（H&E 染色，×200）

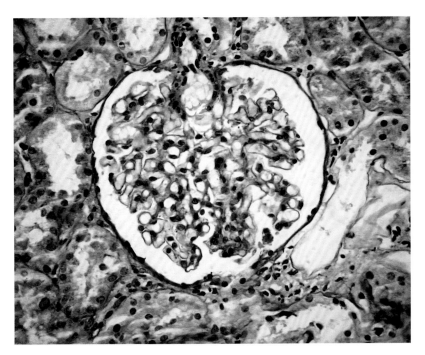

图 3.289　混合性结缔组织病相关系膜增生性肾小球肾炎。见中度系膜细胞增生和系膜基质增多（PAS，×200）

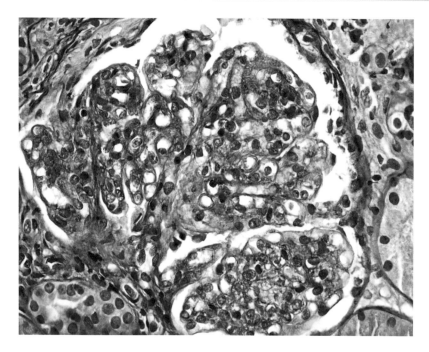

图 3.290　混合性结缔组织病相关膜增生性肾小球肾炎。与系统性红斑狼疮相似，肾小球呈分叶状，系膜细胞增生和基质增多，系膜细胞插入外周毛细血管袢出现"双轨征"（PAS，×400）

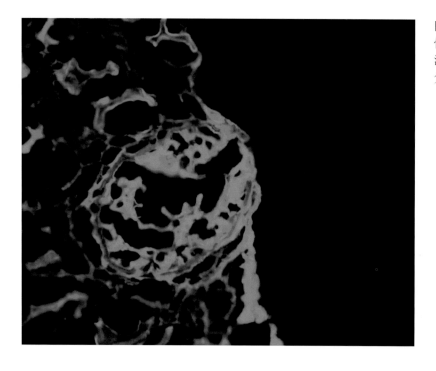

图 3.291　混合性结缔组织病相关膜增生性肾小球肾炎。免疫荧光见免疫球蛋白沉积于系膜区和外周毛细血管袢（抗 IgG 免疫荧光染色，×200）

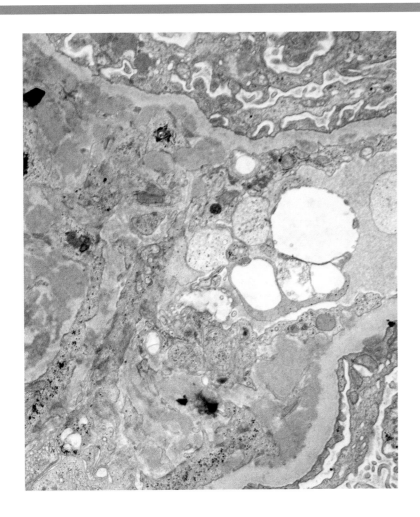

图 3.292　混合性结缔组织病相关膜增生性肾小球肾炎。电镜见系膜区沉积以及系膜旁和内皮下的沉积（透射电镜，×5000）
To view this electron micrograph with color coded overlays explaining each component, please visit ExpertConsult.com.

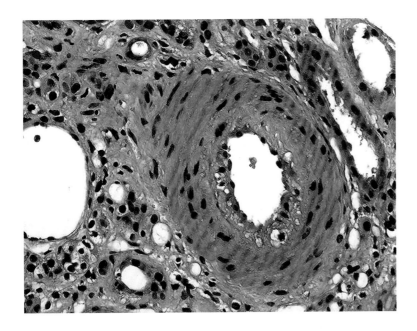

图 3.293　混合性结缔组织病。血管病变与系统性硬化症相似，小叶间动脉呈同心圆状增生（H&E 染色，×400）

### 病因 / 发病机制

MCTD 属于自身免疫性疾病，体内抗核糖核蛋白抗体明显增多，肾病变的病因学和发病机制与 LN 相似（见"系统性红斑狼疮"）。

### 选读

Cohen，A.H.，Weiss，M.A.，1986. Renal pathology forum. American Journal of Nephrology 6，51-56.

Kobayashi，S.，Nagase，M.，Kimura，M.，et al.，1985. Renal involvement in MCTD. American Journal of Nephrology 5，282-291.

Tani，C.，Carli，L.，Vagnani，S.，et al.，2014. The diagnosis and classification of mixed connective tissue disease. Journal of Autoimmunity 48-49，46-49.

## 混合性冷球蛋白血症

已知有 3 种冷球蛋白血症，分为Ⅰ型、Ⅱ型和Ⅲ型。Ⅰ型是由单克隆冷球蛋白抗体引起的，与浆细胞性疾病相关，产生单克隆 IgM，Ⅰ型在本书其他章节已讨论。混合性冷球蛋白血症（mixed cryoglobulinemia）有两种类型。Ⅱ型为原发性混合性冷球蛋白血症，其冷球蛋白由多克隆 IgG（可作为抗原或靶抗原）和针对 IgG 产生的单克隆 IgM 类风湿因子混合组成。多数由慢性丙型肝炎病毒感染所致，少数与乙型肝炎病毒或 EB 病毒（Epstein-Barr virus）感染有关。Ⅲ型也是一种混合性冷球蛋白血症，其冷球蛋白的两种成分都是多克隆的，通常继发于慢性炎症、自身免疫性疾病及丙型肝炎感染。临床常表现为肾病综合征，伴有肾病范围的蛋白尿及肾功能不全。约 1/3 的患者出现紫癜及关节炎，3/4 的患者有低 C4 血症，一半的患者有低 C3 血症，大多数患者类风湿因子阳性。新型高效抗病毒治疗丙型肝炎可改善冷球蛋白血症和肾病的病程。目前，患者的死亡率仍非常高，混合性冷球蛋白血症和肾功能下降者 10 年存活率约 50%。

光镜下，肾脏病变类似于膜增生性肾小球肾炎（图 3.294～3.298）。可见肾小球体积增大，分叶明显，并有不同程度的白细胞浸润。急性期可见大量多形核白细胞（polymorphonuclear leukocyte，PMN），而单核细胞浸润在疾病各个时期都很明显。可见外周毛细血管袢双轨样改变，毛细血管腔内含有嗜酸性沉积物，与循环中的冷球蛋白相符合（图 3.299），常称为透明血栓或冷血栓。因其含有糖化的免疫球蛋白 IgM（PAS 糖蛋白染色强阳性），故 PAS 染色强阳性（见图 3.296A～B）。偶见新月体形成，小动脉偶见与冷球蛋白沉积有关的血管病变。形态学上无法将Ⅲ型混合性冷球蛋白血症与其他类型的冷球蛋白血症区分开。免疫荧光显示有 IgM、IgG 和补体成分的沉积。在冷球蛋白相关性肾小球肾炎中，IgM 的沉积较其他类型的免疫球蛋白更为显著。当为单克隆沉积时，κ 链或 λ 链呈单链沉积（图 3.300～3.303）。电镜下病变类型与膜增生性肾小球肾炎相似（图 3.304～3.307）。冷球蛋白血症一个显著特征是出现有亚结构的沉积物，沉积物具有结晶结构或模糊的短纤维亚结构，有时呈管状（图 3.308～3.310）。再次强调，Ⅲ型冷球蛋白血症无自身特征性形态学改变，诊断此特殊类型的冷球蛋白血症依赖于对血清冷球蛋白的测定。

### 病因 / 发病机制

混合性冷球蛋白血症肾脏病变的发生机制与其他类型的冷球蛋白相关性疾病相似，不同之处在于存在多克隆抗体（抗单克隆或多克隆类风湿因子 IgM 的多克隆抗体）。混合性冷球蛋白在各种结缔组织病、感染和恶性肿瘤中已有描述，与丙型肝炎病毒感染的相关性则在近几年被提及。

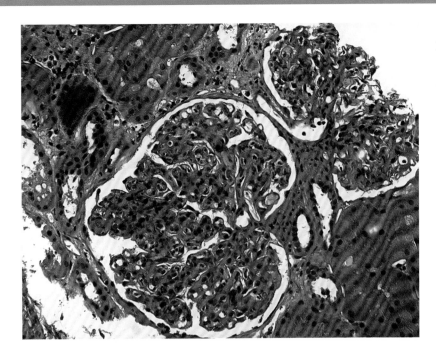

图 3.294　混合性冷球蛋白血症。肾小球呈分叶状，系膜细胞增生和基质增多。毛细血管袢被推挤到周边，可见系膜细胞插入毛细血管壁，"双轨征"形成（H&E 染色，×400）

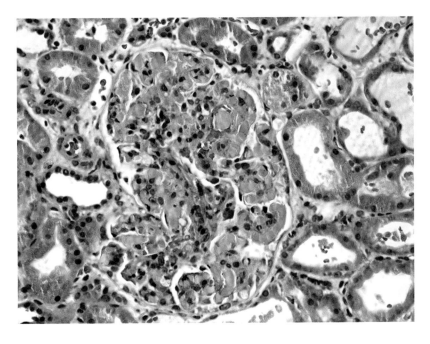

图 3.295　混合性冷球蛋白血症。肾小球呈分叶状，系膜细胞增生、基质增多。毛细血管腔内见透明血栓（冷血栓）（H&E 染色，×400）

---

**混合性冷球蛋白血症性肾小球肾炎的诊断要点**

- 光镜表现为系膜或膜增生性病变。
- PAS 染色阳性的冷血栓。
- 免疫荧光 IgM（通常为单克隆）沉积，常伴少量 IgG 沉积。
- 电镜见模糊的纤维状或微管状亚结构。

注意：并非所有的冷球蛋白血症性肾小球肾炎都会表现出上述特征

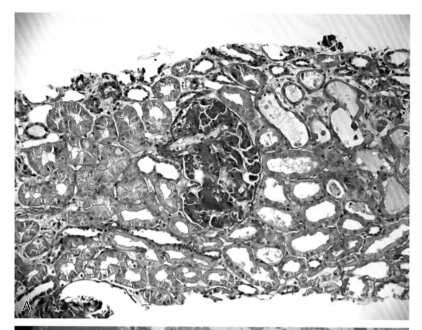

图3.296 （A）混合性冷球蛋白血症。肾
小球毛细血管腔充满"冷血栓"，PAS
染色强阳性。细胞增生不明显（PAS，
×200）。（B）混合性冷球蛋白血症。电
镜下毛细血管腔内"冷血栓"（含纤维蛋
白聚体和受阻的红细胞）。足细胞内充满
蛋白质重吸收滴，伴足突弥漫融合（透
射电镜，×4000）

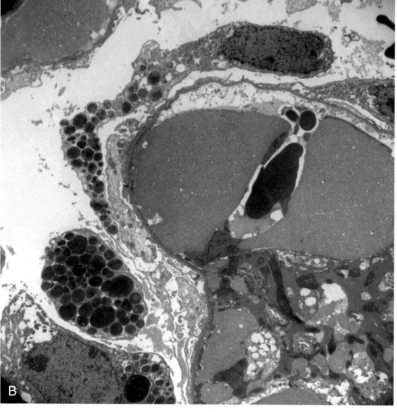

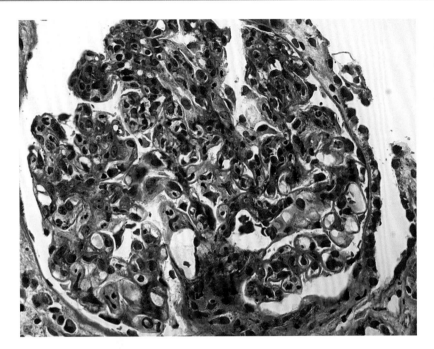

图 3.297 混合性冷球蛋白血症。Masson 三色染色见肾小球呈分叶状，充满白细胞的毛细血管逐渐"系膜化"。部分毛细血管腔内见透明血栓（冷血栓）（Masson 三色染色，×400）

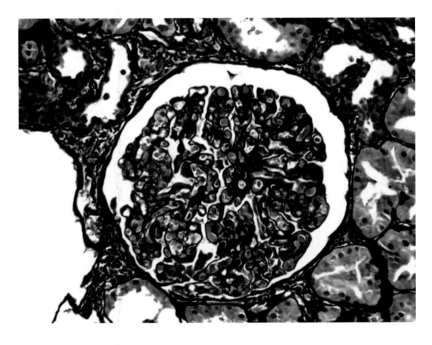

图 3.298 混合性冷球蛋白血症。银染见肾小球呈分叶状，毛细血管腔内充满透明血栓（冷血栓）（Jones 银染色，×400）

## 混合性冷球蛋白血症性肾小球肾炎的鉴别诊断

- 该病变必须与感染后肾小球肾炎、狼疮性肾炎和狼疮样肾小球肾炎相鉴别。如果缺少关键的诊断特征（见上文），则难以鉴别。
- 冷球蛋白血症性肾小球肾炎缺乏狼疮性肾炎的管网状包涵体结构，且狼疮性肾炎的沉积物通常以 IgG 为主。
- 应注意某些治疗比如外源性干扰素治疗肝炎可诱导管网状包涵体形成。
- 感染后肾小球肾炎的特征是显著的 C3 和少量 IgG 沉积，电镜可见驼峰。

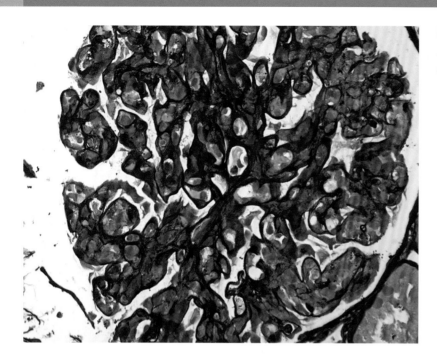

图 3.299　混合性冷球蛋白血症。银染见系膜细胞和单核细胞插入毛细血管基底膜，出现"双轨征"（Jones 银染色，×400）

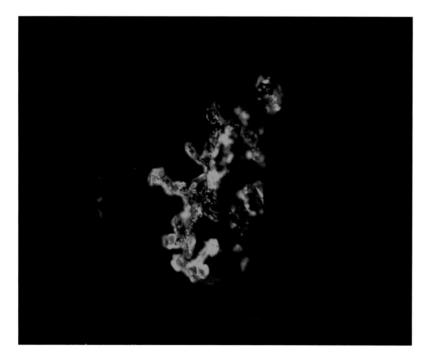

图 3.300　混合性冷球蛋白血症。免疫荧光见外周毛细血管袢和系膜区 IgM 沉积。外周毛细血管袢呈明显颗粒状沉积（抗 IgM 免疫荧光染色，×400）

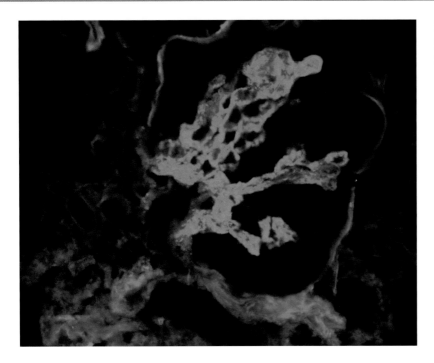

图 **3.301** 混合性冷球蛋白血症。免疫荧光亦见 IgG 沉积，补体沉积方式类似（抗 IgG 免疫荧光染色，×400）

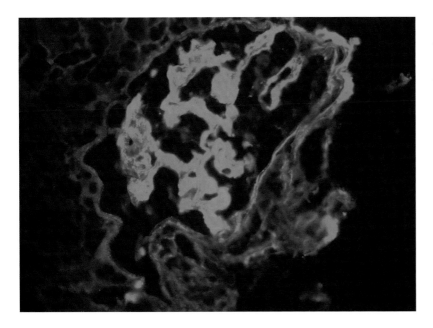

图 **3.302** 混合性冷球蛋白血症。如果是单克隆成分沉积时，或 κ 链、或 λ 链以相似的外周模式沉积（抗 κ 免疫荧光染色，×400）

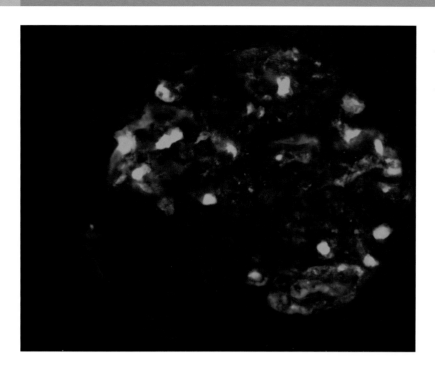

图 3.303　混合性冷球蛋白血症。如果是单克隆成分沉积时，或 κ 链、或 λ 链以相似的外周模式沉积。可见明显的冷血栓（抗 κ 免疫荧光染色，×400）

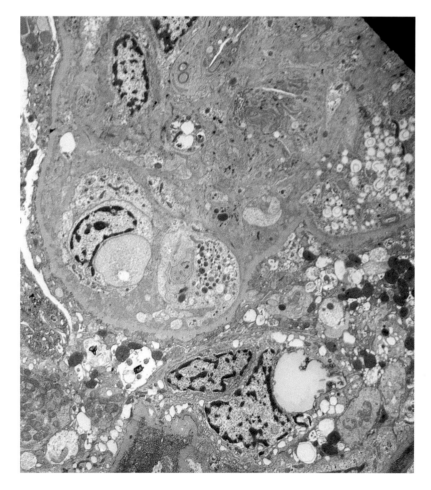

图 3.304　混合性冷球蛋白血症。电镜下可见毛细血管基底膜中有系膜细胞和单核细胞的插入，并伴有内皮下沉积。毛细血管腔内充满白细胞（透射电镜，×3000）

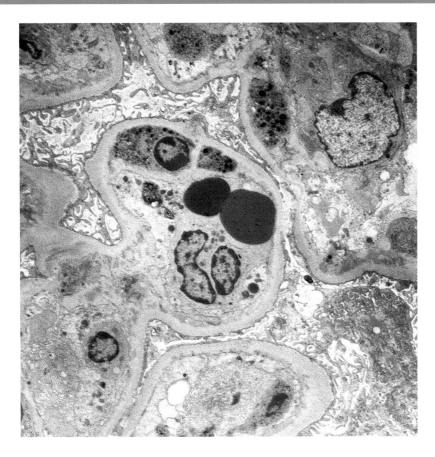

图 3.305　混合性冷球蛋白血症。白细胞浸润并堵塞毛细血管腔（透射电镜，×3000）

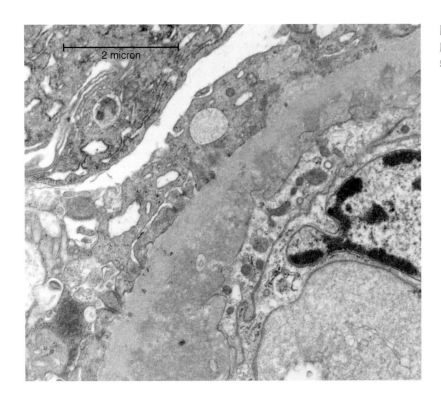

图 3.306　混合性冷球蛋白血症。内皮细胞明显肿胀，内皮下不规则的电子致密物沉积（透射电镜，×8000）

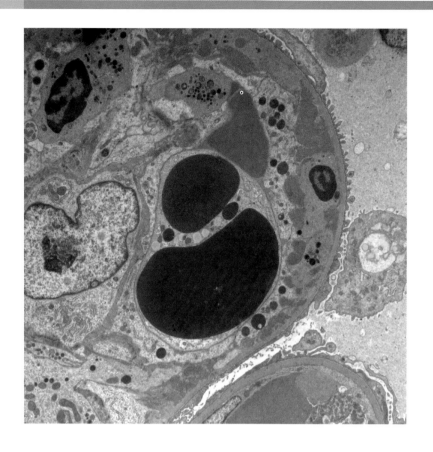

图 **3.307**　混合性冷球蛋白血症。内皮细胞肿胀伴内皮下电子致密物沉积，白细胞充盈管腔（透射电镜，×4000）
To view this electron micrograph with color coded overlays explaining each component, please visit ExpertConsult.com.

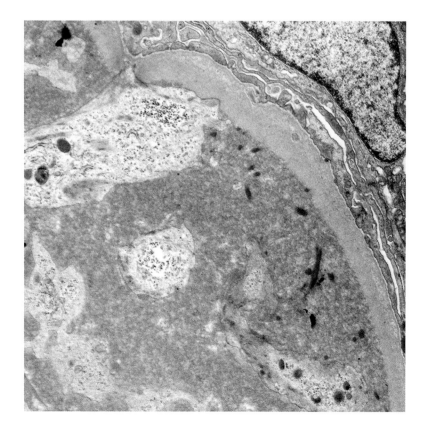

图 **3.308**　混合性冷球蛋白血症。光镜所见的"透明血栓"或"冷血栓"由大量内皮下沉积物组成，沉积物填充毛细血管腔，电镜下可见有序微管样结构，偶尔可见深染的纤维素触须样结构（透射电镜，×12 000）

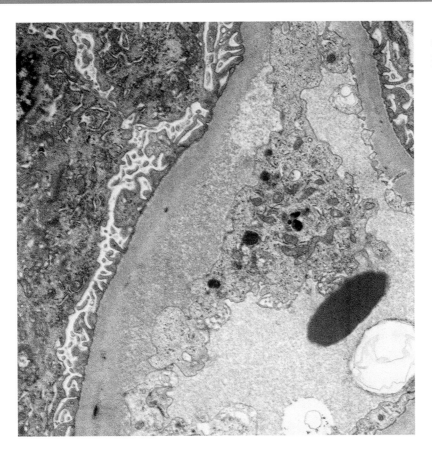

图 3.309 混合性冷球蛋白血症。内皮下沉积物具有冷球蛋白血症的有序的结构形态特征（透射电镜，×6000）

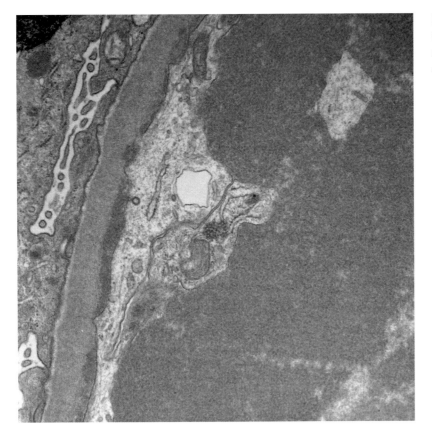

图 3.310 混合性冷球蛋白血症。内皮下和管腔内的沉积物具有冷血栓的有序结构特征。内皮细胞胞质中也可见管网状包涵体（透射电镜，×8000）

## 选读

D'Amico, G., Colasanti, G., Ferrario, F., et al., 1989. Renal Involvement in mixed cryoglobulinemia. Kidney International 35, 1004-1014.

Ojemakinde, K., Turbat-Herrera, E., Zeng, X., et al., 2014. The many faces of cryoglobulinemic nephropathy. Ultrastructural Pathology 38, 367-376.

Sinico, R.A., Winearls, C.G., Sabadini, E., et al., 1988. Identification of glomerular immune complexes in cryoglobulinemia glomerulonephritis. Kidney International 34, 109-116.

## 抗肾小球基底膜抗体介导的肾小球肾炎

抗 GBM 抗体介导的肾小球肾炎（anti-GBM antibody-mediated glomerulonephritis）典型的病理表现为快速进行性肾小球肾炎（rapidly progressive glomerulonephritis，RPGN）。患者可以仅有肾脏病变，肺部的症状不明显或缺乏。患者存在一种抗 α3 型 IV 型胶原的自身抗体，它可与肾小球基底膜和肺中的靶抗原相结合导致损伤。应注意少数患者（13%～16%）采用标准 ELISA 法检测不出抗 GBM 抗体，即使采用复杂、敏感的生物测定法，也有一小部分患者循环抗体阴性。约 25%～30% 的患者血 ANCA（抗中性粒细胞胞质抗体）阳性，常见为 p-ANCA（髓过氧化物酶，MPO-ANCA）阳性。这些患者还可出现抗 GBM 抗体结合靶点外的血管病变。部分患者的抗体可与肺泡的基底膜产生交叉反应引起肺出血。RPGN 和肺出血并发时称为肺出血肾炎综合征（Goodpasture 综合征）。当病因是抗 GBM 抗体时，应使用 "Goodpasture 病" 一词。有研究显示男性比女性高发，但总体而言，女性和男性发病率基本相同。任何年龄均可发病，但以 20～40 岁的成年人多见，发病前可出现流感样症状。

光镜下见肾小球纤维素样坏死导致基底膜断裂（图 3.311～3.313）。非常早期的病例中可不出现新月体。在早期即出现严重的、危及生命的肺部病变者，此时行肾活检对 Goodpasture 病的诊断比肺活检更特异和敏感。细胞性新月体紧随 GBM

的断裂而发生（图 3.314）。值得注意的是，由于抗 GBM 抗体介导的疾病通常是一次性损伤，不是复发或缓解，因此肾小球往往表现出相似的病变阶段。基底膜见缺血性皱缩伴有断裂，肾小球无明显沉积或增生性改变（图 3.315）。随疾病进展，出现鲍曼囊破裂、球周纤维化以及细胞性新月体机化成纤维细胞性新月体，最终形成纤维性新月体（图 3.316）。肾间质见淋巴细胞、浆细胞浸润，伴有鲍曼囊破裂和新月体形成的肾小球周围为著，肾间质纤维化，肾小管萎缩，甚至可能出现肉芽肿或异物巨细胞反应。虽然纤维素样坏死可以从

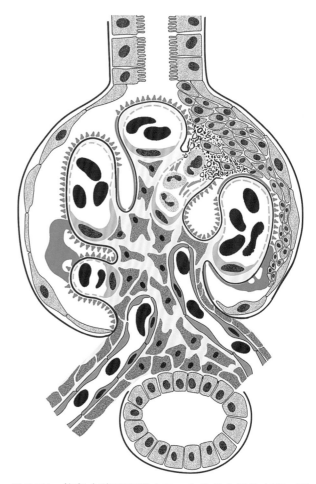

图 3.311　抗肾小球基底膜（GBM）抗体介导的疾病。图示节段性坏死伴 GBM 破裂，该区域出现纤维素样坏死和多形核白细胞浸润，并伴有因 GBM 破裂而形成的细胞性新月体。肾小球的其余部分增生不明显，亦无明显沉积。区别于其他原因引起的新月体性肾小球肾炎，抗 GBM 抗体介导的疾病光镜下无明显增生，免疫荧光染色显示 IgG 呈线性沉积

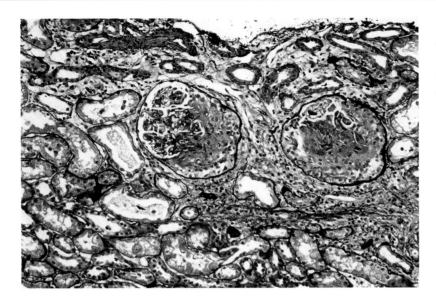

**图 3.312**　抗肾小球基底膜抗体介导的肾小球肾炎。图中两个肾小球都有明显的节段性坏死，肾小球未受累的区域未见增生或免疫复合物沉积。可见早期细胞性新月体形成（Jones 银染色，×100）

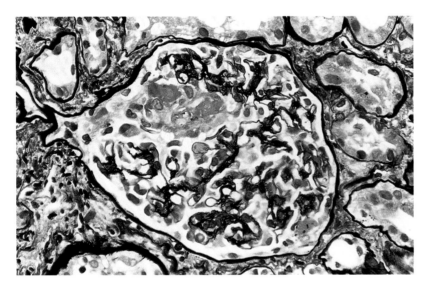

**图 3.313**　抗肾小球基底膜（GBM）抗体介导的肾小球肾炎。早期的节段性纤维素样坏死伴 GBM 破裂。还未有细胞性新月体反应。肾小球其余部分没有增生或免疫复合物沉积（Jones 银染色，×400）

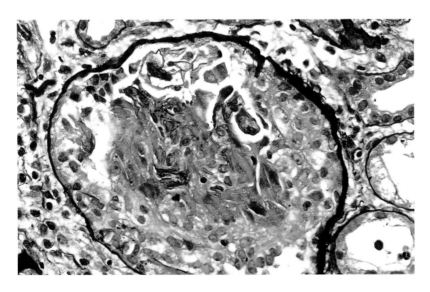

**图 3.314**　抗肾小球基底膜（GBM）抗体介导的肾小球肾炎。肾小球见纤维素样坏死、核碎裂及 GBM 断裂，仅顶端残存一小部分肾小球结构。环状新月体形成，肾小球周围见炎细胞浸润（Jones 银染色，×400）

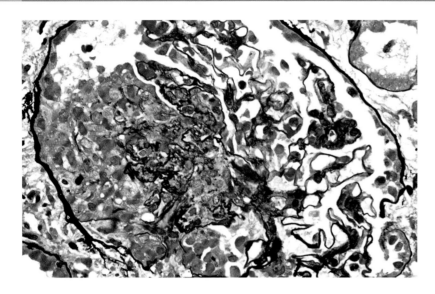

图 3.315　抗肾小球基底膜（GBM）抗体介导的肾小球肾炎。肾小球右半部分保存完整，左半部分显示 GBM 破裂、皱缩并细胞性新月体形成（Jones 银染色，×400）

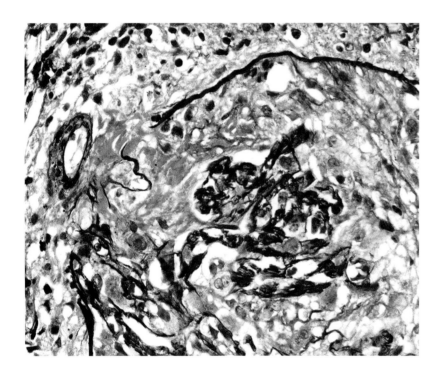

图 3.316　抗肾小球基底膜（GBM）抗体介导的肾小球肾炎。较晚些时期病变，见 GBM 皱缩、破裂伴细胞纤维性新月体形成，鲍曼囊破裂，出现纤维素样坏死和肾小球周围炎（Jones 银染色，×400）

肾小球毛细血管延伸到出、入球动脉，但小叶间动脉及较大的小动脉并无血管炎改变，除非合并 ANCA 相关血管炎（见上文）。

免疫荧光具有诊断性价值，荧光见 IgG 沿 GBM 呈线性、强阳性染色（图 3.317），C3 几乎均为阳性，但通常较 IgG 弱，而且可能为不连续甚至是颗粒状表现（图 3.318）。有报道发现极为

罕见的其他类型的免疫球蛋白抗 GBM 抗体，出现 IgA 或 IgM 线性沉积。偶尔抗 GBM 抗体可与肾小管基底膜发生交叉反应，出现肾小管基底膜线性阳性染色（图 3.319），可能与间质性肾炎有关。

电镜下未见沉积物（图 3.320），提示抗原 - α3（Ⅳ型）胶原的非胶原区（NC1）可能是均匀分布的，或均匀分布的沉积物与 GBM 的密度

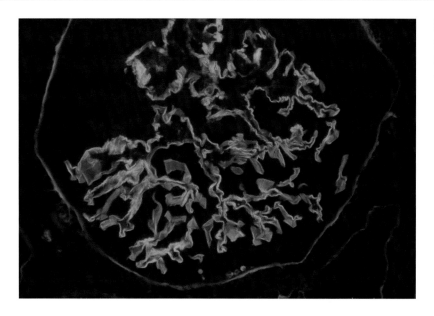

图 3.317　抗肾小球基底膜（GBM）抗体介导的肾小球肾炎。IgG 沿 GBM 线性沉积为本病诊断依据（抗 IgG 免疫荧光染色，×400）

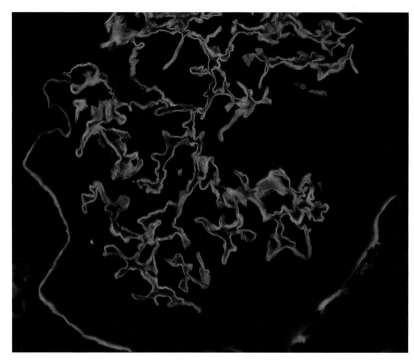

图 3.318　抗肾小球基底膜抗体介导的肾小球肾炎。补体 C3 通常伴随 IgG 呈线性荧光染色，不具有特异性，但可用来区别同样出现 IgG 线性沉积的糖尿病肾病（抗 C3 免疫荧光染色，×400）

相同（而难以区分开）。免疫电镜证实 IgG 抗体沿 GBM 的内疏松层分布。通过电镜可检测到 GBM 断裂（图 3.321），同时出现的纤维素提示节段性纤维素样坏死。电镜亦可见新月体形成。

### 病因 / 发病机制

抗 GBM 抗体介导的肾小球肾炎是由于产生了针对 α3（Ⅳ型）胶原 C- 末端非胶原区（NC1）的自身抗体而引起的，抗肾小球基底膜抗体与肺泡基底膜产生交叉反应，导致部分患者出现肺-肾联合病变。在部分 Alport 综合征患者的移植肾中也可能出现类似的组织学改变，这些患者在移植肾中产生了针对正常Ⅳ型胶原的自身抗体（见 Alport 综合征）。α3（Ⅳ型）胶原在 Goodpasture

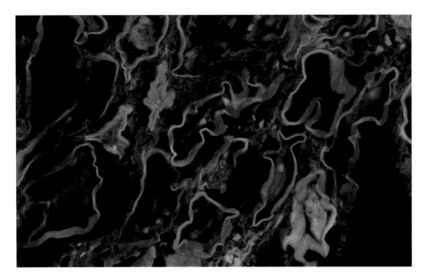

图 3.319　抗肾小球基底膜（GBM）抗体介导的肾小球肾炎。抗 GBM 抗体有时可能与肾小管基底膜发生交叉反应，导致相关的间质性肾炎和肾小管损伤（抗 IgG 免疫荧光染色，×400）

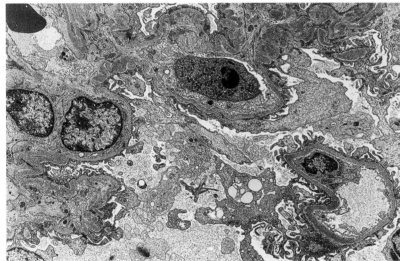

图 3.320　抗肾小球基底膜抗体介导的肾小球肾炎。由于抗原，即 α3 胶原的非胶原区是肾小球基底膜Ⅳ型胶原的组成部分，是弥漫性分布的，因此在电镜下看不到离散分布的免疫复合物。图中肾小球仅出现轻度的足突消失和节段性皱缩（透射电镜，×6000）

病中发生构象变化，是引起免疫反应的原因。触发这种构象变化的诱因目前未知。在很少的膜性肾病患者中，出现抗 GBM 抗体介导的肾小球肾炎叠加，导致新月体性病变，表明免疫沉积不太可能是新月体的诱因。本病发病前有时先出现流感样症状，或者有烃类或有机溶剂接触史，提示可能由于肺泡抗原暴露而引起了自身免疫反应。少数情况下，当抗体滴度持续增高时，抗 GBM 抗体介导的肾小球肾炎在肾移植患者中可以复发（图3.322）。

　　有趣的是，由 Stanton 和 Tange 医生命名的

Goodpasture 综合征并没有得到 Goodpasture 医生的认可，因为他推断在 1919 年的流感大流行中，他描述的那位患有肺-肾综合征和其他系统性血管炎的青年男性，没有患抗 GBM 抗体介导的疾病。

**抗 GBM 抗体介导的肾小球肾炎的诊断要点**

- 新月体和节段性肾小球坏死。
- 免疫荧光见肾小球基底膜 IgG 和 C3 线性阳性。
- 电镜下无致密物沉积。

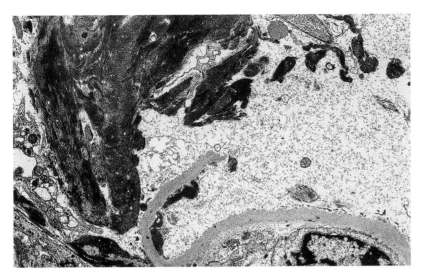

图 3.321　抗肾小球基底膜（GBM）抗体介导的肾小球肾炎。如图所示，电镜有时可见 GBM 断裂及触须样纤维素（透射电镜，×8000）

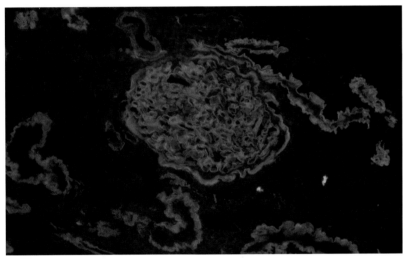

图 3.322　抗肾小球基底膜（GBM）抗体介导的肾小球肾炎。若移植时抗体滴度持续存在，则移植后可偶尔复发，可见抗 GBM 抗体线性沉积，轻度肾小球损伤。注意肾小管基底膜亦见线性阳性染色（抗 IgG 免疫荧光染色，×200）

## 抗 GBM 抗体介导的肾小球肾炎的鉴别诊断

**IF 基底膜线性阳性**

- 在糖尿病肾损伤中 GBM 可出现 IgG 的线性荧光。在抗 GBM 抗体介导的肾小球肾炎中，会出现相关的坏死、新月体和 GBM 的 C3 沉积，这些特征在糖尿病中是不存在的。
- GBM 的线性荧光也见于单克隆免疫球蛋白沉积病，最常见的是轻链沉积病（LCDD）。在 LCDD 中，可见典型的结节状系膜扩张，伴随肾小管基底膜单克隆轻链阳性，电镜下可见相应的无定形物沉积。

**新月体病变**

- 免疫复合物性疾病会出现新月体，最终通过特异性免疫荧光和电镜诊断。当免疫复合物性肾小球肾炎严重到足以引起新月体形成时，光镜表现为毛细血管腔内细胞增多。
- 寡免疫复合物坏死性新月体性肾小球肾炎（通常为 ANCA 相关），几乎没有或完全没有免疫荧光染色，电镜下也没有明显的沉积物。光镜下，与抗 GBM 肾炎相比，新月体相对较不一致，可见活动性和慢性化改变。

GBM，肾小球基底膜

## 选读

Couser，W.G.，1988. Rapidly progressive glomerulonephritis: classification，pathogenetic mechanisms，and therapy. American Journal of Kidney Disease 11，449-464.

Goodpasture，E.W.，1919. The significance of certain pulmonary lesions in relation to the etiology of influenza. Australasian Journal of Medical Science 158，863-870.

Levy，J.B.，Lachmann，R.H.，Pusey，C.D.，1996. Recurrent Goodpasture's disease. American Journal of Kidney Disease 27，573-578.

Pedchenko，V.，Bondar，O.，Fogo，A.B.，et al.，2010. Molecular architecture of the Goodpasture autoantigen in anti-GBM nephritis. New England Journal of Medicine 363，343-354.

Saus，J.，Wieslander，J.，Langeveld，J.P.，et al.，1988. Identification of the Goodpasture antigen as the alpha 3（IV）chain of collagen IV. Journal of Biology and Chemistry 263，13374-13380.

Savage，C.O.，Pusey，C.D.，Bowman，C.，et al.，1986. Antiglomerular basement membrane antibody mediated disease in the British Isles 1980-4. British Medical Journal 292，301-304.

Stanton，M.C.，Tange，J.D.，1958. Goodpasture's syndrome（pulmonary haemorrhage associated with glomerulonephritis）. Australasian Annals of Medicine 7，132-144.

Wilson，C.B.，Dixon，F.J.，1973. Anti-glomerular basement membrane antibody-induced glomerulonephritis. Kidney International 3，74-89.

（翻译：杨京彦  审校：汤绚丽  甄军晖）

## 与肾炎综合征或快速进行性肾小球肾炎相关的疾病：抗中性粒细胞胞质抗体相关的小血管炎（寡免疫或非免疫介导）

### 引言

快速进行性肾小球肾炎（RPGN）是急性肾炎综合征的一种类型，患者开始表现为急性肾小球肾炎，随后快速进展为严重的急性肾衰竭。其发病特征为少尿、进行性氮质血症、不同程度的蛋白尿、伴有细胞管型的血尿及高血压，有时呈恶性高血压，偶尔可表现为肾病综合征。**常见肾外器官受累**。发病几周后，少数患者的肾功能可以稳定在某一水平，但大多数患者会进展到终末期肾功能不全。临床病理上可分为 3 个亚型，包括：第 1 型患者罹患严重的感染后免疫复合物性肾小球肾炎，第 2 型为抗 GBM 抗体肾炎，这些在本书的其他章节讨论。第 3 型为寡免疫型，本型既无抗体沉积，也不与特定的抗原有关。然而，80% 的本型患者血清中存在抗中性粒细胞胞质抗体（ANCA），直接与髓过氧化物酶或蛋白酶 3 反应。血清 ANCA 阳性的寡免疫性肾小球肾炎（pauci-immune glomerulonephritis）可分为：单纯肾受累，引起的肾和多系统性受累的显微镜下多血管炎（microscopic polyangiitis，MPA），肉芽肿性多血管炎（glomerulomatosis with polyangiitis，GPA；通常称为 Wegener 肉芽肿，Wegener's granulomatosis）（图 3.323）以及嗜酸性肉芽肿性多血管炎（eosinophilic granulomatosis with polyangiitis，EGPA；通常称为 Churg-Strauss 综合征）4 个亚型。上述 3 个类型光镜下改变相似，表现为新月体形成；免疫荧光及电镜能更好地显示各型特征。免疫复合物性新月体疾病在不同情况下常出现肾小球系膜增生或毛细血管内增生；而寡免疫性疾病在未累及的肾小球或节段血管袢一般不出现明显的增生性改变。

| 寡免疫坏死性新月体性肾小球肾炎的诊断要点 |
| --- |
| • 肾小球坏死，新月体形成。 |
| • 无毛细血管内细胞增生性病变。 |
| • 免疫荧光无明显阳性或电镜下无明显沉积物。 |
| 注：免疫荧光偶可阳性及电子致密物偶可发现 |

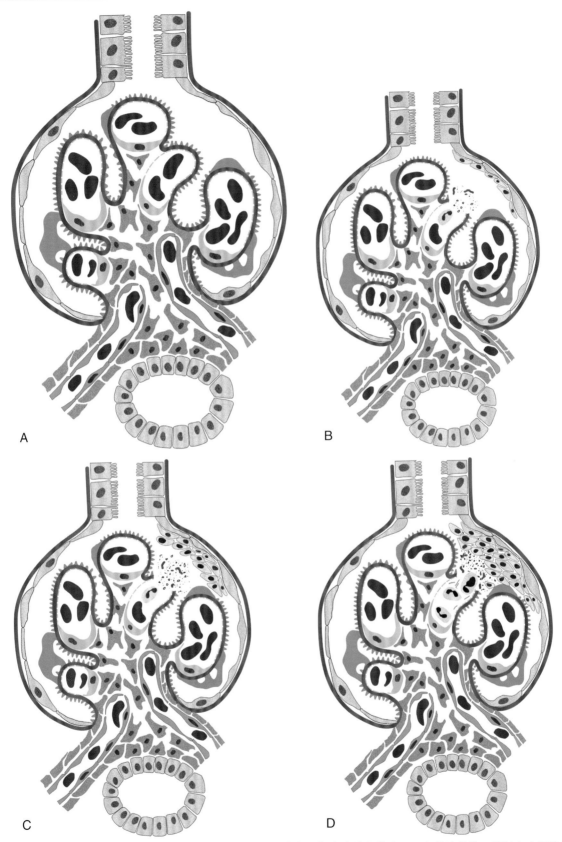

**图 3.323**　寡免疫性新月体性肾小球肾炎。（**A**）在正常的肾小球中，肾小球基底膜（GBM）是连续的，壁层上皮细胞为非活动性、单层贴附于肾小球囊。（**B**）寡免疫坏死性肾小球肾炎早期，毛细血管壁破裂处可见白细胞和纤维素样物质，这些物质能刺激壁上皮细胞。（**C**）在损伤初期，壁上皮细胞开始增生。（**D**）细胞性新月体形成，而其余肾小球未见明显增生和沉积物

**寡免疫坏死性新月体性肾小球肾炎的鉴别诊断**

- 抗 GBM 抗体介导的肾小球肾炎免疫荧光可见抗 GBM-IgG 抗体线性阳性。
- 亚急性细菌性心内膜炎偶尔可见少量沉积物，与 ANCA 相关的寡免疫肾小球肾炎很难区分。驼峰样沉积物或免疫荧光检测到 C3、IgM 沉积有助于诊断亚急性细菌性心内膜炎相关性肾小球肾炎。

GBM，肾小球基底膜

## 显微镜下多血管炎

显微镜下多血管炎（microscopic polyangiitis，MPA）是一种寡免疫坏死性小血管炎（pauci-immune necrotizing small-vessel vasculitis），主要

累及肾小球、周围毛细血管、微静脉、微动脉和小动脉，偶尔累及中动脉和中静脉。此病可多系统、多器官受累，亦可局限于肾。MPA 是一种 ANCA 相关性血管炎，MPA 中的 ANCA 通常直接抗髓过氧化物酶。肾受累表现为肾小球损伤，病变形态从急性伴纤维素样坏死的节段性增生性新月体形成到慢性的节段性硬化不等（图 3.324 和 3.325）。免疫荧光可见纤维素沉积，无免疫球蛋白沉积（图 3.326）。Masson 染色有助于区别纤维素样坏死和硬化。光镜下所有血管急性病变有相似特征，表现为血管损伤部位中性粒细胞浸润，可见白细胞碎片、血管壁坏死及纤维素样物质沉积。当病变转为慢性，浸润的炎细胞主要为单核细胞、巨噬细胞及 T 淋巴细胞，并最终硬化（图 3.327）。活动性小管间质性肾炎常伴肾小球受累（图 3.328）。节段性肾小球肾炎合并活动性间质性肾炎常提示存在系统性变应性血管炎。

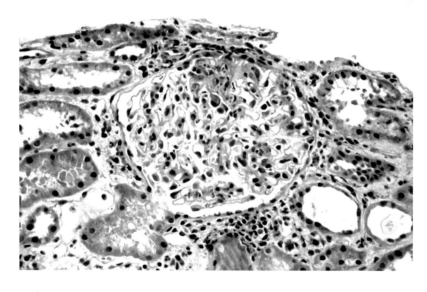

图 3.324　显微镜下多血管炎。肾小球节段性坏死区可见白细胞碎片（核碎裂）。球周可见单核细胞浸润（H&E 染色，×400）

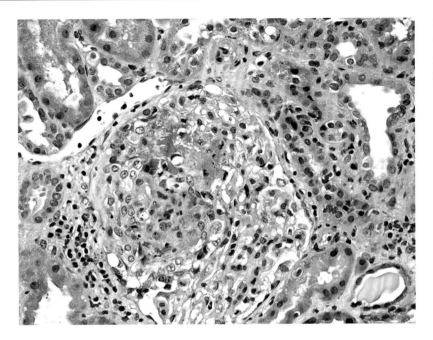

图 3.325　显微镜下多血管炎。肾小球球性系膜区细胞增生，局灶纤维素样坏死并细胞性新月体形成。可见核碎片和白细胞浸润（H&E 染色，×400）

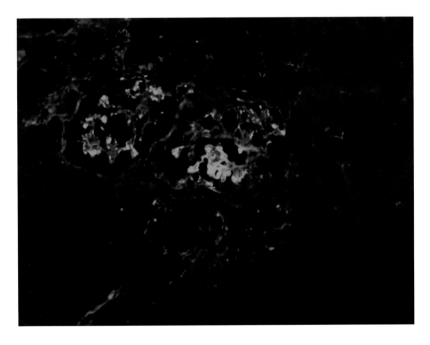

图 3.326　显微镜下多血管炎。免疫荧光见节段系膜区纤维蛋白原沉积，无免疫球蛋白沉积（×200）

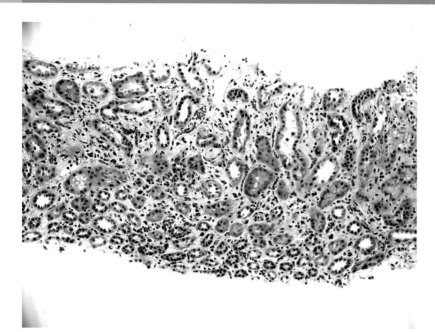

图 3.327 显微镜下多血管炎。活动性小管间质性肾炎常伴肾小球病变。肾间质见弥漫单核细胞及嗜酸性粒细胞浸润伴小管炎（H&E 染色，×200）

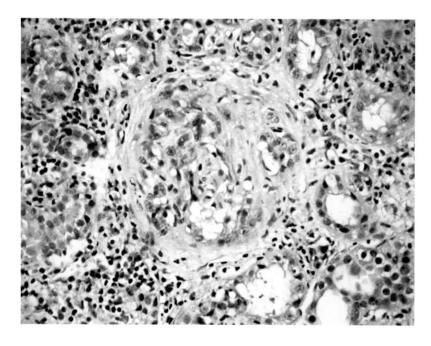

图 3.328 显微镜下多血管炎。慢性肾小球病变示节段性硬化伴纤维细胞性新月体形成及球周纤维化，并伴大量嗜酸性粒细胞浸润的活动性间质性肾炎（H&E 染色，×400）

## 肉芽肿性多血管炎

肉芽肿性多血管炎 [granulomatosis with polyangiitis，GPA；又称 Wegener 肉芽肿（Wegener's granulomatosis）]，光镜下见坏死性肾小球肾炎，伴累及血管或血管外组织的坏死性肉芽肿性炎，后者呈小管间质性肾炎改变（图 3.329～3.331）。GPA 是一种 ANCA 相关性血管炎，GPA 中的 ANCA 可直接与蛋白酶 3 反应。血管坏死可呈透壁性血管炎（图 3.332 和 3.333）。肾小球坏死可以是局灶节段性或弥漫球性（图 3.334 和 3.335），

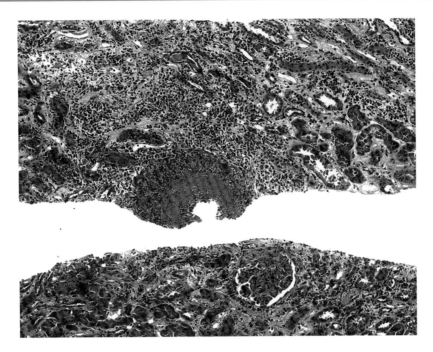

图 3.329　肉芽肿性多血管炎（Wegener 肉芽肿）。弥漫间质炎细胞浸润伴显著的肾小管上皮形态学改变。可见一处动脉壁坏死。肾小球局灶坏死、粘连伴新月体形成（H&E 染色，×100）

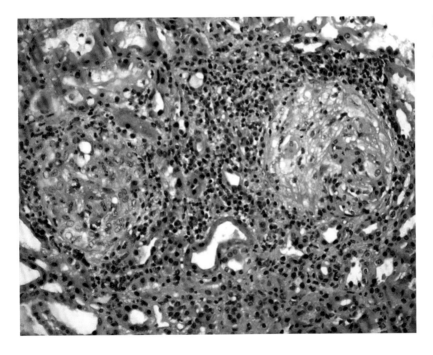

图 3.330　肉芽肿性多血管炎（Wegener 肉芽肿）。图中可见肾小球坏死、新月体形成伴明显的炎症反应，炎症累及肾间质呈肉芽肿性炎改变（H&E 染色，×200）

肾小球坏死均伴新月体形成。新月体是细胞性还是纤维性取决于疾病所处的阶段（图 3.336）。新月体由增生的壁层上皮细胞和渗出到肾小球囊腔中的单核细胞构成，起因为纤维素穿过毛细血管间隙或断裂的肾小球毛细血管壁并沉积于囊腔内。随着新月体的成熟，成纤维细胞和胶原纤维开始替代细胞成分形成纤维细胞性新月体，最终形成纤维性新月体。肾小球毛细血管节段性坏死通常伴塌陷和局灶性系膜基质增生。坏死和炎症可以破坏鲍曼囊蔓延而形成肉芽肿性肾小球肾炎（图 3.337）。应注意肉芽肿并非仅见于肾，更常见于细支气管。MPA 和 GPA 在肾中的表现是相同的，必

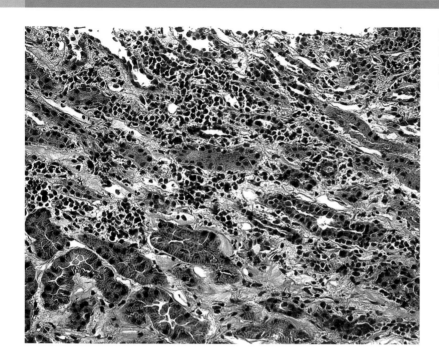

图 3.331　肉芽肿性多血管炎（Wegener
肉芽肿）/ 显微镜下多血管炎。间质单核
细胞及大量嗜酸性粒细胞浸润伴小管炎
（H&E 染色，×200）

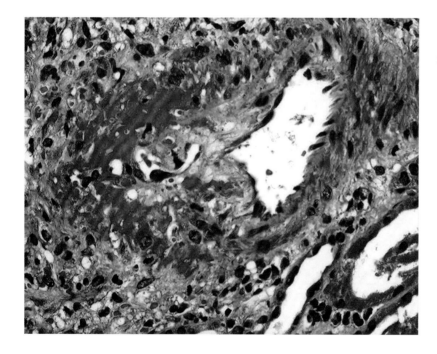

图 3.332　肉芽肿性多血管炎（Wegener
肉芽肿）/ 显微镜下多血管炎。动脉局灶
透壁性坏死，延伸至间质形成肉芽肿性
间质炎（三色法染色，×200）

须依靠临床指标加以鉴别。注意小动脉及小静脉
的炎症和坏死有可能由于肾活检取材有限而无法
检出。大动脉的受累更多见于经典的结节性多动
脉炎（见下文）。

MPA 和 GPA 的免疫荧光检测结果相同并存在
个体差异。荧光无特异性免疫球蛋白沉积，通常
仅在新月体部位有灶性补体成分和纤维蛋白原沉
积（图 3.338～3.340）。由于本病相对缺乏免疫球

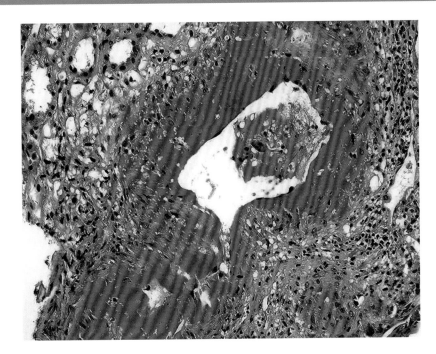

图 3.333　肉芽肿性多血管炎（Wegener 肉芽肿）/ 显微镜下多血管炎。动脉透壁性坏死累及血管周围组织，可见大量炎细胞浸润，包括多形核白细胞及单核细胞（H&E 染色，×200）

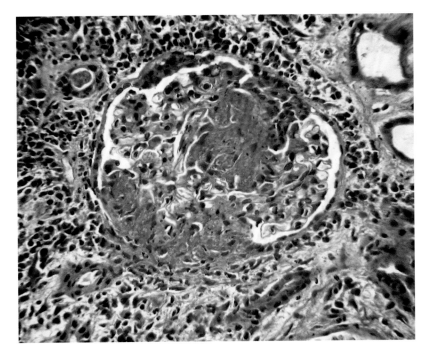

图 3.334　肉芽肿性多血管炎（Wegener 肉芽肿）/ 显微镜下多血管炎。肾小球局灶节段性坏死并与肾球囊粘连，壁层上皮细胞增生（H&E 染色，×400）

蛋白沉积，因而被命名为"寡免疫性"。

　　MPA 和 GPA 的电镜表现也很多变。寡免疫型患者无明显电子致密物沉积。大多数病例有大量纤维素沉积，并常伴毛细血管壁和基底膜断裂（图 3.341 ～ 3.343）。电镜有助于区分原发性新月体性肾小球肾炎和许多与免疫复合物形成相关的其他疾病（光镜下这些疾病亦可见新月体形成）。

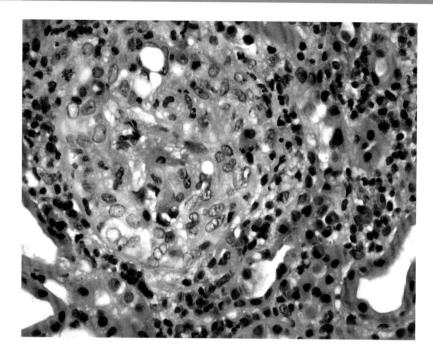

图 3.335　肉芽肿性多血管炎（Wegener 肉芽肿）/ 显微镜下多血管炎。整个肾小球坏死、结构消失伴大量炎细胞浸润（H&E 染色，×400）

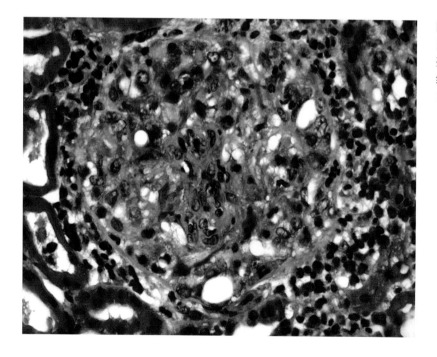

图 3.336　肉芽肿性多血管炎（Wegener 肉芽肿）/ 显微镜下多血管炎。中央为残余肾小球，球囊腔内可见增生的上皮细胞及浸润的单核细胞（三色法染色，×400）

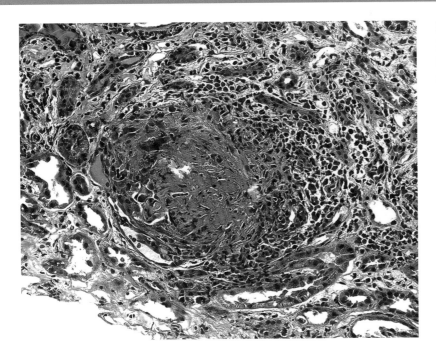

图 3.337　肉芽肿性多血管炎（Wegener 肉芽肿）/ 显微镜下多血管炎。围绕坏死的肾小球形成的肉芽肿性炎（H&E 染色，×400）

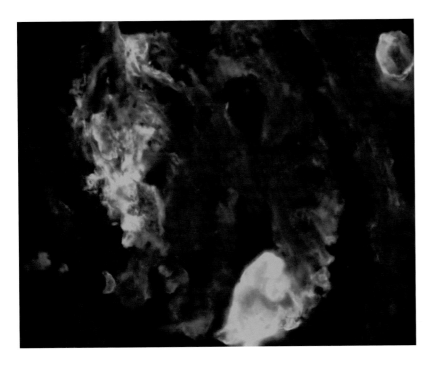

图 3.338　肉芽肿性多血管炎（Wegener 肉芽肿）/ 显微镜下多血管炎。免疫荧光见新月体中大量纤维素沉积（抗纤维素免疫荧光染色，×400）

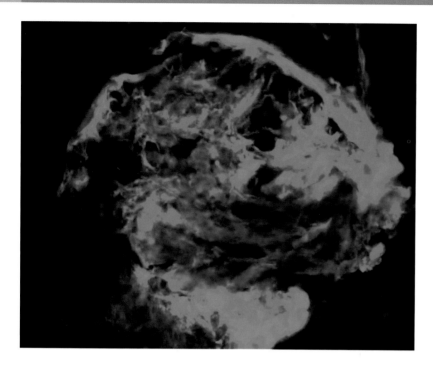

图 3.339　肉芽肿性多血管炎（Wegener 肉芽肿）/ 显微镜下多血管炎。毛细血管可见纤维素节段性沉积（抗纤维素免疫荧光染色，×400）

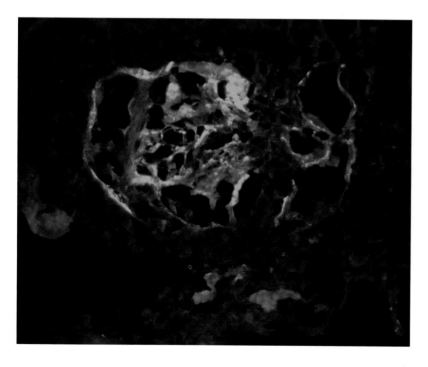

图 3.340　肉芽肿性多血管炎（Wegener 肉芽肿）/ 显微镜下多血管炎。坏死及纤维素沉积处有时可见补体沉积（抗 C3 免疫荧光染色，×400）

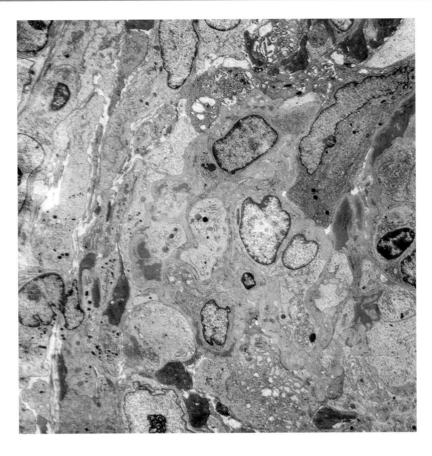

图 3.341 肉芽肿性多血管炎（Wegener 肉芽肿）/ 显微镜下多血管炎。电镜见新月体由不同种类的细胞构成，包括单核细胞和上皮细胞（透射电镜，×4000）
To view this electron micrograph with color coded overlays explaining each component, please visit ExpertConsult.com.

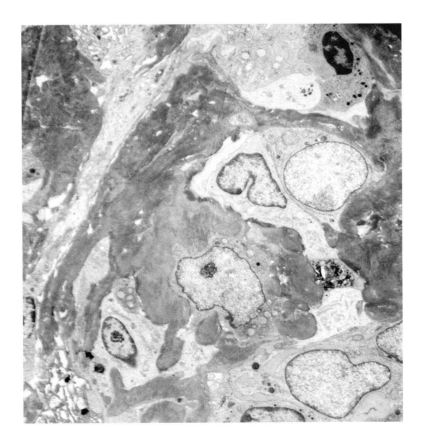

图 3.342 肉芽肿性多血管炎（Wegener 肉芽肿）/ 显微镜下多血管炎。大量纤维素触须散布于细胞性新月体中（透射电镜，×3000）

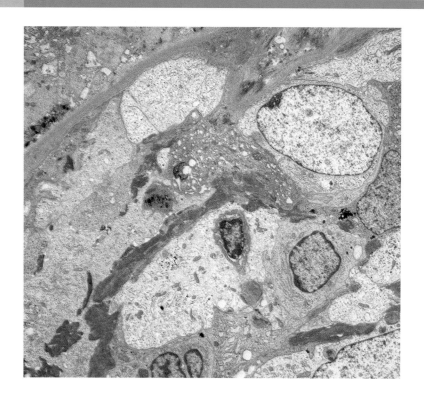

图 3.343　肉芽肿性多血管炎（Wegener 肉芽肿）/ 显微镜下多血管炎。毛细血管腔内纤维素沉积导致内皮细胞肿胀，并可见大量白细胞（透射电镜，×3000）

### 病因 / 发病机制

　　ANCA 在肾小球肾炎发病机制中的作用至今不明。体内和体外研究表明 ANCA 相关性肾小球肾炎（ANCA-associated glomerulonephritis）的发病机制与中性粒细胞和单核细胞的激活有关，而这种激活是通过 ANCA 与中性粒细胞或单核细胞表面附近的靶抗原结合实现的。通过在免疫缺陷动物体内单独注射抗髓过氧化物酶 -IgG 抗体的方法，已在实验性小鼠体内制造出与人类相似的病变。临床上，最有说服力的证据是这些抗体与新月体性肾小球肾炎和小血管炎的发生相关。

### 选读

Jennette, J.C., 2013. Overview of the 2012 revised International Chapel Hill Consensus Conference nomenclature of vasculitides. Clinical and Experimental Nephrology 17, 603-606.

Jennette, J.C., Falk, R.J., 2014. Pathogenesis of antineutrophil cytoplasmic autoantibody-mediated disease. Nature Reviews Rheumatology 10, 463-473. Lutalo, P.M.K., D'Cruz, D.P., 2014. Diagnosis and classification of granulomatosis with polyangiitis (aka Wegener's granulomatosis). Journal of Autoimmunity 48-49, 94-98.

McAdoo, S.P., Tanna, A., Randone, O., et al., 2015. Necrotizing and crescentic glomerulonephritis presenting with preserved renal function in patients with underlying multisystem autoimmune disease: a retrospective case series. Rheumatology 54, 1025-1032.

## 嗜酸性肉芽肿伴多血管炎（Churg-Strauss 综合征）

　　嗜酸性肉芽肿性多血管炎（eosinophilic granulomatosis with polyangiitis，EGPA），曾称为 Churg-Strauss 综合征，是一种罕见的累及小到中等大小血管的血管炎，常伴严重哮喘及血、组织中嗜酸性粒细胞增多，可与其他类型的小血管炎相鉴别。临床上，患者常有肺-肾综合征或仅表现为快速进行性肾小球肾炎。肾病变与 GPA 或 MPA 相似，但病变程度较轻。肾小球也可以表现为不同程度的系膜增生，甚至可能没有新月体形成。免疫荧光和电镜均无免疫复合物沉积。尽管嗜酸性粒细胞增多，但肾间质可能无明显的嗜酸性粒细胞浸润，因此嗜酸性粒细胞浸润不是诊断 EGPA 所必需的。明确诊断还需结合临床表现。

### 病因 / 发病机制

病因不详。ANCA 可拮抗髓过氧化物酶，并有 40% ～ 60% 的患者血中含高浓度的 IgE。患者常出现过敏性鼻炎、哮喘、皮肤划痕试验阳性以及嗜酸性粒细胞增多均提示有过敏反应伴高 Th2 细胞免疫活性。

### 选读

Churg, J., Strauss, L., 1951. Allergic granulomatosis, allergic angiitis, and periarteritis nodosa. American Journal of Pathology 27, 277-301.

Greco, A., Rizzo, M.I., De Virgilio, A., et al., 2015. Churg-Strauss syndrome. Autoimmunity Reviews 14, 341-348.

Mouthon, L., Dunogue, B., Guillevin, L., 2014. Diagnosis and classification of eosinophilic granulomatosis with polyangiitis (formerly named Churge-Strauss syndrome). Journal of Autoimmunity 48-49, 99-103.

## 结节性多动脉炎

结节性多动脉炎（polyarteritis nodosa，PAN）是一种罕见病，起初累及中动脉，引起血管膨胀、假动脉瘤形成和血管炎等病变，致血管呈结节样改变。通常不累及包括小动脉、毛细血管及小静脉在内的小血管。受影响的器官包括心脏、肝、肾和肠系膜动脉等。影像学见典型的动脉串珠样改变。ANCA 常阴性，也没有发现 PAN 的特征性实验室指标。肾大血管表现为透壁性血管炎（图 3.344 和 3.345），肾小球不受累。免疫荧光和电镜无免疫复合物沉积。有与大血管病变相关的出血性梗死。

### 病因 / 发病机制

PAN 的发病与使用违禁药物、乙型肝炎病毒感染及慢性感染性疾病有关，但具体病因不详。

### 选读

Jennette, J.C., Falk, R.J., 2007. Nosology of primary vasculitis. Current Opinion in Rheumatology 19, 10-16.

Hernández-Rodríguez, J., Alba, M.A., Prieto-González, S., Cid, M.C., 2014. Diagnosis and classification of polyarteritis nodosa. Journal of Autoimmunity 48-49 84-89.

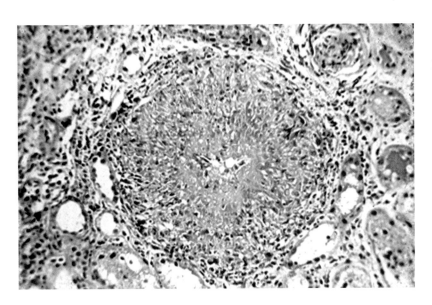

图 3.344　结节性多动脉炎。动脉周围炎累及肾内动脉，可见透壁性炎性浸润并蔓延至肾间质（三色染色，×200）

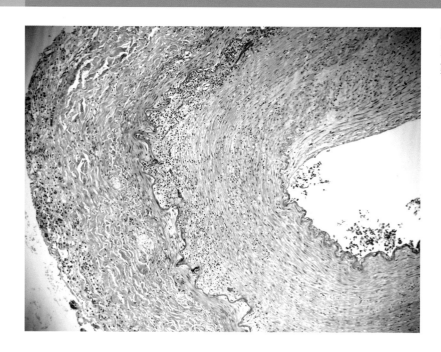

图 3.345　结节性多动脉炎。动脉周围炎累及肾主动脉，可见透壁性炎性浸润并蔓延至血管外膜（H&E 染色，×400）

# 基底膜异常疾病

## Alport 综合征

经典的 Alport 综合征（Alport syndrome）是一种 X 连锁显性遗传性疾病，是 Alport 综合征中最常见的类型（占 85%），常染色体异型罕见。发病归因于基因缺陷导致无法合成 IV 型胶原 α3、4、5 链三聚体。X 连锁型是由于 IV 型胶原 α5 链基因突变。在美国，Alport 综合征的总发病率在 1∶10 000 到 1∶5000 之间。儿童尽管也可出现蛋白尿，但血尿是 Alport 综合征肾病变最早期的表现。男性还可伴有听力丧失和眼部病变等其他表现。器官丧失功能反映了 IV 型胶原 α3、4、5 链在这些部位的重要作用（见下文）。儿童年龄较大时可检测到听力下降，55% 的成年男性出现听力逐渐丧失。约 1/3 的患者有眼部病变，前晶状体损害最为常见。肾病综合征见于 30%～40% IV 型胶原突变广泛而致病情严重的患者。30%～40% 的患者可发展为慢性肾病。经典的 X 连锁 Alport 综合征的女性携带者表现为血尿并可能发展为进行性肾病变。当 Alport 综合征是由于罕见的常染色体 IV 型胶原基因（IV 型胶原 α3 或 α4 链，见下文）突变所致时，无论男性或女性都可进展为慢性肾病。

无论是 X 连锁遗传的男性患者还是女性携带者，在疾病的早期光镜下的表现都不明显（图 3.346）。在晚期阶段，X 连锁遗传的男性患者或常染色体遗传的男女两性患者都可见典型的继发性非特异性肾小球硬化、间质纤维化和显著的间质泡沫细胞（foam cell）浸润。泡沫细胞浸润并不是该病的特异性表现，它可见于长期持续性蛋白尿的患者，甚至出现于没有肾病的情况下。

标准的免疫荧光技术仅显示非特异的 IgM 沉积，而皮肤或肾活检中采用免疫荧光技术检测 IV 型胶原有助于诊断（图 3.347～3.351）。IV 型胶原以非三聚体的形式存在，α1～6 六种不同的胶原链可形成多种组合。正常表皮基底膜含有 IV 型胶原 α1、α2、α5 和 α6 链，不含 α3、α4 链。皮肤组织活检证实 IV 型胶原 α5 链缺乏已成为 X 连锁遗传的 Alport 综合征患者与其他原因血尿患者鉴别诊断的方法。在肾，GBM 含有 IV 型胶原 α3、4、5 链的非三聚体形式，而肾小球囊和远曲小管含有 α1、1、2 和 α5、5、6 链的非三聚体形式。肾活检中约 70%～80% 的 X 连锁遗传的

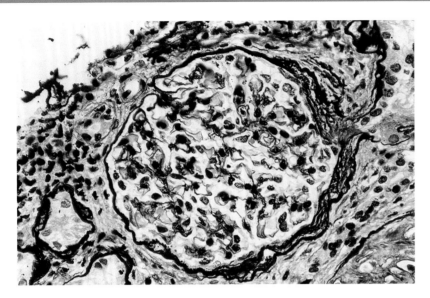

图 3.346　Alport 综合征。Alport 综合征患者的肾小球基底膜不规整，光镜下无明显改变。病变早期，肾小球的病变不明显。此例显示的是早期球周纤维化（Jones 银染色，×200）

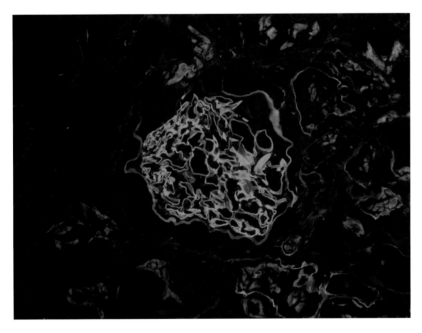

图 3.347　正常肾组织 Ⅳ 型胶原 α5 链免疫荧光染色。正常肾组织中肾小球基底膜、局部肾小管基底膜及鲍曼囊的 Ⅳ 型胶原 α5 链呈强而连续的阳性表达（抗 Ⅳ 型胶原 α5 链免疫荧光染色，×200）

Alport 综合征的男性患者肾小球基底膜、远曲小管基底膜和肾小球囊的 α5 链染色为阴性。在经典型 Alport 综合征患者，GBM 的 Ⅳ 型胶原 α3、α4 链染色也为阴性，是由于 Ⅳ 型胶原 α5 链的缺失导致 α3、α4 链之间无法聚合。在 X 连锁遗传的 Alport 综合征患者中，Ⅳ 型胶原 α3 链的阳性表达提示预后良好，可能与其 Ⅳ 型胶原 α5 链蛋白质虽截短但仍具有部分功能有关。在常染色体隐性遗传的 Alport 综合征患者中，GBM 也缺乏 Ⅳ 型胶原 α3、4 或 5 链的表达，任何一个分子缺失都会影响三聚体的形成。

然而，与 X 连锁遗传 Alport 综合征不同，在常染色体隐性遗传患者中，鲍曼囊、远曲小管基底膜和皮肤的 α5 链呈强表达，反映了非突变的 Ⅳ 型胶原 α5 链在这些部位的 α5、5、6 异三聚体中正常聚合。在 X 连锁遗传 Alport 综合征的女性杂合子中，常见 GBM 和远曲小管基底膜的 α3、α4、α5 链和皮肤 α5 链的嵌合性染色（图 3.351）。常染色体显性遗传的 Alport 综合征病例还未进行过免疫组化的研究。

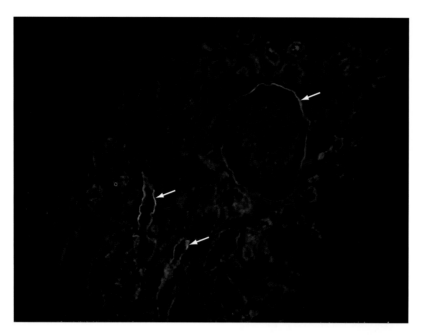

图 3.348　常染色体隐性遗传的 Alport 综合征。由于患者Ⅳ型胶原 α3 或 α4 链突变，导致正常的 α3、4、5 三聚体无法形成，因此在肾小球基底膜中无 α5 着色；而Ⅳ型胶原 α5 链本身没有突变，因此不影响肾小球囊形成 α5、5、6 三聚体的形成，因而在某些肾小管基底膜上可检测出Ⅳ型胶原 α5 链（箭头标识处）（抗Ⅳ型胶原 α5 链免疫荧光染色，×200）

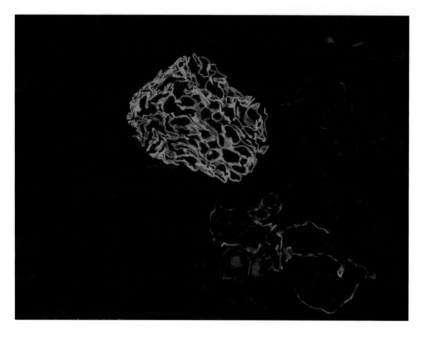

图 3.349　正常肾组织Ⅳ型胶原 α3 链免疫荧光染色。正常组织中，肾小球基底膜及局部肾小管基底膜的Ⅳ型胶原 α3 链呈强而连续的阳性表达（抗Ⅳ型胶原 α3 链免疫荧光染色，×200）

　　所以，Ⅳ型胶原 α3、α5 链的联合缺失已成为诊断 Alport 综合征的主要线索。α3 或 α4 链正常情况下不表达于皮肤，常染色体隐性遗传的 Alport 综合征不能通过皮肤活检诊断。皮肤或肾活检的免疫荧光技术在 Alport 综合征诊断上的敏感性和特异性仍未确定，因为偶尔有经临床及肾活检诊断为 Alport 综合征的病例，皮肤免疫荧光染色显示 α5 链正常表达。约 20% 的经典男性 Alport 综合征和易受影响的纯合性常染色体隐性遗传的 Alport 患者表现为弱的，甚至正常的 GBM Ⅳ型胶原 α3、α5 链染色。一般认为这是突变的基因仍然保留了可以被市售的抗体所识别的完整的抗原决定簇导致的。所以无论是皮肤还是肾活检，正常的染色结果尚不能绝对排除 Alport 综合征。

　　电镜下，具有诊断意义的病变表现为 GBM 厚薄不均、撕裂，以及致密层不规则的多层化表现，

图 3.350　常染色体隐性遗传的 Alport 综合征。由于患者 α3 或 4 链的突变，导致正常的 α3、4、5 三聚体无法形成，因此在肾小球基地膜中无 IV 型胶原 α3 链着色。因 IV 型胶原 α3 链本身发生突变，因此在其他部分也无着色（抗 IV 型胶原 α3 链免疫荧光染色，×200）

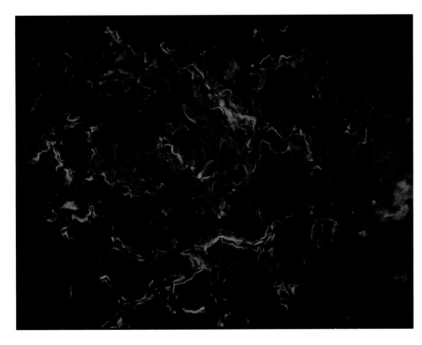

图 3.351　Alport 综合征。沿肾小球基底膜分布的 IV 型胶原 α5 链的嵌合染色，此染色结果强力支持此患者为 X 连锁遗传的 Alport 综合征杂合基因携带者。电镜下女性患者的肾小球基底膜弥漫变薄（抗 IV 型胶原 α5 链免疫荧光染色，×400）

致密层不规则透明增厚区可见纤维细丝，短的纤维细丝与 GBM 垂直，形成"篮网"状（"basket weaving" pattern）改变（图 3.352 ～ 3.355）。这些分层的致密层之间可见颗粒状、斑点样物质。在疾病的早期，即儿童期或女性携带者，其基底膜均显示变薄而不是增厚（图 3.352 ～ 3.354）。值得注意的是，临床上一些典型的 Alport 综合征患者的家系即使在进展期的时候，形态学上也只表现为基底膜变薄。超微结构特征与基因突变的类型无严格的一致性，某些重要基因重排的患者，其超微结构并无显著变化；即便是同一种家系，也可表现为轻重不一的超微结构改变。因此，当电镜下观察到 GBM 厚度和形态均正常，无变薄或"篮网"状改变时，可排除 Alport 综合征。GBM 变薄均可出现在 Alport 综合征患者早期、X 连锁女性携带者或良性家族性血尿患者（大多数为常染色体

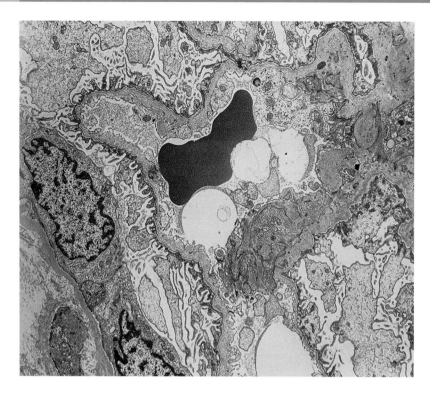

图 3.352 Alport 综合征。Alport 综合征的确诊依靠电镜。病变早期，仅见肾小球基底膜 GBM 变薄。病变晚期，GBM 进一步发生改变，包括节段性不规则增厚，呈疏松的斑点状或称为"篮网"状表现，并见覆盖的足突少量消失（透射电镜，×3000）

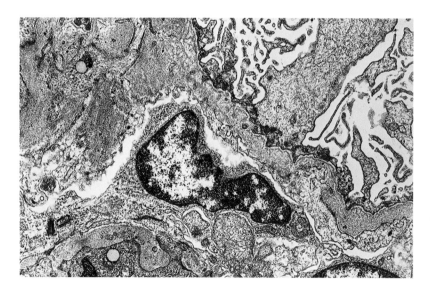

图 3.353 Alport 综合征。肾小球基底膜不规则增厚，呈疏松的"篮网"状表现，上覆的足突变钝，部分消失（透射电镜，×17 125）

隐性遗传的 Alport 综合征携带者，见下文）。

### 病因 / 发病机制

经典的 X 连锁遗传 Alport 综合征患者是由于 Ⅳ 型胶原 α5 链（*COL4A5*）基因突变，罕见的 α3、α4 链（*COL4A3* 或 *COL4A4*）基因突变可致常染色体隐性遗传 Alport 综合征或极为罕见的常染色体显性遗传 Alport 综合征。

受累器官反映了这些胶原链的正常高表达区与器官的功能和结构密切相关。α3、α4 和 α5

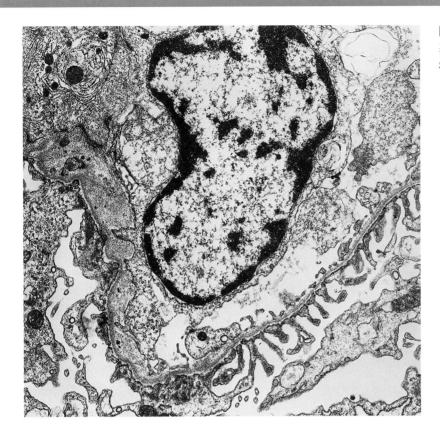

图 3.354　Alport 综合征。病变区肾小球基底膜极薄伴部分区域增厚，呈"篮网"状改变（透射电镜，×7000）

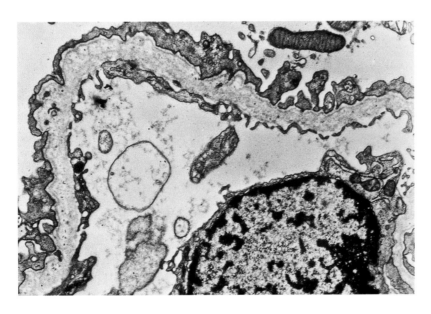

图 3.355　Alport 综合征。"篮网"状改变呈不规则斑点状，无免疫复合物沉积，足突部分消失，特征性的多层化表现是 Alport 综合征的电镜特点。但是在其他原因导致的瘢痕形成的情况下，少许区域也可见到程度轻微的上述改变（透射电镜，×9750）

链正常时在肾、眼晶状体、耳蜗处高表达，并组成了 GBM α3、4、5 链的三聚体结构。α5 链的异常阻碍了与 α3、α4 链结合形成三聚体。原位杂交和免疫染色显示 Alport 综合征患者的足细胞内 COL4A3 和 COL4A4 mRNA 的正常转录和 α3

链的正常表达，提示 X 连锁 Alport 综合征患者相应胶原的免疫染色阴性是因为转录下游的异常，即 RNA 加工过程和蛋白质合成过程的异常。

不同的 Alport 家族均有其独特的基因突变型，进展到终末期肾病以及失聪的概率依赖于突变的基因类型。基因大段缺失、无义突变或改变了读码框的突变，X 连锁遗传 Alport 综合征的男性患者在 30 岁前进展为终末期肾病的概率为 90%，错义突变的概率只有 50%，剪接点突变的概率为 70%。错义突变者 30 岁以前听力丧失的概率为 60%，而其他突变者的概率为 90%。约有 5%～10% 接受了肾移植的 Alport 综合征患者产生了抗正常 GBM 抗体（图 3.356），这些抗体可能对肾小管基底膜也有交叉反应（图 3.357）。出现移植后抗 GBM 病的频率在 *COL4A5* 基因广泛缺失的患者中更高。抗体与基底膜的结合可致肾小球坏死和新月体性病变，通常可致移植肾失功（图 3.358 和 3.359）。

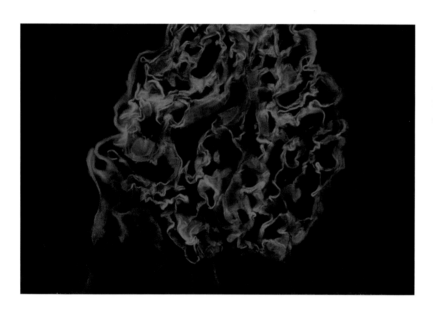

图 3.356　Alport 综合征。Alport 综合征患者接受肾移植时，自身抗体与移植肾中正常的 Ⅳ 型胶原反应导致抗肾小球基底膜抗体介导的肾小球肾炎的发生，免疫荧光显示 IgG 呈线性阳性（抗 IgG 免疫荧光染色，×400）

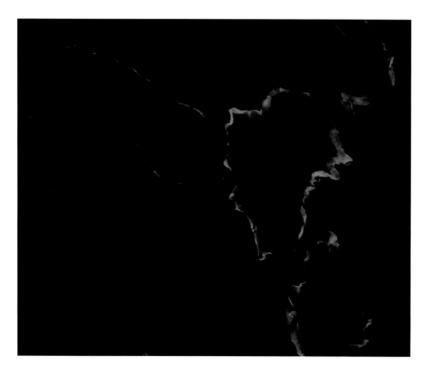

图 3.357　Alport 综合征。在某些 Alport 综合征患者中，抗 GBM 抗体可与移植物反应，并与肾小管基底膜产生交叉反应，导致小管炎。此小管炎必须与急性排斥反应导致的小管炎相鉴别，肾小球的变化及临床指标有助于诊断（抗 IgG 免疫荧光染色，×400）

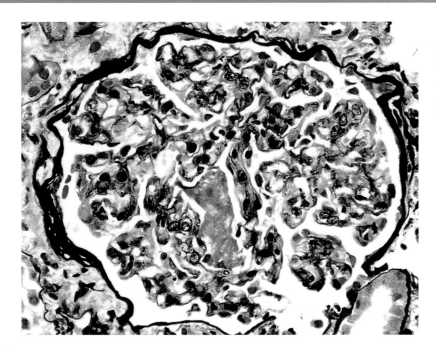

图 3.358 Alport 综合征。Alport 综合征患者移植后早期即可发生抗 GBM 抗体介导的肾小球肾炎，镜下可见微小的、非常早期的节段性纤维素样坏死及肾小球基底膜断裂。免疫荧光有助于正确诊断（见图3.356 和 3.357）（Jones 银染色，×400）

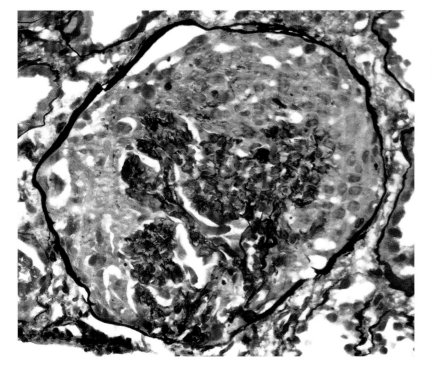

图 3.359 Alport 综合征。图 3.358 显示的是早期坏死。随着时间的推移，可出现明显的新月体性肾小球肾炎，伴线性免疫荧光着色（Jones 银染色，×200）

**Alport 综合征的诊断要点**

● 电镜下，肾小球基底膜变薄或呈"篮网"状改变。

## Alport 综合征的鉴别诊断

- 薄 GBM 肾病诊断要求 GBM 变薄范围广泛（至少超过 50%）。
- 薄 GBM 可出现在早期 Alport 综合征或其基因携带者中，也可伴有良性家族性血尿（某些常染色体隐性遗传 Alport 综合征的基因携带者出现此临床症状）。
- 不规则的、可能呈 "篮网" 状改变的 GBM：
  - 某些慢性免疫复合物性疾病因沉积物的重吸收也可出现此改变，如 Frasier 综合征及 Pierson 综合征。
  - 可通过免疫荧光及临床病史鉴别上述慢性免疫复合物性疾病和 Alport 综合征。
  - Frasier 综合征由 *WT-1* 基因突变引起，常伴局灶节段性肾小球硬化，GBM 可呈不规则的 "篮网" 状改变。Ⅳ型胶原染色正常，可与 Alport 综合征相鉴别。Pierson 综合征由 *LAMB2* 基因突变引起，常伴系统性异常（小瞳孔），Ⅳ型胶原染色正常，但层粘连蛋白 β2 染色减少或缺失，电镜下 GBM 通常呈不规则气泡状表现。

GBM，肾小球基底膜

## 选读

Bodziak, K.A., Hammond, W.S., Molitoris, B.A., 1994. Inherited diseases of the glomerular basement membrane. American Journal of Kidney Disease 23, 605-618.

Churg, J., Sherman, R.L., 1973. Pathologic characteristics of hereditary nephritis. Archives of Pathology 95, 374-379.

Ding, J., Kashtan, C.E., Fan, W.W., et al., 1994. A monoclonal antibody marker for Alport syndrome identifies the Alport antigen as the α5 chain of type IV collagen. Kidney International 45, 1504-1506.

Gubler, M.C., 2008. Inherited diseases of the glomerular basement membrane. Nature Clinical Practice Nephrology 4, 24-37.

Haas, M., 2009. Alport syndrome and thin glomerular basement membrane nephropathy: a practical approach to diagnosis. Archives of Pathology Laboratory Medicine 133, 224-232.

Jais, J.P., Knebelmann, B., Giatras, I., et al., 2000. X-linked Alport syndrome: natural history in 195 families and genotype-phenotype correlations in males. Journal of the American Society of Nephrology 11, 649-657.

Kashtan, C.E., 2000. Alport syndromes: phenotypic heterogeneity of progressive hereditary nephritis. Pediatric Nephrology 14, 502-512.

Kashtan, C.E., Segal, Y., 2011. Genetic disorders of glomerular basement membranes. Nephron Clinical Practice 118, c9-c18.

Kashtan, C.E., Gubler, M.C., Sisson-Ross, S., et al., 1998. Chronology of renal scarring in males with Alport syndrome. Pediatric Nephrology 12, 269-274.

Lemmink, H.H., Nillesen, W.N., Mochizuki, T., et al., 1996. Benign familial hematuria due to mutation of the type IV collagen α4 gene. Journal of Clinical Investigation 98, 1114-1118.

Liapis, H., Gokden, N., Hmiel, P., et al., 2002. Histopathology, ultrastructure, and clinical phenotypes in thin glomerular basement membrane disease variants. Human Pathology 33, 836-845.

Massella, L., Gangemi, C., Giannakakis, K., et al., 2013. Prognostic value of glomerular collagen IV immunofluorescence studies in male patients with X-linked Alport syndrome. Clinical Journal of the American Society of Nephrology 8, 749-755.

Mazzucco, G., Barsotti, P., Muda, A.O., et al., 1998. Ultrastructural and immunohistochemical findings in Alport's syndrome: a study of 208 patients from 97 Italian families with particular emphasis on COL4A5 gene mutation correlations. Journal of the American Society of Nephrology 9, 1023-1031.

Nakanishi, K., Yoshikawa, N., Iijima, K., et al., 1996. Expression of type IV collagen α3 and α4 chain mRNA in X-linked Alport syndrome. Journal of the American Society of Nephrology 7, 938-945.

Pirson, Y., 1999. Making the diagnosis of Alport's syndrome. Kidney International 56, 760-775.

## 薄基底膜肾病

薄 GBM 是"良性家族性血尿"（benign familial hematuria）的基本病变，与 Alport 综合征不同，本病预后好，这也是薄基底膜肾病（thin basement membrane lesion）又称为良性家族性血尿的名称来由，但仅从形态学上是无法特做出具体预后判断的。该病可以是常染色体显性遗传或常染色体隐性遗传；其中许多为常染色体隐性遗传 Alport 综合征的基因携带者（见后）。临床表现为血尿：肉眼血尿或镜下血尿，间歇性或持续性。本病较为常见，约占因持续性孤立性血尿而行肾活检病例

的 20% ～ 25%。此病也可与其他肾小球疾病同时存在，常见于糖尿病肾病（厚薄 GBM 交替）或 IgA 肾病。偶有薄基底膜的病例出现肾病综合征范围的蛋白尿，另有报道在 8 个病例中 5 例患者并发 FSGS 病变。

光镜下无特异性改变，标准免疫荧光均为阴性（图 3.360 和 3.361），因此，薄基底膜肾病的诊断是基于电镜下形态计量。电镜下测量结果显示 GBM 致密层显著、广泛变薄（图 3.362 和 3.363）。大部分毛细血管祥变薄才能做出诊断，仅有小的、节段性的变薄是不特异的，没有诊断意义。诊断

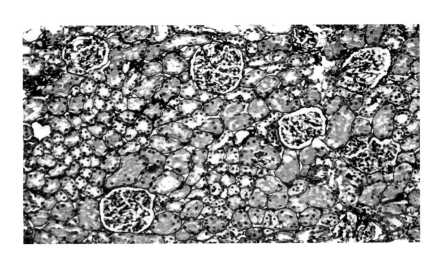

图 3.360　薄基底膜肾病。光镜下无明显异常。此病常见，也可见于 IgA 肾病或糖尿病肾病。当发生糖尿病肾病时，肾小球基底膜节段性增厚与变薄交替出现，厚薄间的转变是突然的（Jones 银染色，×100）

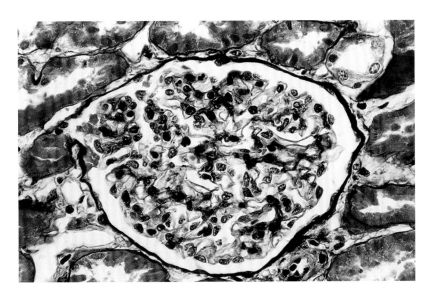

图 3.361　薄基底膜肾病。光镜下肾小球基底膜无明显变薄（Jones 银染色，×200）

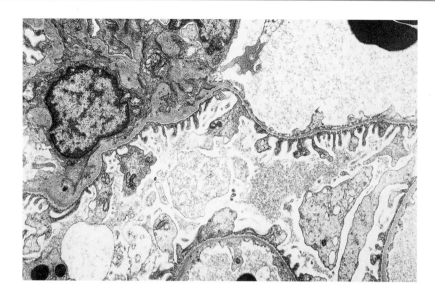

图 3.362　薄基底膜肾病。良性家族性血尿、早期 Alport 综合征患者或基因携带者的薄基底膜病变呈弥漫、球性改变。肾小球基底膜仅节段性变薄是非特异的，正常肾组织中也可出现此改变（透射电镜，×9750）

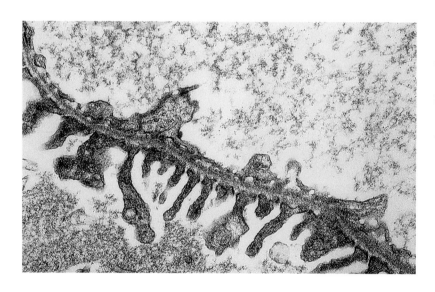

图 3.363　薄基底膜肾病。诊断薄基底膜肾病要通过电镜下测量并结合患者的年龄考虑，因为肾小球基底膜可随年龄的增加而变厚。通过对比正常足突的宽度，可估算出肾小球基底膜的厚度。成年人的正常肾小球基底膜厚度大约是正常足突基底厚度的 2～3 倍（透射电镜，×20 250）

薄基底膜肾病应考虑年龄因素，因为 GBM 通常随着年龄的增长而变厚。正常成年人基底膜的厚度：男性为 373±42 nm，女性为 326±45 nm（译者注：各研究机构测量数值略有差异），在许多研究中，以 GBM 厚度＜250 nm 作为分界点。对于儿童诊断为薄基底膜肾病必须十分谨慎，每个实验室都要建立正常的年龄对照组。我们实验室发现正常儿童 GBM 的厚度范围，1 岁时大约为 110 nm，到 7 岁时大约为 222±14 nm。

## 病因 / 发病机制

许多"良性家族性血尿"患者检测不到Ⅳ型胶原 α4 或 α3 链的基因突变。一个 5 岁男孩肾活检电镜呈典型的 Alport 综合征改变，即 GBM 增厚分层与变薄交替存在。男孩的父母都有镜下血尿和良性血尿家族史，疾病无进展，相反，这个男孩在 16 岁时即出现蛋白尿。这些发现提示这个患者可能从父母双方均遗传了突变基因，导致了更为严重的表型。因此说明常染色体隐性遗传的 Alport 综合征基因携带者的一条等位基因上 COL4A4 或 COL4A3 发生突变，可出现"良性家族性血尿 / 薄基底膜肾病"。而 α3 或 α4 链纯合型或复合杂合子突变会发展为更为严重的 Alport 综合征。

良性家族性血尿也可能并不完全都是良性过程。某些薄基底膜的患者肾活检出现进行性加重的肾小球硬化，并且临床上逐渐表现出高血压，最后进展为肾功能不全。然而，这些病例没有分子水平异常的证据，而且没有听力丧失和眼部病变，故不能诊断为 Alport 综合征。在随访过程中，某些患者亲属也出现了肾病变，但这可能是一种继发性改变，如高血压性肾小球硬化也可存在于这些家族，或者这代表了基底膜异常是一个连续性的改变。这些证据进一步说明，仅有薄基底膜改变并不能预示病变呈"良性"发展。

## 选读

Badenas, C., Praga, M., Tazon, B., et al., 2002. Mutations in the COL4A4 and COL4A3 genes cause familial benign hematuria. Journal of the American Society of Nephrology 13, 1248-1254.

Buzza, M., Wang, Y.Y., Dagher, H., et al., 2001. COL4A4 mutation in thin basement membrane disease previously described in Alport syndrome. Kidney International 60, 480-483.

Cosio, F.G., Falkenhain, M.E., Sedmak, D.D., 1994. Association of thin glomerular basement membrane with other glomerulopathies. Kidney International 46, 471-474.

Deltas, C., 2009. Thin basement membrane nephropathy: is there genetic predisposition to more severe disease？ Pediatric Nephrology 24, 877-879.

Haas, M., 2009. Alport syndrome and thin glomerular basement membrane nephropathy: a practical approach to diagnosis. Archives of Pathology & Laboratory Medicine 133, 224-232.

Hisano, S., Kwano, M., Hatae, K., et al., 1991. Asymptomatic isolated microhaematuria: natural history of 136 children. Pediatric Nephrology 5, 578-581.

Kashtan, C.E., Segal, Y., 2011. Genetic disorders of glomerular basement membranes. Nephron Clinical Practice 118, c9-c18.

Lemmink, H.H., Nillesen, W.N., Mochizuki, T., et al., 1996. Benign familial hematuria due to mutation of the type IV collagen a4 gene. Journal of Clinical Investigation 98, 1114-1118.

Longo, I., Porcedda, P., Mari, F., et al., 2002. COL4A3/COL4A4 mutations: from familial hematuria to autosomal-dominant or recessive Alport syndrome. Kidney International 61, 1947-1956.

Matsumae, T., Fukusaki, M., Sakata, N., et al., 1994. Thin glomerular basement membrane in diabetic patients with urinary abnormalities. Clinical Nephrology 42, 221-226.

Nieuwhof, C.M.G., de Heer, F., de Leeuw, P., et al., 1997. Thin GBM nephropathy: Premature glomerular obsolescence is associated with hypertension and late onset renal failure. Kidney International 51, 1596-1601.

Pierides, A., Voskarides, K., Athanasiou, Y., et al., 2009. Clinico-pathological correlations in 127 patients in 11 large pedigrees, segregating one of three heterozygous mutations in the COL4A3/COL4A4 genes associated with familial haematuria and significant late progression to proteinuria and chronic kidney disease from focal segmental glomerulosclerosis. Nephrology Dialysis Transplantation 24, 2721-2729.

Tiebosch, A.T.M.G., Frederik, P.M., van Breda Vriesman, P.J.C., et al., 1989. Thin-basement-membrane nephropathy in adults with persistent hematuria. New England Journal of Medicine 320, 14-18.

Yoshiokawa, N., Matsuyama, S., Iijima, K., et al., 1988. Benign familial hematuria. Archives of Pathology & Laboratory Medicine 112, 794-797.

## 指甲-髌骨综合征

指甲-髌骨综合征（nail-patella syndrome）是常染色体显性遗传性疾病，发病率大约为 22/100 万。患者表现为髌骨的发育不全或缺失，手指甲、脚趾甲营养不良，以及肘部和髂骨角的骨骼异常。此外还可发生血管舒缩及神经异常。不到半数的患者有肾病变，即使在同一个家系中病变也有个体差异。不到 10% 的病例进展到终末期肾病，只有半数患者表现为蛋白尿、镜下血尿、水肿和高血压。至今还没有关于此病在移植后复发的报道。

光镜下早期的表现正常，进展期可有肾小球

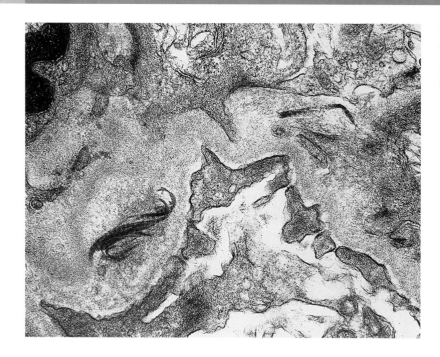

图 **3.364**　指甲-髌骨综合征。光镜下无特异性发现，诊断需靠电镜。电镜示肾小球基底膜斑点状、虫噬样改变伴束状胶原沉积（透射电镜，×8000）

硬化及小管间质的纤维化。免疫荧光未发现免疫复合物沉积。诊断要依据超微结构的改变，表现为 GBM 增厚伴有不规则的透亮区，且透明区和稀薄区相间，形成"虫噬样"表现。一些区域含粗大的纤维丝，似带横纹的胶原束（图 3.364）。胶原纤维丝通常出现在 GBM 的中间部分，偶尔也可见于上皮下或内皮下，系膜区罕见。磷钨酸染色可以更好地显示这些胶原纤维束。

### 病因 / 发病机制

现已确定导致指甲-髌骨综合征的突变基因 *LMX1B* 位于 9 号染色体，该基因编码一种 LIM-同源域的转录因子，被敲除 *LMX1B* 基因的小鼠具有与人类指甲-髌骨综合征极为相似的表现，GBM 中Ⅳ型胶原 α3、α4 的表达明显减少，足细胞形态异常，缺乏典型裂孔膜。足细胞裂孔膜的两种关键成分 CD2AP 和 podocin 表达明显降低，其他基因产物如 nephrin、synaptopodin、ZO1、α-3 整合素和特异的层粘连蛋白被保留。因此，*LMX1B* 基因产物是产生足突和维持其结构完整所必需的，提示足细胞与基底膜之间存在重要的相互作用。了解此病变表型与特异性突变之间的关系十分重

要：家族史及此基因的同源域突变都是患病的高危因素。

---

**指甲-髌骨综合征诊断要点**

- 肾小球基底膜呈斑点状、虫噬样改变。
- 束状胶原。

注：偶见束状胶原沉积可出现在任何情况下的肾小球硬化

---

### 选读

Bongers, E.M., Huysmans, F.T., Levtchenko, E., et al., 2005. Genotype-phenotype studies in nail-patella syndrome show that LMX1B mutation location is involved in the risk of developing nephropathy. European Journal of Human Genetics 13, 935-946.

Chen, H., Lun, Y., Ovchinnikov, D., et al., 1998. Limb and kidney defects in LmX1b mutant mice suggest an involvement of LMX1B in human nail patella syndrome. Nature Genetics 19, 51-55.

Gubler, M.C., 2008. Inherited diseases of the glomerular basement membrane. Nature Clinical Practice Nephrology 4, 24-37.

Kashtan, C.E., Segal, Y., 2011. Genetic disorders of

glomerular basement membranes. Nephron Clinical Practice 118, c9-c18.

Lemley, K.V., 2009. Kidney disease in nail-patella syndrome. Pediatric Nephrology 24, 2345-2354.

McIntosh, I., Dreyer, S.D., Clough, M.V., et al., 1998. Mutation analysis of LMX1B gene in nail-patella syndrome patients. American Journal of Human Genetics 63, 1651-1658.

Miner, J.H., Morello, R., Andrews, K.L., et al., 2002. Transcriptional induction of slit diaphragm genes by LmX1b is required in podocyte differentiation. Journal of Clinical Investigation 109, 1065-1072.

Morello, R., Zhou, G., Dreyer, S.D., et al., 2001. Regulation of glomerular basement membrane collagen expression by LMX1B contributes to renal disease in nail patella syndrome. Nature Genetics 27, 205-208.

Morita, T., Laughlin, L.O., Kawano, K., et al., 1973. Nail-patella syndrome. Light and electron microscopic studies of the kidney. Archives of Internal Medicine 131,

271-277. Taguchi, T., Takebayashi, S., Nishimura, M., et al., 1988. Nephropathy of nail-patella syndrome. Ultrastructural Pathology 12, 175-183.

# 细菌感染性肾小球病变

## 亚急性细菌性心内膜炎

　　各种致病微生物（如草绿色链球菌、肠球菌、金黄色葡萄球菌）导致的亚急性细菌性心内膜炎（subacute bacterial endocarditis，SBE）均可引起肾小球肾炎。患者有血尿、蛋白尿，少部分伴有肾炎综合征或肾病综合征，除此之外，低补体血症、发热、皮疹、乏力及脾大也较常见。

　　光镜下肾病变为局灶节段性增生性肾小球肾炎；常伴有新月体形成（图 3.365 ～ 3.369），部分

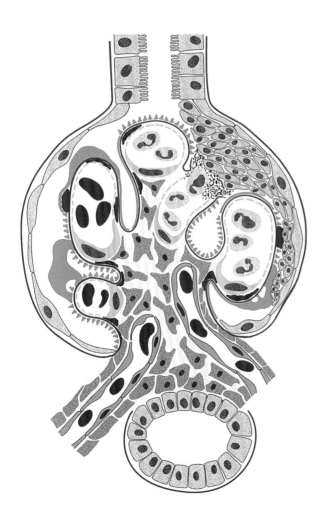

图 3.365　亚急性细菌性心内膜炎相关肾小球肾炎。表现为局灶节段性增生性肾小球肾炎，常伴新月体形成。可见毛细血管内细胞增生伴系膜区沉积物，偶见内皮下沉积物，上皮下沉积物罕见

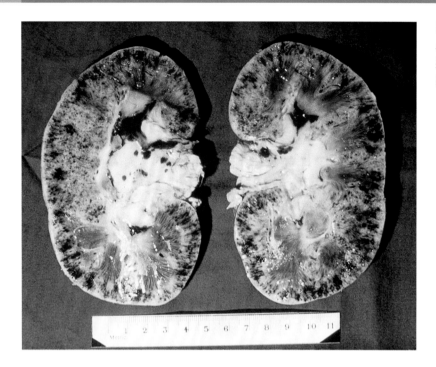

图 3.366 亚急性细菌性心内膜炎相关肾小球肾炎。肾多灶性梗死，由心瓣膜赘生物脱落造成肾小叶间动脉及小动脉栓塞所致

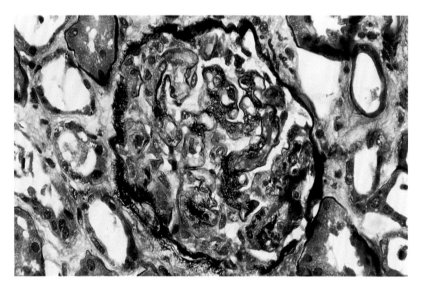

图 3.367 亚急性细菌性心内膜炎相关肾小球肾炎。病变呈局灶节段性膜增生性病变，肾小球内细胞增多，常伴有节段性硬化。此例肾小球基底膜广泛分层，可见个别多形核白细胞浸润（Jones 银染色，×400）

病例呈弥漫性、全球性毛细血管内细胞增生，或增生较轻而以新月体性坏死性改变为主。细胞增生常伴新月体形成（图 3.370）。与急性感染后肾小球肾炎及分流性肾炎的多形核白细胞浸润为主的表现不同，亚急性细菌性心内膜炎的肾脏病变以单核细胞/巨噬细胞浸润为主。肾小球可出现节段性血栓及坏死，晚期机化形成节段性瘢痕和粘连，相应的小管间质纤维化，血管改变不明显。

免疫荧光见系膜区颗粒状 IgG、IgM 和 C3 沉积，其他成分少见（图 3.371 和 3.372）。IgM 沉积为主最常见，而增生性病变轻微。链球菌相关性心内膜炎，可能存在 IgA 的沉积。肾小球毛细血管内细胞增生常伴外周袢沉积，电镜下可见系膜区沉积物，毛细血管内细胞增生者伴内皮下沉积（图 3.373 和 3.374），而上皮下驼峰沉积少见。

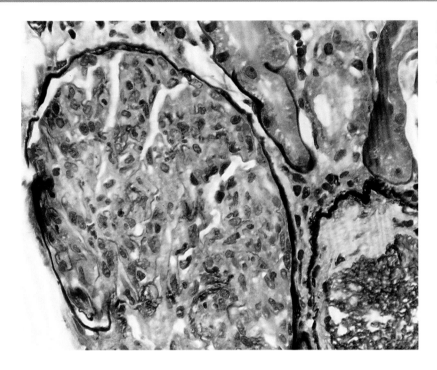

图 3.368　亚急性细菌性心内膜炎相关肾小球肾炎。病变呈球性增生，散在多形核白细胞浸润（与图 3.367 为同一病例，Jones 银染色，×400）

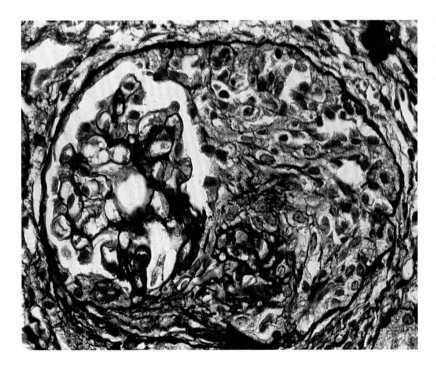

图 3.369　亚急性细菌性心内膜炎相关肾小球肾炎。亚急性细菌性心内膜炎常见新月体性增生。肾小球节段性增生、硬化并纤维细胞性新月体形成（Jones 银染色，×400）

### 发病机制 / 病因

尽管心瓣膜病变引起的栓塞可导致肾皮质梗死，但这并非亚急性细菌性心内膜炎相关肾小球肾炎的病因（见图 3.366），循环免疫复合物沉积于肾组织才是其真正原因。如果应用适当的抗生素控制感染，早期肾脏病变可以消退。现在大部分病例与静脉内滥用药物（吸毒）相关。

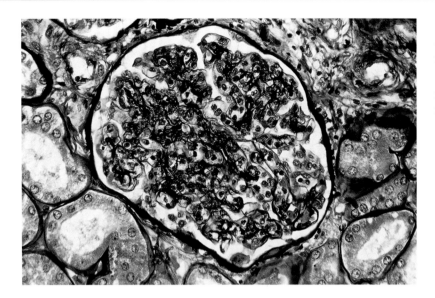

图 3.370 亚急性细菌性心内膜炎相关肾小球肾炎。如果心瓣膜病变未得到成功治疗，肾脏病变可持续进展。此例患者（与图 3.367 为同一病例）肾活检几周后进展为败血症而死亡。尸检发现肾呈弥漫性增生性肾小球肾炎伴有大量多形核白细胞浸润（Jones 银染色，×400）

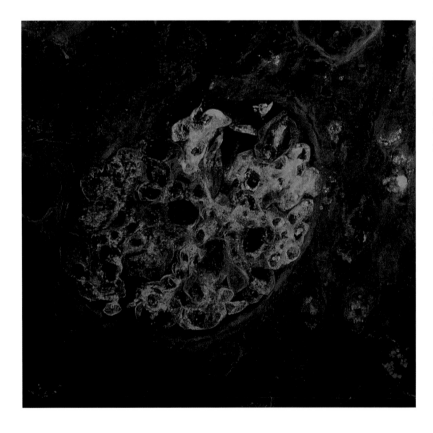

图 3.371 亚急性细菌性心内膜炎相关肾小球肾炎。免疫荧光见系膜区大块状沉积物，常延伸至毛细血管袢，与光镜下弥漫性膜增生性肾小球肾炎内皮下的沉积方式一致。通常为 IgG、IgM、C3 及 C1q 阳性沉积。肾小球（与图 3.367 为同一病例）呈典型的节段性系膜及外周袢沉积（抗 IgG 免疫荧光染色，×200）

亚急性细菌性心内膜炎相关肾小球肾炎的诊断要点

● 光镜下不同程度的增生 / 细胞增多，伴或不伴新月体形成。

● 免疫荧光阳性有差异，常见 IgG/IgM/IgA 和 C3 系膜区沉积，电镜下偶见内皮下沉积。

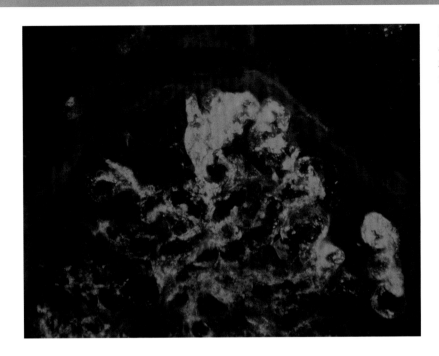

图 3.372 亚急性细菌性心内膜炎相关肾小球肾炎。肾小球外周袢及系膜区大块状沉积物。边缘光滑的外周袢沉积物位于内皮下（抗 C3 免疫荧光染色，×400）

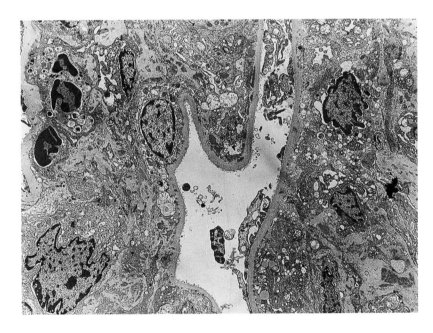

图 3.373 亚急性细菌性心内膜炎相关肾小球肾炎。弥漫性毛细血管内增生及散在系膜和内皮下小块状沉积物。毛细血管腔内充满增生的单核细胞，偶见多形核白细胞、内皮细胞及系膜细胞（透射电镜，×3000）

**亚急性细菌性心内膜炎相关肾小球肾炎的鉴别诊断**

- 增生性病变为非特异性，不能与其他慢性感染所致的肾小球肾炎相鉴别。
- 与典型的链球菌感染后肾小球肾炎不同，此病上皮下免疫复合物沉积罕见。
- 当免疫沉积物很少时，此病难以与 ANCA 相关的寡免疫性肾小球肾炎相鉴别，除非有大块、染色较强的 C3/IgM 沉积。

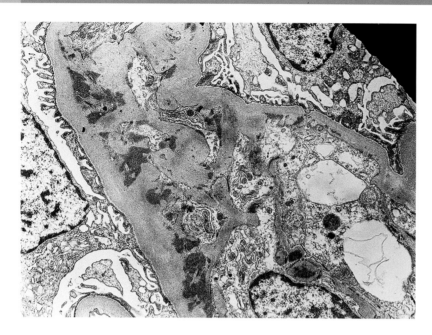

图 **3.374**　亚急性细菌性心内膜炎相关肾小球肾炎。肾小球系膜区旁基底膜内侧散在小到中等大小的沉积物（透射电镜，×14 000）

## 选读

Brodsky, S.V., Nadasy, T., 2011. Infection related glomerulonephritis. Contributions to Nephrology 169, 153-160.

Gutman, R.A., Striker, G.E., Gilliland, B.C., et al., 1972. The immune complex glomerulonephritis of bacterial endocarditis. Medicine（Baltimore）51, 1-25.

Morel-Maroger, L., Sraer, J.D., Herreman, G., et al., 1972. Kidney in subacute endocarditis. Pathological and immunofluorescence findings. Archives of Pathology 94, 205-213.

Neugarten, J., Gallo, G.R., Baldwin, D.S., 1984. Glomerulonephritis in bacterial endocarditis. American Journal of Kidney Disease 5, 371-379.

## 分流性肾炎

　　分流性肾炎（shunt nephritis）常由血浆凝固酶阴性的表皮葡萄球菌（*S. epidermidis*）引起，深部内脏脓肿也可产生类似的肾小球肾炎，其他病原菌少见。患者的典型表现是一过性菌血症引起的厌食、贫血、不适和发热。患者可出现皮肤紫癜、关节痛、肝脾大和淋巴结肿大。肾表现为显著的蛋白尿、血尿及水肿，半数以上的患者出现肾病综合征。

　　光镜下肾表现为弥漫增生性肾小球肾炎，也可表现为膜增生性病变，伴有系膜及毛细血管内细胞增生和 GBM 分层（图 3.375 和 3.376），肾小球内常见多形核白细胞浸润（图 3.377 和 3.378），单纯系膜增生少见（图 3.379）。某些病例仅有局灶性节段性毛细血管内细胞增生，新月体并不少见（图 3.380）。免疫荧光除 IgG 和 IgM 外，还可见粗块状 C3、C1q 和 C4 沉积（图 3.381 和 3.382）。约半数患者仅有系膜区沉积，部分病例可见与光镜下增生性病变相一致的外周袢沉积。如病变以 IgM 沉积为主，应当考虑与感染相关的冷球蛋白血症。电镜下沉积物通常位于系膜及内皮下，少见基底膜内及上皮下沉积（图 3.382 ～ 3.385）。由于细胞插入和内皮下沉积，使得 GBM 出现分层。

### 病因/发病机制

　　分流性肾炎见于心室腹腔静脉分流、门腔静脉分流及其他分流引起的感染，最常见的是表皮链球菌（*Streptococcus epidermidis*）感染，也可由其他细菌感染引起。分流性肾炎是由免疫复合物沉积及显著的补体经典途径激活引起的，因此大多数患者补体水平降低。患者有轻度菌血症，但血培养可阴性。只有分流

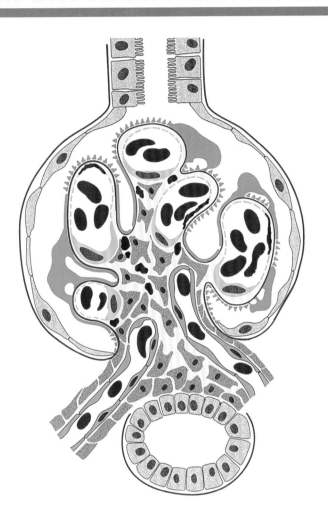

图 3.375　分流性肾炎。伴有系膜、毛细血管内细胞增生的弥漫增生性肾小球肾炎，偶见由系膜、内皮下及个别上皮下免疫复合物沉积导致的肾小球基底膜分层（双轨征）

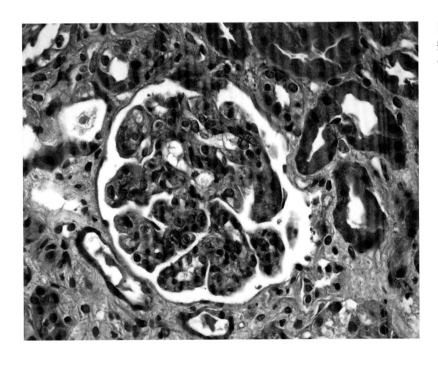

图 3.376　分流性肾炎。典型的膜增生性病变，系膜细胞、巨噬细胞增生明显，偶有散在的多形核白细胞（PAS 染色，×200）

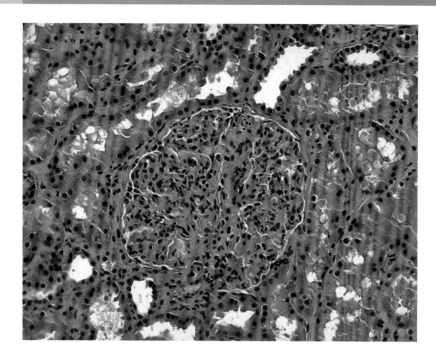

图 3.377　分流性肾炎。肾小球呈明显的分叶状改变，伴大量单核细胞和多形核白细胞浸润（H&E 染色，×200）

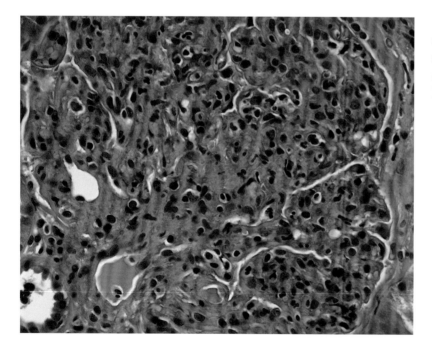

图 3.378　分流性肾炎。由于浸润的单核巨噬细胞及大量多形核白细胞导致毛细血管内细胞增多，并伴系膜细胞增生，肾小球呈明显的分叶状改变。银染更易见外周袢插入和双轨征（H&E 染色，×400）

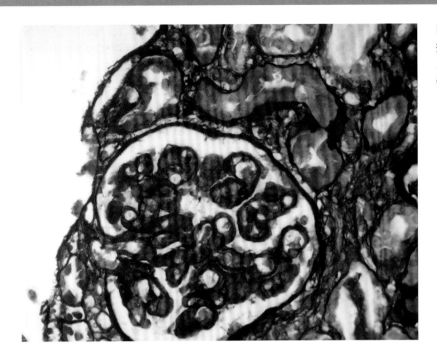

图 3.379　分流性肾炎。部分分流性肾炎病例仅有系膜增生，免疫荧光及电镜可见大量系膜区免疫复合物沉积物（Jones银染色，×200）

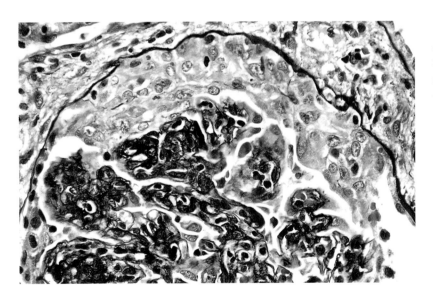

图 3.380　分流性肾炎。偶见新月体形成，常见于增生性病变。受累肾小球毛细血管内细胞增生，多形核白细胞浸润，基底膜可见节段性分层现象（Jones银染色，×400）

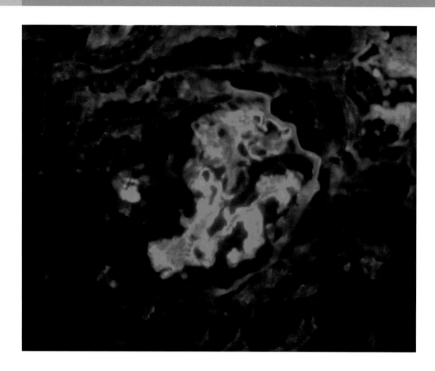

图 3.381　分流性肾炎。免疫荧光见系膜区 IgG 粗大颗粒状沉积，及系膜区大量 C3 呈不规则、节段性分布，并向外周袢扩展（抗 IgG 免疫荧光染色，×400）

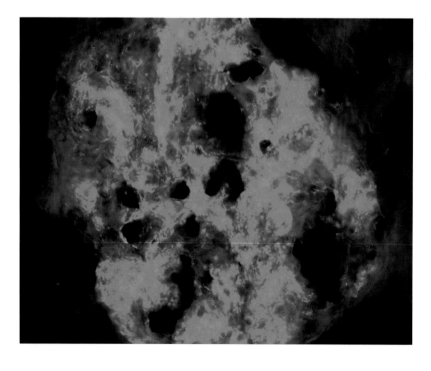

图 3.382　分流性肾炎。系膜区及外周袢见大量块状 C3 沉积（与图 3.377～3.381 为同一病例）。图示 C3 见系膜区块状及颗粒状伴外周袢节段性不规则块状沉积（抗 C3 免疫荧光染色，×400）

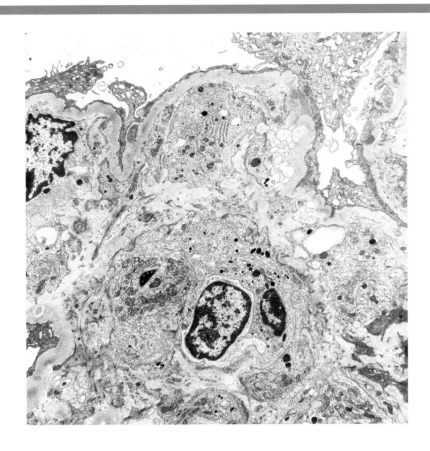

图 3.383 分流性肾炎。毛细血管内细胞明显增多，充满毛细血管腔，并见少量散在于系膜区、内皮下及基底膜内的小块状沉积物（透射电镜，×3000）
To view this electron micrograph with color coded overlays explaining each component, please visit ExpertConsult.com.

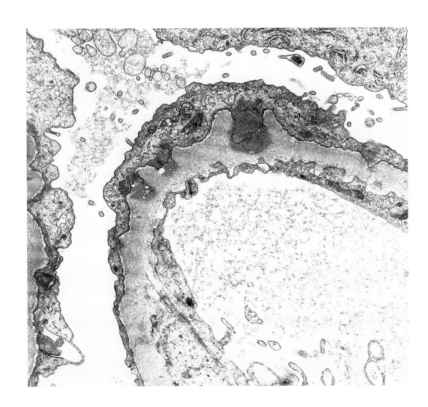

图 3.384 分流性肾炎。少见的上皮下及基底膜内沉积，以及常见于急性感染后肾小球肾炎的典型的驼峰状沉积，其病变并不是分流性肾炎的特征性改变（透射电镜，×7000）

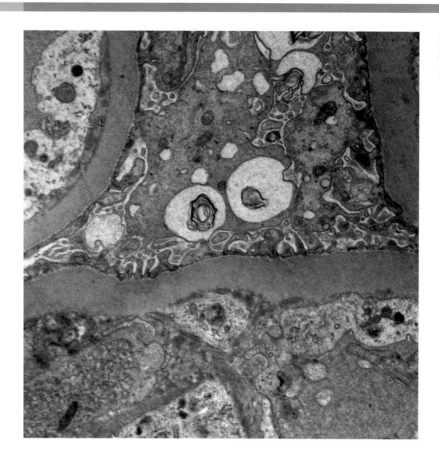

图 3.385　分流性肾炎。小条状内皮下沉积伴明显的毛细血管内细胞增生，并可见广泛的足突融合（透射电镜，×8000）

装置去除后，才能确认病原体。去除感染的分流装置后，患者常在数月内痊愈。单独的抗生素治疗可使部分患者得到缓解，但总体效果不佳。

## 选读

Arze, R.S., Rashid, H., Morley, R., et al., 1983. Shunt nephritis: Report of two cases and review of literature. Clinical Nephrology 19, 48-53.

Beaufils, M., Morel-Maroger, L., Sraer, J.-D., et al., 1976. Acute renal failure of glomerular origin during visceral abscesses. New England Journal of Medicine 295, 185-189.

Dobrin, R.S., Day, N.K., Quie, P.G., et al., 1975. The role of complement, immunoglobulin and bacterial antigen in coagulase-negative staphylococcal shunt nephritis. American Journal of Medicine 59, 660-673.

Haffner, D., Schindera, F., Aschoff, A., et al., 1997. The clinical spectrum of shunt nephritis. Nephrology, Dialysis, . Transplantation 12, 1143-1148.

Fukuda, Y., Ohtomo, Y., Kaneko, K., et al., 1993. Pathologic and laboratory dynamics following the removal of the shunt in shunt nephritis. American Journal of Nephrology 13, 78-82.

Rames, L., Wise, B., Goodman, J.R., et al., 1970. Renal disease with Staphylococcus albus bacteremia. A complication in ventriculoatrial shunts. Journal of the American Medical Association 212, 1671-1677.

Wakabayashi, Y., Kobayashi, Y., Shigematsu, H., 1985. Shunt nephritis: histological dynamics following removal of the shunt. Case report and review of the literature. Nephron 40, 111-117.

（翻译：李魏玮　审校：汤绚丽　张建）

# 肾血管性病变

**4**

## 糖尿病肾病

糖尿病肾病（diabetic nephropathy，DN）典型的肾表现是从微量白蛋白尿逐渐发展为蛋白尿，肾症状晚于糖尿病发病 15 年之后。Ⅱ型糖尿病常由于临床诊断的延迟而使发现肾病的间隔时间缩短，但Ⅰ型和Ⅱ型糖尿病的肾脏病变基本一致，Ⅰ型糖尿病患者视网膜病变发生率较高，而Ⅱ型糖尿病和糖尿病肾病仅稍过半数的患者发生视网膜病变。成人及儿童Ⅱ型糖尿病及肥胖在世界范围内的发病率均有升高，Ⅱ型糖尿病尤其在某些美洲印第安土著部落普遍存在，例如 Pima 部落。仅约 30% 的糖尿病患者发展为糖尿病肾病。

近年来发现一部分糖尿病患者表现为无明显蛋白尿的慢性肾病（chronic kidney disease，CKD）。值得注意的是，糖尿病患者的微量白蛋白尿不是固定不变的，更多见于回到正常水平，而非逐渐发展为明显的蛋白尿。无蛋白尿性进展性肾病患者比蛋白尿性 DN 患者更易出现心血管疾病。这些无蛋白尿性 DN 患者的活检研究较为有限。相比经典的 DN，无蛋白尿性 DN 没有 Kimmelstiel-Wilson 结节，只有轻度的系膜区扩大和肾小球基底膜（glomerular basement membrane，GBM）增厚。在一项针对肾小球滤过率（glomerular filtration rate，GFR）降低的无蛋白尿与蛋白尿性糖尿病患者的小型活检研究中，发现在无蛋白尿患者中，偶可观察到典型的糖尿病性肾小球改变，但表现出更为明显的间质纤维化和动脉硬化。后续我们需要对无蛋白尿性糖尿病患者的病变范围、发病机制及预后做进一步的评估和研究。

典型的 DN 通常不需肾活检，而临床表现不典型的糖尿病患者才需肾活检，其肾病变除 DN 外，其他病变也较常见，有时伴随病变较 DN 病变更明显。DN 可发生于移植肾，呈原发性或继发性，病变较非肾移植患者发展更为迅速，肾移植后平均约 6 年出现 DN。

DN 最早期的改变是由于肾的高滤过及肥大造成的肾体积增大。光镜下肾小球肥大、增生，GBM 增厚，病变可在糖尿病发病 2～8 年后出现。电镜下测量可发现更早期的系膜区扩张（图 4.1）。随着疾病进展，系膜区不断扩大，细胞数目增加，以致系膜基质弥漫性增多，肾小球结节性硬化，肾小动脉玻璃样变，偶尔鲍曼囊也发生玻璃样变性［球囊滴（capsular drop）］（图 4.2～4.5）。这些硬化性结节称为 Kimmelstiel-Wilson 结节（Kimmelstiel-Wilson nodules），银染显示其结节呈板层状改变（图 4.6 和 4.7）。在增大的 Kimmelstiel-Wilson 结节周围常见毛细血管管腔扩大成动脉瘤样，这是由于肾小球系膜溶解，肾小球毛细血管基底膜与系膜之间拴连关系被破坏的结果（图 4.8～4.12）。系膜的反复溶解及继发的基质合成增多等修复性变化使肾小球呈板层状改变。偶尔在结节中可见红细胞碎片，是由于局部微血管严重受损所致。结节内也可见到内皮腔隙。少数病例或可出现新月体但未观察到明确的纤维素样坏死，推测可能由微动脉瘤破裂导致。

银染色见 GBM 弥漫性增厚但无钉突或双轨现象。DN 常见由血浆蛋白渗出形成的玻璃样变性。通常用"玻璃帽"（也称为"纤维素帽"）来描述肾小球毛细血管袢节段性玻璃样变。鲍曼囊内的玻璃样物质沉积称为"球囊滴"，此病变较少见，其形成与 DN 病因无关，但具有较强的诊断特异性。

肾动脉和小动脉病变是固定伴发于显著 DN 的改变，入球动脉及出球动脉均可发生玻璃样变性（图 4.13），而高血压引起的肾动脉硬化仅累及入球动脉，不累及出球动脉。DN 的小叶间动脉及大动脉也发生硬化。

DN 的另一病变是相应的肾小管间质纤维化。近来研究表明间质中出现细胞成分先于系膜基质增多。GBM 增厚、肾小管萎缩及间质纤维化均与肾小球硬化性病变相对应（见图 4.7）。

免疫荧光见 IgG 在 GBM 呈典型的线性阳性（图 4.14）。κ 和 λ 轻链均呈阳性，从而排除了单克隆轻链阳性的轻链沉积病及轻、重链沉积病。补体 C3 阴性、缺乏新月体及临床病史可与抗 GBM 抗体介导的肾小球肾炎鉴别开。在这些 DN 的病例中，用作对照的白蛋白免疫荧光染色也呈阳性，提示与 GBM 有很好的亲和性。鲍曼囊和肾小管基底膜的 IgG 染色也呈线性阳性。

图 4.1 糖尿病肾病。图示系膜区扩大和结节性硬化，伴入球及出球小动脉玻璃样变，肾小球基底膜致密层增厚，但无沉积物

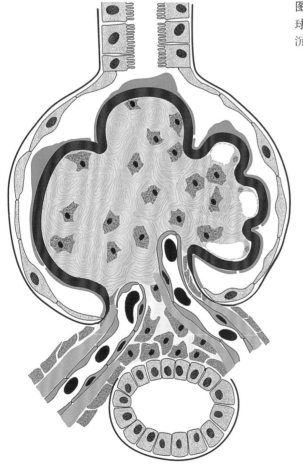

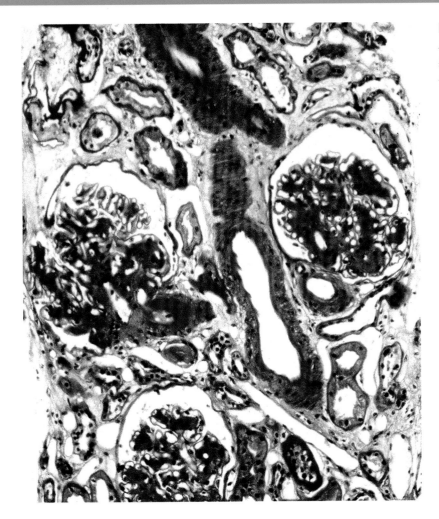

图 4.2　糖尿病肾病。特征性病变包括细小动脉玻璃样变，系膜基质增多及肾小球基底膜增厚，并可见相关小管间质的纤维化（PAS，×100）

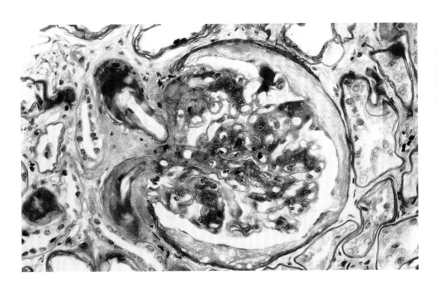

图 4.3　糖尿病肾病。肾入球及出球小动脉典型的糖尿病性小血管玻璃样变。肾小球系膜基质弥漫性增多，此例虽无 Kimmelstiel-Wilson 结节形成，但鲍曼囊增厚，12 点钟处见球囊滴形成（PAS，×200）

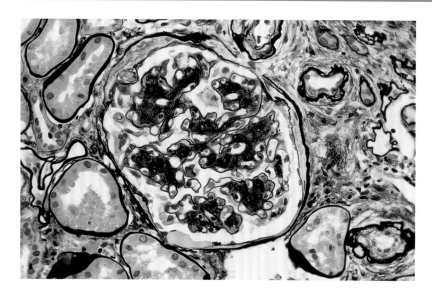

图 4.4 糖尿病肾病。此例早期糖尿病肾病可见弥漫性系膜基质增多及基底膜增厚。鲍曼囊底部见球囊滴形成，系膜基质及细胞中度增生，周围小管间质纤维化，基底膜无分层、扭曲或任何沉积物（Jones 银染色，×200）

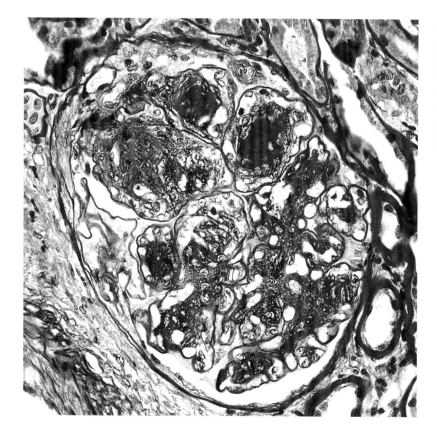

图 4.5 糖尿病肾病。糖尿病肾病可表现为弥漫性系膜增生（如图 2.3 和 2.4 所示），或伴有结节性肾小球硬化。可见多个系膜基质结节，周围由完整的小毛细血管包绕。肾小球基底膜清晰可见。系膜结节由于系膜基质在病变过程中不断溶解、增生修复致其不断增多而呈板层状改变，毛细血管腔松散（PAS，×200）

电镜下证实 DN 的 GBM 弥漫性增厚是由 GBM 致密层增厚导致的，并无免疫复合物沉积（图 4.15 和 4.16）。GBM 可厚达数倍以上，达 1200～1500 nm（正常成年人约 325～375 nm）。肾小球脏层上皮细胞足突消失。系膜基质明显扩张而细胞增生不明显，且无免疫复合物沉积，可伴扩张的板层样结节区域的血管再生。肾小球玻璃样变的硬化区域常由于脂质沉积使其电子密度升高，不应与免疫复合物沉积混淆。结合免疫荧光和光镜改变可辅助鉴别诊断。DN 合并其他病变的

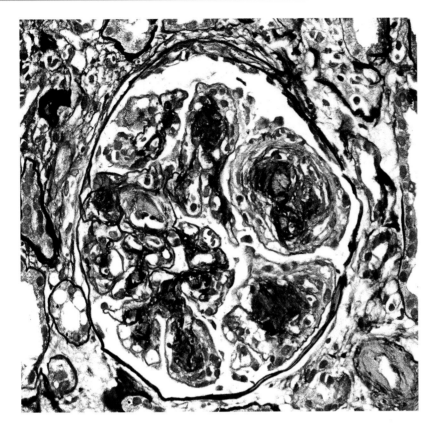

图 4.6　糖尿病肾病。结节硬化型糖尿病肾病见典型的硬化性 Kimmelstiel-Wilson 结节及板层状结构，伴肾小动脉玻璃样变及周围肾小管间质纤维化（Jones 银染色，×200）

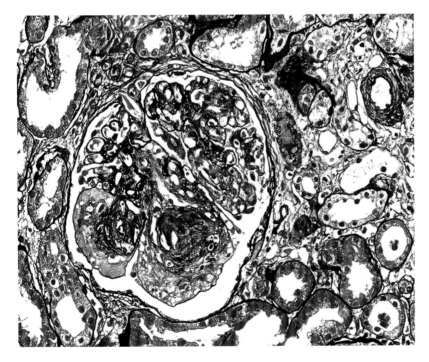

图 4.7　糖尿病肾病。体积较大的 Kimmelstiel-Wilson 结节内可见细小的红细胞碎片及碎裂状、不规则的系膜基质，提示早期系膜溶解（Jones 银染色，×200）

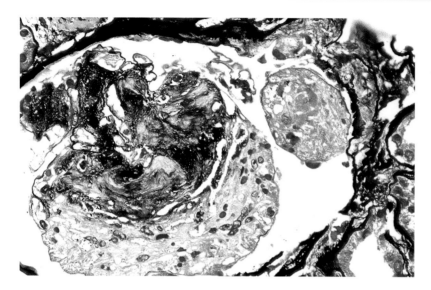

图 4.8　糖尿病肾病。肾小球系膜大面积损伤伴红细胞碎片及碎裂样半透明的系膜基质，提示系膜溶解（Jones 银染色，×400）

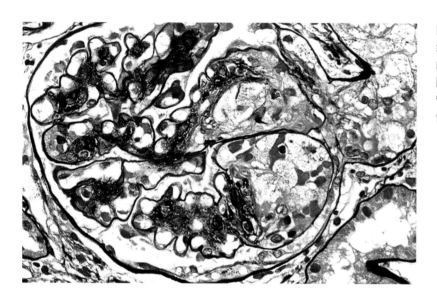

图 4.9　糖尿病肾病。系膜溶解区见泡沫细胞，伴系膜基质溶解，破坏毛细血管袢的依附性，一般认为这种毛细血管袢与系膜之间的拴连关系的破坏是肾小球毛细血管微动脉瘤的成因。肾小球基底膜增厚，但无沉积物（Jones 银染色，×400）

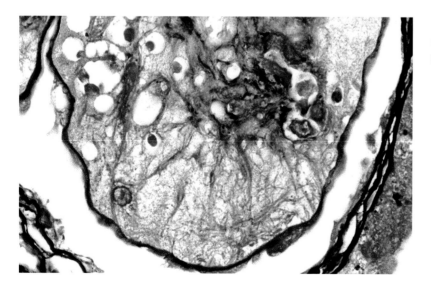

图 4.10　糖尿病肾病。肾小球系膜基质碎裂状溶解，外周袢与系膜缺乏依附性，红细胞碎片易见（Jones 银染色，×1000）

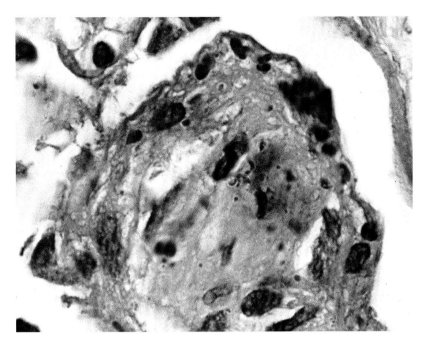

图 4.11　糖尿病肾病。图示体积较小的 Kimmelstiel-Wilson 结节内见大量的红细胞碎片，伴血纤蛋白溶酶原激活剂抑制因子 1（PAI-1）升高及其他严重的继发性病变。此病变可能是由局部较严重的微血管损伤造成（H&E 染色，×1000）

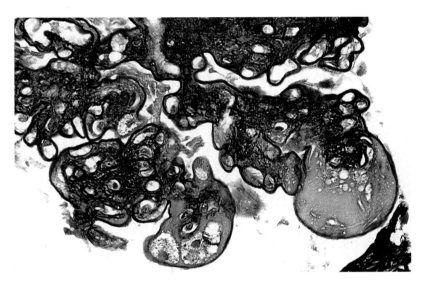

图 4.12　糖尿病肾病（DN）。血浆蛋白渗出可见于任何血管损伤处，是 DN 突出的病变。糖尿病肾小球玻璃样变常称为"纤维帽"。半透明、平滑均质的玻璃滴提示蛋白质渗出，伴泡沫细胞及脂质形成的透明区；系膜基质扩张伴基底膜增厚是 DN 的诊断依据（Jones 银染色，×1000）

情况并不少见，应行全面的免疫荧光、电镜等检查明确诊断（图 4.17）。目前已设计出一种最新的疾病分类方法，此方法的是根据病理形态学变化来判定病变严重程度。该方法并非用于诊断，而是作为一种研究工具，用于对比疾病的进展及对干预措施的反应（表 4.1）。最近的研究也表明，肾小球病变和间质纤维化 / 肾小管萎缩的不同阶段与临床预后相关，活检时级别越高预后越差。

糖尿病患者活检时的病变常不典型，并可能经常合并其他病变。另一方面，在临床明确诊断为 Ⅱ 型糖尿病之前，肾活检即可出现 DN 改变。表格中列出了 DN 鉴别诊断的要点。值得注意的是，肥胖相关肾小球病的特征是明显的肾小球肥大，偶伴门周型局灶性节段性肾小球硬化症（FSGS）；可能存在 GBM 增厚，但通常不如 DN 明显，硬化通常不呈结节状，尽管可能存在与高血压有关的血管病变，但仅有入球小动脉玻璃样变。

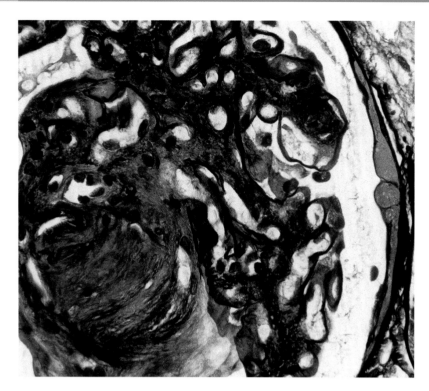

图 4.13 糖尿病肾病。肾小球囊内的血浆蛋白渗出虽非常少见，但却是糖尿病肾病特征性病变（尽管不是病理性的），称为"球囊滴"。此例患者还出现基底膜增厚，左侧可见板层状结构清晰的 Kimmelstiel-Wilson 结节（Jones 银染色，×400）

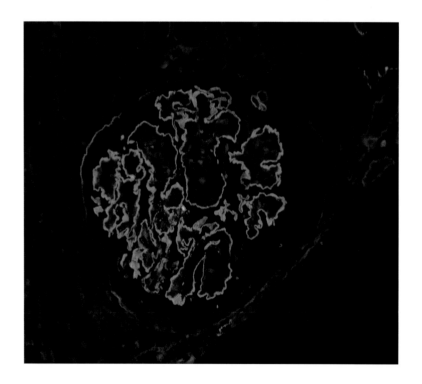

图 4.14 糖尿病肾病。免疫荧光见肾小球基底膜呈线性阳性。结合临床病史、光镜改变很容易将糖尿病肾病结节样硬化与伴新月体形成的抗基底膜抗体介导的肾小球肾炎相鉴别。此外，抗基底膜抗体介导的肾小球肾炎可见 C3 节段线性或偶尔颗粒状着色，亦与糖尿病肾病有所不同（抗 IgG 免疫荧光染色，×200）

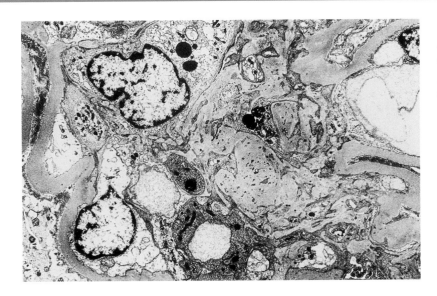

图 4.15　糖尿病肾病。系膜基质扩张，细胞增多，无免疫复合物沉积。由于肾小球基底膜致密层增厚而无致密物沉积，使其为正常肾小球基底膜厚度的数倍（透射电镜，×5000）

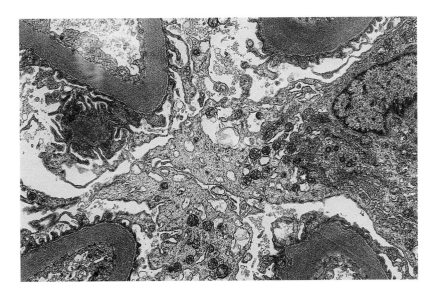

图 4.16　糖尿病肾病。肾小球基底膜显著增厚，即便不进行准确测量，肾小球基底膜厚度与正常足突基底宽度的比例也提示肾小球基底膜明显增厚（透射电镜，×6000）

表 4.1　糖尿病肾病的肾小球分类

| 分级 | 定义 | 纳入标准 |
|---|---|---|
| I | 轻度或非特异性 LM 改变和 EM 中 GBM 增厚 | 活检不符合下列提到的任何标准：Ⅱ、Ⅲ 或 Ⅳ 级；9 岁以上女性 GBM>395nm，男性 GBM>430nm |
| Ⅱa | 轻度系膜区扩张 | 活检不符合Ⅲ级或Ⅳ级标准超过 25% 的肾小球系膜区轻度扩张 |
| Ⅱb | 重度系膜区扩张 | 活检不符合Ⅲ级或Ⅳ级标准超过 25% 肾小球系膜区重度扩张 |
| Ⅲ | 结节硬化（Kimmelstiel-Wilson 病变） | 活检不符合Ⅳ级标准 |
| Ⅳ | 糖尿病晚期肾小球硬化 | 至少一个明确的 Kimmelstiel-Wilson 病变 I 至 Ⅲ 级病变中超过 50% 的肾小球全球硬化 |

EM，电镜；GBM，肾小球基底膜；LM，光镜

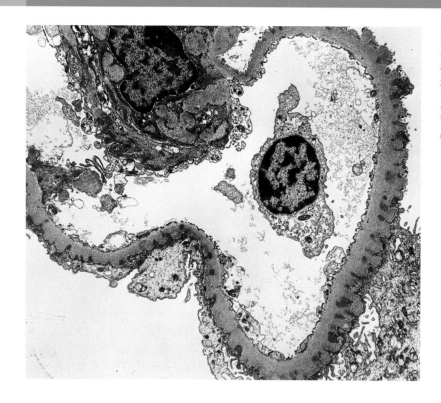

图4.17　糖尿病肾病。糖尿病肾病可叠加其他病变，此例除糖尿病肾病的系膜基质扩张、肾小球基底膜致密层增厚及小动脉硬化外，还具有膜性肾小球肾炎的上皮下及基底膜内小的免疫复合物沉积。糖尿病肾活检者常伴有IgA肾病改变（透射电镜，×3000）

特发性结节硬化是排他性诊断，其形态学表现和基质成分有别于DN。此病变与长期吸烟史之间存在一定的联系，常见于老年男性白种人，但并不绝对。

### 病因／发病机制

仅30%～40%的糖尿病患者出现DN，也并非所有接受肾移植的糖尿病患者均再出现DN，因此糖尿病肾病的发生涉及多种复杂因素。

Ⅱ型DN需按临床标准仔细筛查来证实它是产生蛋白尿的原因，肾活检显示其病变的确与Ⅰ型DN的病变相同；而其他未经筛查的伴有蛋白尿的Ⅱ型糖尿病患者肾病变各异，可有各种免疫复合物沉积，约1/3的患者伴有其他疾病。值得注意的是，典型的糖尿病患者通常不进行活检。因此在糖尿病患者的临床肾活检中，发现其他疾病或DN合并的其他病变是很常见的。

非糖尿病患者在不经意接受了伴有早期DN的肾移植后，移植肾轻度DN病变可自行消退。

近来研究证明胰腺移植可治愈DN，已经长达10年之久的重复肾活检证实轻至中度的DN可在移植后消退。此重要发现提示DN病变过程具有潜在的可逆转性。目前此项研究着重于肾小球内血流动力学机制、选择性滤过缺陷、肾素-血管紧张素系统、糖基化终产物、生长因子（例如转化生长因子β，TGF-β）、纤溶酶／纤溶酶原激活系统、基质逆转、胰岛素／葡萄糖和相关代谢产物、氧化应激、线粒体损伤、自噬失调、足细胞丢失、内皮和系膜损伤、血管内皮生长因子（vascular endothelial-derived factor，VEGF）增加、早期血管过度生成和晚期VEGF丢失及慢性炎细胞浸润。

无蛋白尿性糖尿病合并CKD患者的病因尚不明确。由于血管紧张素转换酶抑制剂（angiotensin-converting enzyme inhibitor，ACEI）的广泛使用，不能用其缓解蛋白尿的作用来完全解释。推测这部分患者的发病机制包括局部缺血，急性肾损伤和（或）心血管疾病和（或）炎症加重。

## 糖尿病肾病的诊断要点

- 系膜扩张，基质多于细胞，呈结节状或弥漫性。
- 入球和出球小动脉玻璃样变。
- 肾小球基底膜增厚。
- 无免疫复合物。

## 糖尿病肾病：与结节硬化的鉴别诊断

- 结节性硬化还可能出现在轻链沉积病（LCDD）或其他单克隆性免疫球蛋白相关疾病：IF 和 EM 显示沿肾小球及肾小管基底膜的单克隆性免疫球蛋白沉积物。
- 淀粉样变性：通过轻链荧光染色鉴别淀粉样轻链蛋白（AL），刚果红染色用于所有类型的淀粉样变性的检测。
- 膜增生性肾小球肾炎可能表现为分叶状或结节样，IF 和 EM 可见到沉积物。
- 肥胖相关性肾小球病的特征是明显的肾小球肥大，偶见门周型局灶性节段性肾小球硬化，但 GBM 增厚与 DN 相比不明显。
- 特发性结节性硬化症是排他性诊断，其形态学表现可能与糖尿病肾病相同。

## 选读

An, Y., Xu, F., Le, W., et al., 2015. Renal histologic changes and the outcome in patients with diabetic nephropathy. Nephrology Dialysis and Transplantation 30, 257-266.

Bhalla, V., Nast, C.C., Stollenwerk, N., et al., 2003. Recurrent and de novo diabetic nephropathy in renal allografs. Transplantation 75, 66-71.

Chavers, B.M., Bilous, R.W., Ellis, E.N., et al., 1989. Glomerular lesions and urinary albumin excretion in type I diabetes without overt proteinuria. New England Journal of Medicine 320, 966-970.

Drummond, K., Mauer, M., 2002. Te early natural history of nephropathy in type 1 diabetes: II. Early renal structural changes in type I diabetes. Diabetes 51, 1580-1587.

Ekinci, E.I., Jerums, G., Skene, A., et al., 2013. Renal structure in normoalbuminuric and albuminuric patients with type 2 diabetes and impaired renal function. Diabetes Care 36, 3620-3626.

Fioretto, P., Steffes, M.W., Sutherland, D.E., et al., 1998. Reversal of lesions of diabetic nephropathy afer pancreas transplantation. New England Journal of Medicine 339, 69-75.

Gambara, V., Mecca, G., Remuzzi, G., et al., 1993. Heterogeneous nature of renal lesions in type II diabetes. Journal of the American Society of Nephrology 3, 1458-1466.

Kambham, N., Markowitz, G.S., Valeri, A.M., et al., 2001. Obesity-related glomerulopathy: an emerging epidemic. Kidney International 59, 1498-1509.

Katz, A., Caramori, M.L., Sisson-Ross, S., et al., 2002. An increase in the cell component of the cortical interstitium antedates interstial fbrosis in type 1 diabetic patients. Kidney International 61, 2058-2066.

Kimmelstiel, P., Wilson, C., 1936. Intercapillary lesions in glomeruli of kidney. American Journal of Pathology 12, 83-97.

Markowitz, G.S., Lin, J., Valeri, A.M., et al., 2002. Idiopathic nodular glomerulosclerosis is a distinct clinicopathologic entity linked to hypertension and smoking. Human Pathology 33, 826-835.

Mauer, S.M., Staffes, M.V., Ellis, E.N., et al., 1984. Structural-functional relationships in diabetic nephropathy. Journal of Clinical Investigation 74, 1143-1155.

Østerby, R., Gundersen, H.J., Horlyck, A., et al., 1983. Diabetic glomerulopathy: structural characteristics of the early and advanced stages. Diabetes 2, 79-82.

Penno, G., Solini, A., Bonora, E., et al., 2011. Renal Insufciency And Cardiovascular Events (RIACE) Study Group. Clinical signifcance of nonalbuminuric renal impairment in type 2 diabetes Journal of Hypertension 29, 1802-1809.

Robles, N.R., Villa, J., Gallego, R.H., 2015. Non-proteinuric diabetic nephropathy. Journal of Clinical Medicine 4, 1761-1773.

Schwartz, M.M., Lewis, E.J., Leonard-Martin, T., et al., 1998. Renal pathology patterns in type II diabetes mellitus: relationship with retinopathy. Te Collaborative Study Group. Nephrology Dialysis Transplantation 13, 2547-2552.

Stokes，M.B.，Holler，S.，Cui，Y.，et al.，2000. Expression of decorin，biglycan，and collagen type I in human renal fbrosing disease. Kidney International 57，487-498.

Tervaert，T.W.，Mooyaart，A.L.，Amann，K.，et al.，2010. Pathologic classifcation of diabetic nephropathy. Journal of the American Society of Nephrology 21，556-563.

# 血栓性微血管病/血栓性血小板减少性紫癜

血栓性微血管病（thrombotic microangiopathy，TMA）（图 4.18）是多种不同原因引起的肾脏损害。溶血尿毒症综合征（hemolytic uremic syndrome，HUS）和血栓性血小板减少性紫癜（thrombotic thrombocytopenic purpura，TTP）是与 TMA 相关的经典的疾病综合征。临床上有典型的微血管病性溶血性贫血、血小板减少症和急性肾衰竭三联征，伴或不伴系统性疾病。多脏器受累的表现为瘀点、瘀斑、紫癜、肠出血及神经系统症状，如失语、语言障碍、功能异常、视觉障碍，甚至出现癫痫及昏迷。大多数 TMA 有肾受累，常见于 HUS。TTP 常有显著的外周血表现及中枢神经系统受累表现。肾小球毛细血管和大血管血栓易见于 HUS 或 TTP，也可见于循环中抗磷脂抗体阳性的狼疮。TMA 也发生在 HUS/TTP 以外的其他疾病，包括遗传性和获得性疾病，如自身免疫性疾病、恶性高血压、抗体介导的排斥反应和药物毒性引起的血管内皮损伤。

根据病变累及肾小球还是肾动脉及小动脉，将其分为两类。此外还可将该病变分为早期和进展期来进行研究。TMA 在急性期及慢性期具有多种不同表现。无论其病因如何，大多数病例基本形态学表现相当一致，且均与内皮损伤和之后引起的凝血系统激活有关。

病变早期由于内皮细胞肿胀、内皮细胞与基底膜之间物质积聚，肾小球毛细血管壁增厚（图 4.19～4.21）。光镜下，银染可见毛细血管壁呈双轨样改变（图 4.22）；电镜下可见相应的内皮下无

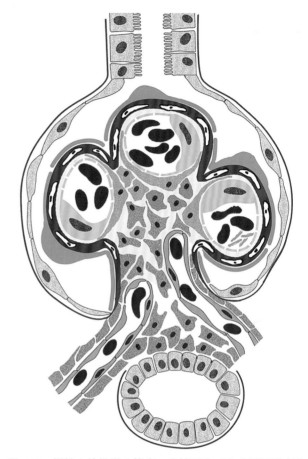

图 4.18　慢性血栓性微血管病。光镜下由于内疏松层增宽致肾小球基底膜双轨样改变，常伴有絮状纤维素降解产物，电镜下偶见纤维性触须

细胞性纤维样物质沉积（图 4.23）。"**无血性肾小球**（bloodless glomeruli）"这一术语描述的是肾小球中毛细血管袢塌陷并含红细胞碎片、纤维素及血小板血栓（图 4.24）。入球小动脉在入肾初始段出现血栓性纤维素样坏死是其早期病变的另一表现（图 4.25）。病变一般无细胞增生性改变。系膜区常因系膜细胞凋亡而使系膜结构消失，此过程称为**系膜溶解**（mesangiolysis）（图 4.26 和 4.27），部分或全部系膜细胞和基质溶解、消失导致肾小球毛细血管微动脉瘤样扩张（图 4.28）。当严重的肾血管病变，例如肾动脉及小动脉血栓形成时，可导致显著的肾小球缺血性改变：肾小球毛细血管袢塌陷、毛细血管壁增厚和皱缩（图 4.29 和

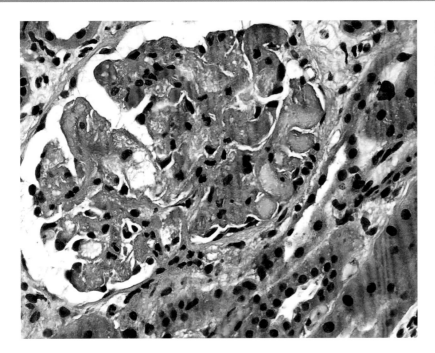

图 4.19 血栓性微血管病。肾小球由于内皮细胞肿胀、内皮细胞与基底膜之间物质沉积而致毛细血管壁增厚，并可见微血栓形成（H&E 染色，×400）

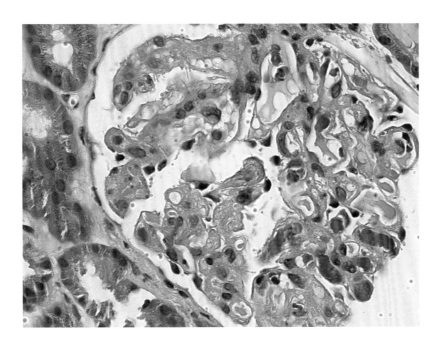

图 4.20 血栓性微血管病。内皮细胞肿胀、内皮细胞与基底膜之间物质沉积导致肾小球局部毛细血管内无血细胞，并可见微血栓（H&E 染色，×400）

4.30）。肾小球毛细血管襻出现坏死时，可见小新月体形成。随着病变的发展，肾小球内出现增生性病变或硬化性病变，或两种病变均可出现（图 4.31）。系膜溶解的区域逐渐出现硬化和肾小球毛细血管内细胞增生，呈膜增生性改变，因此光镜下一些病例难以与膜增生性肾小球肾炎鉴别（图 4.32）。免疫荧光和电镜技术可对 GBM 双轨征的原因进行正确分类。

急性期动脉病变轻重不等，轻者内皮细胞肿胀，重者动脉中膜纤维素样坏死及血栓形成（图

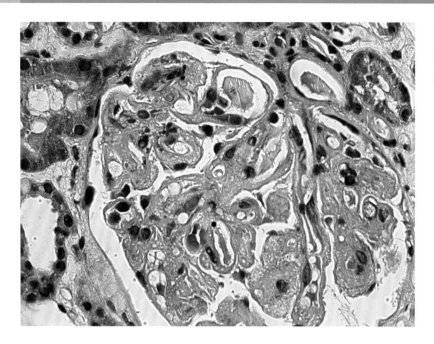

图 4.21 血栓性微血管病。内皮细胞肿胀、内皮细胞与基底膜之间物质沉积导致肾小球局部毛细血管内无血细胞，并可见微血栓（三色染色，×400）

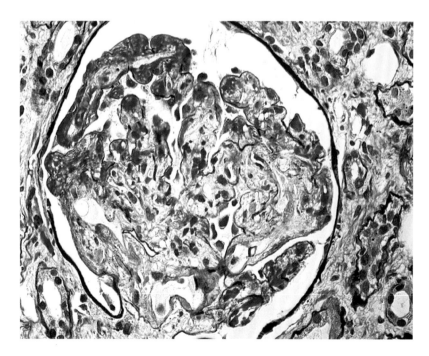

图 4.22 血栓性微血管病。系膜溶解伴局部外周袢呈双轨样改变（Jones 三色套染，×400）

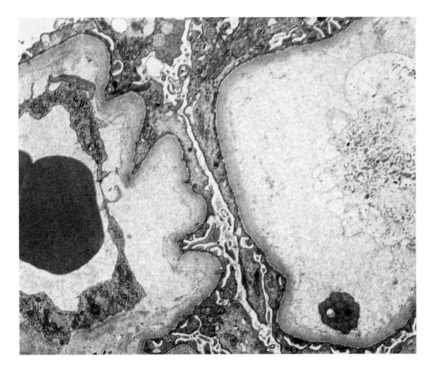

图 4.23　血栓性微血管病。电镜下见透亮物质将基底膜与肿胀的内皮细胞分开（透射电镜，×5000）

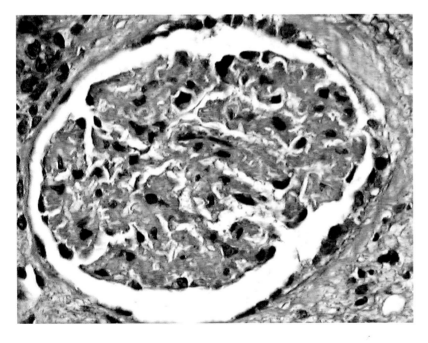

图 4.24　血栓性微血管病。三色染色见"无血性肾小球"，伴毛细血管袢塌陷，偶见红细胞碎片（三色染色，×400）

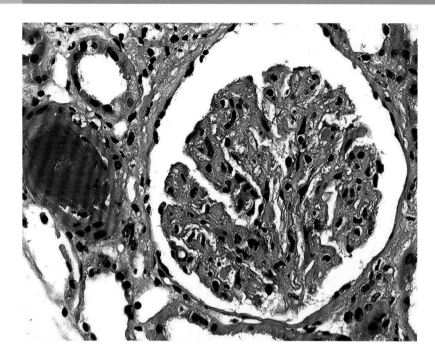

图 4.25 血栓性微血管病。入球小动脉纤维素样坏死伴特征性的肾小球塌陷及无血细胞性肾小球（H&E 染色，×400）

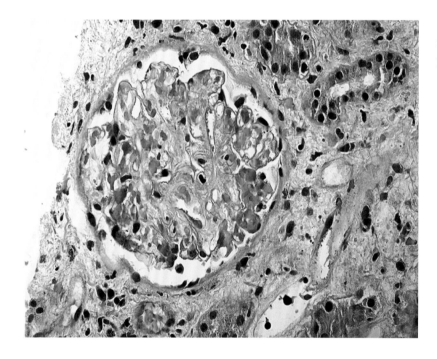

图 4.26 血栓性微血管病。肾小球正常结构消失伴系膜细胞凋亡，称为"系膜溶解"（H&E 染色，×400）

4.33）。若病变继续发展，则累及小叶间动脉和弓形动脉，出现内膜肌细胞增生、肿胀及管腔狭窄（图 4.34），这些病变构成内膜黏液样增生，是 TMA 的典型特点。随着病变进展，内弹力膜分层，血管顺应性降低，这一期常伴严重高血压。

肾小管和肾间质病变常继发于肾小球和肾血管损伤。通常可见肾小管塌陷，偶见局灶小管坏

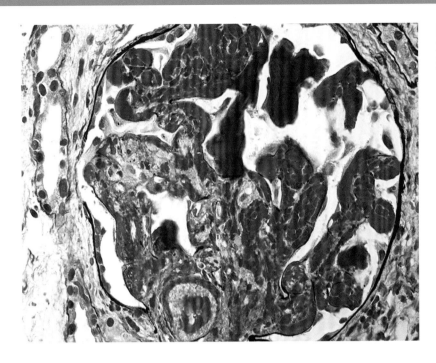

图 4.27 血栓性微血管病。三色银染显示系膜区系膜基质缺失，外周毛细血管血栓形成（Jones 三色套染，×400）

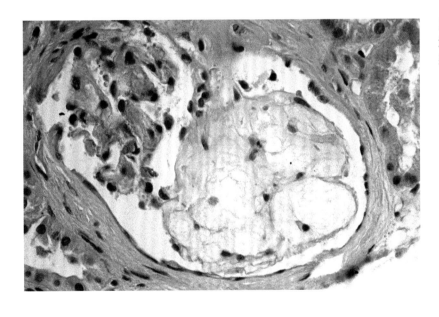

图 4.28 血栓性微血管病。肾小球系膜溶解，继之毛细血管呈血管瘤样扩张（H&E 染色，×400）

死。少数严重的病例，可见不均一性坏死和真性梗死。

免疫荧光见纤维蛋白或纤维蛋白原在血管壁内、肾小球和系膜区沉积（图 4.35），少数也可观察到其他免疫球蛋白和补体的非特异性沉积。

电镜与光镜和免疫荧光所见一致。病变早期，内皮下纤维素性物质沉积，致内皮和基底膜分离，对应于免疫荧光显示的纤维蛋白原阳性（图

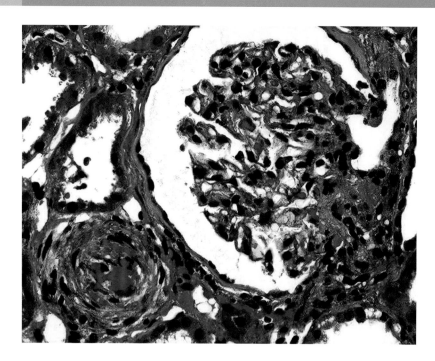

图 4.29 血栓性微血管病。入球小动脉可见纤维素样坏死伴血栓形成（三色染色，×400）

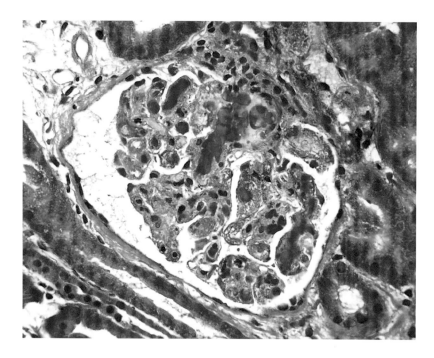

图 4.30 血栓性微血管病。入球小动脉内血栓形成，并由血管极延伸至肾小球毛细血管袢内（三色染色，×400）

4.36～4.39）。如血小板聚集一样，毛细血管内血栓偶见纤维素触须。小动脉、细动脉及肾小球毛细血管内皮细胞肿胀，与其下方结构分离，并出现凋亡征象。

**病因 / 发病机制**

溶血尿毒症综合征（hemolytic uremic syndrome，HUS）可根据有无腹泻分为两类：腹泻相关型和非腹泻相关型（atypical HUS；aHUS）。

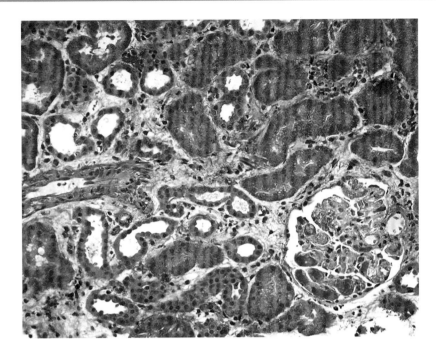

图 4.31　血栓性微血管病。病变后期出现间质纤维化及肾小管萎缩，肾小球开始硬化（三色染色，×400）

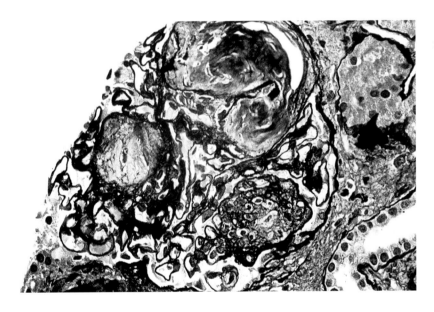

图 4.32　血栓性微血管病。后期肾小球结节性硬化，与分叶状肾小球肾炎相似（Jones 银染色，×400）

非腹泻相关型可进一步分为散发性或家族性；腹泻相关型则继发于产志贺氏毒素的痢疾志贺菌和大肠埃希杆菌 0157.H7 和近期 E. coli 0104.H4 感染。E.coli 0157 和 0104 的致病因子为其产物即细胞毒素和黏附分子，黏附分子可使细菌紧密黏附在肠上皮细胞上，利于毒素转移。散发性 HUS 与妊娠、系统性红斑狼疮、HIV 感染、口服避孕药、环孢素或他克莫司等药物有关，并与补体调节蛋白因子 H

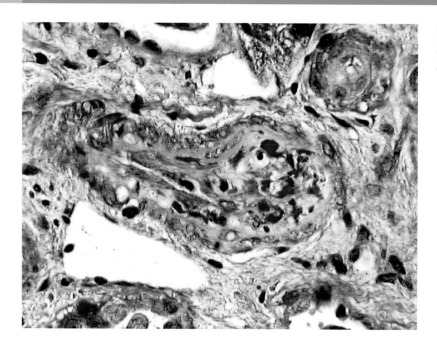

图 4.33 血栓性微血管病。病变后期见动脉中膜纤维素样坏死、红细胞溢出以及内膜轻度增生（三色染色，×400）

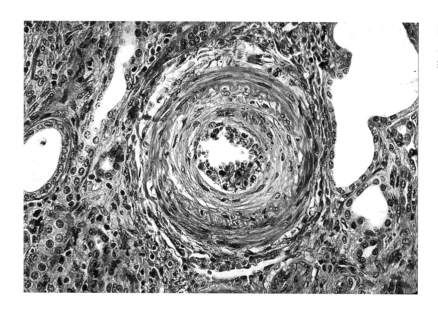

图 4.34 血栓性微血管病。该血管横断面见显著的肌内膜增生，管腔狭窄及灶性纤维素样坏死（H&E 染色，×400）

突变有关。**血栓性血小板减少性紫癜**（thrombotic thrombocytopenic purpura，TTP）与金属蛋白酶异常有关，而金属蛋白酶可将 Von Willebrand 因子（Von Willebrand factor，vWF）多聚体解离成较小且低活化的多聚体（现称为 ADAMTS-13 因子）。缺乏金属蛋白酶或存在其抑制因子，导致前凝血物质 vWF 多聚体过剩。ADAMTS-13 缺乏导致家族性 HUS。其他遗传形式与补体因子 H、

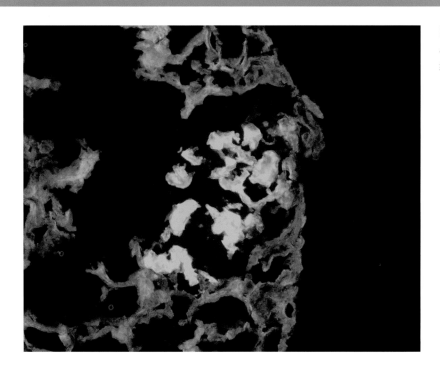

图 4.35 血栓性微血管病。免疫荧光见肾小球毛细血管袢弥漫性纤维素沉积（抗纤维素免疫荧光染色，×200）

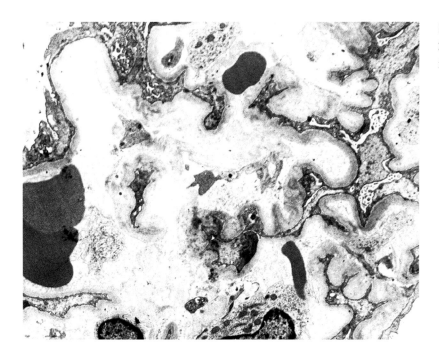

图 4.36 血栓性微血管病。电镜见系膜溶解，内皮细胞从基底膜剥离，系膜结构消失（透射电镜，×3000）

I、B、C3 和 CD46 突变有关。这些因子的缺乏也可能是自身抗体拮抗的结果。二酰基甘油激酶 $\varepsilon$（diacylglycerol kinase $\varepsilon$，DGKE）突变是婴儿隐性 HUS 的病因，其特征是蛋白尿，提示足细胞功能障碍，是 aHUS 的潜在并发症。癌症治疗中使用 VEGF 抑制剂所致 TMA 被视为 TMA 的一个特殊类型，内皮细胞激活 / 损伤在其中起着重要作用（图 4.40 和 4.41）。

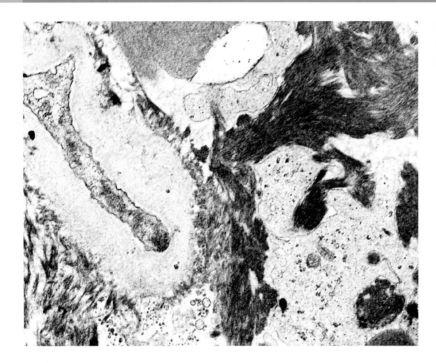

图 4.37 血栓性微血管病。电镜见毛细血管内纤维素沉积，内皮细胞与基底膜分离（透射电镜，×5000）

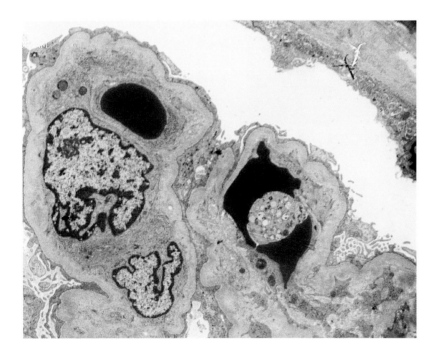

图 4.38 血栓性微血管病。电镜见毛细血管内红细胞碎片，内皮细胞肿胀，内皮下纤维性物质沉积（透射电镜，×5000）

### 血栓性微血管病的诊断要点

- 急性期血管内纤维素性血栓形成。
- 肾小球基底膜的双轨征伴不同程度的增生，且在慢性期没有免疫复合物沉积。
- 急性期小动脉黏液样变性。
- 慢性期小动脉内膜增生。

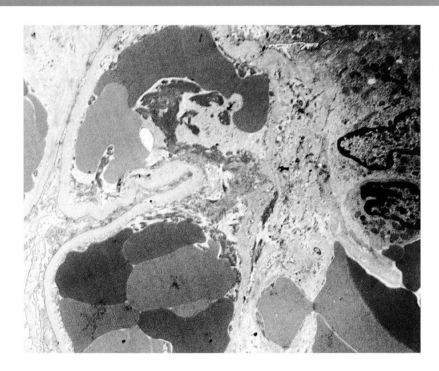

图 4.39　血栓性微血管病。电镜见肾小球毛细血管内血栓，伴红细胞碎片掺杂于纤维素基质中（透射电镜，×3000）

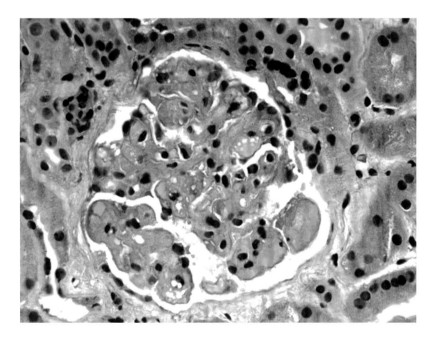

图 4.40　血管内皮生长因子治疗的患者出现肾小球毛细血管扩张，内皮细胞肿胀伴局部血栓形成（H&E 染色，×400）

### 血栓性微血管病的鉴别诊断

- 纤维素形成也可能与纤维素样坏死有关，例如血管炎或新月体性肾小球肾炎。
- 核碎裂和组织破坏是潜在的损伤后触发坏死过程的依据，而非毛细血管内血栓形成。

注：由于内皮下免疫复合物沉积（见"膜增生性肾小球肾炎"），肾小球也会出现基底膜分离现象。免疫荧光和电镜有助于将这种病变与慢性血栓性微血管病鉴别开来

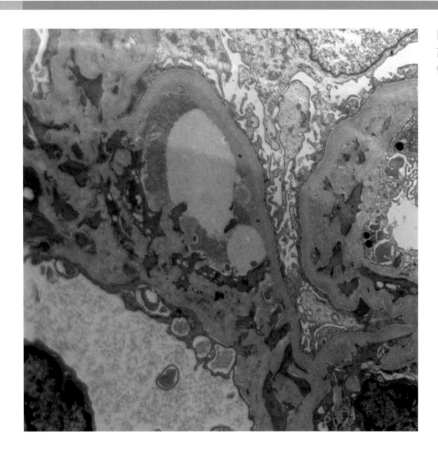

图 4.41　电镜见毛细血管袢内皮细胞剥离，基底膜被颗粒状纤维素包裹（透射电镜，×8000）

选读

Benz，K.，Amann，K.，2010. Trombotic microangiopathy：new insights. Current Opinion in Nephrology and Hypertension 19，242-247.

Churg，J.，Strauss，L.，1985. Renal involvement in thrombotic microangiopathies. Seminars in Nephrology 5，46-56.

Eremina，V.，Jefferson，J.A.，Kowalewska，J.，et al.，2008. VEGF inhibition and renal thrombotic microangiopathy. New England Journal of Medicine 358，1129-1136.

George，J.N.，Nester，C.M.，2014. Syndromes of thrombotic microangiopathy. New England Journal of Medicine 371，654-666.

Noris，M.，Mele，C.，Remuzzi，G.，2015. Podocyte dysfunction in atypical haemolytic uraemic syndrome. Nature Reviews Nephrology 11，245-252.

## 硬皮病（系统性硬化症）

系统性硬化症（systemic sclerosis，SS）是一种多系统疾病，可累及皮肤、胃肠道、肺、心脏及肾等器官。累及肾者约占 60%～70%，发病年龄为 30～50 岁，女性多于男性。与白种人相比，美国黑种人的发病率稍高。5 年生存率为 34%～73%，其中硬皮病肾危象是最常见的死亡原因。硬皮病现分为局限型和弥漫型皮肤硬皮病。局限型的纤维化主要局限于手、手臂和面部，雷诺现象先于纤维化发生，并经常出现肺动脉高压。这些患者大多数有抗着丝点抗体。弥漫型更严重，发展更迅速，不仅累及大面积的皮肤，而且可累及一个或多个脏器。肾、食管、心脏和肺受累常见。

约 20% 的 SS 患者会出现硬皮病肾危象，但由于 ACEI 的早期使用而有所降低。患者表现为恶性高血压和急性肾衰竭。肉眼观察，硬皮病肾危象患者肾可见瘀点，甚至肾梗死，与 HUS 或恶性高血压患者的肾表现相似。光镜下，入球小动脉壁纤维素样坏死，纤维素可延伸至肾小球毛细血管内（图 4.42 和 4.43）。肾小球出现缺血性塌陷或纤维素样坏死（图 4.42~4.45）。小叶间动脉内

膜增厚，内皮细胞增生、水肿及黏液样变性（图 4.46~4.48）。受损的血管可见管壁内红细胞碎片、管壁坏死和（或）纤维素血栓形成。红血细胞（red blood cell，RBC）碎片常见于损伤的血管壁内，可能出现血管壁坏死和（或）血管内纤维蛋白血栓。肾小球可呈缺血性皱缩或纤维素样坏死。慢性损伤时，血管内弹力膜分层，形成 "洋葱皮样"（onion-skin pattern）外观（图 4.49~4.52）。肾小管

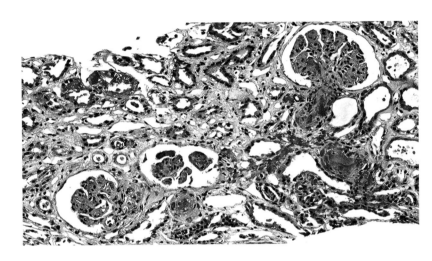

图 4.42　硬皮病。硬皮病肾危象的肾小叶间动脉和细动脉纤维素样坏死伴纤维素性血栓形成，有时延伸到肾小球毛细血管内；肾小管呈缺血性改变；肾间质可见早期水肿及纤维化表现（H&E 染色，×100）

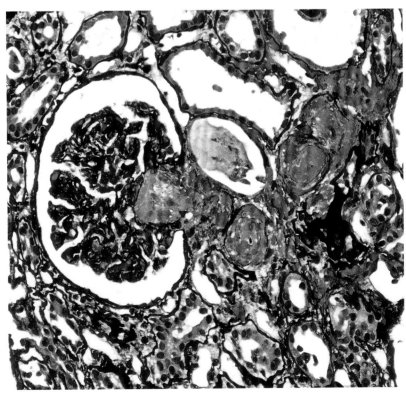

图 4.43　硬皮病。小动脉管壁纤维素样坏死伴纤维素性血栓形成，延伸至肾小球门部，并阻塞管腔，肾小球呈缺血性改变，肾小球基底膜皱缩，血管袢向血管极回缩（Jones 银染色，×200）

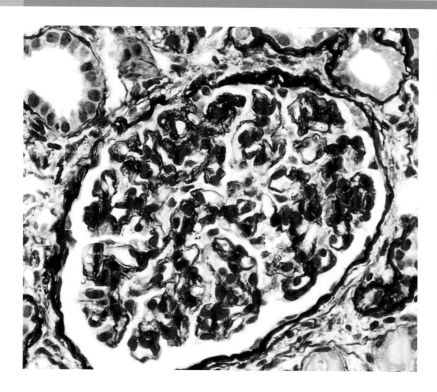

图 4.44　硬皮病。无明显小动脉损伤或纤维素血栓形成的肾小球，由于亚急性内皮细胞损伤，肾小球基底膜可出现节段性皱缩和分层现象（Jones 银染色，×400）

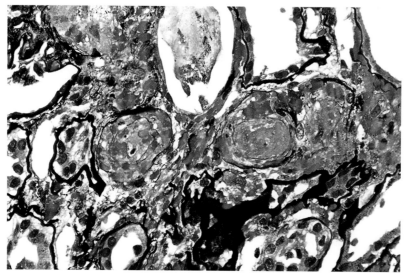

图 4.45　硬皮病。小动脉壁纤维素样坏死，管壁内见红细胞碎片及内弹力膜断裂（Jones 银染色，×400）

出现变性甚至坏死，尤其是硬皮病肾危象时明显（见图 4.46）。慢性损伤可导致肾小管和间质纤维化，无免疫复合物沉积，电镜仅表现为基底膜内疏松层透亮性增加，与 TMA 相似（图 4.53）。

　　形态学上，系统性硬化症与恶性高血压和血栓性微血管病有重叠。原发性恶性高血压多累及较小的动脉，即入球动脉，而 SS 肾危象能延伸至如小叶间动脉大小的动脉以及更大的动脉，典型

的 TMA 病变则从肾小球开始。SS 和恶性高血压仅靠形态学鉴别是不够的，常常需将临床与病理结合以明确诊断。

### 病因 / 发病机制

　　发病机制不清，可能与免疫机制有关，出现不明原因的内皮细胞损伤及过量胶原的聚集。内皮细胞损伤发生在疾病早期，在肾 SS 中起着关键

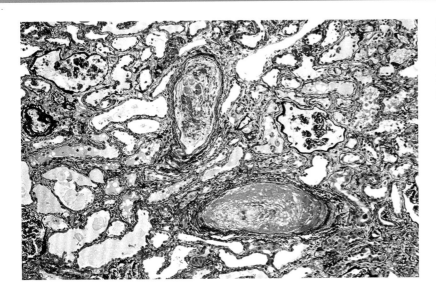

图 4.46　硬皮病。中等大小的小叶间动脉广泛损伤，伴黏液变性、坏死和大量红细胞碎片形成，导致管腔阻塞。周围肾小管急性坏死，上皮细胞扁平、再生，肾小球基底膜缺血性皱缩（Jones 银染色，×200）

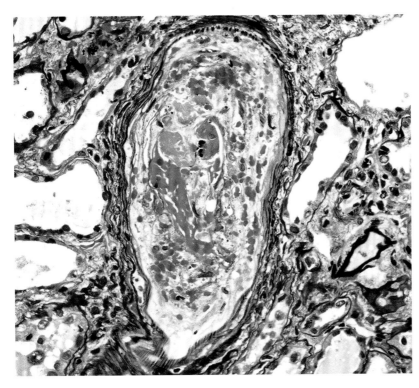

图 4.47　硬皮病。内膜黏液变性范围增大，伴纤维素阻塞管腔，管壁内见大量红细胞碎片（Jones 银染色，×400）

作用，但究竟是原发还是继发于免疫损伤尚不清楚。小动脉内皮细胞间形成大的间隙，伴内皮细胞空泡变性。血管周围单核免疫细胞浸润，闭塞性微血管病变及稀疏的毛细血管形成。SS 患者还具有血管生成缺陷和循环中内皮细胞前体缺乏。

硬皮病常出现自身抗体，包括拓扑异构酶 I 抗体、着丝点抗体、RNA 聚合酶抗体，每种抗体阳性约占 25% 的 SS 患者。一些研究发现该病患者血清中存在细胞毒性抗内皮因子。此外，SS 患者体内存在血管扩张剂（如一氧化氮、血管扩张神经肽如降钙素基因相关肽、P 物质）和血管收缩剂（如内皮素 1、血清素、血栓素 A2）失衡现象。血管收缩时间延长导致肾结构改变及纤维化的发生。升高的前纤维化因子，包括转化生长因子 β 及结缔组织生长因子均已有描述。

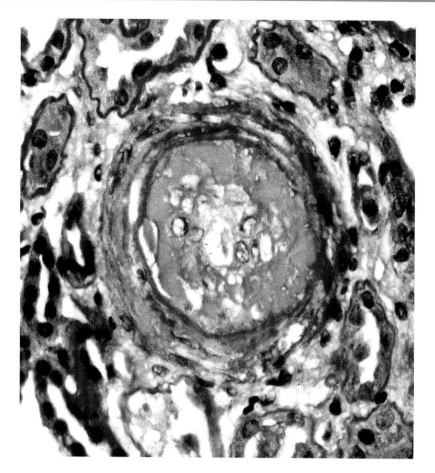

图 **4.48** 硬皮病。病变相对较轻的小动脉表现为内膜分层，黏液变性，内皮肿胀（PAS，×400）

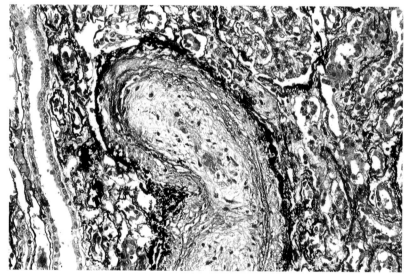

图 **4.49** 硬皮病。慢性损伤期内膜由黏液变性往纤维增生转变，可见小区纤维素和红细胞沉积，管腔几乎完全闭塞（Jones银染色，×200）

## 硬皮病的诊断要点

- 急性期小动脉和小叶间动脉的纤维素样坏死。
- 亚急性期小动脉/小叶间动脉黏液样变性，伴有红细胞碎片。
- 慢性期小动脉/小叶间动脉内膜的洋葱皮样增生。

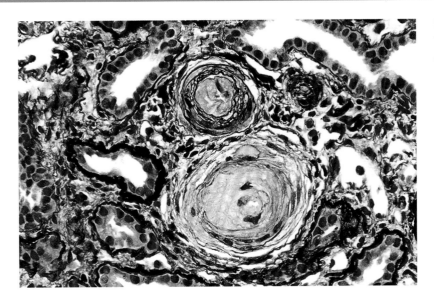

图 4.50　硬皮病。慢性损伤期小动脉内膜可见明显的黏液变性和早期同心圆状纤维化（Jones 银染色，×200）

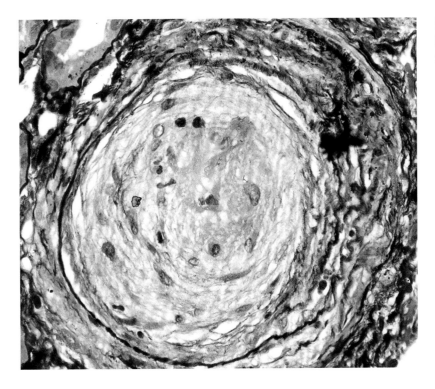

图 4.51　硬皮病。小叶间动脉内膜纤维化致管腔闭塞，伴早期"洋葱皮"样改变，无任何炎症反应（Jones 银染色，×400）

## 硬皮病的鉴别诊断

硬皮病与恶性高血压：

- 恶性高血压相关损伤通常还具有潜在的动脉硬化性病变，可能涉及较小的血管。
- 临床诊断至关重要。

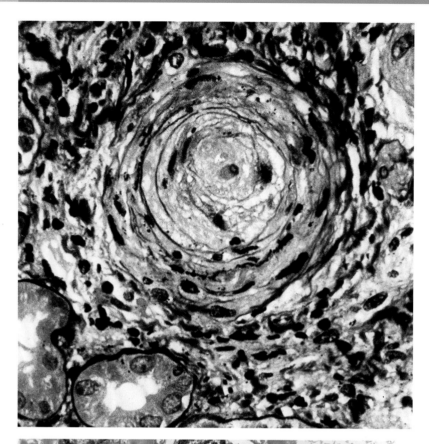

图 **4.52**　硬皮病。内膜成熟的纤维化表明急性损伤在进展，其改变呈同心圆状即"洋葱皮"样外观（Jones 银染色，×400）

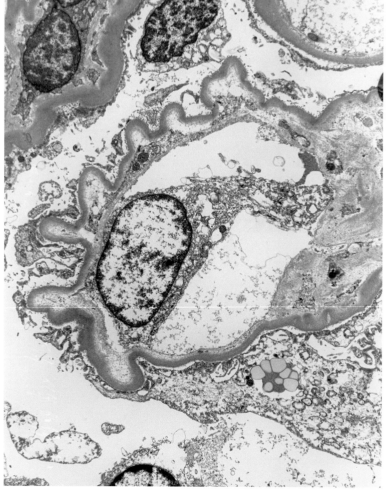

图 **4.53**　硬皮病。由于慢性内皮细胞损伤，肾小球基底膜皱缩，内疏松层增宽。无免疫复合物沉积。其外侧足突广泛消失，足细胞胞质内偶见空泡和脂滴（透射电镜，×8000）

To view this electron micrograph with color coded overlays explaining each component, please visit ExpertConsult.com.

选读

Bose, N., Chiesa-Vottero, A., Chatterjee, S., 2015. Scleroderma renal crisis. Seminars in Arthritis and Rheumatism 44, 687-694.

Gabrielli, A., Avvedimento, E.V., Krieg, T., 2009. Scleroderma. New England Journal of Medicine 360, 1989-2003.

Mouthon, L., Bussone, G., Berezné, A., et al., 2014. Scleroderma renal crisis. Journal of Rheumatology 41, 1040-1048.

Shanmugam, V.K., Steen, V.D., 2012. Renal disease in scleroderma: an update on evaluation, risk stratifcation, pathogenesis and management. Current Opinion in Rheumatology 24, 669-676.

（翻译：邢爱艳　审校：李魏玮　汤绚丽）

# 抗磷脂抗体病

　　抗磷脂综合征（antiphospholipid syndrome, APS）是一种以反复发生的血栓形成或病理妊娠为主要表现的自身免疫性疾病，并且存在至少一种类型的抗磷脂自身抗体。抗磷脂抗体（antiphospholipid antibody, APL）病可与系统性红斑狼疮（systemic lupus erythematosus, SLE）并存，或不伴其他系统性疾病。临床表现为动静脉血栓形成引起的相应症状。女性患者可有反复流产史。APL 阳性的患者可能伴发系统性高血压。

　　TMA 可能会累及肾并导致急性肾衰竭，或症状较为隐匿。受累肾细动脉和小叶间动脉很快出现血栓，也可累及肾小球，这与其他原因引起的TMA 相似（见上文"血栓性微血管病"）。慢性期，血管病变机化，小叶间动脉内膜纤维组织增生，伴肾皮质局灶性萎缩。原发性 APL 抗体综合征往往累及一些较大的血管，逐渐引起边界清晰的皮质萎缩。

### 病因 / 发病机制

　　APL 抗体可能是狼疮抗凝物、抗心磷脂抗体或 β-2 糖蛋白 I 抗体。它们可引发原发性或继发于 SLE、其他混合性结缔组织病的 APL 抗体综合征。APL 抗体可以导致血栓前状态，常常会引起系统性血栓形成，少数伴有肾血栓形成，导致相应器官缺血损伤，病变与 TMA 相似。这些抗体通过磷脂酰肌醇 3-激酶（phosphatidylinositol 3-kinase, PI3K）-AKT 信号通路激活内皮细胞中 mTOR 信号通路，从而导致血管病变进展。

## 抗磷脂抗体病的主要形态学特征

● 血栓性微血管病（见上文）。

选读

Canaud, G., Bienaimé, F., Tabarin, F., et al., 2014. Inhibition of the mTORC pathway in the antiphospholipid syndrome. New England Journal of Medicine 371, 303-312.

Daugas, E., Nochy, D., Huong du, L.T., et al., 2002. Antiphospholipid syndrome nephropathy in systemic lupus erythematosus. Journal of the American Society of Nephrology 13, 42-52.

Miyakis, S., Lockshin, M.D., Atsumi, T., et al., 2006. International consensus statement on an update of the classification criteria for definite antiphospholipid syndrome (APS). Journal of Thrombosis and Haemostasis 4, 295.

Nochy, D., Daugas, E., Droz, D., et al., 1999. The intrarenal vascular lesions associated with primary antiphospholipid syndrome. Journal of the American Society of Nephrology 10, 507-518.

Willis, R., Gonzalez, E.B., Braisier, A.R., 2015. The journey of antiphospholipid antibodies from cellular activation to antiphospholipid syndrome. Current Rheumatology Reports 17, 16.

# 先兆子痫和子痫

　　妊娠毒血症包括先兆子痫（preeclampsia）和子痫（eclampsia），伴或不伴原发性肾病。先兆子痫主要发生于未产妇，妊娠 20 周后发病。临床上表现为高血压、蛋白尿和水肿三大症状。先兆子痫可偶致惊厥，称为子痫，常危及生命。子痫在临床上表现为更严重的高血压和蛋白尿。其临床表现除肾症状外，还可出现溶血、红细胞破裂、血小板减少及肝窦内皮细胞活化引起的肝酶升高［HELLP综合征：溶血（<u>h</u>emolysis），肝酶升高（<u>e</u>levated <u>l</u>iver enzymes），血小板减少（<u>l</u>ow <u>p</u>latelets）］。

## 病理

　　光镜下，病变以肾小球增大为特征，增大的肾小球呈贫血状，毛细血管内皮细胞肿胀，有**内皮细胞病**（endotheliosis lesion）之称（图4.54～4.61）。严重病例光镜下和免疫荧光均可见纤维蛋白沉积，尤其是HELLP综合征的患者更为

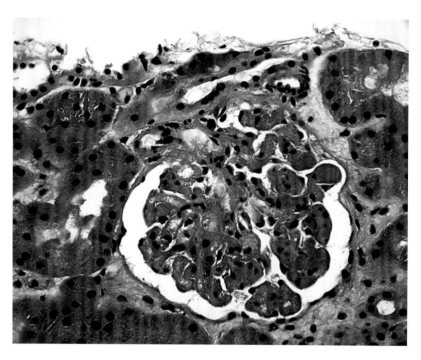

图4.54　先兆子痫。肾小球血管球系膜增生，分叶明显，毛细血管塌陷。毛细血管偶见微血栓形成，内皮细胞肿胀（H&E染色，×400）

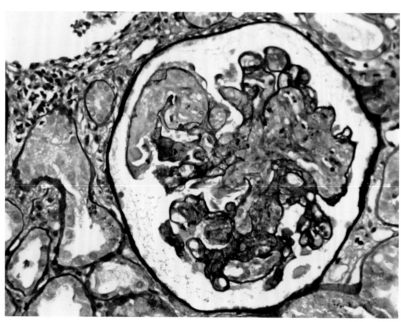

图4.55　先兆子痫。肾小球毛细血管扩张，内皮细胞肿胀，充满毛细血管腔（内皮细胞病）（六胺银染色，×400）

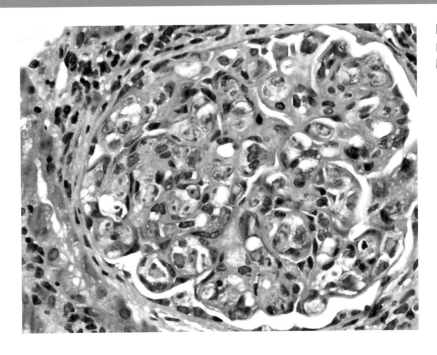

图 4.56　先兆子痫。肾小球表现出显著的内皮细胞病，毛细血管腔因肿胀的内皮细胞充填而变狭窄（H&E 染色，×400）

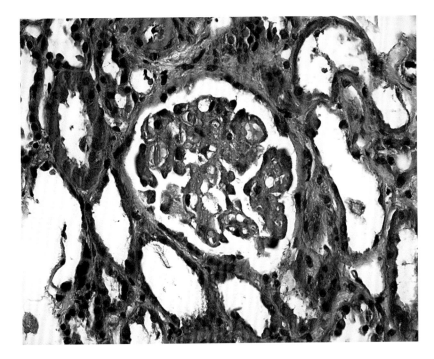

图 4.57　先兆子痫。肾小球呈贫血状态，毛细血管袢塌陷，内皮细胞肿胀，管壁明显增厚（H&E 染色，×400）

明显。沉积的纤维蛋白可通过免疫荧光证实，极少见免疫球蛋白沉积（图 4.62 和 4.63）。超微结构显示内皮细胞肿胀为先兆子痫和急性肾衰竭患者的重要表现。电镜下内皮细胞肿胀，内皮细胞和基底膜之间可见低电子密度（透明）物质沉积，为纤维蛋白原和坏死灶，导致内皮细胞与基底膜分离（图 4.64～4.68）。

### 病因 / 发病机制

先兆子痫 / 子痫的病理特征与血栓性微血管病相似，但发病机制不同。胎盘的一系列缺陷会影响螺旋动脉重铸的关键过程。妊娠进展至晚期，

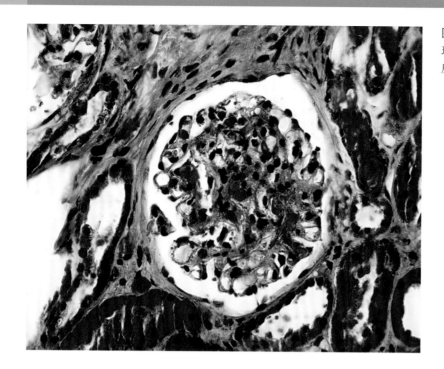

图 4.58 先兆子痫。肾小球同图 4.57 表现，毛细血管血栓形成，血管壁增厚，内皮细胞肿胀（三色染色，×400）

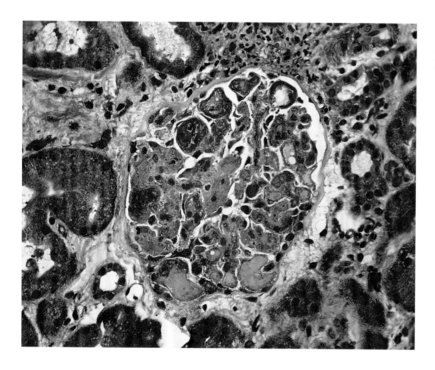

图 4.59 先兆子痫。部分肾小球毛细血管显著扩张，系膜溶解伴局灶性坏死（三色染色，×400）

螺旋动脉重铸不足联合多种血流动力学、胎盘及母体因素共同刺激母体免疫系统和心血管系统。众所周知，先天性血管病变和植入部位蜕膜动脉的滋养细胞浸润不足导致子宫胎盘灌注不足，是所有先兆子痫综合征的特征。先兆子痫的发病机制涉及多种机制，包括内皮功能障碍，胎盘缺氧引起的氧化应激和肾素-血管紧张素系统。先兆子痫患者对血管紧张素Ⅱ的敏感性增强，常早于临床症状出现。胎盘血管异常多合并先兆子痫。胎盘滋养层细胞异常分化和黏附分子异常表达引起

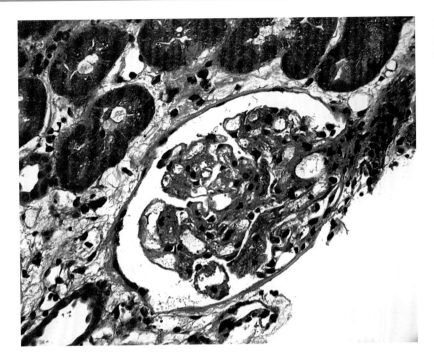

图 4.60 先兆子痫。损伤较轻的肾小球系膜基质增加，由于内皮细胞肿胀，毛细血管壁增厚（三色染色，×400）

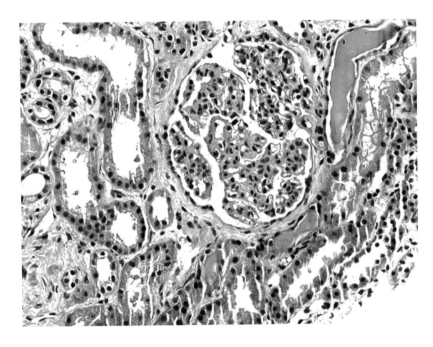

图 4.61 先兆子痫。损伤较轻的肾小球系膜基质增加，由于内皮细胞肿胀，毛细血管壁增厚（H&E 染色，×200）

胎盘脉管系统血栓形成及梗死。

据推测，胎盘损伤释放血管生成因子，即可溶性 Flt1（soluble Flt1，sFlt1）进入体循环系统，从而诱导内皮细胞活化和血管内凝血。这种综合征的家族聚集现象提示母女之间存在遗传联系。最近研究指出血管内皮生长因子（VEGF）在先兆子痫发病中的重要性。可溶性 VEGF 受体水平升高，即 fms 样酪氨酸激酶 1（fms-like tyrosine kinase 1，sFlt1）升高可抑制 VEGF 和胎盘生长因子（placental growth factor，PlGF），继而导致内皮细胞功能障碍及典型内皮细胞病。

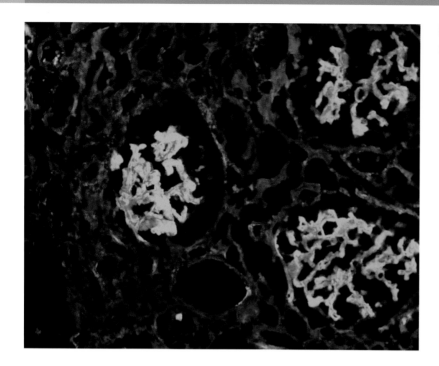

图 4.62　先兆子痫。肾小球弥漫性纤维蛋白原沉积（抗纤维蛋白原免疫荧光染色，×200）

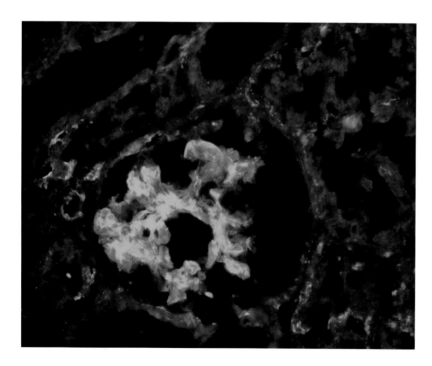

图 4.63　先兆子痫。高倍镜显示肾小球及相应肾小管周围毛细血管纤维蛋白原沉积（抗纤维蛋白原免疫荧光染色，×400）

## 先兆子痫 / 子痫的诊断要点

- 内皮细胞病（内皮细胞肿胀，肾小球"贫血"表现）。
- 电镜可见内疏松层增宽，内皮细胞肿胀。
- 血栓性微血管病，严重者可见纤维素样坏死，HELLP 综合征。

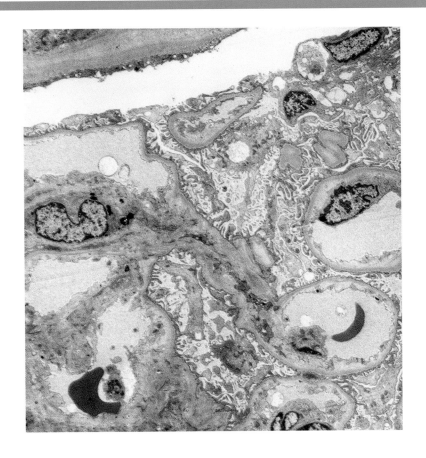

图 4.64　先兆子痫。毛细血管开放，内皮细胞窗孔消失、肿胀。由于内皮下低电子密度（透明）物质沉积，内皮细胞同基底膜分离（透射电镜，×2000）

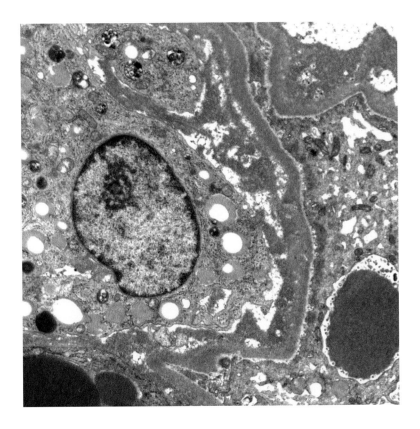

图 4.65　先兆子痫。毛细血管开放，内皮细胞窗孔消失、肿胀。由于内皮下颗粒状高电子密度物质沉积，内皮细胞同基底膜分离（透射电镜，×2000）

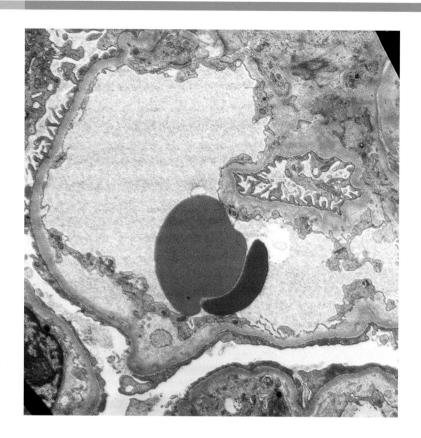

图 4.66　先兆子痫。内皮细胞同基底膜分离，伴透明物质沉积，疏松透亮，足突广泛融合（透射电镜，×3000）

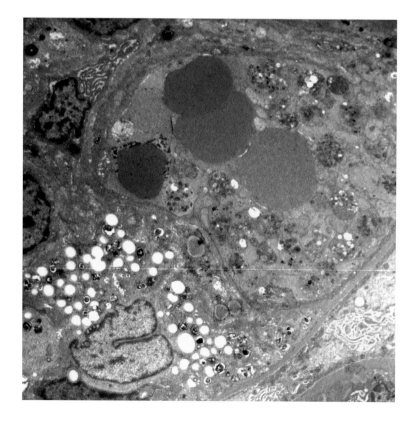

图 4.67　先兆子痫。电镜显示毛细血管腔内充满血小板、纤维蛋白和红细胞（透射电镜，×1200）

To view this electron micrograph with color coded overlays explaining each component, please visit ExpertConsult.com.

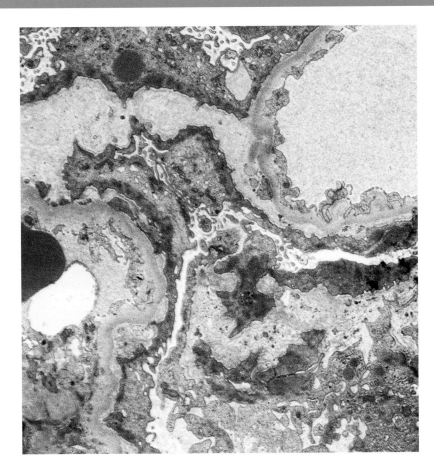

图 **4.68**　先兆子痫。基底膜重塑表现为灶性分层和皱褶的修复过程（透射电镜，×5000）

## 选读

James, J.L., Whitley, G.S., Cartwright, J.E., 2010. Pre-eclampsia: fitting together the placental, immune and cardiovascular pieces. Journal of Pathology 221, 363-378.

Sircar, M., Thadani, R., Karumanchi, S.A., 2015. Pathogenesis of pre-eclampsia. Current Opinion in Nephrology and Hypertension 24, 131-138.

## ▋纤维肌发育不良

　　纤维肌发育不良（fibromuscular dysplasia）是临床上非常重要的一组肾动脉疾病，又称作肾动脉发育不良性疾病（renal artery dysplastic lesions）。这组疾病可累及肾动脉以外的血管，只有当形成 Goldblatt 肾（Goldblatt kidney）导致阻塞引起严重高血压时，临床上才具有重要意义。纤维肌性发育不良是一种非炎性、非动脉粥样硬化过程，可导致动脉狭窄，并可发生于所有动脉床中，以女性更为常见。该病可分为六型，包括内膜纤维增生型、中膜纤维增生型、中膜增生型、中膜周围纤维增生型、中膜分离型和动脉周围纤维增生型。**纤维肌发育不良**这个术语涵盖了这几类相互独立的疾病，每一类疾病可能有不同的发病人群，因此进一步分类具有实际意义（表 4.2）。

### *病因 / 发病机制*

　　该病病因及发病机制不明，不过目前认为它与基质的合成及调节缺陷有关。已经有研究发现某些家族具有常染色体遗传形式的遗传倾向。据推测，这可能与激素影响、缺血性损伤和机械性拉伸有关。

## 病理

最常见的发育不良性病变是中膜纤维增生。该型常常造成管壁多处狭窄和微动脉瘤形成，二者交替出现。动脉造影X线片显示病变处呈特征性"串珠状"改变（图4.69和4.70）。组织病理学上，小动脉瘤和狭窄处交替出现，动脉瘤处管壁平滑肌萎缩、纤维化，狭窄处管壁平滑肌肥大伴间质胶原增多（图4.71）。第二种较常见的类型是中膜周围纤维增生，与中膜纤维增生相比，无节段性动脉瘤性扩张，少数可见局灶动脉瘤形成（图4.72）。由于纤维组织增生，中膜外1/2增厚（图4.73）。尽管中膜内侧部分、弹力层及内膜结构均正常，但肌纤维排列紊乱，管壁仍然广泛增厚。中膜增生要少见得多，如图所示由于平滑肌增生导致管壁均匀增厚，管腔广泛狭窄（图

| 表 4.2 | 肾动脉发育不良性病变 | | |
| --- | --- | --- | --- |
| | 年龄（岁）和性别发生率 | 相对发病率*（%） | 病变 |
| 内膜纤维增生型 | 1～50　M＝F | 1～2 | 内膜增生，管腔狭窄，无脂质沉积 |
| 中膜纤维增生并动脉瘤形成型 | 30～60　F＞M | 60～70 | "串珠状"，狭窄及管壁变薄交替出现 |
| 中膜增生型 | 30～60　F＞M | 5～15 | 平滑肌增生，肌层增厚 |
| 中膜周围纤维增生型 | 30～60　F＞M | 15～24 | 中膜外层纤维化，少数有动脉瘤形成 |
| 中膜分离型 | 30～60　F＞M | 5～15 | 中膜纤维化伴分离性动脉瘤形成 |
| 动脉周围纤维组织增生型 | 15～50　F＞M | 1 | 血管周围纤维化及炎症 |

\* 由图可知，中膜纤维增生型是最常见的一种类型。M：女；F：男。

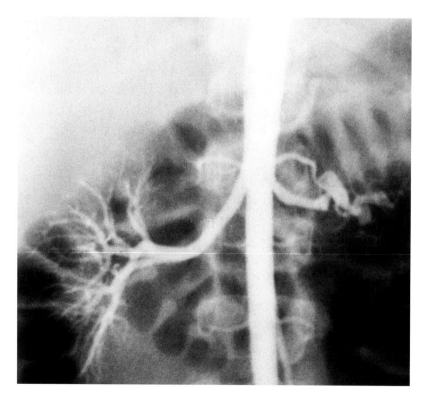

图 4.69　中膜纤维增生型。一例纤维肌性发育不良患者X线片显示肾动脉呈"串珠状"改变

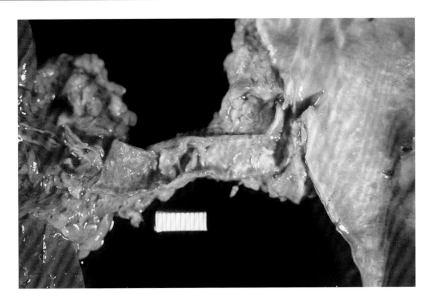

图 4.70 中膜纤维增生型。纤维肌性发育不良。动脉壁不规则囊状扩张，动脉瘤性扩张带之间为狭窄带，这些病变在 X 线片上呈"串珠状"改变

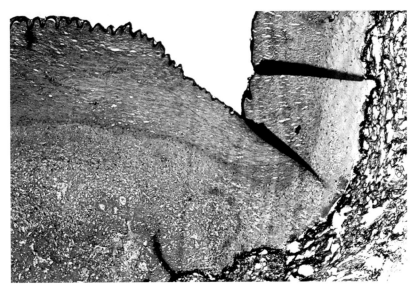

图 4.71 中膜纤维增生型。血管壁弹力纤维染色显示动脉瘤性扩张处纤维化和平滑肌局灶萎缩（弹力纤维染色，×200）

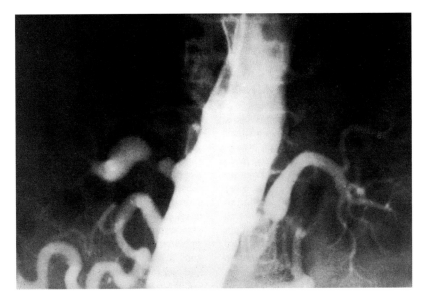

图 4.72 中膜周围纤维增生型。X 线片显示血管受压狭窄区和其远端动脉瘤性扩张

4.74）。动脉周围纤维增生较少见，血管外膜的纤维化延伸至周围脂肪结缔组织中，导致管壁由外受压、而非血管壁内部收缩（图 4.75）。内膜纤维增生，此型纤维组织增生病变仅限于血管内膜，弹力纤维和中膜结构正常。由此可见内膜增生，与动脉粥样硬化的增生期难以鉴别，但前者无脂质异常沉积（图 4.76）。该病常见于 30～40 岁之间的人群，但曾有 1 岁儿童发病的报道。

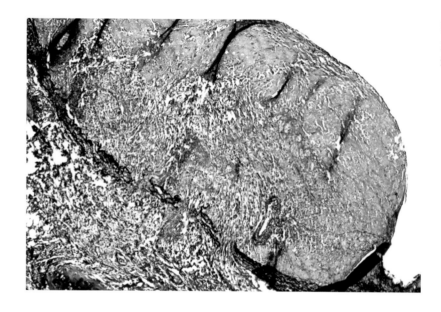

图 4.73　中膜周围纤维增生型。血管壁弹力纤维染色显示中膜外 1/2 增厚，纤维组织增生（弹力纤维染色，×200）

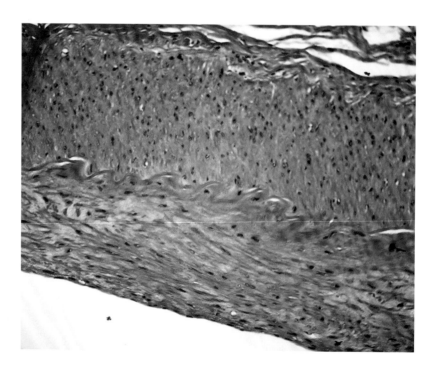

图 4.74　中膜增生型。中膜平滑肌增生，管壁均匀增厚，管腔普遍狭窄，无动脉瘤形成（H&E 染色，×400）

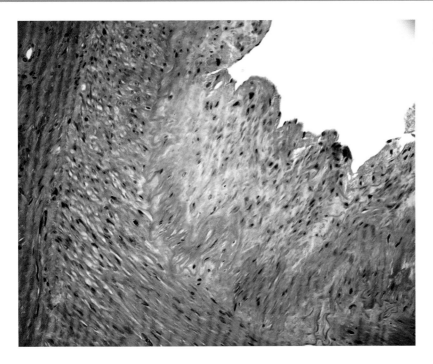

图 4.75　动脉周围纤维增生型。外膜纤维化明显，中膜平滑肌排列紊乱（H&E 染色，×400）

图 4.76　内膜纤维增生型。内膜呈旺炽性增生，此例管腔完全闭塞（弹性纤维染色，×100）

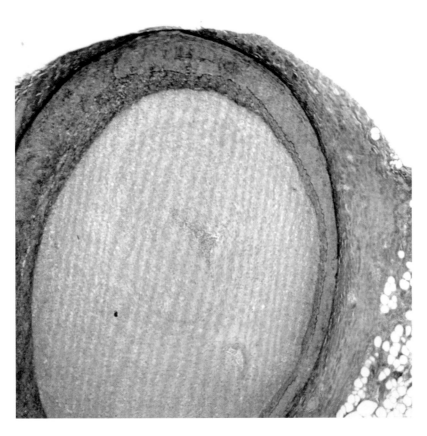

## 选读

Kashgarian，M.，1995. Hypertensive disease and kidney structure. In：Laragh，J.H.，Brenner，B.M.（Eds.），Hypertension. Raven Press，New York，pp. 433-444.

Perdu，J.，Boutouyrie，P.，Bourgai，C.，et al.，2007. Inheritance of arterial lesions in renal fibromuscular dysplasia. Journal of Human Hypertension 21，393-400.

Sharma，A.M.，Kline，B.，2014. The United States Registry for Fibromuscular Dysplasia：new findings and breaking myths. Techniques in Vascular and Interventional Radiology 17，258-263.

# 肾动脉硬化

患者多有高血压病史，可有肾功能不全和不同程度的蛋白尿。高血压严重时，蛋白尿可达到肾病综合征的程度。肾动脉硬化（arterionephrosclerosis，ANS）合并肾功能不全，相比白种人，在非洲裔美国人中更常见。

"良性"肾硬化的肾缩小，表面细颗粒状，后期皮质变薄（图4.77）。光镜下，动脉中膜增厚，常见入球小动脉管壁玻璃样变（图4.78和4.79）。

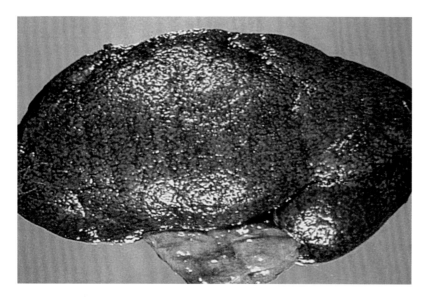

图4.77　肾动脉硬化。由于细动脉硬化导致肾小球消失及肾小管与肾间质纤维化，肾表面呈细颗粒状。稍大的小叶间动脉受累时可致皮质形成大的凹陷性瘢痕

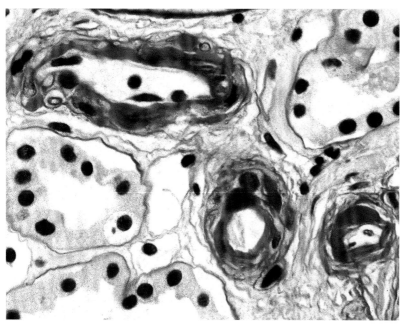

图4.78　肾动脉硬化。动脉壁呈透明变性（玻璃样变性），是由于内皮损伤导致血浆蛋白内渗，渗出的物质变性呈均质玻璃样变，PAS染色阳性（PAS，×200）

和内膜纤维化、内弹力层分层（图 4.81～4.83）。可伴有局灶肾小球缺血性改变，基底膜不同程度增厚、皱缩和（或）肾小球硬化，相应肾小管萎缩及间质纤维化。肾小球硬化可以表现为废弃型（即肾小球血管丛硬化，肾小球囊内充满胶原性物质）或实变型（肾小球囊内无胶原性物质的球

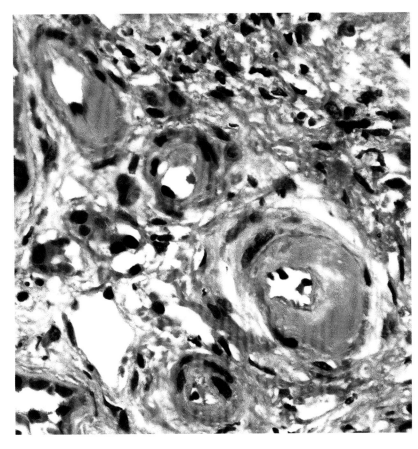

图 4.79　肾动脉硬化。图中动脉显示中到重度玻璃样变，偏心性；由于血管迂曲，该血管可见多个切面（H&E 染色，×200）

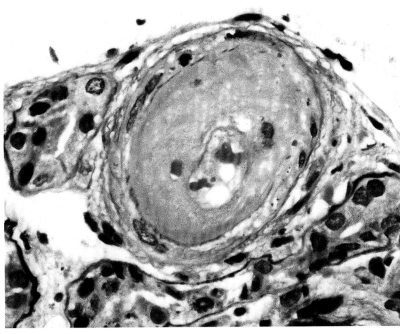

图 4.80　肾动脉硬化。该小叶间动脉呈重度玻璃样变，内皮细胞肿胀，可见少量红细胞碎片，提示早期急进性内皮损伤（Jones 银染色，×400）

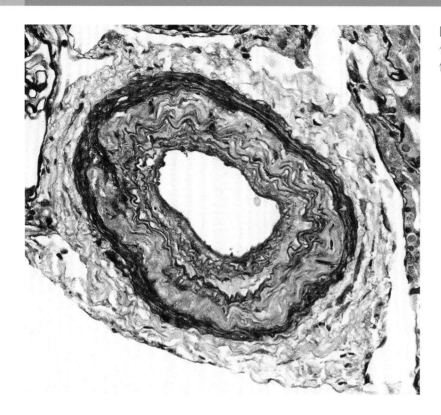

图 4.81 肾动脉硬化。内膜分层并纤维化，导致小叶间动脉管壁增厚，顺应性降低（PAS，×200）

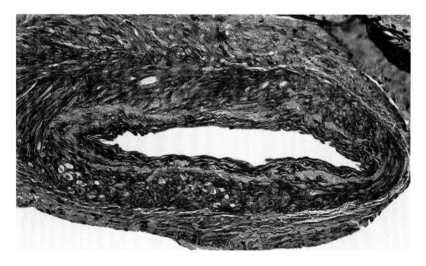

图 4.82 肾动脉硬化。内膜纤维化、中膜增厚以及外膜厚度增加（PAS，×100）

性硬化）（图 4.84～4.88）。高血压所致的损伤多发生肾小球实变型硬化，而老化导致废弃型硬化。球性硬化的肾小球甚至可因鲍曼囊被吸收而与周围纤维化的间质连成一片。球性硬化的肾小球很难辨认，甚至可以"消失"（见图 4.86）。ANS 可继发局灶性节段性肾小球硬化症（FSGS），多出现 GBM 皱缩、球周纤维化及部分足突融合（图 4.89～4.91）。因此，如若患者高血压症状先于肾病的其他临床表现，结合血管损伤情况和临床病史，应诊断为高血压继发性 FSGS，而不是原发性 FSGS。免疫荧光显示肾小球内 IgM 和 C3 的沉积，特别是在硬化区和玻璃样变区。电镜显示 GBM 皱

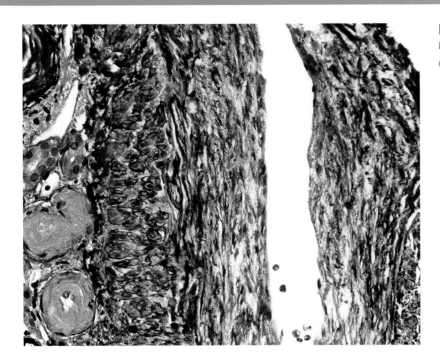

图 4.83　肾动脉硬化。较大的动脉内膜明显纤维化，邻近细动脉重度玻璃样变（Jones 银染色，×200）

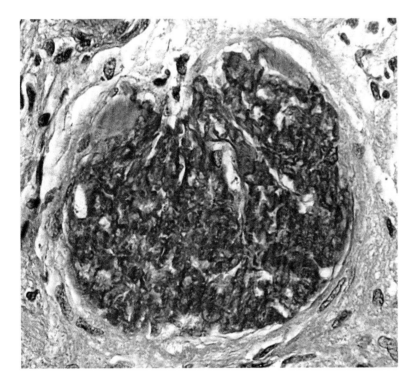

图 4.84　肾动脉硬化。肾小球硬化，实变型，以整个肾小球毛细血管丛实变为特征（PAS，×200）

缩、缺血所致的内疏松层透明区增宽，无免疫复合物沉积（图 4.92）。部分区域足突可能仍然存在，特别是缺血皱缩区和节段性硬化区，非硬化区域足突融合更少，或完全正常。总体而言，部分足突融合，但不如原发性 FSGS 那样广泛。在细小动脉和肾小球节段硬化区可见玻璃样物质沉积（图 4.93）。

虽然这些病变无一具有特异性，但综合所有病变特点且无其他原发性肾小球疾病的相应改变，应考虑为 ANS。

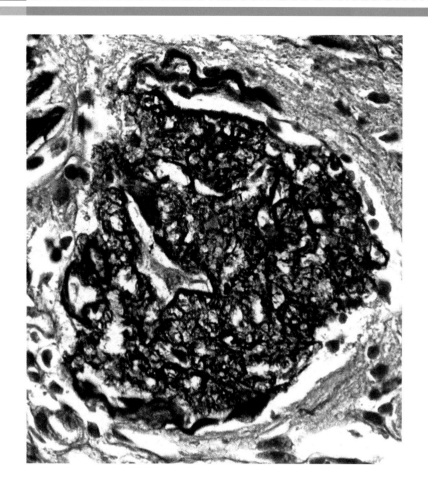

图 4.85 肾动脉硬化。硬化的肾小球完全实变，银染清晰显示基底膜皱缩（Jones 银染色，×200）

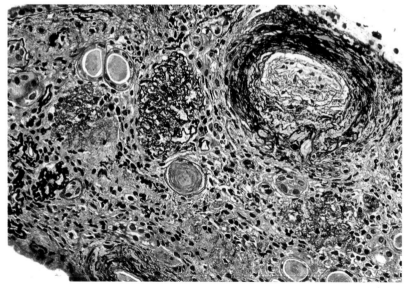

图 4.86 肾动脉硬化。图中可见两个硬化的肾小球，伴行的动脉内膜增生。最左侧的肾小球逐渐被吸收，鲍曼囊消失，与周围纤维化的间质相融合（所谓的"消失的"肾小球）。邻近肾小球通过银染仍较易辨认，但其肾球囊不再完整。右侧可见残存的另一肾小球，银染显示少量基底膜尚存。此外，可见重度肾小管萎缩，呈现所谓的甲状腺滤泡样改变，间质纤维化（Jones 银染色，×200）

### 病因 / 发病机制

高血压最终可导致终末期肾损害，在一大组患有原发性高血压患者的肾活检资料中，81.2% 表现为肾动脉硬化症，而小动脉硬化的严重程度与舒张压水平明显相关。然而，在一些大样本的良性高血压尸检病例资料中，明显的肾病变却很少见。况且，血压水平并不一定与终末器官损害程度直接相关。非洲裔美国人在任何血压水平均具

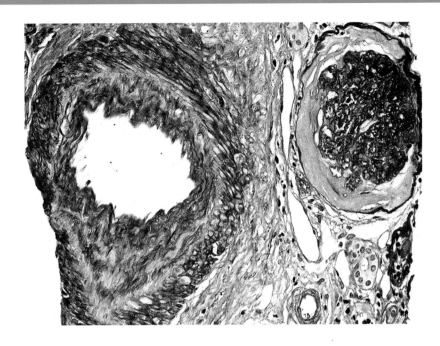

图 4.87　肾动脉硬化。肾小球球性硬化显示废弃的肾小球血管丛完全硬化，纤维样物质充满阻塞鲍曼囊。邻近动脉内膜增生，周围肾小管和间质纤维化（PAS，×200）

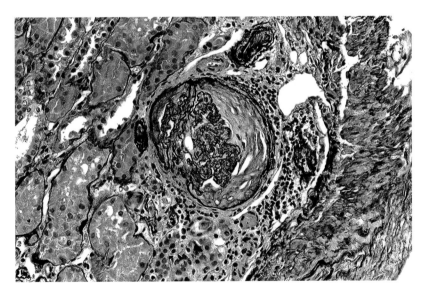

图 4.88　肾动脉硬化。银染可较容易地将废弃硬化的肾小球与实变硬化的肾小球区分开，废弃的肾小球可见毛细血管丛收缩，鲍曼囊内充满胶原样物质，周围肾小管和间质纤维化（Jones 银染色，×200）

有导致终末器官损害的较高风险。可能是因为一些潜在的微血管病变容易使易感人群发生高血压和肾损害，包括遗传、结构成分等因素。

　　早产低体重儿（定义为体重<2.5kg），成年后易发心血管疾病和高血压；低体重儿出生时肾单位少，肾小球增大；而非洲裔美国人低体重儿较白种人更多见；相同年龄和体重的健康非洲裔美国人肾小球比白种人要大。肾小球数量较少，承受的血流动力学压力较高。此外，遗传学和（或）

表观遗传学改变引起胎儿子宫内发育迟缓，可能会导致成年后对损伤的纤维性反应增强。

　　我们的活检数据表明，ANS 在非洲裔美国人与白种人中表现出来的硬化表型不同。非洲裔美国人更易发生实变型球性肾小球硬化，而白种人易发生废弃型肾小球硬化，前者临床症状较重，如最初的描述，称为"失代偿性良性肾硬化"（decompensated benign nephrosclerosis）。

　　目前尚未证实，是高血压导致 ANS，还是原

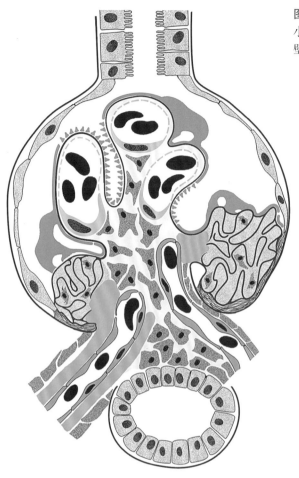

图 **4.89**　肾动脉硬化。可见肾小球损伤，为继发性节段性肾小球硬化，以肾小球血管极节段性硬化为特征，表现为血管壁硬化、玻璃样变性以及肾小球周围纤维化

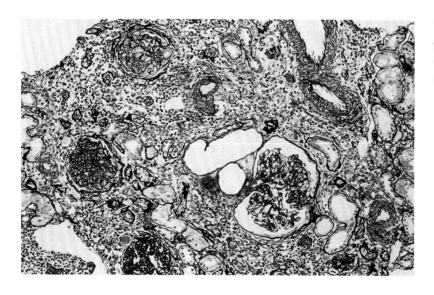

图 **4.90**　肾动脉硬化。右侧为继发性节段性肾小球硬化的改变，可见球性肾小球硬化、动脉和细小动脉硬化，相应的肾小管和肾间质纤维化（Jones 银染色，×100）

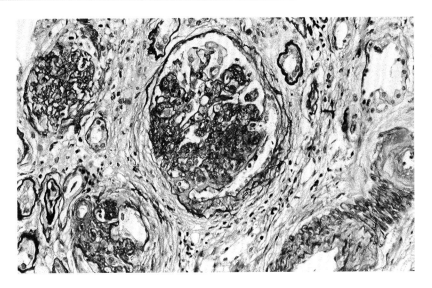

图 4.91　肾动脉硬化。节段性硬化多有特征性球周纤维化、肾小球废弃，及与节段性硬化不成比例的血管病变，大部分足突融合（PAS，×200）

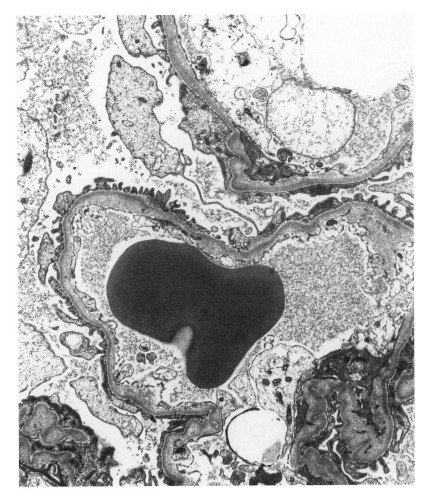

图 4.92　肾动脉硬化。该病例显示有节段性硬化，仅少量足突融合，节段性内疏松层透明物质增多，部分肾小球基底膜皱褶（透射电镜，×11 250）

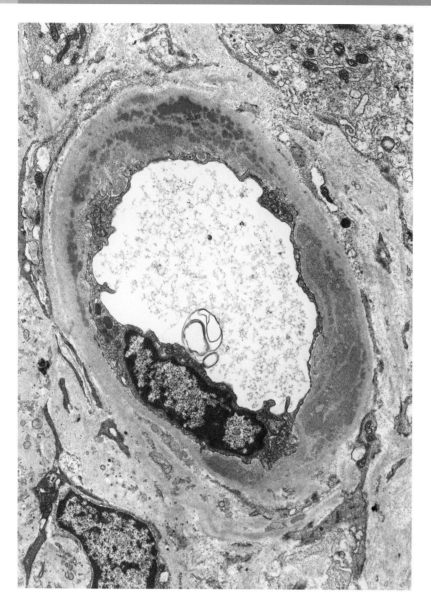

图 4.93　肾动脉硬化。细动脉玻璃样变
（透射电镜，×11 250）

发性微血管性肾损伤导致高血压，进而加速硬化。在非洲裔美国人中，载脂蛋白 A1（*APOL1*）的等位基因变异增加了高血压肾损伤及非糖尿病性慢性肾脏病风险（详见"地方性肾病"）。这些风险等位基因变异可预防某些锥虫病。因此，非洲裔美国人患病率较高，这可能归因于自然选择的影响。慢性肾病风险增加的潜在机制尚不清楚，据推测，其可能的机制包括对先天免疫和足细胞的影响。

| 肾动脉硬化的诊断要点 |
| --- |
| ● 血管硬化和玻璃样变，不成比例的肾小球 / 肾小管间质病变。 |
| ● 广泛球性肾小球硬化。 |
| ● 有或无节段性肾小球硬化。 |
| ● 电镜显示内疏松层增宽和足突融合。 |

选读

Barker, D.J., Osmond, C., Golding, J., et al., 1989. Growth in utero, blood pressure in childhood and adult life, and mortality from cardiovascular disease. British Medical Journal 298, 564-567.

Böhle, A., Ratschek, M., 1982. The compensated and decompensated form of benign nephrosclerosis. Pathology, . Research and Practice 174, 357-367.

Brenner, B.M., Garcia, D.L., Anderson, S., 1988. Glomeruli and blood pressure. Less of one, more the other？American Journal of Hypertension 1, 335-347.

Fogo, A., Breyer, J.A., Smith, M.C., et al., 1997. Accuracy of the diagnosis of hypertensive nephrosclerosis in African Americans: a report from the African American Study of Kidney Disease (AASK) Trial. AASK Pilot Study Investigators. Kidney International 51, 244-252.

Freedman, B.I., Iskandar, S.S., Buckalew, V.M., et al., 1994. Renal biopsy findings in presumed hypertensive nephrosclerosis. American Journal of Nephrology 14, 90-94.

Freedman, B.I., Cohen, A.H., 2016. Hypertension-attributed nephropathy: what's in a name？Nature Reviews Nephrology 12, 27-36.

Genovese, G., Friedman, D.J., Ross, M.D., et al., 2010. Association of trypanolytic ApoL1 variants with kidney disease in African Americans. Science 329, 841-845.

Innes, A., Johnston, P.A., Morgan, A.G., et al., 1993. Clinical features of benign hypertensive nephrosclerosis at time of renal biopsy. Quarterly Journal of Medicine 86, 271-275.

Katz, S.M., Lavin, L., Swartz, C., 1979. Glomerular lesions in benign essential hypertension. Archives of Pathology Laboratory Medicine 103, 199-203.

Keller, G., Zimmer, G., Mall, G., et al., 2003. Nephron number in patients with primary hypertension. New England Journal of Medicine 348, 101-108.

Marcantoni, C., Ma, L.J., Federspiel, C., et al., 2002. Hypertensive nephrosclerosis in African-Americans vs. Caucasians. Kidney International 62, 172-180.

McManus, J.F.A., Lupton Jr., C.H., 1960. Ischemic obsolescence of renal glomeruli: the natural history of the lesions and their relation to hypertension. Laboratory Investigations 9, 413-434.

Sommers, S.C., Relman, A.S., Smithwick, R.H., 1958. Histologic studies of kidney biopsy specimens from patients with hypertension. American Journal of Pathology 34, 685-713.

# 急进性 / 恶性高血压

现在美国的急进性 / 恶性高血压（accelerated/malignant hypertension）较以前明显减少，然而发展中国家的恶性高血压并不少见。平均发病年龄为 40 岁，男性多于女性。患者多有"良性"高血压病史，或者一开始就表现为恶性高血压，诊断标准为血压高于 200/130 mmHg。原发性和继发性高血压中不到 1% 的人可发展为恶性高血压。患者通常表现为严重头痛、呕吐、视物不清、昏迷、惊厥、充血性心力衰竭、少尿和肾衰竭等所有症状或其中之一；可伴有蛋白尿，甚至肾病综合征，一般在血压得到控制后缓解，部分患者有血尿；严重的视网膜病变表现为视网膜出血和渗出，视乳头水肿仅见于恶性高血压，而非急进性高血压。血压得到控制后，生存率大于 90%；如不经治疗，多数预后不良。

肉眼观，恶性（急进性）肾硬化大体表现为被膜下斑点状出血，偶见灶性梗死（图 4.94）。镜下，急进性高血压可见血管壁黏液样变性、内皮细胞肿胀及红细胞碎片（图 4.95）；恶性高血压显现细动脉纤维素样坏死（fibrinoid necrosis of arterioles），小叶间动脉内膜纤维化呈"洋葱皮"样外观，这些改变均与进行性系统性硬化症和血栓性微血管病相互重叠（图 4.96～4.98）。原发性恶性高血压中，较大的动脉一般无特殊性改变，继发性高血压可出现内膜纤维化及弹力板分层。肾小球正常，也可表现为局灶节段性坏死或严重淤血。如病变趋于慢性进行性损伤，可出现 GBM 皱缩，偶致基底膜分层（图 4.99 和 4.100）。这些病变多出现于良性 ANS 的基础上，如中膜肥大、细动脉玻璃样变性、内膜纤维化和球性肾小球硬化，相应肾小管和肾间质纤维化。免疫荧光显示硬化区有 IgM 和 C3 沉积；坏死血管和肾小球可能出现纤维蛋白原染色阳性。电镜显示基底膜皱缩、内疏松层增厚（图 4.101）。足突可节段性融合，电镜下可见纤维状类晶体，无免疫复合物沉积。

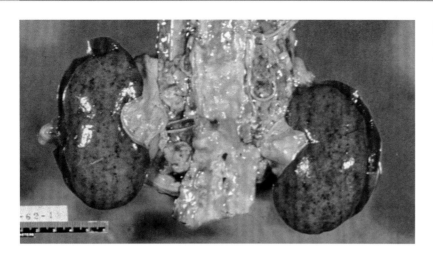

图 4.94 恶性高血压。大体观，细动脉硬化可导致肾表面出现点状出血，呈"蚤咬肾"外观

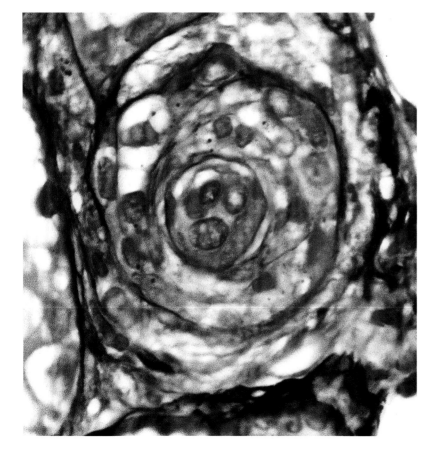

图 4.95 急进性高血压。血管内皮细胞肿胀，血管壁黏液样变性，可见红细胞碎片，无明显纤维素样坏死（Jones 银染色，×200）

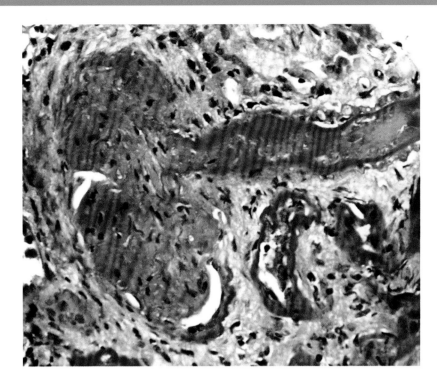

图 4.96 恶性高血压。细动脉纤维素样坏死、肾小球硬化闭塞，周围肾小管及肾间质纤维化。此特征从形态上与进行性系统性硬化症的急性损伤难以辨别，需结合临床加以分析（H&E 染色，×200）

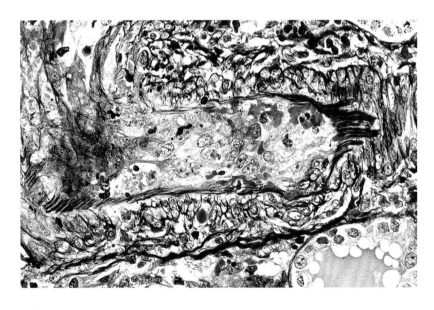

图 4.97 恶性高血压。小叶间动脉由肿胀的内皮细胞以及核碎片导致动脉管腔闭塞，内皮内偶可见少量多形核白细胞及大块纤维素样物质。中膜结构正常（Jones 银染色，×200）

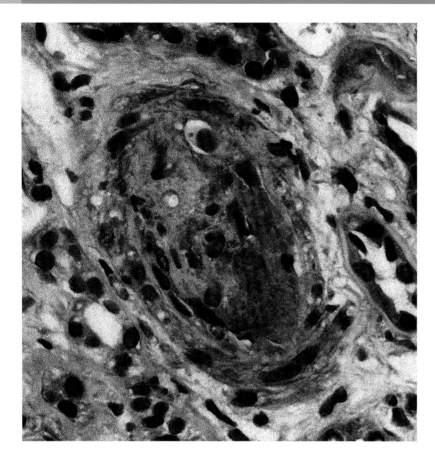

图 4.98　恶性高血压。小叶间动脉广泛受累，内皮肿胀、黏液变性、纤维素样坏死并延伸至中膜，最终形成血栓（Masson 三色染色，×400）

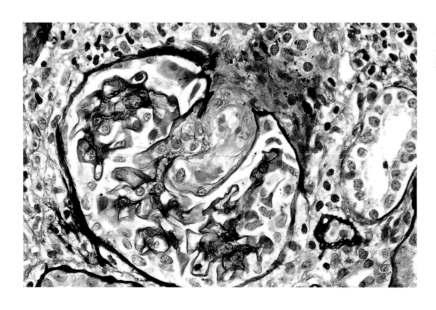

图 4.99　恶性高血压。肾小球血管极内皮肿胀，纤维素阻塞细动脉管腔，肾小球毛细血管丛缺血性皱缩（Jones 银染色，×400）

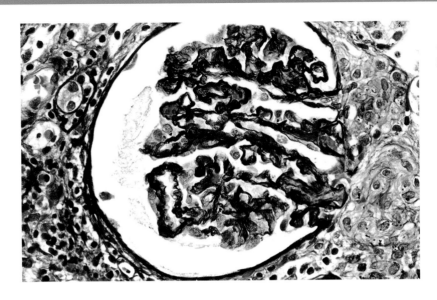

图 4.100　恶性高血压。无血栓阻塞的肾小球亦呈缺血性改变，肾小球基底膜皱缩，呈节段性分层结构（Jones 银染色，×400）

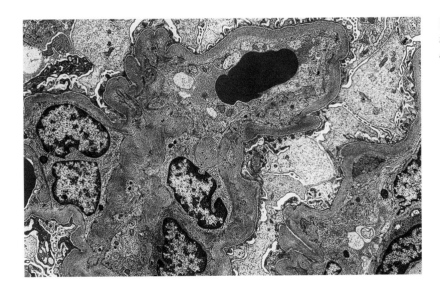

图 4.101　恶性高血压。电镜显示：内疏松层增宽，基底膜增厚，相应的足突节段性融合（透射电镜，×9750）

### 病因 / 发病机制

　　增生性小动脉病变和小动脉纤维素样坏死是出现临床症状和体征的关键因素，但发病机制并不明确。肾素-血管紧张素系统异常可能是其中一个原因。转基因小鼠肾素动物模型在许多方面验证了恶性高血压的发病特征。

### 急进性 / 恶性高血压的诊断要点

- 急性期小动脉纤维素样坏死。
- 亚急性期血管壁黏液样变性，可见红细胞碎片。
- 慢性期小动脉"洋葱皮"样改变。

## 选读

Bohle，A.，Helmchen，U.，Grund，K.E.，et al.，1977. Malignant nephrosclerosis in patients with hemolytic uremic syndrome（primary malignant nephrosclerosis）. Current Topics in Pathology 65，81-113.

Caetano，E.R.，Zatz，R.，Saldanha，L.B.，et al.，2001. Hypertensive nephrosclerosis as a relevant cause of chronic renal failure. Hypertension 38，171-176.

Hsu，H.，Churg，J.，1980. The ultrastructure of mucoid "onionskin" intimal lesions in malignant nephrosclerosis. American Journal of Pathology 99，67-80.

Lip，G.Y.，Beevers，M.，Beevers，G.，1994. The failure of malignant hypertension to decline：a survey of 24 years' experience in a multiracial population in England. Journal of Hypertension 12，1297-1305.

Murphy，C.，1995. Hypertensive emergencies. Emergency Medicine Clinics of North America 13，973-1001.

# 动脉粥样硬化栓塞

动脉粥样硬化栓塞性疾病（atheroembolic disease）多发生于患动脉粥样硬化的老年患者，男性多于女性，反映了动脉粥样硬化性疾病的高发因素。胆固醇栓塞可发生在多个器官，迄今报道已累及几乎所有组织。在尸检标本中，肾受累最常见（75%），其次是脾（55%）、胰腺（52%）、胃肠道（31%），以及肾上腺（20%）。

血管腔内查见特征性针状、裂隙状胆固醇结晶是组织学诊断胆固醇栓子的依据（图4.102～4.106），其在常规制片过程中被溶解而呈针状、裂隙状；在冰冻切片上，胆固醇结晶呈双折光性，脂肪染色阳性。胆固醇栓子多发生于直径150～300 μm的血管，虽然肾小球可受累，但主要见于弓形动脉和小叶间动脉（图4.107）。若胆固醇栓子很大，肾皮质、肾小管可发生缺血坏死等继发性损伤。随着病程进展，新旧缺血性损伤可同时存在，前者为管腔阻塞引起急性缺血性坏死，后者表现为慢性缺血性改变，如肾小球硬化瘢痕形成、肾小管萎缩和肾间质纤维化。动物模型显示，早期反应主要包括血管壁单核细胞浸润及胆固醇周围异物巨细胞反应（见图4.103）。血管栓塞发生后的最初24 h，管腔内可出现一过性的多形核白细胞及嗜酸性粒细胞增多（图4.105；译者注：原书有误，应为图4.104）。在24～72 h，栓塞进入亚急性期，血管可能会形成血栓。急性期过后，内皮细胞增生，血管壁机化（图4.105）。急性期后9个月内，仍可查见胆固醇结晶。

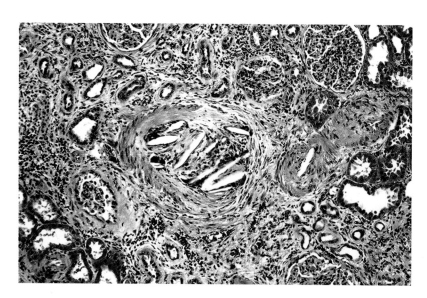

**图4.102** 动脉粥样硬化栓塞。主要发生于小叶间动脉和细动脉，胆固醇结晶呈裂隙样（制片过程中，胆固醇被溶解，动脉中间层残留一裂隙），周围伴有炎症反应。胆固醇栓塞散落在相邻的器官表面，最初几周，浸润的炎细胞以单核细胞为主；在陈旧性病变，随着病变机化，胆固醇栓塞减少以致难以辨别，如右侧细动脉内仅见一裂隙，裂隙周围动脉壁增生纤维化（H&E染色，×100）

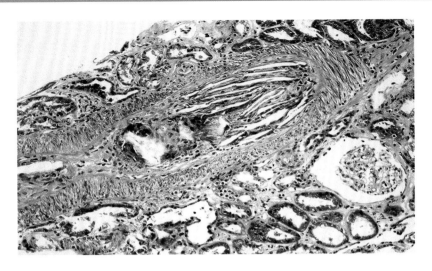

图 4.103　动脉粥样硬化栓塞。急性期可见动脉壁内多个大小形状不一的裂隙，周围伴有异物巨细胞反应及单核细胞浸润，可见轻度纤维化（Masson 三色染色，×200）

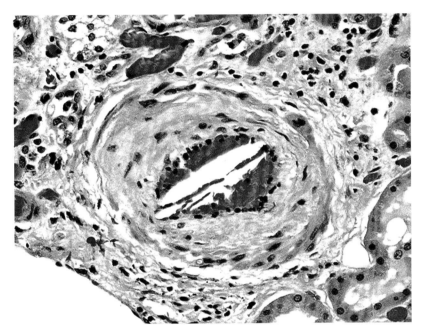

图 4.104　动脉粥样硬化栓塞。新形成的胆固醇栓子栓塞血管时显示：针状裂隙周围仅见少量多形核白细胞和单核细胞浸润、红细胞碎片、纤维素及血小板成分（H&E 染色，×200）

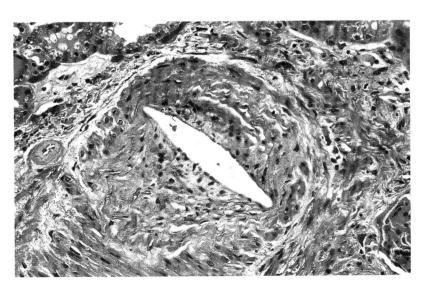

图 4.105　动脉粥样硬化栓塞。动脉内见一个单一的针状裂隙，为溶解的胆固醇栓子。内膜纤维化，细胞轻度增生，及散在个别单核细胞浸润。当结晶和动脉管腔处于平行位置时，清晰易见（H&E 染色，×200）

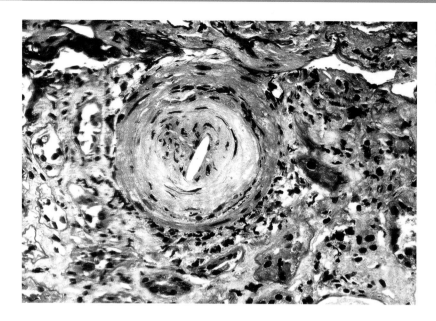

图 4.106　动脉粥样硬化栓塞。该图可见一孤立性、小且不明显的胆固醇栓子，患者临床表现为高血压急性恶化，肾功能急剧下降，栓子周围可见单核细胞浸润及动脉硬化（Jones 银染色，×200）

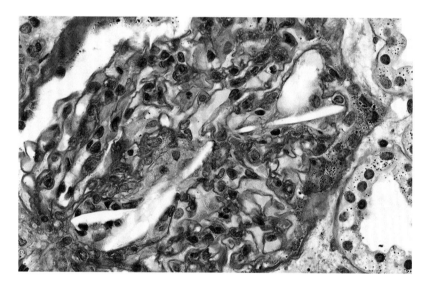

图 4.107　动脉粥样硬化栓塞。该图显示罕见的肾小球内胆固醇栓子，周围可见单核细胞浸润。该患者其他部位细、小动脉内可见大量胆固醇栓子（PAS，×400）

免疫荧光和电子显微镜下无特异性改变。少数情况下，提供的活检组织中只能查见胆固醇栓塞（图 4.108 和 4.109）。诊断性胆固醇栓塞仅局灶性出现在组织中，需检查所有组织并连续切片，以免漏诊。胆固醇栓塞往往发生在细、小动脉硬化和肾小球硬化等 ANS 的基础上（图 4.106）。少数情况下，与 FSGS 伴随出现，可能为继发性，亦可有病理性蛋白尿出现。

### 病因 / 发病机制

动脉粥样硬化症是动脉粥样硬化栓塞形成必不可少的条件，胆固醇栓塞可自发，但更多是继发于血管损伤或血管手术等情况下。轻微主动脉硬化的尸解病例，胆固醇栓塞很少见（1.7%～4%）；主动脉硬化较重或伴有腹主动脉瘤的病例，胆固醇栓塞发病率上升到 7%～30%；行主动脉 X 线摄影的患者，其发病率上升为 25%；腹部动脉瘤切除术后病例，则达到 77%。

动脉粥样斑块表面被覆内皮细胞和纤维帽，斑块主要由平滑肌细胞、巨噬细胞和细胞外基质蛋白组成，斑块中心为坏死细胞碎片、胆固醇酯蛋白、巨噬细胞以及泡沫细胞。当斑块破裂时，

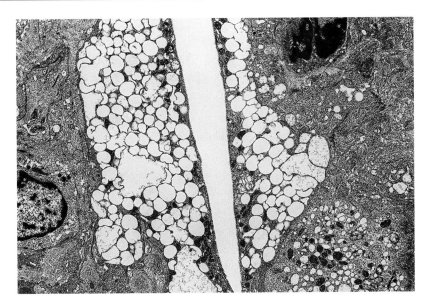

图 4.108  动脉粥样硬化栓塞。电镜检查标本中偶见胆固醇栓子。如图所示，可见胆固醇结晶溶解残留的清晰针状裂隙，周围伴泡沫样巨噬细胞反应（透射电镜，×6000）

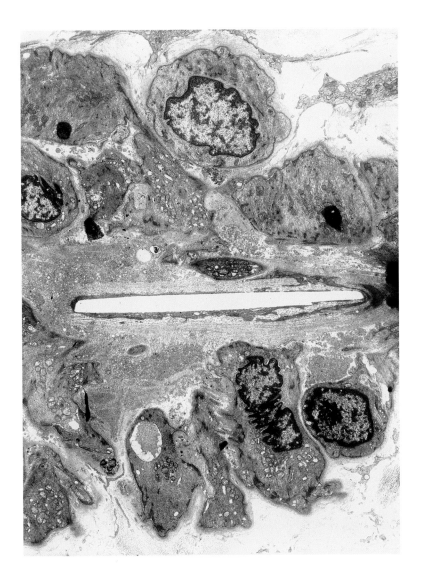

图 4.109  动脉粥样硬化栓塞。细动脉内胆固醇结晶使周围内皮细胞受压、扭曲（透射电镜，×3000）。

破裂口下方可见包括胆固醇结晶在内的黏稠液体（希腊语为稀薄的粥）渗出，散落在相邻的器官表面。腹主动脉的动脉粥样硬化斑块较胸主动脉常见，尤其是动脉瓣和血管分支处最常见。因此，胆固醇栓塞主要发生于横膈以下的器官。结晶引起局部炎症反应，早期有血小板、纤维蛋白原反应，后期出现单核细胞 / 巨噬细胞反应。最近的研究表明，在不同解剖位置的许多不同类型的晶体可以充当"危险信号"，通过炎性小体激活先天免疫系统，特别是 NACHT、LRR 和 PYD 结构域包含的蛋白质（NACHT, LRR, and PYD domains-containing protein, NLRP）。

## 选读

Fine, M.J., Kapoor, W., Falanga, V., 1987. Cholesterol crystal embolization: a review of 221 cases in the English literature. Angiology 38, 769-784.

Flory, C.M., 1945. Arterial occlusions produced by emboli from eroded aortic atheromatous plaques. American Journal of Pathology 21, 549-565.

Fogo, A., Stone, W.J., 1992. Atheroembolic renal disease. In: Martinez-Maldonado, M. (Ed.), Hypertension and Renal Disease in the Elderly. Blackwell Scientific, Cambridge, MA, pp. 261-271.

Gore, I., McCombs, H.L., Lindquist, R.L., 1964. Observations on the fate of cholesterol emboli. Journal of Atherosclerosis Research 4, 527-535.

Greenberg, A., Bastacky, S.I., Iqbal, A., et al., 1997. Focal segmental glomerulosclerosis associated with nephrotic syndrome in cholesterol atheroembolism: clinicopathological correlations. American Journal of Kidney Disease 29, 334-344.

Mulay, S.R., Evan, A., Anders, H.J., 2014. Molecular mechanisms of crystal-related kidney inflammation and injury. Implications for cholesterol embolism, crystalline nephropathies and kidney stone disease Nephrology Dialysis and Transplantation 29, 507-514.

Ramirez, G., O'Neill, W.M., Lambert, R., et al., 1978. Cholesterol embolization. A complication of angiography. Archives of Internal Medicine 138, 1430-1432.

（翻译：戚美　审校：汤绚丽　刘甜甜）

# 肾小管间质性疾病

## 引言

所有的肾病都可以引起肾小管及间质的改变，包括肾小管上皮损伤、萎缩、肥大以及间质纤维化等。这些改变可以是原发的，伴随肾小管和肾间质为损伤靶点，但更多时候，肾小管萎缩和肾间质瘢痕形成继发于肾小球和血管疾病。本章主要讨论能引起肾结构和功能改变的肾小管间质原发性疾病。

原发性肾小管间质性疾病（tubulointerstitial diseases）是一组病因及发病机制各不相同的疾病群。常见的病因包括：感染、阻塞、免疫介导、缺血、中毒和间质损伤（表 5.1）。尽管病因各不相同，但临床表现基本相似。急性重症患者，临床表现较重，乃至发生急性肾衰竭。轻者和慢性患者多有肾功能受损的表现，如尿浓缩功能下降、尿泌酸功能下降、钠重吸收功能减退、高钾血症和氮质血症。进展期患者表现为慢性肾衰竭或者尿毒症。中度肾衰竭的患者如病情骤然恶化，往往提示有新的活动性的肾小管间质性肾炎发生。肾活检常用于判断疾病的进展程度。

世界卫生组织（WHO）肾病组织学分类协作小组提出一种新的分类方法，该方法将组织学与病因、发病机制和临床表现结合起来进行分类（表 5.2）。本章采用的仍是肾活检常用的形态学分类方法。

| 表 5.1 | 肾小管和间质性疾病的常见病因 |
| --- | --- |

感染
　细菌性
　病毒性
　寄生虫性
中毒
　药物引起
　　● 直接中毒
　　● 超敏反应介导
　环境毒素
　　● 重金属
　　● 碳氢化合物
　　● 真菌毒素
代谢性疾病
　糖尿病
　高钙血症
　尿酸盐肾病
　草酸盐肾病
物理性
　阻塞性
　放射性
血管性疾病
　急性肾小管损伤
　高血压肾病
肿瘤
　淋巴瘤
　多发性骨髓瘤

| 表 5.2 | 肾小管间质性疾病的 WHO 分类 |
| --- | --- |

感染
　急性感染性肾小管间质性肾炎
　继发于全身感染的急性肾小管间质性肾炎
　慢性感染性肾小管间质性肾炎（慢性肾盂肾炎）
　特殊类型肾感染
药源性肾小管间质性肾炎
　急性药源性肾小管中毒
　药源性肾小管间质过敏反应性肾炎
　慢性药源性肾小管间质性肾炎
免疫异常引起的肾小管间质性肾炎
　抗肾小管抗体
　自身或外源性抗原-抗体复合物
　细胞免疫介导的过敏反应
　速发型（IgE 型）过敏反应
尿路阻塞性
膀胱输尿管反流相关性肾病（反流性肾病）
肾乳头坏死相关的肾小管间质性肾炎
重金属引起的小管和小管间质损伤
急性肾小管损伤 / 坏死
　中毒性
　缺血性
代谢障碍引起的肾小管及肾小管间质性肾病
遗传性肾小管间质性疾病
肿瘤相关的肾小管间质性肾炎
继发于肾小球和血管性疾病的肾小管间质损害
混合性疾病
　巴尔干地方性肾病

## 肾感染

感染是肾小管间质性疾病的主要病因之一，根据 WHO 分类，感染引起的肾损害可分为以下 4 种不同情况。

1. 急性感染性肾小管间质性肾炎（acute infectious tubulointerstitial nephritis），由于病原微生物（细菌、真菌、病毒）直接破坏肾间质引起。经典的急性细菌性肾盂肾炎属于此型。

2. 全身性感染（systemic infection）而非肾直接感染引起的急性肾小管间质性肾炎，该型间质性肾炎可能与过敏反应有关。其组织学改变与药源性肾小管间质性肾炎相似，如军团病（Legionnaires's disease）。

3. 细菌感染在慢性感染性肾小管间质性肾炎中具有重要作用。但是在细菌感染因素去除后，肾脏损害仍可继续发展，如黄色肉芽肿性肾盂肾炎（xanthogranulomatous pyelonephritis）和软斑病（malakoplakia）。

4. 肾特殊类型感染，例如结核病（tuberculosis）和麻风（leprosy），其肾损害的组织学变化与其他器官的病变相似。

## 急性肾盂肾炎

上行感染引起的急性细菌性肾盂肾炎（acute bacterial pyelonephritis），炎细胞浸润主要以中性粒细胞为主，累及肾皮质和髓质。大量多形核白细胞主要在间质中浸润，也可侵入肾小管上皮，或出现在管腔内（图 5.1）。并可见到坏死及脓肿形成。血源性感染引起的急性肾盂肾炎，髓质少有累及，表现为皮质大量小脓肿（图 5.2）。小脓肿多以肾小球为中心，肾小管受累不明显（图 5.3）。急性细菌性肾小管间质性肾炎的特征性改变

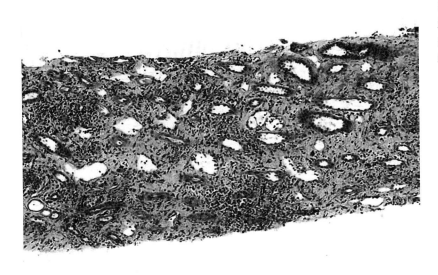

图 5.1　急性肾盂肾炎。低倍镜肾活检显示肾间质以多形核和白细胞为主的弥漫性炎细胞浸润，间质水肿，部分肾小管萎缩，肾小管腔中可见白细胞（H&E 染色，×100）

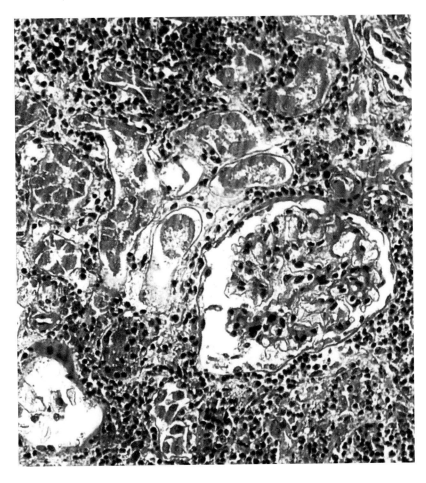

图 5.2　急性肾盂肾炎。肾间质弥漫性多形核白细胞浸润（H&E 染色，×200）

是中性粒细胞浸润肾小管腔或脓肿（abscess）形成（图5.4～5.6）。浸润的炎细胞中可见淋巴细胞、浆细胞、巨噬细胞，偶见嗜酸性粒细胞，要与原发性或药物引起的非感染性肾小管间质性肾炎鉴别。肾病毒感染，如腺病毒和汉坦病毒（hantavirus）多表现为以单核细胞浸润为主的出血性炎症（图5.7和5.8）。

### 病因/发病机制

急性单纯性肾盂肾炎通常发生在健康的年

轻女性中，必须与急性复杂性肾盂肾炎（即存在梗阻或反流的情况）及慢性肾盂肾炎相区别。急性感染性肾小管间质性肾炎不仅累及肾实质，尿液收集系统也可被累及，故又称作肾盂肾炎。先天的或后天的下尿路梗阻，任何导致膀胱尿潴留的疾病均与急慢性肾盂肾炎的发生密切相关。Brown-Brenn、PAS、Grocott银染等特染技术，可用于检测病原体。约70%～95%的病例可检测到尿路致病性大肠杆菌，是导致年轻女性单纯性上、下尿路感染的主要病原体。尿路致病性大肠杆菌

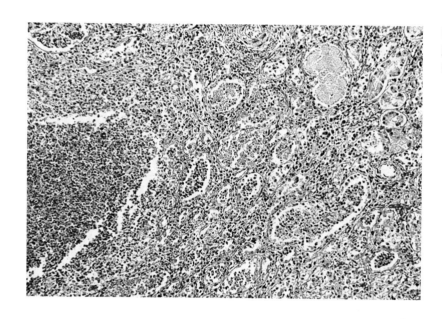

图5.3　急性肾盂肾炎伴脓肿形成。脓肿往往以肾小球为中心破坏周围肾间质（H&E染色，×200）

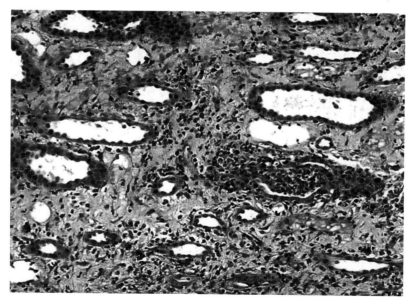

图5.4　急性肾盂肾炎。活动性间质性肾炎在肾小管腔内可见多形核白细胞，体现了该病的感染性特点（H&E染色，×400）

可通过 I 型菌毛附着到膀胱黏膜上进而致病。而尿液中的物质可以抑制菌毛的表达，使菌体进入膀胱尿液中，引起无症状菌尿。在老年人中，由克雷伯杆菌属（女性约占 6%，男性约占 11%）和肠球菌属（女性约占 3%，男性约占 7%）引起的感染增加。而血行性感染往往是金黄色葡萄球菌、非典型细菌（如鸟-胞内分枝杆菌和埃立克体）

（图 5.9 和 5.10）或真菌（如念球菌和曲霉菌）所致，常见于免疫功能受抑制的个体。应注意肾盂肾炎主要受累部位是肾乳头和肾盂，但肾活检穿刺很少能取材到这些位置。儿童和成人患急性肾盂肾炎的风险可能与遗传因素有关。一项女性病例对照研究提示 Toll 样受体途径基因的多态性与急性肾盂肾炎的发生风险有关。

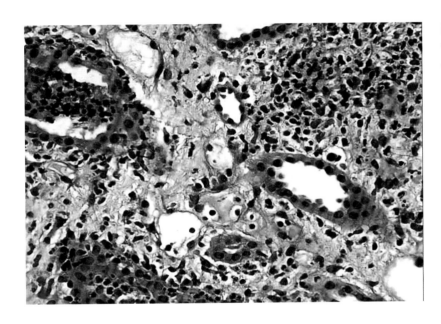

图 5.5　急性肾盂肾炎。多形核白细胞不仅出现在间质和肾小管腔中，还可见于肾小管炎的改变（H&E 染色，×400）

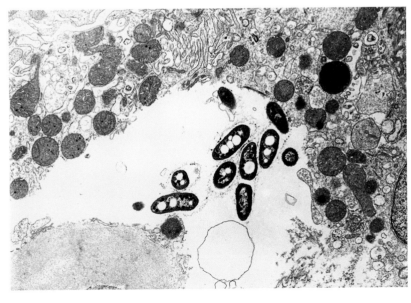

图 5.6　急性肾盂肾炎。电镜下肾小管腔内见到大肠杆菌（透射电镜，×10 000）

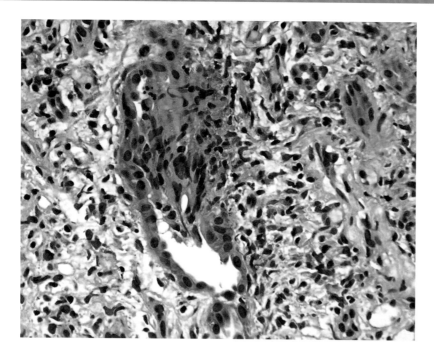

图 5.7　急性肾盂肾炎。病毒感染引起的肾改变可与急性肾盂肾炎相似，但前者肾小管上皮多有异型，可加以区分。病毒感染部分在后面有介绍（H&E 染色，×400）

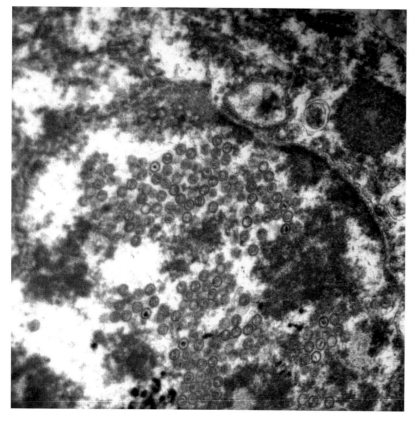

图 5.8　急性肾盂肾炎。病毒感染引起的肾改变可与急性肾盂肾炎相似，区别是前者肾小管上皮细胞多有异型。此图在细胞核内查见疱疹病毒（透射电镜，×20 000）

**急性肾盂肾炎的诊断要点**

- 肾小管内多形核白细胞堵塞。

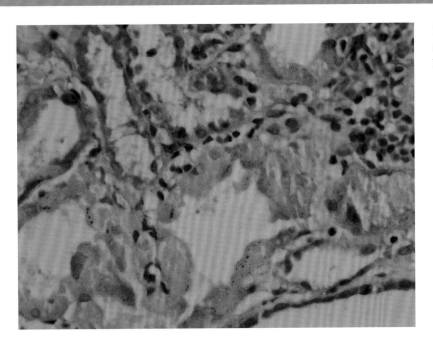

图 5.9 急性肾盂肾炎。可见非典型微生物，本例查见鸟-胞内分枝杆菌（Ziehl-Neelson，×400）

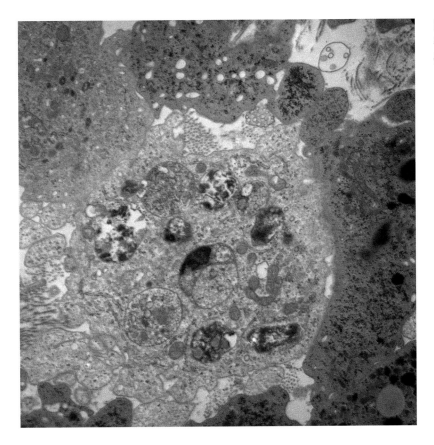

图 5.10 急性肾盂肾炎。可见非典型微生物，本例细胞内查见埃立克体（透射电镜，×8000）

### 急性肾盂肾炎的鉴别诊断

- 多形核白细胞可能与退化细胞有关，也可能是一种晶体反应，如轻链管型肾病（LCCN）。光镜下可以在组织内找到此类晶体，通过免疫荧光染色 LCCN 呈单克隆阳性。

## 选读

Hawn，T.R.，Scholes，D.，Li，S.S.，et al.，2009. Toll-like receptor polymorphisms and susceptibility to urinary tract infections in adult women. PLoS One 4，e5990.

Ki，M.，Park，T.，Choi，B.，et al.，2004. The epidemiology of acute pyelonephritis in South Korea，1997-1999. American Journal of Epidemiology 160，985-993.

Scholes，D.，Hooton，T.M.，Roberts，P.L.，et al.，2005. Risk factors associated with acute pyelonephritis in healthy women. Annals of Internal Medicine 142，20-27.

# 慢性肾盂肾炎和反流性肾病

**慢性肾盂肾炎**（chronic pyelonephritis）是一个有争议的名词。你很难将慢性感染性肾小管间质性肾炎或单纯的慢性肾盂肾炎从其他慢性间质性疾病中区分出来，因为它没有特征性的组织学改变。慢性间质瘢痕（interstitial scarring）、肾小管萎缩以及淋巴细胞和浆细胞浸润，这些改变在许多疾病中都很常见。例如高血压性肾硬化、慢性尿路阻塞、慢性肾小球疾病、糖尿病肾病等。

鉴于以上原因，肾活检的有限取材往往不能确诊慢性感染性肾小管间质性肾炎。明确诊断通常需要借助放射检查以观察肾乳头、肾盏和肾盂变化，或借助超声或 MRI 检查，获取肾大体形态的改变。

慢性肾盂肾炎导致局灶性不规则瘢痕形成。显微镜下改变包括肾小管萎缩，间质瘢痕化及慢性炎细胞浸润（图 5.11～5.13）。肾小管塌陷或者扩张，上皮变扁平，有时可见胶样管型（colloid cast）（图 5.14），后者又称为**甲状腺滤泡样变**（thyroidization）。浸润的炎细胞成分较多，以淋巴细胞、浆细胞及少量单核细胞为主，也可见中性粒细胞。

伴有反流或阻塞的慢性肾盂肾炎，间质可见 PAS 强阳性的无定形或纤维状的 Tamm-Horsfall 蛋白（Tamm-Horsfall protein）。在反流引起的慢性肾盂肾炎中，若局灶性节段性肾小球硬化症非常显著，提示有原发性肾小球病变的可能。慢性肾盂肾炎的组织形态学改变也被称为伴有膀胱输尿管反流的所谓的反流性肾病（reflux nephropathy）。

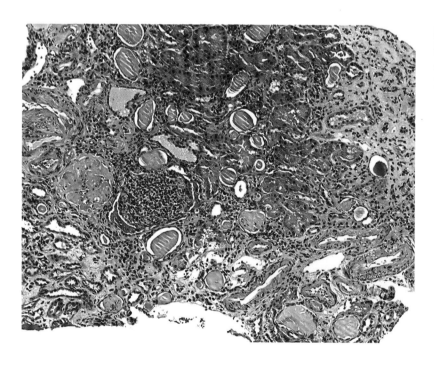

**图 5.11**　慢性肾盂肾炎。表现为非特征性的间质淋巴细胞浸润。可见明显的肾小管萎缩，导致肾实质破坏（H&E 染色，×200）

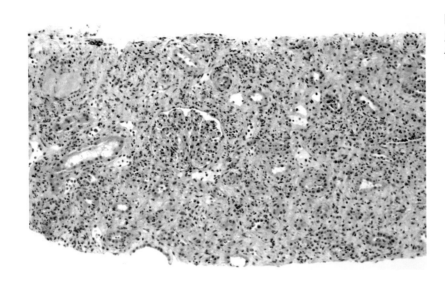

图 5.12 慢性肾盂肾炎表现为非特异性间质浸润，以淋巴细胞为主，可见实质弥漫性浸润（H&E 染色，×200）

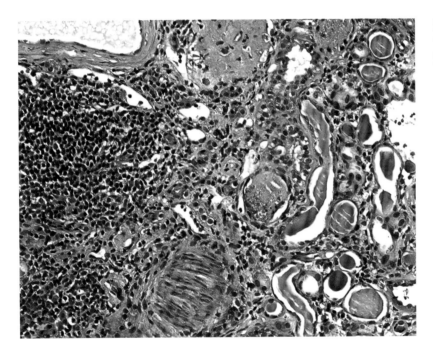

图 5.13 慢性肾盂肾炎。肾小管充满蛋白管型，伴间质弥漫性淋巴细胞浸润及瘢痕形成（H&E 染色，×200）

### 病因 / 发病机制

慢性肾盂肾炎是未经治疗或者未痊愈的急性肾盂肾炎进一步发展的结果，在许多方面与急性肾盂肾炎的病因和发病机制相同。肾结构异常可引起反流，进一步导致慢性肾盂肾炎和反流性肾病形成。

---

**慢性肾盂肾炎 / 反流性肾炎的诊断要点**

- 拼图样 / 地图样瘢痕形成。
- 肾小管甲状腺滤泡样变（提示性，非诊断性）。

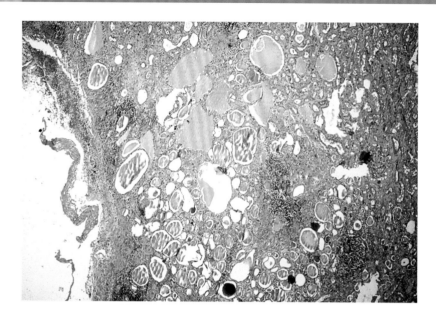

图 5.14　慢性肾盂肾炎。瘢痕化扩大伴有明显的正常肾结构被破坏而导致终末期肾病。充满蛋白质样物质的肾小管常被称作甲状腺滤泡样变（H&E 染色，×200）

### 反流性肾炎 / 慢性肾盂肾炎的鉴别诊断

- 必须与血管疾病引起的间质硬化瘢痕相鉴别，后者常见更广泛的血管硬化；另外还应与原发性局灶性节段性肾小球硬化症（见第 3 章，FSGS）相鉴别。
- 由其他特殊原因，如病毒感染、晶体或者药物造成的慢性肾小管间质瘢痕形成，必须找到病毒性改变、晶体（偏振光检查）以及过敏性反应如嗜酸性粒细胞和（或）非坏死性肉芽肿等以进行区分。

### 选读

Tolkoff-Rubin，N. E. R. R，1983. Urinary tract infection. In：Cotran，R.S.（Ed.），Tubulo-interstitial nephropathies. Contemporary issues in Nephrology，vol. 10. Churchill Livingstone，New York，pp.49-82.

## 黄色肉芽肿性肾盂肾炎

黄色肉芽肿性肾盂肾炎（xanthogranulomatous pyelonephritis）是一种特殊类型的感染性肾盂肾炎。它通常发生在有反复尿路感染史的中年妇女中，几乎总是单侧的，并且在 X 线上可以表现为肿块影，类似于肾的微小肿瘤。镜下表现为广泛的肉芽肿性炎细胞浸润，除淋巴细胞、浆细胞及中性粒细胞外，可见大量的泡沫样组织细胞，偶尔可见多核巨细胞（图 5.15～5.17）。在病变区域，肾实质被破坏，不容易识别正常的肾组织结构。

### 病因 / 发病机制

大肠杆菌是最常见的致病因子，奇异变形杆菌和金黄色葡萄球菌感染也可引起黄色肉芽肿性肾盂肾炎，有时在含有嗜碱性细菌菌落的微脓肿周围可见均质的嗜酸性物质（葡萄状菌病）。

### 选读

Hill，G.S.，Droz，D.，Nochy，D.，2001. The woman who loved well but not too wisely，or the vicissitudes of immunosuppression. American Journal of Kidney Diseases 37，1324-1329.

Zorzos，I.，Moutzouris，V.，Korakianitis，G.，et al.，2003. Analysis of 39 cases of xanthogranulomatous pyelonephritis with emphasis on CT fndings. Scandinavian Journal of Urology and Nephrology 37，342-347.

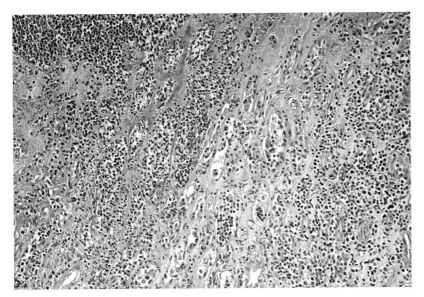

图 5.15　黄色肉芽肿性肾盂肾炎。是一种特殊类型的感染性肾盂肾炎，图片显示弥漫的肉芽肿性炎细胞浸润，包括巨噬细胞和多形核白细胞（H&E 染色，×200）

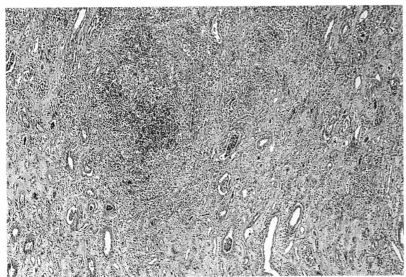

图 5.16　黄色肉芽肿性肾盂肾炎。肾皮质和髓质肉芽肿形成，可见含有嗜酸性均质物质的微脓肿（H&E 染色，×100）

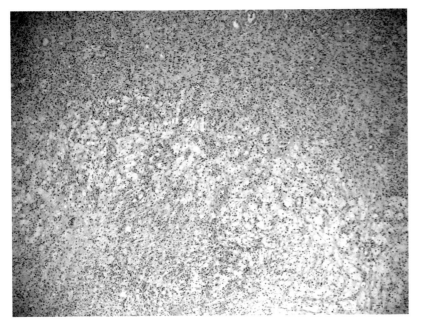

图 5.17　黄色肉芽肿性肾盂肾炎。间质内可见大量泡沫组织细胞浸润（H&E 染色，×200）

## 软斑病

软斑病（malakoplakia）与黄色肉芽肿性肾盂肾炎大体和镜下表现相似。大体见大片肾皮质被融合的黄褐色均质结节取代。镜下见组织细胞及少量淋巴细胞、浆细胞浸润（图5.18）。特征性的Michaelis-Gutmann小体（Michaelis-Gutmann body）是细菌分解产物诱导的含钙晶体聚集形成，在细胞内和细胞外基质中均可见到（图5.19），Von Kossa染色（磷酸钙晶体中的磷酸盐着色）和PAS染色呈阳性。成纤维细胞增生显著，可有瘢痕形成。

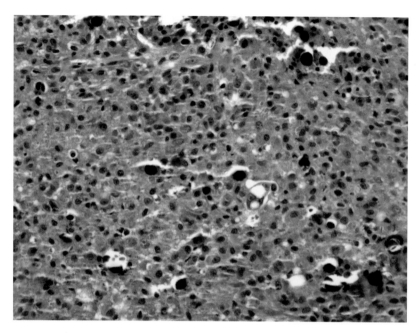

图5.18　软斑病。可见显著成纤维细胞增生，伴大量组织细胞、少量淋巴细胞和浆细胞浸润（H&E染色，×200）

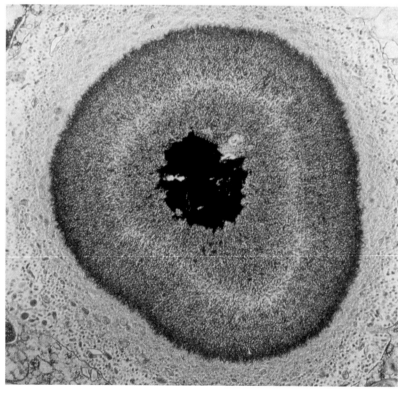

图5.19　软斑病。电镜下伴中心高密度核的Michaelis-Gutmann小体（透射电镜，×8000）

### 病因/发病机制

软斑病是由大肠杆菌感染引起的一种不常见的炎症反应的结果，被认为是由于细菌清除不充分引起的，或与免疫缺陷或白细胞异常有关。与黄色肉芽肿性肾盂肾炎相似，表现为慢性发展经过。

### 选读

Hill，G.S.，Droz，D.，Nochy，D.，2001. The woman who loved well but not too wisely, or the vicissitudes of immunosuppression. American Journal of Kidney Diseases 37，1324-1329.

Mignon，F.，Mery，J.P.，Mougenot，B.，et al.，1984. Granulomatous interstitial nephritis. Advances in Nephrology from the Necker Hospital 13，219-245.

## 病毒感染引起的急性肾小管间质性肾炎

细菌感染引起的急性肾盂肾炎的一个典型特征是肾小管内有大量多形核白细胞浸润（见上文"急性肾盂肾炎"部分）。其他感染引起的间质性肾炎，多形核白细胞浸润减少，而单核细胞浸润增加。病毒感染，如腺病毒和汉坦病毒感染，间质往往有出血，主要浸润细胞是单核细胞（见图5.7）。其他病毒感染也可累及肾，尤其是HIV病毒、BK病毒和巨细胞病毒，这部分内容将会在肾移植（第8章）和HIV相关性肾病（第3章）部分中介绍。

### 病因/发病机制

病毒引起的肾脏损害可由病毒直接感染肾实质引起（如巨细胞病毒），也可继发于全身感染和（或）由浸润的炎细胞及树突细胞释放的细胞因子引起。肾实质直接感染的证据包括见到病毒包涵体，细胞核变大、模糊不清。腺病毒感染多发生于免疫受损的个体，而汉坦病毒感染可发生于免疫功能正常的个体。由于携带病毒的鼠类种群的不同，汉坦病毒引起的临床症状在欧洲和美国人群中有所不同。无明显症状的病毒感染者也会出现肾实质瘢痕化以及由此发展而来的高血压，这些可通过血清学检查观察到，但因果关系还没有被证实。

### 选读

Peters，C.J.，Simpson，G.L.，Levy，H.，1999. Spectrum of hantavirus infection: hemorrhagic fever with renal syndrome and hantavirus pulmonary syndrome. Annual Review of Medicine 50，531-545.

Settergren，B.，Ahlm，C.，Alexeyev，O.，et al.，1997. Pathogenetic and clinical aspects of the renal involvement in hemorrhagic fever with renal syndrome. Renal Failure 19，1-14.

Teague，M.W.，Glick，A.D.，Fogo，A.B.，1991. Adenovirus infection of the kidney: mass formation in a patient with Hodgkin's disease. American Journal of Kidney Diseases 18，499-502.

## 药物相关性急性肾小管间质性肾炎

尽管每种急性间质性肾炎的临床表现各不相同，但一般都包括发热、血尿和氮质血症。大多数病例可有嗜酸性粒细胞增多现象（eosinophilia）。尿检发现血尿、无菌脓尿及中度蛋白尿，尿沉渣可检测到嗜酸性粒细胞增多的现象。部分患者可有皮疹，进一步说明该病发生与免疫相关。有些患者可出现严重的氮质血症和急性肾衰竭，此时肾活检对明确诊断有帮助。

药物相关性急性肾小管间质性肾炎（acute drug-induced tubulointerstitial nephritis）的一个典型特征是间质炎细胞浸润、水肿，肾小管被淡染的间质所分割，大量嗜酸性粒细胞和单个核细胞间质中浸润（图5.20～5.22）。炎细胞浸润多呈局灶性，以皮髓交界区最显著，环绕于肾小管周围。浸润的单个核细胞以T淋巴细胞伴有CD8+淋巴细胞为主，起到损伤的作用。CD4+淋巴细胞提示起调节作用。伴有部分浆细胞和巨噬细胞，有时形成肉芽肿性结构（图5.23和5.24）。嗜酸性粒细胞多呈小灶性浸润，可形成嗜酸性微脓肿（eosinophilic microabscesses），但没有嗜酸性粒细胞浸润并不能排除药物诱发因素（图5.25和

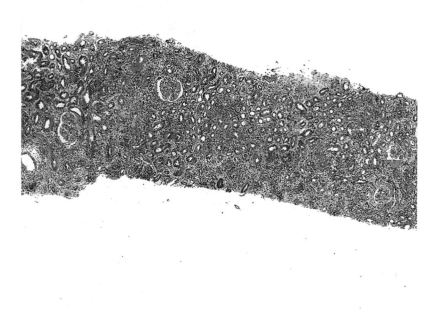

图 5.20 急性间质性肾炎。间质水肿，弥漫性炎细胞浸润，肾小球结构相对完整（H&E 染色，×100）

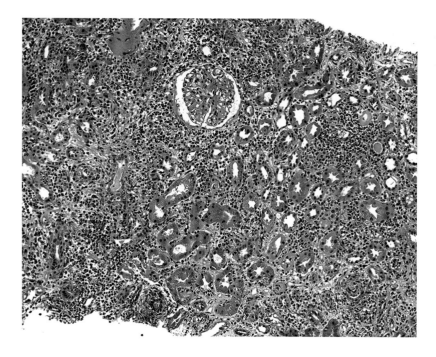

图 5.21 急性间质性肾炎。图 5.20 高倍镜下间质中弥漫性单个核细胞浸润，肾小管腔少有白细胞浸润（H&E 染色，×200）

5.26）。中性粒细胞一般少见（图 5.27）。药物相关性急性肾小管间质性肾炎的第二个显著特征是肾小管炎（tubulitis）（图 5.28 和 5.29）。PAS 染色可见淋巴细胞在肾小管基底膜（tubular basement membrane，TBM）下浸润，肾小管上皮有不同程度损害（图 5.30～5.32）。细胞核分裂及核多形性

表明有上皮再生，大范围的肾小管上皮细胞坏死少见。

### 病因 / 发病机制

目前认为，许多药物均可引起过敏性急性肾小管间质性肾炎。这些药物包括 β - 内酰胺类抗

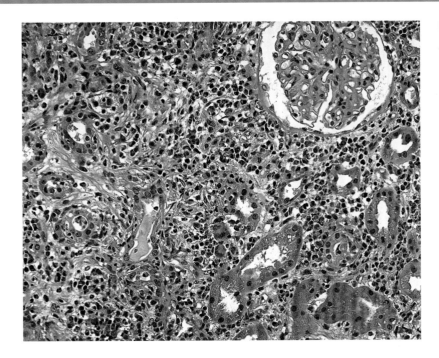

图 5.22　急性间质性肾炎。间质浸润累及肾小管为肾小管炎的特点（H&E 染色，×400）

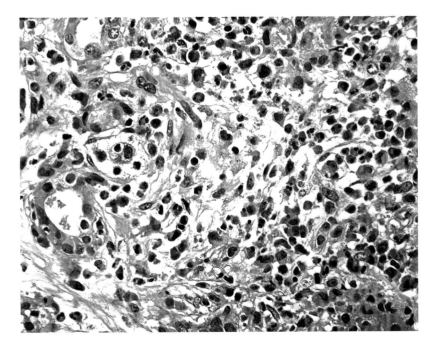

图 5.23　急性间质性肾炎。单个核细胞浸润的同时出现大量嗜酸性粒细胞，可见肉芽肿形成（H&E 染色，×400）

生素、非甾体抗炎药、利尿剂、抗惊厥药、质子泵抑制剂及其他药物等。最近研究 PD-1 抑制剂在癌症免疫治疗中与过敏性间质性肾炎相关，提示耐受性的丧失可能是其发病机制。虽然多数过敏性间质性肾炎都是由药物引起的，肾活检发现狼疮性肾炎的组织学改变与药物过敏引起的急性间质肾炎相似，但无药物过敏史，同时罕见抗 TBM 抗体。和药物无关，但肾活检证实具有相似组织病理改变的急性少尿性肾小管间质性肾炎已有报告。

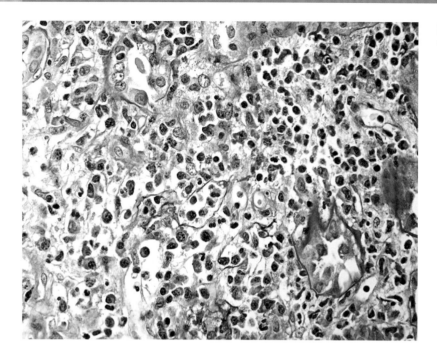

图 **5.24**　急性间质性肾炎。肉芽肿形成，肾小管破坏（H&E 染色，×400）

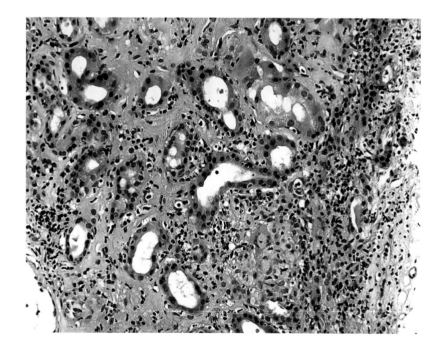

图 **5.25**　急性间质性肾炎。嗜酸性粒细胞浸润有时较密集，形成小的嗜酸性微脓肿（H&E 染色，×200）

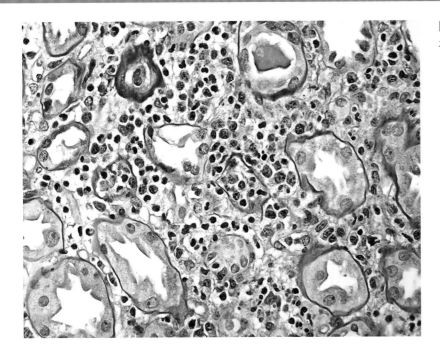

图 5.26 急性间质性肾炎。肾小管上皮破坏，基底膜相对完整（PAS，×400）

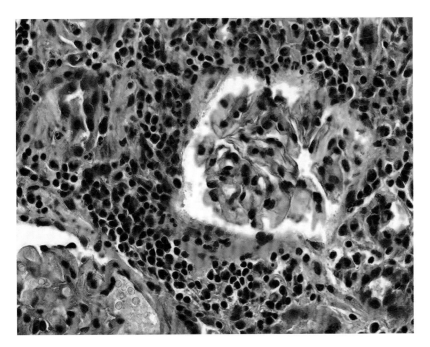

图 5.27 急性间质性肾炎。可有中性粒细胞，通常不多见（H&E 染色，×400）

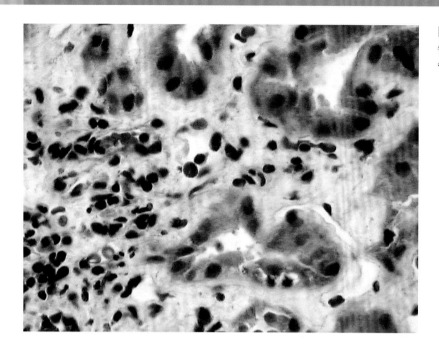

图 5.28　急性间质性肾炎。肾小管炎高倍镜下可见，间质水肿，淋巴细胞侵犯肾小管上皮（H&E 染色，×400）

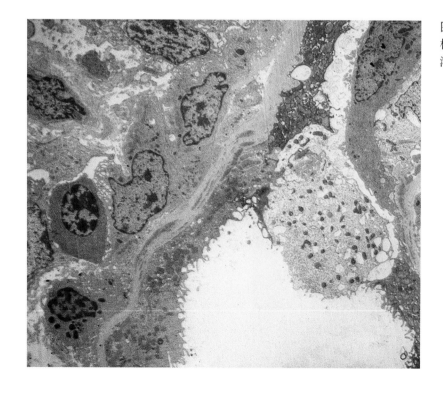

图 5.29　急性间质性肾炎。电镜下显示单核细胞、嗜酸性粒细胞、浆细胞及活化的淋巴细胞（透射电镜，×2000）

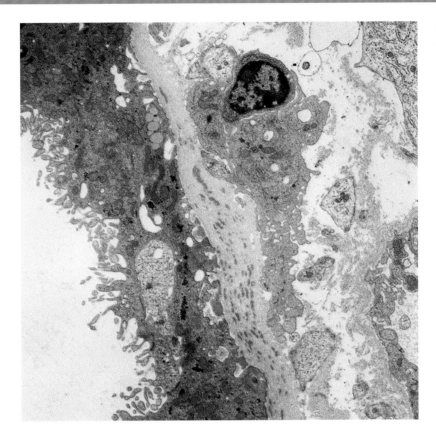

图 5.30 急性间质性肾炎。单核细胞穿过肾小管外周的毛细血管内皮（透射电镜，×3000）

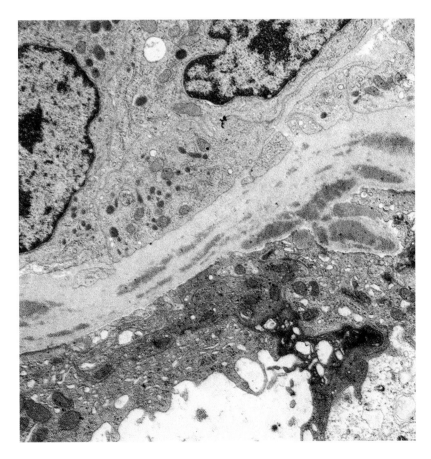

图 5.31 急性间质性肾炎。不同程度的上皮细胞损伤，顶端细胞膜缺失和细胞肿胀（透射电镜，×3000）

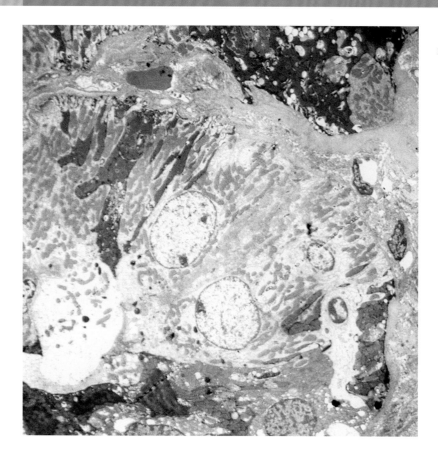

图 5.32　急性间质性肾炎。更严重的细胞损伤表现为细胞坏死（透射电镜，×4000）

## 伴有葡萄膜炎的肾小管间质性肾炎

另一组特殊病变包括急性肾小管间质性肾炎、眼葡萄膜炎（即 TINU 综合征），以及骨髓和淋巴结肉芽肿形成。这种综合征多见于青春期女孩儿和年轻女性，目前认为与自身免疫有关。浸润性改变与药物性肾小管间质性肾炎相似，无特征性差别。该病需与结节病鉴别，后者活检也可见到许多肉芽肿性结构。

### 选读

Haas, M., Spargo, B.H., Wit, E.J., et al., 2000. Etiologies and outcome of acute renal insuficiency in older adults: a renal biopsy study of 259 cases. American Journal of Kidney Diseases 35, 544-546.

Muriithi, A.K., Leung, N., Valeri, A.M., et al., 2014. Biopsy-proven acute interstitial nephritis, 1993-2011: a case series. American Journal of Kidney Diseases 64, 558-566.

Perazella, M.A., Markowitz, G.S., 2010. Drug-induced acute interstitial nephritis. Nature Reviews Nephrology 6, 461-470.

Rastegar, A., Kashgarian, M., 1998. The clinical spectrum of tubulointerstitial nephritis. Kidney International 54, 313-327.

## 抗肾小管基底膜抗体性肾炎

抗 TBM 抗 体 性 肾 炎（anti-tubular basement membrane antibody nephritis）非常罕见，常表现为急性肾损伤、血肌酐升高。光镜下可见间质淋巴浆细胞性浸润，偶见中性粒细胞，可见肾小管炎（tubulitis），以及空泡变性、肾小管上皮细胞脱落及水肿等急性肾小管损伤表现（图 5.33 和 5.34）。肾小球和肾动脉没有明显变化，除非在合并抗 GBM 抗体性肾小球肾炎时可见肾小球活动性新月体性病变。免疫荧光镜下可见 IgG 沿 TBM 呈强阳性线性沉积（图 5.35 和 5.36），本病多与补体

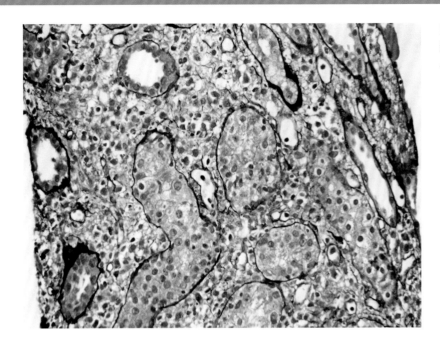

图 5.33 抗 TBM 抗体性肾炎。间质淋巴浆细胞性浸润伴肾小管炎及相关的急性肾小管损伤（PAS，×200）

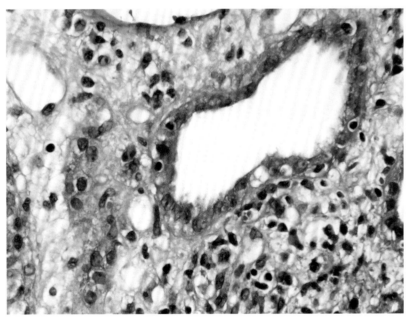

图 5.34 抗 TBM 抗体性肾炎。间质淋巴浆细胞性浸润伴肾小管炎及相关急性肾小管损伤，偶见嗜酸性粒细胞，光镜下与过敏性药物反应无法区分（H&E 染色，×200）

有关，因而补体可呈连续或非连续性的线性沉积。电镜下未见电子致密物沉积。

### 病因 / 发病机制

原发性的抗 TBM 抗体非常罕见，但似乎与存在于某些患者中的一种分子量为 58kDa 的蛋白质有关，该蛋白质叫做**肾小管间质性肾炎抗原**（tubulointerstitial nephritis antigen）。该抗体反应可能由药物暴露触发，在移植肾中也很少见到。在50%～70% 的抗 GBM 抗体性肾小球肾炎患者中可以检测到抗 TBM 抗体，但免疫荧光 IgG 染色在TBM 多为弱阳性局灶的线性表达。膜性肾病患者可能少量表达抗 TBM 抗体，多为抗肾小管间质性肾炎抗原。在肾移植中，偶尔出现抗 TBM 线性阳性被认为与抗原多态性有关，不影响预后或结果。

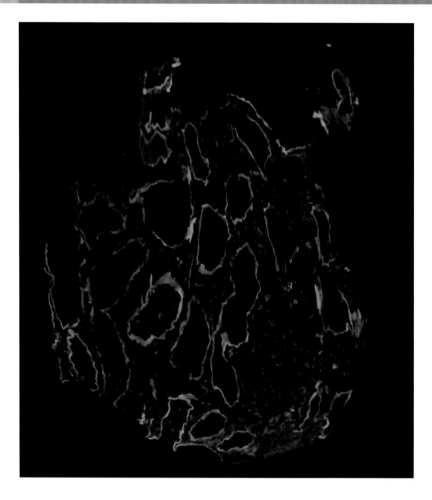

图 5.35　抗 TBM 抗体性肾炎。IgG 沿 TBM 呈线性阳性（IgG 免疫荧光染色，×200）

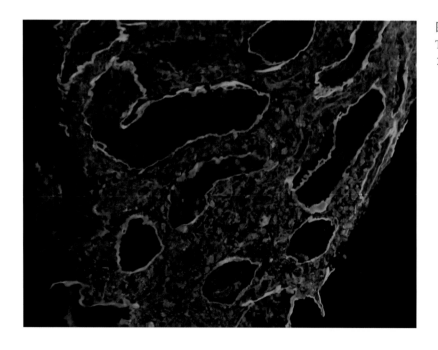

图 5.36　抗 TBM 抗体性肾炎。IgG 沿 TBM 呈线性沉积（IgG 免疫荧光染色，×200）

## 抗 TBM 抗体性肾炎的诊断要点

- 显著的间质性肾炎伴淋巴浆细胞性浸润，偶有中性粒细胞。
- IgG 和补体 C3 沿 TBM 线性沉积。

## 抗 TBM 抗体性肾炎的鉴别诊断

- 原发性抗 TBM 抗体性肾炎在肾小球或血管中无特异性表现，患者血清中可检测出抗 TBM 抗体，与正常 TBM 有反应性。
- 部分抗 GBM 抗体肾小球肾炎患者可见抗 TBM 线性阳性，但通常较弱，小管损伤较轻。肾小球呈抗 GBM 抗体性肾小球肾炎的典型改变。

## 选读

Andres，G.，Brentjens，J.，Kohli，R.，et al.，1978. Histology of human tubulo-interstitial nephritis associated with antibodies to renal basement membranes. Kidney International 13，480-491.

Brentjens，J.R.，Matsuo，S.，Fukatsu，A.，et al.，1989. Immunologic studies in two patients with antitubular basement membrane nephritis. American Journal of Medicine 86，603-608.

Clayman，M.D.，Martinez-Hernandez，A.，Michaud，L.，et al.，1985. Isolation and characterization of the nephritogenic antigen producing anti-tubular basement membrane disease. Journal of Experimental Medicine 161，290-305.

（翻译：张希英　审校：汤绚丽　甄军晖）

# 特发性低补体性肾小管间质性肾炎

　　大部分的过敏性间质性肾炎是 T 细胞介导的，缺乏肾小管间质免疫沉积。肾小管基底膜（TBM）和间质内的免疫复合物沉积常见于狼疮和 IgA 肾病。单纯肾小管间质内免疫复合物沉积而无肾小球受累者常见于干燥综合征和狼疮性肾炎的一类亚型。但目前也有报道在没有狼疮或干燥综合征时，出现伴肾小管间质免疫复合物沉积的小管间质性肾炎和低补体血症。这些病例的肾活检病理表现出一系列的变化，从活动性肾小管间质性肾炎到非典型淋巴增生，至提示为边缘区 B 细胞淋巴瘤的病理改变均可出现，表明局部慢性抗原刺激或可诱发淋巴瘤。免疫复合物选择性肾小管间质内沉积和显著的间质内浆细胞浸润提示局部免疫复合物形成的病理机制。

# IgG4 相关性肾小管间质性肾炎

　　肾小管间质性肾炎可能有多种病因。近年来发现一组可累及多个器官的疾病，该组疾病伴有血清 IgG4 升高和实质脏器内出现大量 IgG4 阳性的浆细胞浸润，称为 IgG4 相关性疾病（IgG4-related disease，IgG4-RD）。IgG4-RD 是一种免疫介导的系统性疾病，其特征是受累器官出现席纹状纤维化、大量富于 IgG4 阳性浆细胞的淋巴浆细胞浸润，血清 IgG4 水平升高。IgG4 相关性疾病可累及几乎所有器官，常见受累部位如胆囊，导致硬化性胆管炎；累及唾液腺导致涎腺炎；累及腹膜导致腹膜后纤维化；还可引起间质性肺炎、主动脉周围炎、自身免疫性胰腺炎和肾小管间质性肾炎。罕见情况下可累及乳腺、前列腺、淋巴结和垂体。近期一个大样本研究报道约 20% 病例出现肾受累，主要表现为肾小管间质性肾炎。在这些肾受累患者中，有略超过一半的患者并没有表现出特征性的胰腺病变，但肾都显示出相似的特征。患者以中老年男性为主，血清 IgG 和 IgG4 水平升高，常有低补体血症。影像学检查可出现肾增大，甚至表现为肾区肿块。该类患者对皮质类固醇反应良好。

　　光镜下表现为肾小管间质性肾炎，伴大量浆细胞浸润（图 5.37）。间质纤维化可为斑片状、膨胀性或破坏性，呈模糊的漩涡状或席纹状改变（图 5.38～5.40），可伴有嗜酸性粒细胞。少数病变可能仅出现浆细胞浸润，而无明显的席纹样间

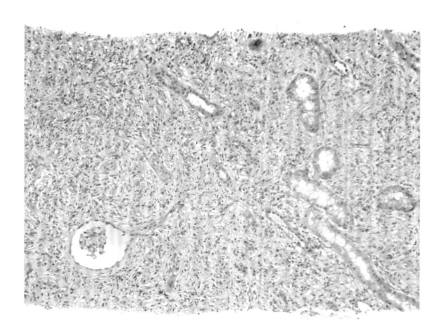

图 5.37 IgG4 相关性肾小管间质性肾炎。膨胀性肾小管间质性肾炎伴淋巴浆细胞浸润和肾小管萎缩。本例肾小球未受累（H&E 染色，×100）(Case kindly shared by Lynn D. Cornell, MD, Consultant, Anatomic Pathology, Associate Professor of Laboratory Medicine and Pathology, College of Medicine, Mayo Medical School, Rochester, MN.)

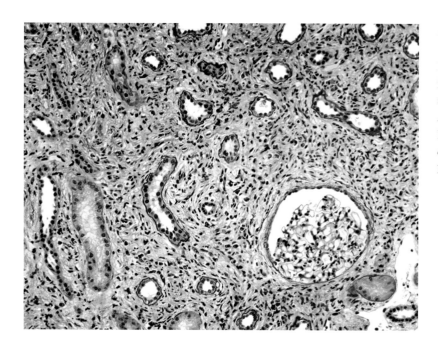

图 5.38 IgG4 相关性肾小管间质性肾炎。以较多浆细胞浸润及漩涡状排列的纤维化为特征的膨胀性间质性肾炎，肾小球无受累（Jones 银染色，×200）(Case kindly shared by Lynn D. Cornell, MD, Consultant, Anatomic Pathology, Associate Professor of Laboratory Medicine and Pathology, College of Medicine, Mayo Medical School, Rochester, MN.)

质纤维化。可伴有肾小管萎缩。IgG4 染色显示 IgG4 阳性的浆细胞占优势，在浸润最密集的区域，每高倍视野超过 10 个（图 5.41）。

在一个小样本研究中，5 个病例中有 4 例在电镜下检测到 TBM 为主要沉积部位的 IgG4 颗粒状沉积物（图 5.42～5.45）。然而，在另一个较大样本研究中，仅 1 例伴发膜性肾病的患者检测到 TBM 沉积。

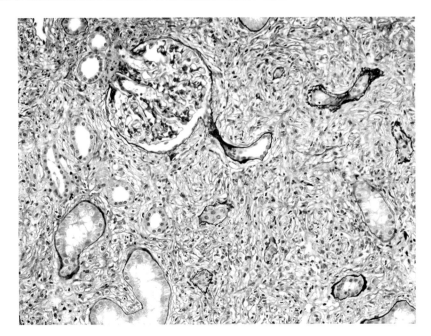

图 5.39　IgG4 相关性肾小管间质性肾炎。晚期纤维化，可见漩涡状膨胀性的纤维化和散在的浆细胞，肾小球无受累（Jones 银染色，×200）（Case kindly shared by Lynn D. Cornell, MD, Consultant, Anatomic Pathology, Associate Professor of Laboratory Medicine and Pathology, College of Medicine, Mayo Medical School, Rochester, MN. ）

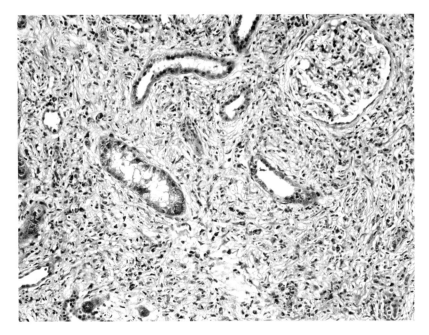

图 5.40　IgG4 相关性肾小管间质性肾炎。Masson 染色可见大量蓝染纤维化区域，间质内较多浆细胞浸润、成纤维细胞增生（Case kindly shared by Lynn D. Cornell, MD, Consultant, Anatomic Pathology, Associate Professor of Laboratory Medicine and Pathology, College of Medicine, Mayo Medical School, Rochester, MN. ）

### 病因 / 发病机制

发病机制尚不清楚。存在与自身免疫性疾病和过敏性疾病一致的发现。IgG4 是健康人群循环中最罕见的 IgG 亚型，但是慢性抗原刺激后可出现升高。该亚型被认为在对过敏原的耐受中发挥作用，在养蜂人反复接触蜂毒后或在接受脱敏治疗的患者中可出现这一发病机制。由于 IgG4 的二硫键较弱，它很容易分解成两个免疫球蛋白半分子，IgG4 的这些部分可能会与其

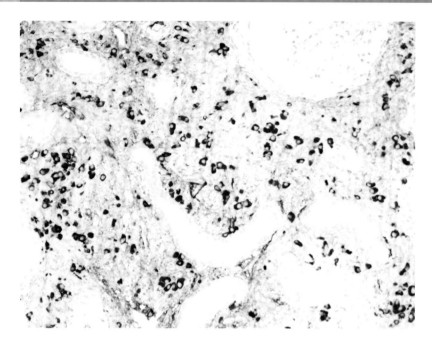

图 5.41　IgG4 相关性肾小管间质性肾炎。以 IgG4 阳性浆细胞浸润为主（抗 IgG4 免疫组化染色，×400）（Case kindly shared by Lynn D. Cornell, MD, Consultant, Anatomic Pathology, Associate Professor of Laboratory Medicine and Pathology, College of Medicine, Mayo Medical School, Rochester, MN.）

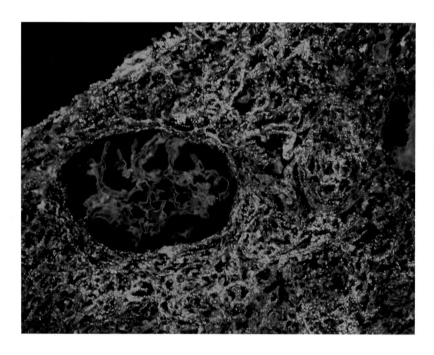

图 5.42　IgG4 相关性肾小管间质性肾炎。部分病例可见 IgG 沿肾小管基底膜颗粒样沉积，肾小球内无相应沉积（抗 IgG 免疫荧光染色，×100）（Case kindly shared by Lynn D. Cornell, MD, Consultant, Anatomic Pathology, Associate Professor of Laboratory Medicine and Pathology, College of Medicine, Mayo Medical School, Rochester, MN.）

他部分结合。IgG4 不能固定补体，因此可能通过形成免疫复合物抑制更具致病性的 IgG1 与抗原结合而发挥抗炎作用。IgG4 水平升高显然不能直接解释低补体血症或炎症损伤。研究人员假设，最初损伤时产生的抗炎细胞因子导致白介素 -10 和肿瘤坏死因子 α 增加，二者均具有抗炎作用，进而诱导成纤维白介素 -13，从而引起纤维化和 IgG4 的释放。一些自身免疫性胰腺炎患者的 IgG4 对胰管、胆管和唾液腺管上皮出现免疫反应。

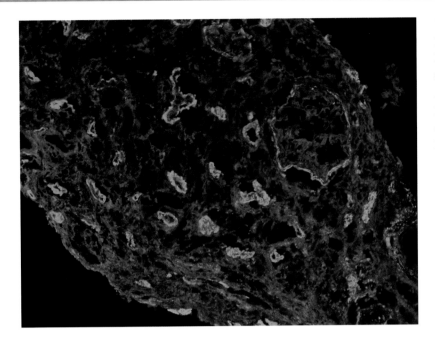

图 5.43　IgG4 相关性肾小管间质性肾炎。IgG 沿肾小管基底膜局灶颗粒样沉积（抗 IgG 免疫荧光染色，×200）（Case kindly shared by Lynn D. Cornell, MD, Consultant, Anatomic Pathology, Associate Professor of Laboratory Medicine and Pathology, College of Medicine, Mayo Medical School, Rochester, MN.）

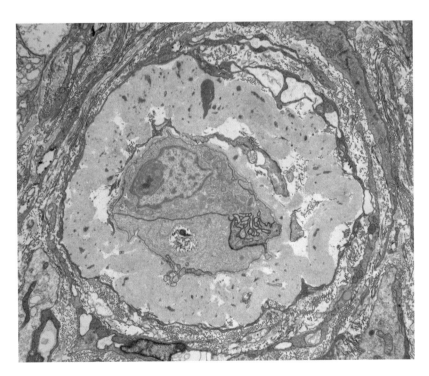

图 5.44　与 IgG4 相关性肾小管间质性肾炎。肾小管基底膜增厚、纤维化，其内可见细小沉积物散布，偶见中等大小的沉积物，周围胶原组织包绕（TEM，×8000）（Case kindly shared by Lynn D. Cornell, MD, Consultant, Anatomic Pathology, Associate Professor of Laboratory Medicine and Pathology, College of Medicine, Mayo Medical School, Rochester, MN.）

## IgG4 相关性肾小管间质性肾炎的诊断要点

- 富于浆细胞的肾小管间质性肾炎。
- 漩涡状、破坏性的间质纤维化。
- 密集区 IgG4 阳性浆细胞＞10 个 /HPF。

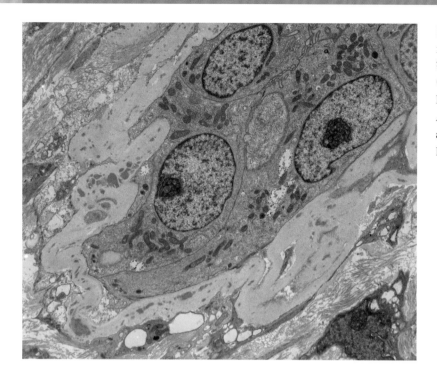

**图 5.45**　IgG4 相关性肾小管间质性肾炎。肾小管基底膜皱缩、增厚，伴散在沉积物和细胞残余物（TEM，×8000）（Case kindly shared by Lynn D. Cornell, MD, Consultant, Anatomic Pathology, Associate Professor of Laboratory Medicine and Pathology, College of Medicine, Mayo Medical School, Rochester, MN.）

## IgG4 相关性肾小管间质性肾炎的鉴别诊断

- 应排除引起肾小管间质性肾炎的其他原因（见上文"肾小管间质性肾炎"部分）。这些疾病包括病毒或其他感染、重金属、轻链管型、结晶或其他自身免疫性肾小管间质性肾炎。对于胰腺炎或血清 IgG4 升高或外周血浆细胞蓄积伴漩涡状纤维化的患者，应做 IgG4 染色以明确诊断。

### 选读

Deshpande, V., Zen, Y., Chan, J.K.C., et al., 2012. Consensus statement on the pathology of IgG4-related disease. Modern Pathology 25, 1181-1192.

Khosroshahi, A., Wallace, Z.S., Crowe, J.L., et al., 2015. International consensus guidance statement on the management and treatment of IgG4-related disease. Arthritis and Rheumatology 67, 1688-1699.

Saeki, T., Kawano, M., 2014. IgG4-related kidney disease. Kidney International 85, 251-257.

## 干燥综合征间质性肾炎

原发性干燥综合征（primary Sjögren syndrome）是一种罕见的自身免疫性疾病，其特征是发生于外分泌腺，特别是泪腺和唾液腺的慢性炎症反应。女性多见，男女发病比例为 1 : 9。腺外其他症状包括皮肤血管炎、间质性肺病、关节炎和肾炎。小管间质性肾炎是最常见的肾表现。该病极少累及肾小球。肾小管间质炎症主要为淋巴细胞和浆细胞浸润，伴有轻度肾小管炎。不常见嗜酸性粒细胞浸润。虽有研究报道在肾小管周围发现免疫复合物沉积，但是免疫荧光和电镜检查均为阴性。

### 选读

Goules, A.V., Tatouli, I.P., Moutsopoulos, H.M., et al., 2013. Clinically significant renal involvement in primary Sjögren's syndrome: clinical presentation and outcome. Arthritis & Rheumatology 65, 2945-2953.

## 结节病

考虑到潜在的鉴别诊断，应注意，如果间质浸润不明显，很难与急性药物性肾小管间质性肾炎与肾毒性小管损伤或缺血性急性肾小管坏死相鉴别。因为这些疾病均呈轻微炎症改变，偶见散在嗜酸性粒细胞。当间质炎症明显以致形成肉芽肿时，鉴别诊断必须考虑到结节病（sarcoidosis）（图 5.46～5.48）。在一个包含 46 个肾活检样本的单中心研究中，近 1/3 的病例诊断为药物性肉芽肿性间质性肾炎，经随访调查，其中约 10% 的病例为特发性，其余病因包括肉芽肿性多血管炎［granulomatosis with polyangiitis，GPA，也称为**韦格纳肉芽肿**（Wegener granulomatosis）］、异物肉

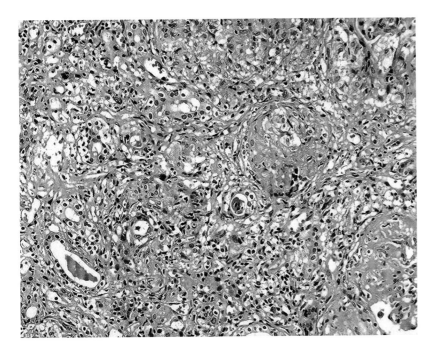

图 5.46　结节病。表现为肉芽肿性间质性肾炎伴界限清楚的肉芽肿形成（H&E 染色，×200）

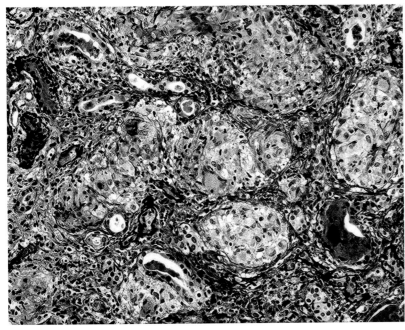

图 5.47　结节病。银染色示肉芽肿结构，伴间质纤维化（Jones 银染色，×200）

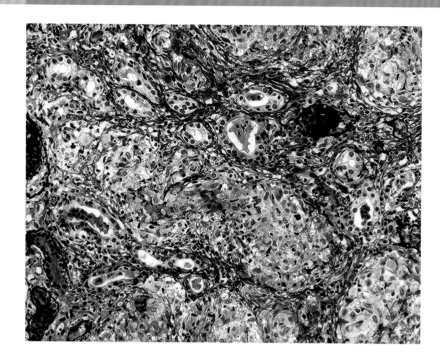

图 5.48　结节病。肉芽肿以单核细胞、上皮样巨噬细胞为主，偶可见灶性坏死（Jones 银染色，×200）

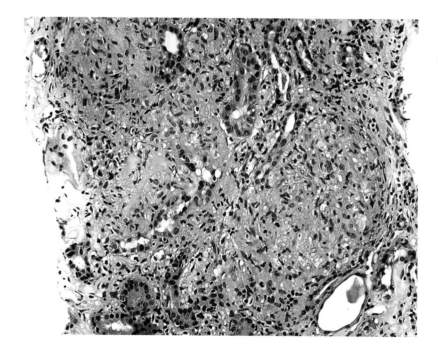

图 5.49　结节病。中心坏死可使肉芽肿增大，出现坏死时，需要排除真菌感染和结核病（H&E 染色，×200）

芽肿反应、膀胱癌卡介苗灌注治疗后的反应及黄色肉芽肿性肾盂肾炎。肾结节病的特征通常是随机分布的、明显的肉芽肿样改变，伴或不伴中心坏死（图 5.49 和 5.50）。当肉芽肿相互融合（图 5.51 和 5.52）并累及肾小球或伴有明显坏死时，必须与 GPA 相鉴别。结节病极少累及肾小球。坏死性肉芽肿则应考虑肾结核或真菌感染的可能性，应行特殊染色进行鉴别。

## 病因 / 发病机制

结节病是一种病因不明的多系统肉芽肿性疾病，其病理特征是在受累器官中存在非干酪样肉芽肿，在肾中是一种排他性的诊断。肉芽肿被认为有自身免疫性病因，但其发病机制尚不清楚。

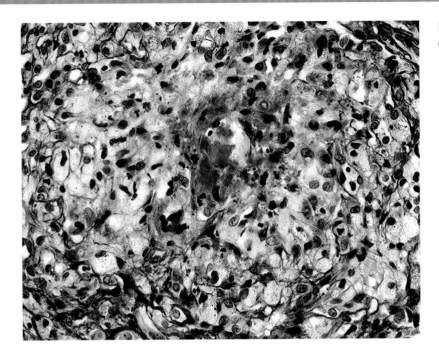

图 5.50　结节病。肉芽肿中心可见坏死（Jones 银染色，×400）

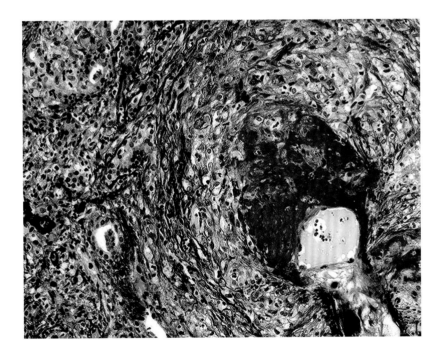

图 5.51　结节病。当肉芽肿相互融合并出现坏死时，要与肉芽肿性多血管炎（GPA，也叫韦格纳肉芽肿）鉴别（Jones 银染色，×200）

## 结节病的诊断要点

- 非坏死性肉芽肿性炎。

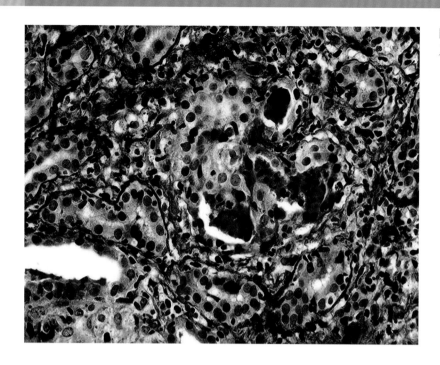

图 5.52　结节病。肉芽肿形成过程中可累及肾小球（Jones 银染色，×400）

### 结节病的鉴别诊断

- 非坏死性肉芽肿可能存在于药物反应中，但通常数量不多，常伴有嗜酸性粒细胞浸润。
- 出现肾小球坏死性病变应考虑寡免疫性坏死性新月体肾炎，甚或是抗 GBM 肾小球肾炎。新月体是其典型病变，而结节病时无新月体形成。
- 结核性或真菌感染引起的坏死性肉芽肿可用特殊染色予以鉴别。

### 选读

Bagnasco, S.M., Gottipati, S., Kraus, E., et al., 2014. Sarcoidosis in native and transplanted kidneys: incidence, pathologic findings, and clinical course. PLoS One 9, e110778.

Joss, N., Morris, S., Young, B., et al., 2007. Granulomatous interstitial nephritis. Clinical Journal of the American Society of Nephrology 2, 222-230.

Mahevas, M., Lescure, F.X., Boffa, J.J., et al., 2009. Renal sarcoidosis: clinical, laboratory, and histologic presentation and outcome in 47 patients. Medicine (Baltimore) 88, 98-106.

# 急性肾损伤 / 急性肾小管坏死

急性肾损伤综合征是行肾活检检查的一个常见指征，以前称为**急性肾衰竭**。急性肾损伤（acute kidney injury）临床表现为肾功能突然丧失，通常以少尿和迅速进展的氮质血症为特征。也有部分急性肾损伤可能不会出现少尿，甚至可能是多尿。肾功能的快速减退可能是由于肾外原因（如梗阻）或肾本身的疾病（包括血栓性微血管病和严重的肾小球疾病）引起。

急性肾损伤 / 急性肾小管坏死（acute tubular necrosis；后者又称**急性肾小管损伤**）临床过程分为初发期、进展期、维持期和修复期。急性肾损伤 / 急性肾小管坏死多由低血容量和（或）低血压引起，炎症反应可进一步加重肾小管损伤。高达 25% 的急性肾损伤 / 急性肾小管坏死的患者不完全可逆。每个阶段的持续时间个体差异很大，特别是维持期和恢复期，取决于先前存在的肾病、个体血容量和电解质状态、起始阶段的长短和严重程度、药物治疗，以及是否有其他可以改变肾灌注的因素，如血管紧张素拮抗治疗和利尿剂。从疾病初发到恢复，时间可能从几周到几个月不等。无论是在社区还是住院治疗的多器官衰竭患者中，低血压和低血容量都是急性肾损伤 / 急性肾小管坏死的最常见原因。当自我调节功能受损时，肾对中度低灌注的耐受最差。多见于老年患者或动脉粥样硬化、高血压、糖尿病或早期慢性肾病患者（这些患者存在动脉和小动脉肾硬化），以及正在接受血管紧张素受体阻滞剂或血管紧张素转化酶抑制剂治疗的患者。

## 缺血性急性肾小管损伤

　　组织学图像随导致急性肾衰竭的病变进程不同而有所变化。肾小管上皮损伤的早期征象包括肾小管扩张、近端小管刷状缘消失和细胞膜顶部泡状突起，特别是在近端小管的 S3 段。继而会出现单个细胞坏死，基底膜裸露，上皮细胞脱落，肾小管腔内出现坏死碎片（图 5.53～5.59）。远端肾单位中可见到透明管型、颗粒管型和色素样管型。这些管型中含有 Tamm-Horsfall 蛋白，PAS 染色阳性。在溶血或肌肉损伤后发生的急性肾小管坏死，可出现色素性血红蛋白或肌红蛋白管型。在无明显坏死的肾小管中，管腔常常扩张，内衬扁平的上皮细胞，称为**小管简化**（tubular simplification）（图 5.60～5.62）。PAS 染色可见近端小管的刷状缘变薄或缺失（图 5.63）。间质水肿明显。随着病变进展，可见伴有核分裂象的肾小管上皮再生现象。间质轻度炎细胞浸润，浸润的炎细胞包括少量淋巴细胞、巨噬细胞、中性粒细胞，有时会出现嗜酸性粒细胞。病变晚期，缺血性急性肾小管损伤与急性肾小管间质性肾炎改变相似，不易区分。一般情况下，急性肾小管损伤常无明显炎细胞浸润。

　　在评判急性肾损伤患者的活检组织时，须牢记不要马上将病因认定为急性肾小管损伤。如无明显的急性肾小管损伤证据，则必须仔细寻找包括肾小球疾病在内的其他潜在可能，如微小病变型肾小球肾炎引起的肾病综合征也可表现出少尿的症状，但这是由于大量蛋白尿引起的细胞外液增多继发低血容量所致。

　　电镜对大多数肾小管间质病变诊断价值不明显，但有助于评估缺血和中毒型急性肾小管损伤

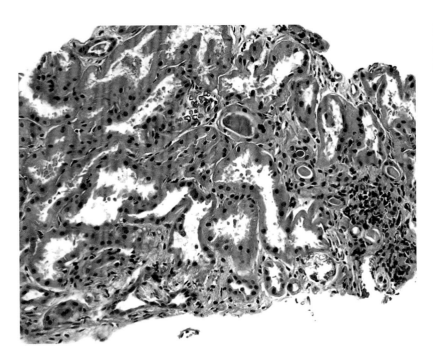

**图 5.53**　急性肾小管损伤。肾小管扩张，间质水肿，近端小管刷状缘缺失，细胞膜顶部呈泡状向管腔内突起（H&E 染色，×100）

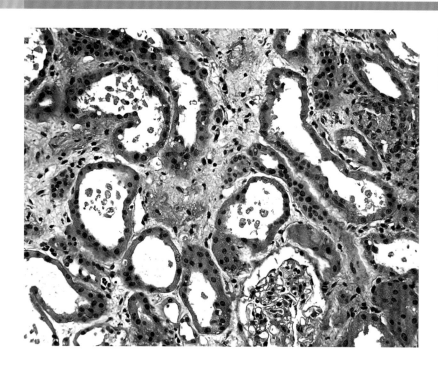

图 5.54　急性肾小管损伤。肾小管管腔内可见细胞碎片，肾小管上皮扁平，核消失，可见明显的间质改变，偶见炎细胞浸润（H&E 染色，×200）

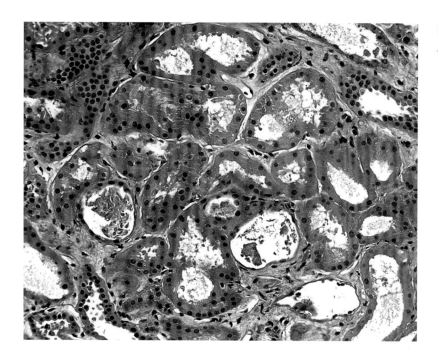

图 5.55　急性肾小管损伤。肾小管上皮局灶钙化，伴有基底膜裸露（H&E 染色，×200）

后肾小管上皮的改变（图 5.64～5.66）。缺血性急性肾小管损伤显示出不同的细胞病理变化，包括刷状缘的消失、细胞膜顶部泡状突起、顶膜泡突入肾小管腔内、细胞质内线粒体嵴高度肿胀、单个细胞凋亡（如细胞膜皱缩、核碎裂）以及包括坏死在内的各种变质性改变。电镜有助于确诊那些诊断不清或可疑其他病因的病例。

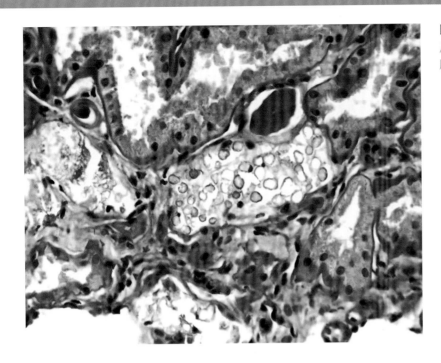

图 5.56　急性肾小管损伤。扁平的新生上皮细胞沿基底膜生长，有时可见到上皮细胞的钙化灶（H&E 染色，×400）

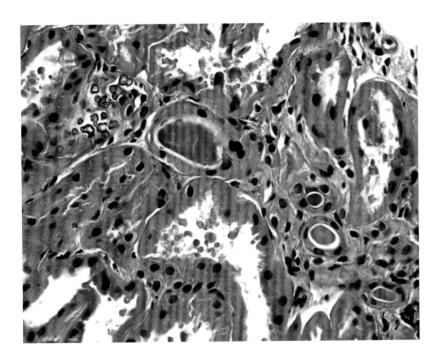

图 5.57　急性肾小管损伤。远端小管中出现由 Tamm-Horsfall 蛋白构成的蛋白质管型（H&E 染色，×400）

## 急性磷酸盐肾病

近来发现在使用磷酸钠泻药做肠道准备进行结肠镜检查后，部分老年患者可出现缺血性急性肾损伤。"急性磷酸盐肾病"（acute phosphate nephropathy）是一种临床病理现象，表现为口服磷酸钠泻药准备进行结肠镜检查或肠道手术的患者出现急性肾损伤的症状。认识到这一严重的不良后果后，目前已禁止使用磷酸盐泻药做肠道准备，因而本病已基本消除。急性肾损伤常发生于

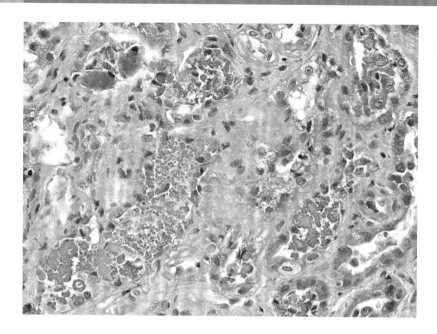

图 5.58　急性肾小管坏死。肾小管内充满细胞碎片和坏死上皮，这些可形成营养不良性钙化灶（H&E 染色，×400）

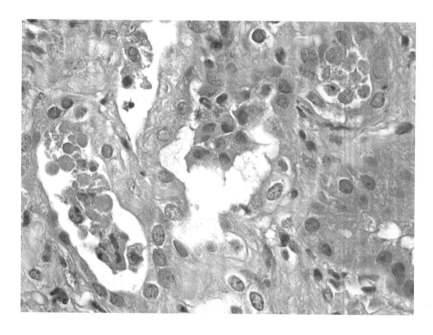

图 5.59　急性肾小管坏死。脱落的上皮细胞形成管型，并可被冲刷入尿液中（H&E 染色，×400）

老年女性患者，通常伴有肾的基础病变，如高血压和（或）糖尿病。改变肾灌注药物的预先使用，包括血管紧张素转换酶抑制剂、血管紧张素受体阻滞剂、非甾体抗炎药和利尿剂，尤其当患者因肠道准备不足或在治疗期间出现低血压时，容易导致急性肾损伤。其他危险因素包括肠梗阻或活

动性结肠炎，口服磷酸钠通便也可引起急性磷酸盐肾病。有学者认为，长期低剂量口服磷酸钠制剂治疗慢性便秘还可能导致肾钙质沉着症和慢性肾小管间质疾病。

　　如前所述，在急性期进行的活检具有典型的缺血性急性肾损伤的肾小管上皮改变，其显著特

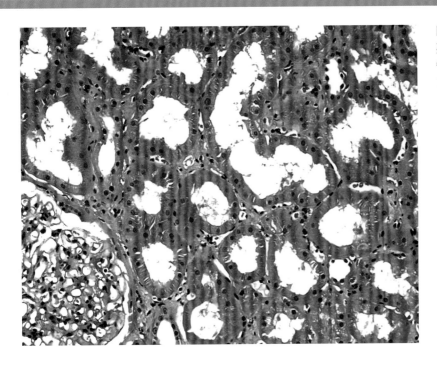

图 5.60 急性肾小管损伤。未见明显坏死，最主要的表现是近端小管结构消失，管腔扩张，上皮细胞变扁平（H&E 染色，×200）

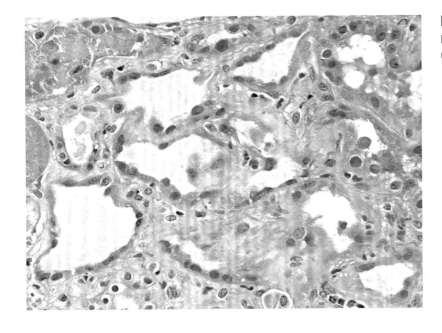

图 5.61 急性肾小管损伤。损伤的肾小管内混合了衰减、凋亡和再生的上皮细胞（H&E 染色，×400）

征是坏死肾小管中广泛的磷酸钙沉积（图 5.67 和 5.68）。在含有 10 个或 10 个以上肾小球的活检标本中，可以识别出 30 个以上的钙化性病变，这有别于缺血性急性肾损伤和急性肾小管间质性肾炎中偶见的营养不良性肾小管钙化。钙化可出现在坏死的肾小管上皮细胞，也可出现在脱落的上皮细胞表面，表面钙化表现为肾小管腔内的同心圆状结晶（图 5.69 和 5.70）。这些晶体无极性，H&E 染色呈紫色，von Kossa 染色呈磷酸盐阳性（图 5.71）。不伴钙化的肾小管在急性肾衰竭的早期表现为不同程度的上皮损伤，在疾病的后期表现为肾小管萎缩（图 5.72）。由于急性肾损伤通常是

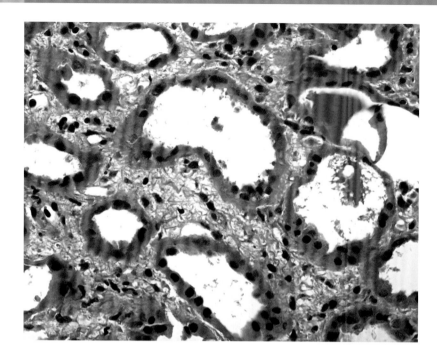

图 5.62 急性肾小管损伤。高倍镜图像显示间质水肿，上皮细胞扁平，偶见细胞核消失（H&E 染色，×400）

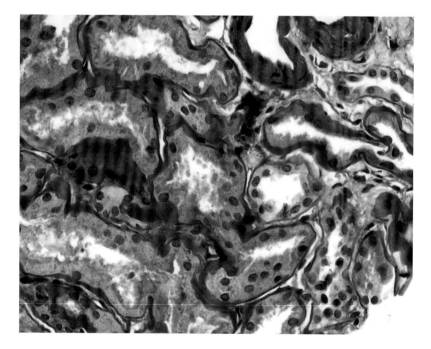

图 5.63 急性肾小管损伤。PAS 染色显示刷状缘消失和细胞顶端泡状突起（PAS，×400）

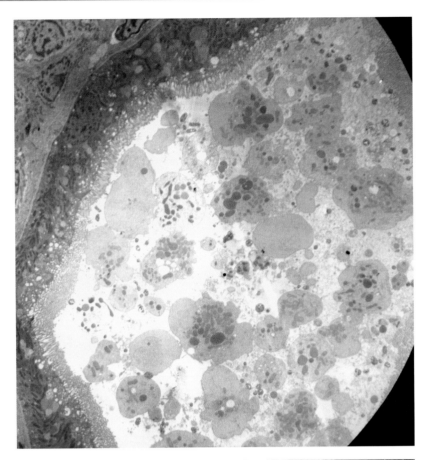

图 5.64 急性肾小管损伤。电镜显示肾小管管腔内充满上皮细胞碎片（透射电镜，×2000）

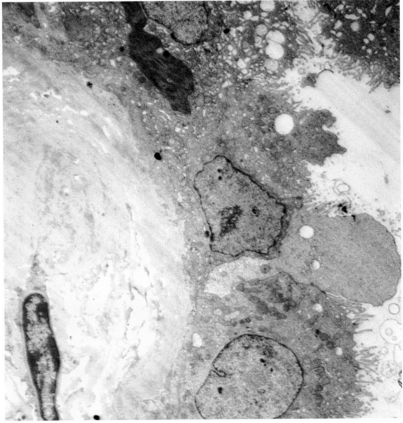

图 5.65 急性肾小管损伤。高倍图像显示伴随顶端泡状突起的发展，近端小管刷状缘局灶性缺失（透射电镜，×4000）

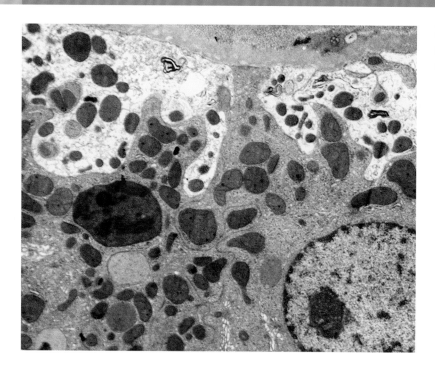

图 5.66　毒性急性肾小管损伤。可见明显的细胞内水肿、邻近细胞固缩等亚致死性损伤（透射电镜，×8000）

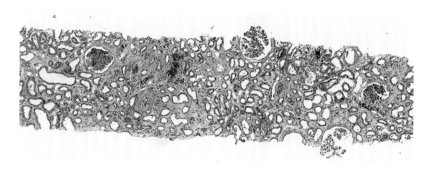

图 5.67　急性磷酸盐肾病。活检显示约 25% 的非萎缩性肾小管出现广泛钙化（H&E 染色，×100）

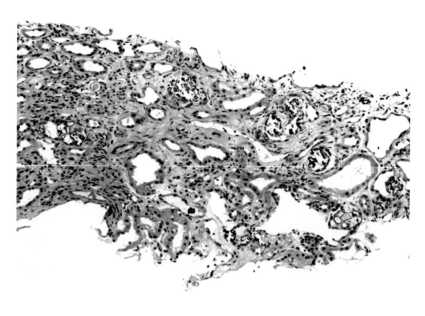

图 5.68　急性磷酸盐肾病。高倍镜图像显示密集的伴有上皮钙化的肾小管（H&E 染色，×200）

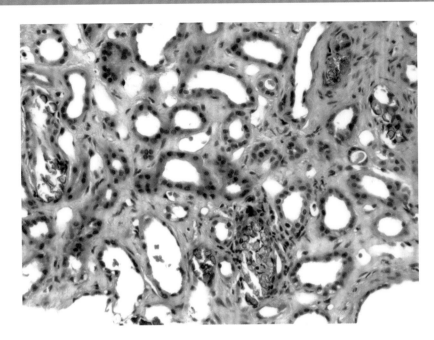

图 5.69　急性磷酸盐肾病。钙化可以无定形或呈泡状结构（H&E 染色，×400）

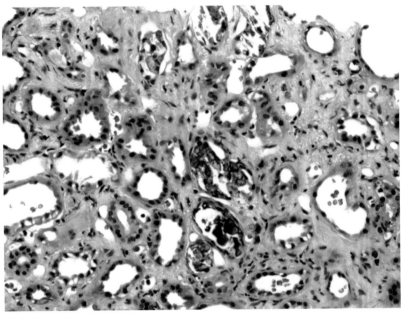

图 5.70　急性磷酸盐肾病。钙化始于坏死上皮的营养不良性钙化（H&E 染色，×400）

由大剂量摄入磷酸钠而导致血清磷酸盐暂时升高引起的，因此尿大分子的保护作用被消除，促进了坏死、凋亡和亚致死性损伤的肾小管上皮细胞营养不良性钙化的发生。虽然营养不良性钙化常发生在缺血性和中毒性急性肾损伤，并常见于同种异体移植，但钙化的程度一般不那么广泛。对结肠镜检查后出现慢性肾脏病的患者进行肾活检，发现与肾小管钙化相关的间质纤维化和肾小管萎缩无特异性改变。

### 病因 / 发病机制

使用泻药会导致水和电解质的流失，引起低血容量和电解质紊乱，导致急性肾损伤。使用磷酸盐泻药出现血清磷酸盐暂时升高会导致低血容量和肾低灌注，从而导致滤液中磷酸盐过多和磷酸钙沉淀。

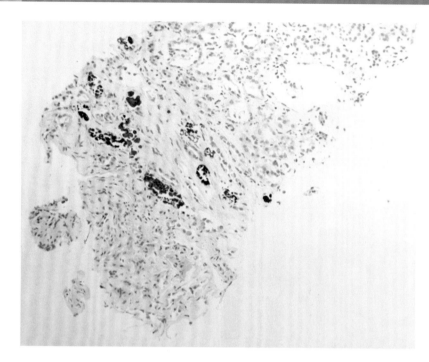

图 5.71 急性磷酸盐肾病。von Kossa 染色显示钙化成分为磷酸钙（von-Kossa 染色，×200）

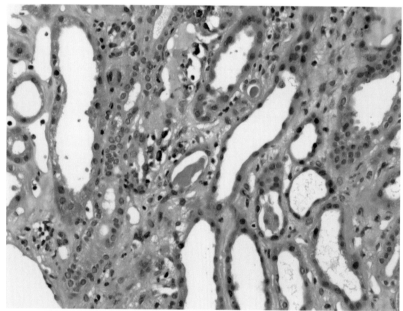

图 5.72 急性磷酸盐肾病。急性期，非钙化肾小管可见广泛肾小管损伤（H&E 染色，×400）

## 选读

Markowitz，G.S.，Perazella，M.A.，2009. Acute phosphate nephropathy. Kidney International 76，1027-1034.

## 肾毒性急性肾小管坏死

　　肾毒性急性肾小管坏死（nephrotoxic acute tubular necrosis）临床表现与缺血性急性肾小管损伤相似，即出现突发的急性肾损伤。但部分情况下特别是工业暴露时，发病可能较为隐匿，患者无少尿，而是表现为多尿性肾功能不全。

　　组织学上，严重的中毒性急性肾小管损伤表现为弥漫性肾小管上皮细胞坏死，与缺血性肾小管损伤相比，坏死更为均匀一致和广泛，几乎累及所有肾单位（图 5.73）。通常近端小管受累最重，坏死细胞从基底膜脱落，肾小管管腔内充满细胞碎片。坏死物质迅速发生局灶钙化，在 1～2 天内即可观察到。随着病变的发展，最初再生的肾小管上皮细胞呈扁平状，几天后呈立方状，而后为柱状，最终形成正常的近端小管结构。另外，不同毒素引起的肾小管上皮细胞的变化是不同的。

如烷基化剂异环磷酰胺（ifosfamide）引起的毒性损伤除广泛的细胞坏死外，还可出现核异形（图 5.74 和 5.75）。在急性铅中毒时，可看到深染的核内包涵体（图 5.76），而极性分布的鞘状草酸盐晶体与乙二醇肾毒性相关。在氨基糖苷类肾中毒时，

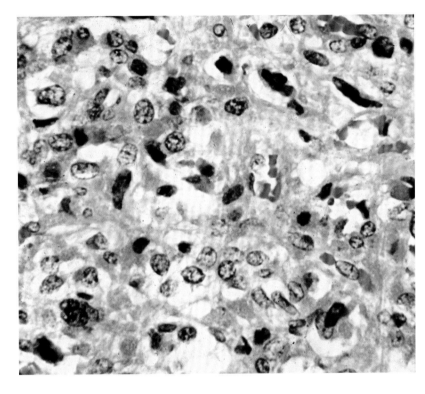

图 5.73　中毒性急性肾小管坏死。细胞坏死，可见核异形的再生上皮细胞（H&E 染色，×400）

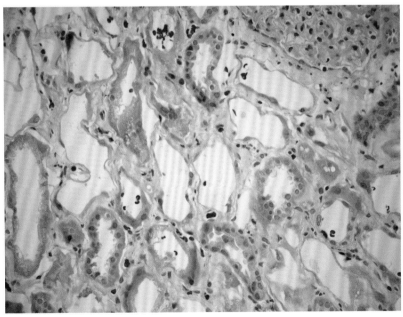

图 5.74　中毒性急性肾小管坏死。烷化剂与严重肾小管坏死相关，伴有基底膜剥裸，残余上皮因去分化而变扁平（H&E 染色，×200）

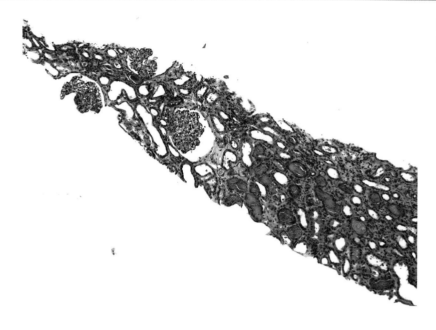

图 5.75　华法林肾病。红细胞和红细胞管型在髓质远端肾单位最为明显（H&E 染色，×100）

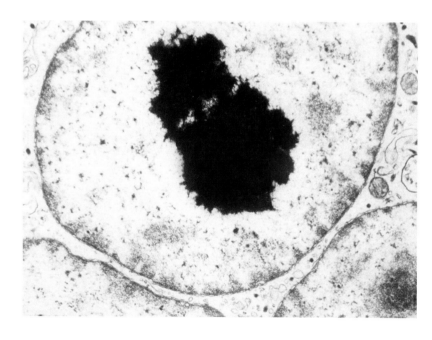

图 5.76　铅中毒性肾病。上皮细胞核内含有由铅-金属硫蛋白复合物构成的致密小体（透射电镜，×12 000）

电镜下可见溶酶体髓鞘样小体（图 5.77）。胺碘酮（amiodarone）中毒的特点是出现非典型线粒体（图 5.78）。横纹肌溶解症（rhabdomyolysis）患者肾小管内的肌红蛋白管型（myoglobin cast）直接导致急性肾小管损伤（图 5.79 和 5.80）。免疫组化染色可明确诊断（图 5.81）。在严重的肝衰竭和胆红素水平＞10 mg/dl 的患者中，急性肾损伤可能由所谓的胆汁性肾病引起，特征是肾小管中出现淡绿色或棕色胆红素管型（bilirubin cast）（图 5.82 和 5.83）。这些特殊管型，以及急性溶血性损伤时出现的血红蛋白管型（hemoglobin cast），注意不要与 Tamm-Horsfall 蛋白管型或淋巴管阻塞时出现的淋巴管管型（lymph vessel cast）相混淆（图 5.84）。

渗透性肾病（osmotic nephrosis）是一种独特的毒性肾小管损伤（图 5.85），近端小管出现明显

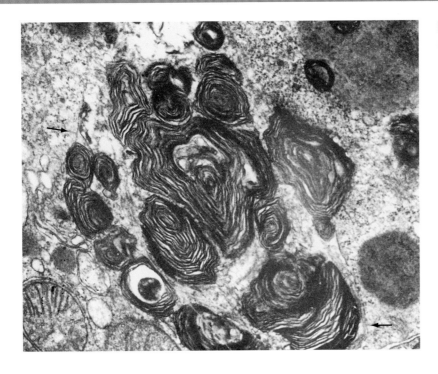

图 5.77　氨基糖苷类中毒性肾病。细胞内可见髓样小体（箭头）（透射电镜，×12 000）

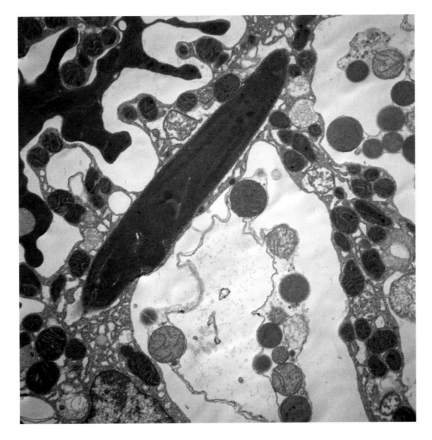

图 5.78　急性肾小管坏死。胺碘酮中毒的特点是出现非典型线粒体（透射电镜，×8000）

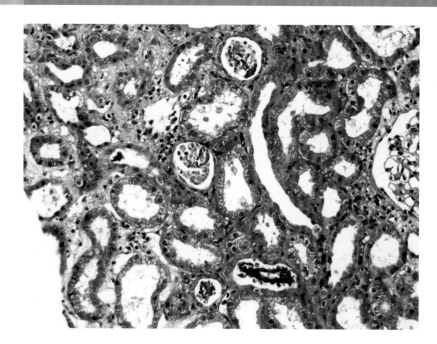

图 5.79 肌红蛋白管型。在横纹肌溶解症引起的急性肾小管损伤中，肾小管腔内可见肌红蛋白管型，管型呈粗大颗粒状，略带红棕色，伴肾小管急性损伤（H&E 染色，×100）

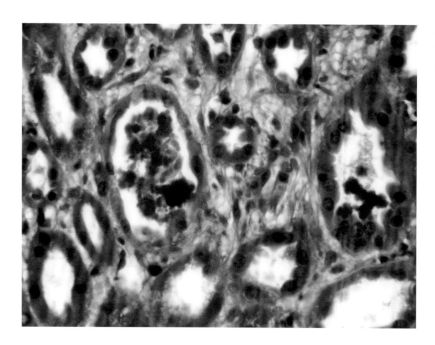

图 5.80 肌红蛋白管型。肾小管内可见颗粒状红棕色管型，伴有肾小管损伤，损伤的肾小管上皮扁平，周围可见轻度水肿及早期间质纤维化（H&E 染色，×400）

的空泡化和肿胀。它可以由许多不同的化合物诱导，包括静脉造影剂；糖类，包括葡萄糖、甘露醇和蔗糖；血浆膨胀剂，如羟乙基淀粉和右旋糖酐。最近，麦芽糖静脉注射用免疫球蛋白也已被列入致病药物名单（图 5.86）。

遗传性和后天性溶血原因，包括输血反应，均可导致血红蛋白尿性急性肾衰竭，为血红蛋白的肾小管毒性作用和血红蛋白管型阻塞肾小管联合所致。表现为肾小管上皮扁平，管腔被血红蛋白管型和发生溶血的红细胞碎片阻塞（图 5.87～5.89）。

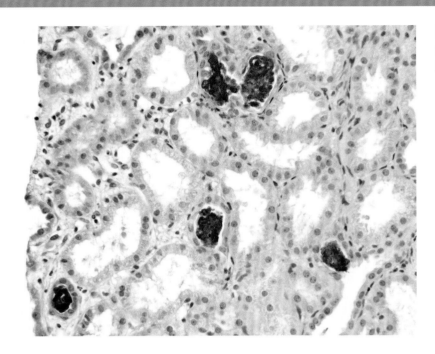

图 5.81　肌红蛋白管型。免疫组织化学染色，特异性显示红棕色管型由肌红蛋白组成（抗肌红蛋白抗体染色，×200）

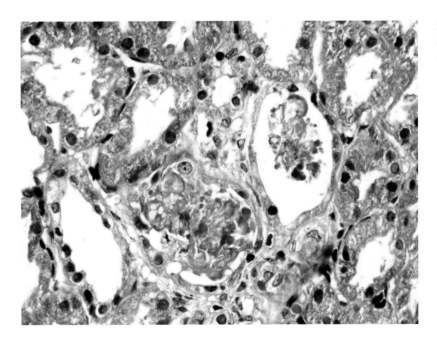

图 5.82　胆红素管型。胆红素管型呈褐色，略带绿色，伴有肾小管损伤，表现为肾小管上皮扁平（H&E 染色，×200）

### 病因／发病机制

急性肾损伤的肾性原因包括重度急性肾小球肾炎、血管炎、血栓性微血管病、恶性高血压，以及急性肾小管间质性肾炎和传统的**急性肾小管坏死**。尽管"坏死"一词可显示出与其他肾性病因的区别，但光镜下并不总能观察到此类肾小管上皮损伤，因此目前广泛使用的是"**急性肾小管损伤**"一词。急性肾小管损伤一般分为缺血后急性肾小管损伤和肾毒性急性肾小管损伤两大类。缺血引起的细胞损伤形态学改变常不明显，而中

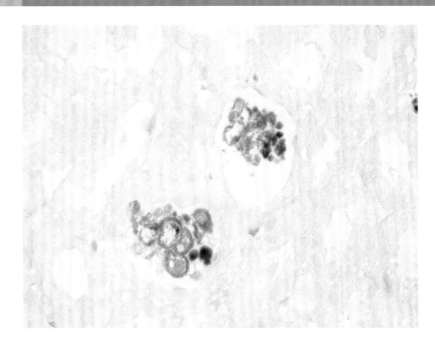

图 5.83　胆红素管型。应用针对胆红素的特殊染色显示胆红素管型呈明显的绿色（Hall 染色，×200）

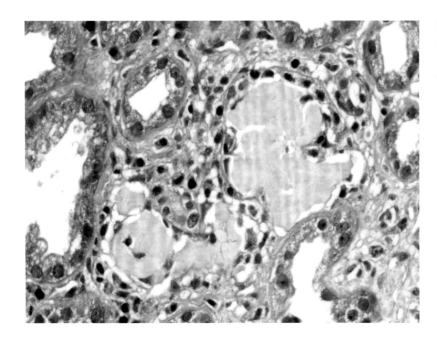

图 5.84　淋巴管管型。当淋巴管流出受阻时，淋巴液可回流并进入肾小管管腔。这些淋巴管管型呈淡染球形、表面被覆淋巴管内皮（H&E 染色，×400）

毒引起的细胞损伤更明显。此外，两种肾小管损伤的模式也不相同。缺血性肾小管损伤时，肾小管损害是片状的，通常影响近曲小管直段相当短的片段和 Henle 袢的升支部分局灶区域。缺血在其发病机制中起着重要作用。毒性肾小管损伤中，近曲小管的损伤更为广泛，所累及的节段可随特定毒素而变化。其远端肾小管损伤少见，即便有也比缺血性急性肾小管坏死范围小且更不一致。肾毒性急性肾小管损伤多为工业事故、意外或有意摄入毒素所致，但实际肾活检中发现许多药物因素也是肾毒性的常见原因，如氨基糖苷类抗生素（aminogly-coside antibiotics）、抗肿瘤药物如顺铂和烷化剂等，在草药治疗中发现的植物毒素也可能与肾上皮损伤有关。

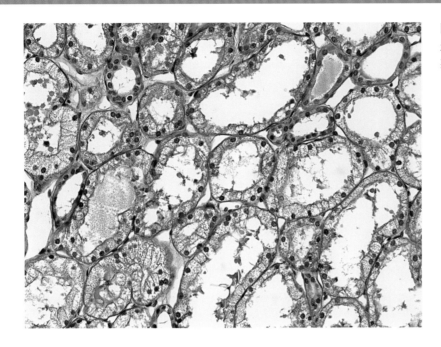

图 5.85　急性肾小管损伤伴渗透性肾病。近端小管有明显的空泡化和肿胀（H&E 染色，×400）

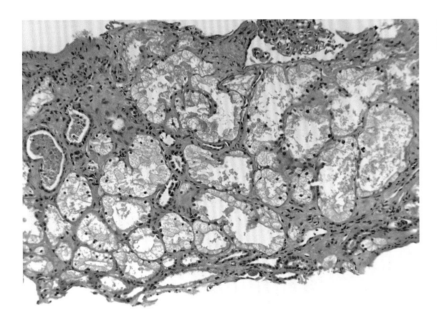

图 5.86　急性肾小管损伤。本例由静脉注射免疫球蛋白引起（H&E 染色，×200）

## 急性肾小管损伤的诊断要点

- 缺血性：主要位于近曲小管，肾小管上皮细胞扁平、再生。
- 中毒性：坏死明显，损伤更为广泛，不同病因导致不同病理改变。

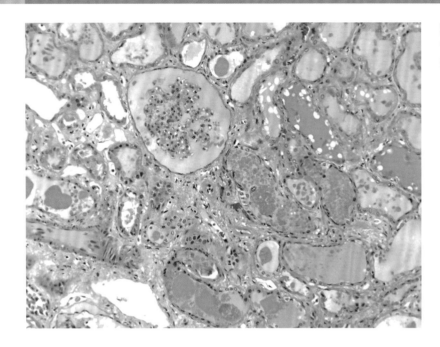

图 5.87  血红蛋白尿性急性肾衰竭。肾小管上皮扁平，管腔被血红蛋白管型和溶血性红细胞碎片阻塞。（H&E 染色，×200）

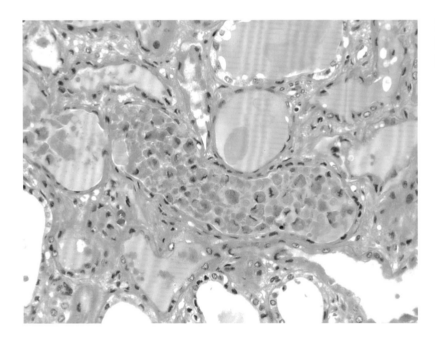

图 5.88  血红蛋白尿性急性肾衰竭。高倍图像显示溶解的网织红细胞形成阻塞性管型（H&E 染色，×400）

## 急性肾小管损伤的鉴别诊断

- 梗阻也可导致肾小管扩张、上皮细胞扁平，但刷状缘依然存在，并可见肾小球鲍曼囊腔扩张。注意寻找具体的诱发因素，如结晶体等。

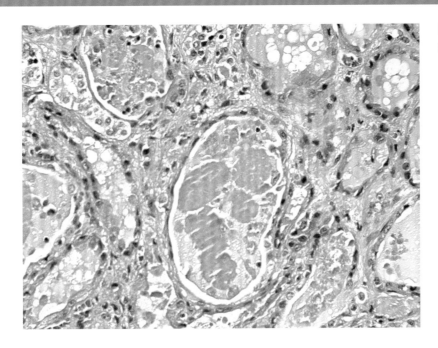

图 5.89　血红蛋白尿性急性肾衰竭。血红蛋白管型呈现裂隙样外观（H&E 染色，×400）

## 选读

Perazella，M.A.，Izzedine，H.，2015. New drug toxicities in the onco-nephrology world. Kidney International 87，909-917.

Perazella，M.A.，Luciano，R.L.，2015. Review of select causes of drug-induced AKI. Expert Review of Clinical Pharmacology 8，367-371.

## 华法林诱导的急性肾损伤 / 抗凝剂相关肾病

口服抗凝剂，特别是过度抗凝治疗后，引起一种主要的潜在肾并发症，这种急性肾损伤称为**抗凝剂相关肾病**（anticoagulant-related nephropathy，ARN）。应用华法林引起的 ARN，称为**华法林相关性肾病**（warfarin-related nephropathy）。目前报道的肾小球出血引起的急性肾损伤，其国际标准化比值（international normalized ratios，INR）通常在 3～9 之间。伴有慢性肾病的患者，包括糖尿病肾病、高血压和心力衰竭者，发生 ARN 的风险较高。同时服用阿司匹林的患者，以及存在遗传多态性从而导致华法林代谢障碍的患者也会增加 ARN 患病风险。可抑制凝血酶或 X a 因子的新型抗凝剂如达比加群（dabigatran）等也存在致病风险。活检病理表现为肾小球出血、阻塞性红细胞管型和血红素诱导的自由基导致的继发性肾小管损伤（图 5.75 和 5.90）。

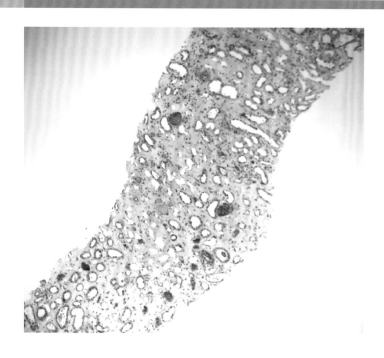

图5.90 华法林相关性肾病。髓质内见红细胞管型（H&E染色，×100）

## 选读

Krishna，V.N.，Warnock，D.G.，Saxena，N.，2015. Oral anticoagulants and risk of nephropathy. Drug Safety 38，527-533.

# 重金属肾病（铅和镉肾病）

重金属可导致肾上皮细胞的剂量依赖性毒性坏死很早已被认识。因为肾是人体的主要排泄器官，是排泄各种进入机体毒素的主要途径，毒物易于对肾和泌尿道造成损害。急性肾中毒的临床表现与缺血性肾小管坏死相同。慢性肾毒性在发病和临床表现方面更加隐匿。其表现可与其他原发性肾病类似，表现为轻微的肾功能异常或系统性肾损伤，包括高血压和逐渐进展的肾衰竭。长期慢性接触铅、汞、镉、铂、金、锂、银、铜和铁与慢性非特异性间质性肾炎的发生有关。重金属肾病（heavy metal nephropathy）的组织学表现为近端肾小管损伤，伴金属-金属硫蛋白复合物的核内包涵体形成（见图5.76）。

### 病因/发病机制

其发病机制与滤过的铅或镉在近端小管的重吸收有关，之后伴随有近端小管细胞中金属硫蛋白集聚。肾小管细胞可合成金属硫蛋白，结合并解毒重金属离子。当重吸收的毒素超过其解毒能力时，肾小管损伤并引起间质炎症和纤维化。

## 选读

Abuelo，J.，2007. Normotensive ischemic acute renal failure. New England Journal of Medicine 357，797-805.

Bennett，W.M.，1985. Lead nephropathy. Kidney International 28，212-220.

Bohle，A.J.J.，Meyer，D.，Schubert，G.E.，1976. Morphology of acute renal failure：comparative data from biopsy and autopsy. Kidney International Supplement 6，S9-S16.

Dickenmann，M.，Oettl，T.，Mihatsch，M.，2008. Osmotic nephrosis：acute kidney injury with accumulation of proximal tubular lysosomes due to administration of exogenous solutes. American Journal of Kidney Diseases 51，491-503.

Humes，H.，1988. Aminoglycoside nephrotoxicity. Kidney International 33，900-911.

Moeckel，G.，Kashgarian，M.，Racusen，L.C.，2015. Ischemic and toxic acute tubular injury and other ischemic renal injuries. In：Jennette，J.C.，Olson，J.L.，Silva，F.G.，D'Agati，V.D.（Eds.），Heptinstall's Pathology of the Kidney，7th ed. Wolters Kluwer，Philadelphia，pp. 1167-1222.

## 镇痛剂肾病和肾乳头坏死

镇痛剂肾病（analgesic nephropathy）是一种慢性进行性疾病，临床表现各异，但其共同特点是夜尿和多尿。原因是伴有肾乳头坏死（papillary necrosis）的广泛髓质损伤导致了肾浓缩能力丧失（图 5.91）。由于肾活检很少穿刺到内髓质组织，因此通常很难通过间质纤维化和肾小管萎缩等相对非特异性的皮质改变去诊断该类疾病。但镇痛药肾病可见广泛的间质瘢痕，炎症细胞浸润较少，如果存在，通常是些小淋巴细胞（图 5.92～5.96）。可见广泛的肾小管萎缩。可见到继发性肾小球硬化，但通常情况下肾小球不受累，仅表现为因肾小管萎缩而相对集中。这些皮质改变是非特异性的，但若有乳头状坏死的影像学证据，可做出镇痛剂肾病的诊断。在鉴别诊断时要注意镰状细胞病和糖尿病也可能伴有乳头状坏死。

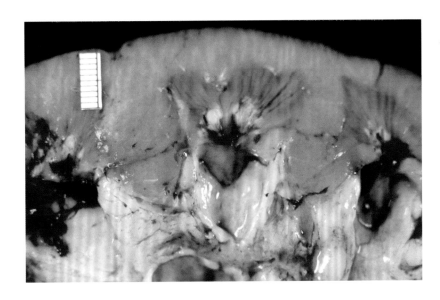

图 5.91 镇痛剂肾病。广泛的间质纤维化伴有肾乳头坏死

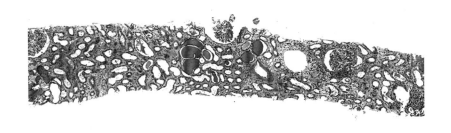

图 5.92 镇痛剂肾病常见明显的间质纤维化，间质炎细胞浸润相对较少。肾小管萎缩伴大量管型。肾小球通常不受累或呈硬化改变（H&E 染色，×50）

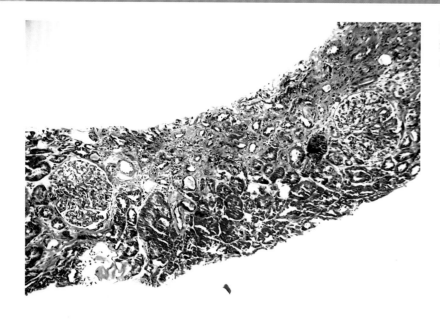

图 5.93　镇痛剂肾病。Masson 染色显示广泛的间质纤维化，伴有明显的肾小管萎缩（Masson 染色，×100）

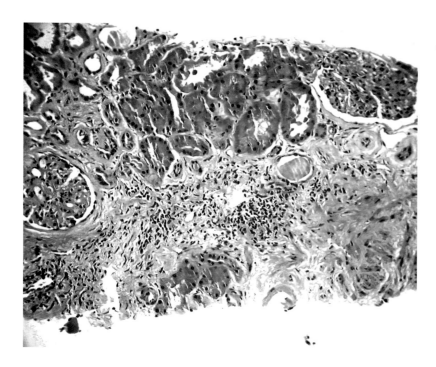

图 5.94　镇痛剂肾病。高倍镜显示非特异性淋巴细胞浸润（HPS，×200）

### 病因/发病机制

该病是一种特殊的慢性肾中毒，与滥用镇痛药（analgesic abuse）有关。很久以前人们就认识到长期过量使用镇痛药与慢性肾小管间质性肾炎所致的慢性肾衰竭有关。早期报道中，涉及该病的多为含有咖啡因和可待因的药物如非那西丁，但近来发现滥用一些常见的镇痛药，如对乙酰氨基酚和非类固醇抗炎药也可致其发生。

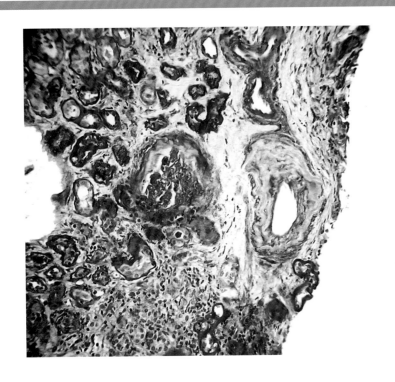

图 5.95　镇痛剂肾病。血管改变伴慢性间质性肾炎（PAS，×200）

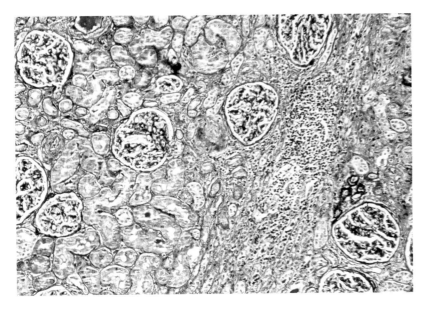

图 5.96　镇痛药肾病。三色染色显示弥漫性纤维化，肾小球形态正常（三色染色，×100）

## 慢性肾小管间质性肾炎的诊断要点

- 炎症、间质纤维化和肾小管萎缩与肾小球和（或）血管损伤不成比例。

注：必须寻找特定病因（见第 7 章）

## 选读

De Broe, M.E., Elseviers, M.M., 1998. Analgesic nephropathy. New England Journal of Medicine 338, 446-452.

Mihatsch, M.J., Khanlari, B., Brunner, F.P., 2006. Obituary to analgesic nephropathy—an autopsy study. Nephrology Dialysis Transplantation 21, 3139-3145.

## 轻链管型肾病和肾小管病

浆细胞病（plasma cell dyscrasias）肾损害表现为多种肾小球、肾小管和血管病变。蛋白管型在各种慢性间质性肾炎中很常见，但应注意多发性骨髓瘤（multiple myeloma，MM）相关管型肾病，因其管型具有独特组织学形态，且管型蛋白直接参与疾病的发生。约半数多发性骨髓瘤相关肾病的患者出现轻链管型肾病（light chain cast nephropathy，LCCN），或称为骨髓瘤管型肾病。其余多发性骨髓瘤相关肾病的患者通常为轻链沉积病或淀粉样变性，或在别处讨论的罕见复合性损伤。骨髓瘤管型肾病的管型由 Bence-Jones 蛋白（Bence-Jones protein）或轻链蛋白结合 Tamm-Horsfall 蛋白构成，管型呈弥漫性或局灶性分布在受累的远曲小管和集合管，常为骨折线样（裂隙样）或结晶样外观（图 5.97～5.99）。管型周围多见由浸润的巨噬细胞演变而来的多核巨细胞（图

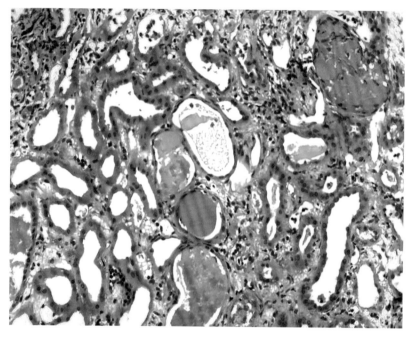

图 5.97 轻链管型肾病。肾小管扩张，充满蛋白管型，部分肾小管管腔被完全阻塞（H&E 染色，×200）

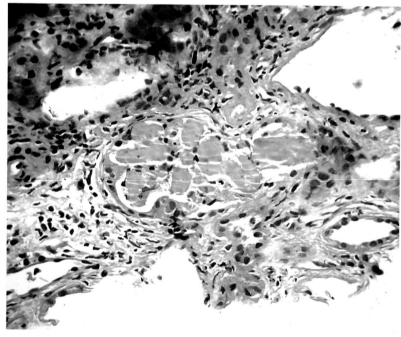

图 5.98 轻链管型肾病。管型呈裂隙状外观，伴周围细胞反应（H&E 染色，×400）

5.100～5.102），局灶可见肾小管破裂，急性多形核白细胞或肉芽肿样炎症可扩展至周围间质（图5.103）。近端小管的细胞质常含有大的蛋白质玻璃滴或针状包涵体（图5.104和5.105）。肾小管萎缩，间质纤维化和淋巴细胞浸润。因此，除了独特的管型和针对其产生的肉芽肿样反应外，病变与其他类型的慢性间质性肾炎很相像。免疫荧光显微镜对疑似LCCN的病例有帮助，κ或λ轻链的单克隆染色有助于确定诊断，但应注意的是，在证实的LCCN中，只有大约一半的管型呈单克隆阳性（图5.106）。因此，管型单克隆染色阴性不能作为排除LCCN的决定性证据。

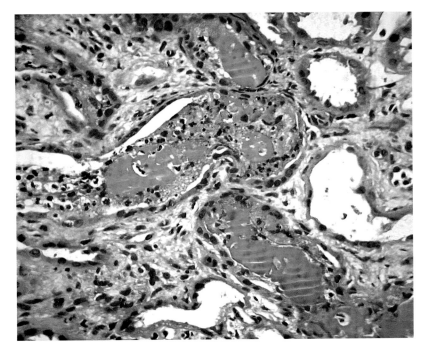

图 5.99　轻链管型肾病。可见肾小管上皮损伤和间质水肿（HPS，×400）

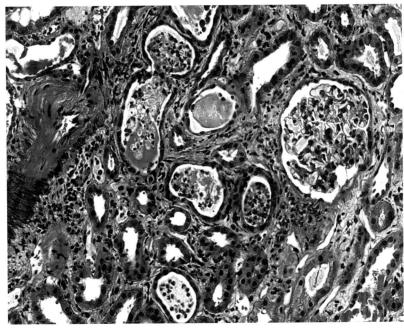

图 5.100　轻链管型肾病。管型周围围绕着由浸润的巨噬细胞转变来的多核巨细胞（三色染色，×200）

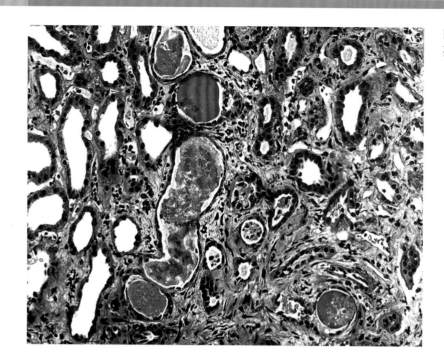

图 5.101　轻链管型肾病。可见肾小管坏死及间质炎症反应（三色染色，×200）

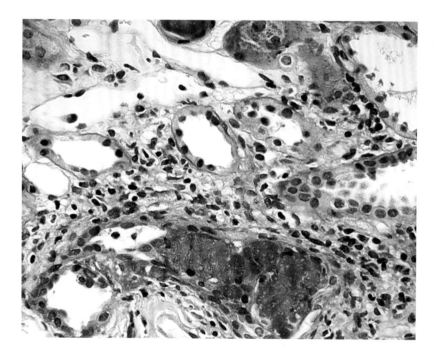

图 5.102　轻链管型肾病。Tamm-Horsfall 蛋白与轻链混合形成管型（PAS，×400）

　　轻链肾小管病（light chain tubulopathy）是比较少见的轻链病变形式。轻链具有肾小管毒性，可直接导致肾小管损伤和坏死。在某些情况下，轻链结晶（crystalline light chain）可积聚在小管上皮细胞内形成晶体，并可累及肾小球囊壁层上皮细胞。非晶体型轻链肾小管病，可出现吞噬溶酶体和（或）内吞液泡中轻链积聚，此类型较为少见。临床上，轻链肾小管病可表现为范科尼样肾小管酸中毒，是成人范科尼综合征（Fanconi syndrome）最常见的病因（图 5.107 和 5.108）。轻链肾小管病也可伴肾小

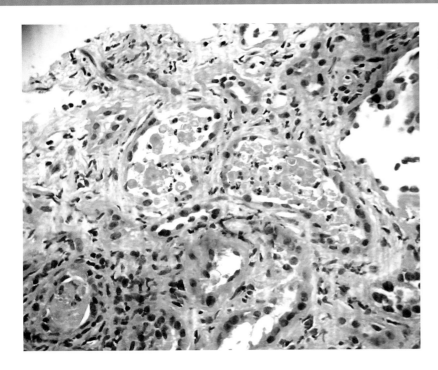

图 5.103　轻链管型肾病。碎裂的管型周围可见上皮细胞内的玻璃样物质（H&E 染色，×400）

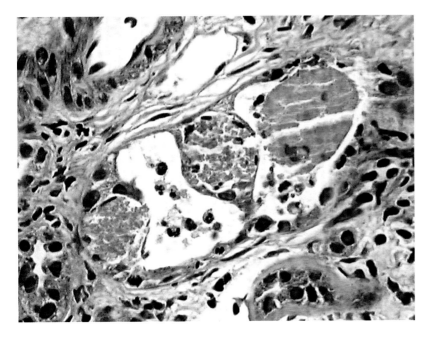

图 5.104　轻链管型肾病。管型周围的肾小管上皮细胞呈合胞体样增生（三色染色，×400）

管基底膜的轻链沉积病（图 5.109）。

　　电镜检查对诊断非常有意义，因为肾小管上皮和管型中可见特异的中等电子密度的细颗粒状物质成分，通常表现为晶体结构（图 5.110～5.114）。本病独特的管型及伴随的巨细胞

反应可明确诊断，无需太多鉴别诊断，但要注意包括 Waldenström 巨球蛋白血症（Waldenström macroglobulinemia）在内的其他形式的副蛋白血症可出现类似改变。LCCN 可能与其他单克隆轻链疾病同时存在，如淀粉样变性或轻链沉积病（见第 3

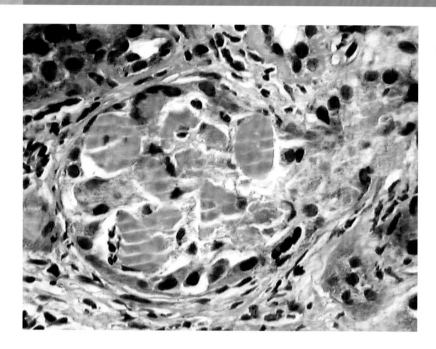

图 5.105　轻链管型肾病。肾小管中可见碎裂的管型并细胞反应，呈肉芽肿样改变（三色染色，×400）

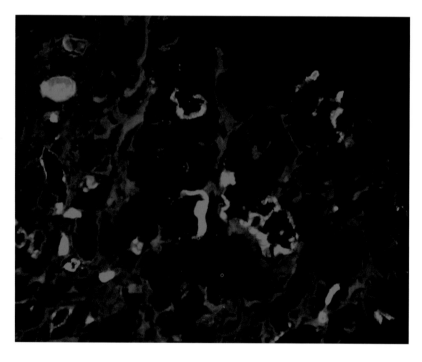

图 5.106　轻链管型肾病。免疫荧光显示管型物质呈 κ 或 λ 单克隆轻链染色阳性（抗 κ 染色，×200）

章"单克隆免疫球蛋白沉积病"）。

### 病因 / 发病机制

尿中轻链蛋白导致肾衰竭的机制尚不完全清楚。轻链沉积在肾小管内，并在远端小管和集合管内形成管型，管型含有 Tamm-Horsfall 黏蛋白，该蛋白由髓袢升支粗段的上皮细胞分泌，是所有管型的基质成分。阻塞性管型主要局限在远端肾单位，说明分泌的轻链蛋白需要与 Tamm-Horsfall 黏蛋白聚合。实验研究表明轻链具有肾小管毒性，这种毒性依赖于单个轻链与 Tamm-Horsfall 黏蛋白的结合潜力。

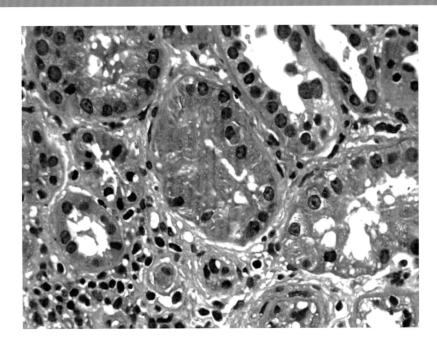

图 5.107 轻链肾小管病。肾小管上皮细胞内含有重吸收的轻链形成的结晶体（H&E 染色，×400）

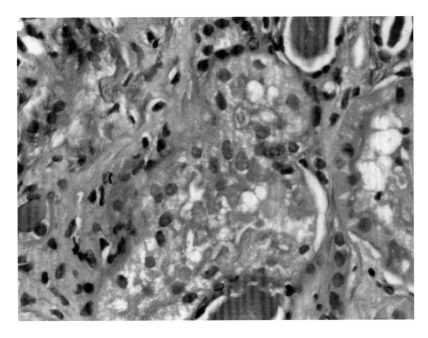

图 5.108 轻链肾小管病。肾小管也可呈颗粒状或空泡状改变（H&E 染色，×400）

### 轻链管型肾病的诊断要点

- 成角的骨折线样（裂隙样）管型伴多核巨细胞反应。
- 慢性间质性肾炎。
- 免疫荧光示管型可呈单克隆阳性。

注：在急性期，管型可能更不规则，无一定形态，可能伴有较明显急性炎症反应，需与急性肾盂肾炎鉴别（如上文）。

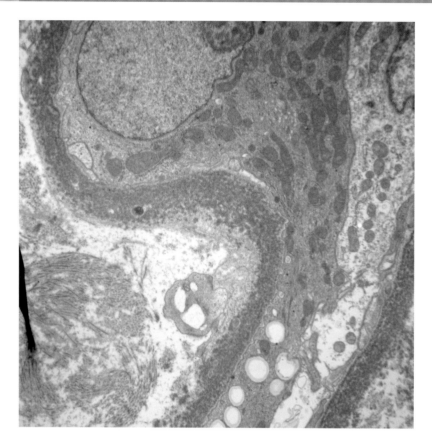

图 5.109 轻链肾小管病。电镜下可见轻链蛋白在肾小管基底膜内颗粒样沉积（透射电镜，×5000）

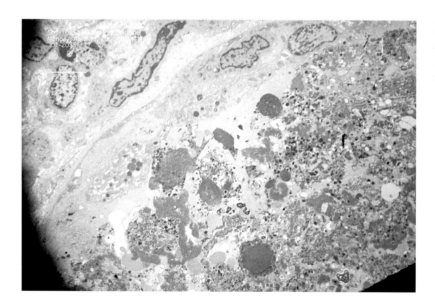

图 5.110 轻链管型肾病。电子显微镜显示肾小管被均一致密的管型物质、细胞碎片和细胞碎屑组成的混合物所阻塞（透射电镜，×2000）

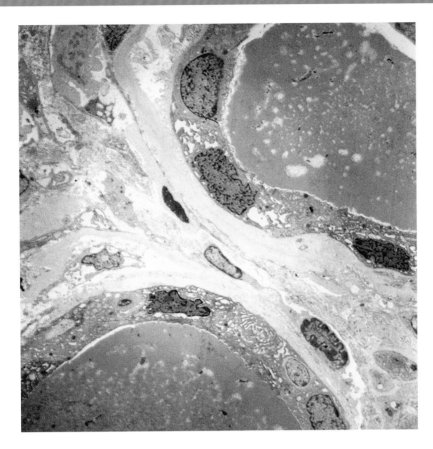

图 5.111　轻链管型肾病。电镜下，其他类型的管型形态相对更为均一致密，而轻链管型较不均一，且密度较低（透射电镜，×2000）

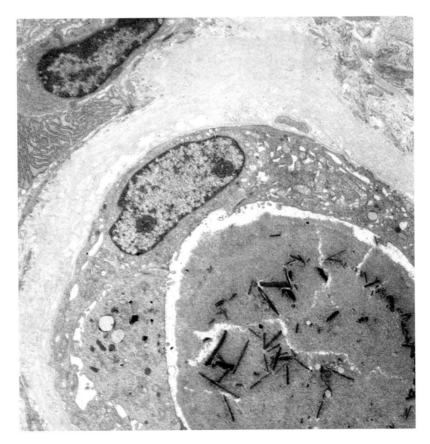

图 5.112　轻链管型肾病。一些管型含有被蛋白样物质围绕的致密结晶体物质（透射电镜，×4000）

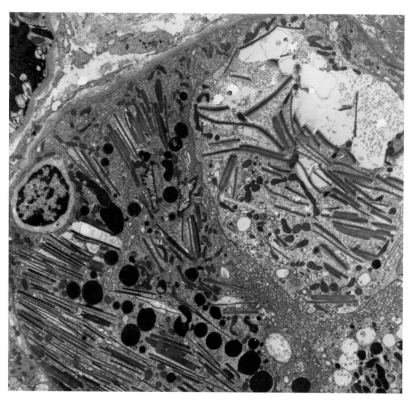

图 5.113　轻链肾小管病。肾小管上皮细胞内可见结晶体（透射电镜，×4000）

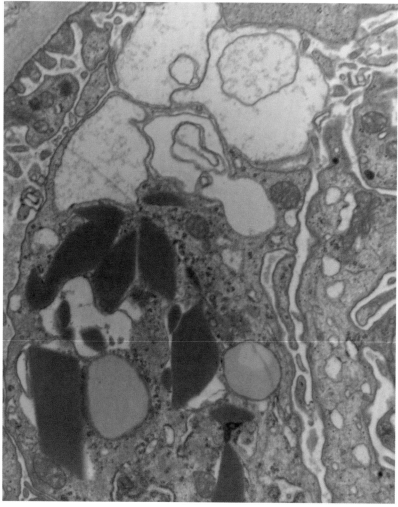

图 5.114　轻链肾小管病。有时晶体物质出现于足细胞中（透射电镜，×4000）

## 选读

Herrera，G.A.，2014. Proximal tubulopathies associated with monoclonal light chains：the spectrum of clinicopathologic manifestations and molecular pathogenesis. Archives of Pathology & Laboratory Medicine 138，1365-1380.

Stokes，M.B.，Valeri，A.M.，Herlitz，L.，et al.，2016. Light chain proximal tubulopathy：clinical and pathologic characteristics in the modern treatment era. Journal of the American Society of Nephrology 27，1555-1565.

（翻译：张晓芳　审校：吴晓娟　甄军晖）

# 肾小管结晶性肾病

## 胱氨酸贮积症

胱氨酸贮积症（cystinosis）是一种常染色体隐性遗传性溶酶体蓄积性疾病。是由于胱氨酸转运蛋白缺乏，从而导致胱氨酸在溶酶体内积聚的一类疾病。胱氨酸贮积症可分为：常出现肾损害的婴儿型，具有中等程度肾损害的青少年型和没有肾损害的成人型。发病率约为 1/20 万～1/10 万，法国 Brittany 地区发病率较高（1/2.6 万）。即使是复合杂合子，患者也可发病。儿童表现为生长迟缓、肾小管损伤致范科尼综合征和慢性肾病，还可因角膜结晶体蓄积表现为畏光、甲状腺功能减退、神经行为紊乱、出汗障碍、青春期延迟和门脉高压。范科尼综合征绝大部分见于婴儿肾病型患者。半数患者在 5～10 岁时即出现甲状腺功能减退和畏光。95% 的患者在 8～12 岁时会有明显的慢性肾病表现。

肾小管损伤可致多尿、多饮、脱水、酸中毒、低钙和低钾血症（范科尼综合征），有时还可导致低磷性佝偻病。胱氨酸贮积症是儿童范科尼综合征最常见的原因。

本病可通过裂隙灯检查观察到角膜结晶体沉积来诊断，并可通过白细胞胱氨酸含量测定或胱氨酸转运蛋白基因突变来证实。

治疗上可应用巯基乙胺。它通过转运蛋白进入溶酶体，并且形成二硫巯基乙胺胱氨酸，进而通过赖氨酸转运蛋白离开溶酶体。胞质中的谷胱甘肽将这种化合物还原成胱氨酸和巯基乙胺，巯基乙胺可再次进入溶酶体，排出更多胱氨酸。在巯基乙胺治疗的早期，肾功能恶化得到缓解，并且可以防止结晶体在其他器官的积聚。持续的胱氨酸结晶体积聚也会导致移植肾发病。

在胱氨酸贮积症中，胱氨酸晶体在肾小管上皮细胞和间质巨噬细胞中积聚，也可在间质中游离存在（图 5.115）。

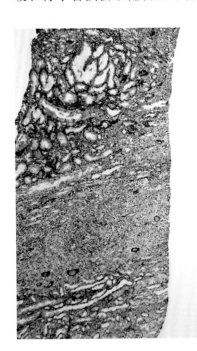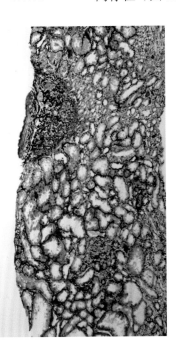

图 5.115　胱氨酸贮积症。胱氨酸沉积导致局部肾小管萎缩和间质纤维化（Jones 银染色，×100）

典型的病理特征是初始近端小管变薄和萎缩，形成所谓的天鹅颈畸形。胱氨酸贮积症导致局部肾小管萎缩和间质纤维化（图 5.115 和 5.116）。肾小球可发生继发性硬化，小管上皮细胞和足细胞可呈多核改变（图 5.117）。多核足细胞并非本病特征性改变，也可见于其他蓄积性疾病，如尼曼－皮克病（Neimann-Pick disease）或戈谢病（Gaucher disease）。结晶体呈六边形、菱形或多

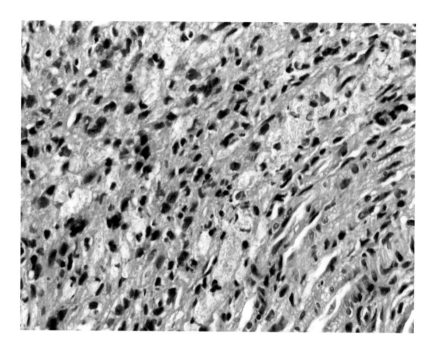

图 5.116　胱氨酸贮积症。胱氨酸沉积伴间质纤维化及淋巴细胞、巨噬细胞浸润，间质内偶见结晶（H&E 染色，×200）

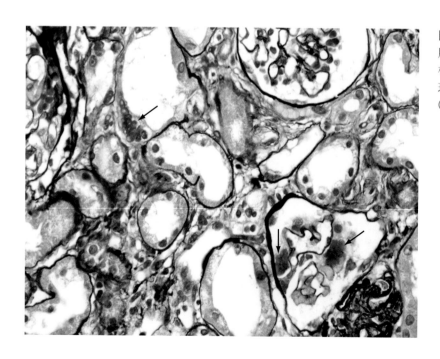

图 5.117　胱氨酸贮积症。肾小管上皮细胞和足细胞呈多核改变（箭头所示）。多核足细胞并不是胱氨酸贮积症的特征性病理改变，其他类型的蓄积病亦见此现象（Jones 银染色，×100）

角形，可经酒精固定或冰冻切片在偏振光显微镜下观察到（图 5.118）。含水固定剂能够溶解晶体，所以在组织切片中并不总能观察到结晶体，故应在非水溶性固定的切片或冰冻切片上进行偏振光

检查。有些结晶体也可以保存在石蜡处理的 H&E 染色切片中（图 5.119）。免疫荧光阴性。甲苯胺蓝染色和电镜可以看到清晰的结晶体（图 5.120 和 5.121）。

图 5.118　胱氨酸贮积症。伴偏光性、矩形或菱形的胱氨酸结晶体沉积。使用冰冻切片在偏振光下最易观察。如图所示，结晶体出现在肾小球上皮细胞和间质巨噬细胞中。（H&E 染色，×400）

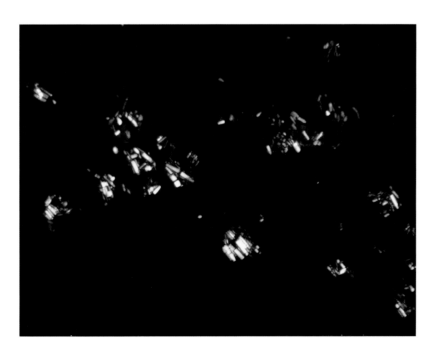

图 5.119　胱氨酸贮积症。对于福尔马林固定、石蜡包埋的组织，H&E 染色比其他特殊染色的切片保留下来的结晶体相对多。如图所示，在间质中存在大量菱形和长方形的胱氨酸结晶体（偏振光显微镜，H&E 染色，×200）

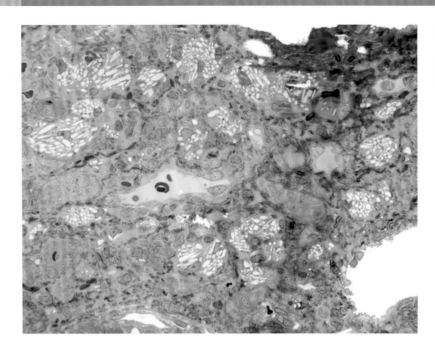

图 5.120　胱氨酸贮积症。电镜塑料包埋切片中易见胱氨酸结晶溶解后留下的空隙，位于小管间质的巨噬细胞内（甲苯胺蓝染色，×200）

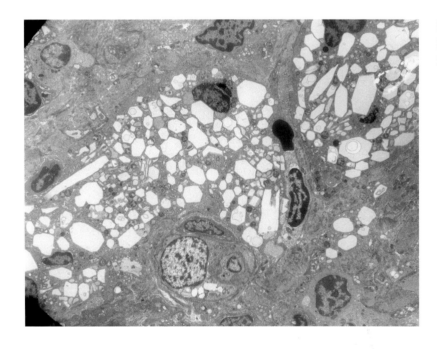

图 5.121　胱氨酸贮积症。电镜下，胱氨酸结晶在巨噬细胞内呈现清晰的菱形或四边形空隙（透射电镜，×8000）

### 病因 / 发病机制

　　胱氨酸贮积症是由胱氨酸代谢的关键蛋白胱氨酸转运蛋白基因突变导致的。胱氨酸转运蛋白有 7 个跨膜域。前 10 个外显子缺失是最常见的突变类型，源于公元前 500 年德国的奠基者效应，北欧地区 50%～75% 的胱氨酸沉积患者出现这种突变，在不同的家族中已发现超过 80 种突变。在胱氨酸贮积症中，胱氨酸转运蛋白的基因缺陷导致胱氨酸二硫键降解，从而引起了胱氨酸的积聚。胱氨酸转运蛋白的 GYDQL 结构域起靶向作用，当这个区域被删除时，胱氨酸转运蛋白重新定位于溶酶体膜上，但是一个信号片段仍留在溶酶体中，通过溶酶体转运蛋白将氢离子（H⁺）与胱氨酸耦连。因此溶酶体的 H⁺-ATP 酶介导的氢离子内流推动了胱氨酸转运蛋白介导的胱氨酸外流至胞质。

## 选读

Emma, F., Nesterova, G., Langman, C., et al., 2014. Nephropathic cystinosis: an international consensus document. Nephrology Dialysis Transplantation 29 Supplement 4, iv87-iv94.

Nesterova, G., Gahl, W.A., 2013. Cystinosis: the evolution of a treatable disease. Pediatric Nephrology 28, 51-59.

## 肾钙质沉积症

肾钙质沉积症（nephrocalcinosis）是一种肾小管间质性肾病，其产生提示原发钙磷代谢异常，或是各种原因导致严重的组织损伤，即营养不良性钙化。在甲状旁腺功能亢进的患者中，钙盐常沿肾小管基底膜沉积，类似小管内及间质中的结石（图 5.122）。在移植肾、急性肾损伤和"急性磷酸盐肾病"（见上文）中的钙磷沉积主要存在于肾小管管腔和远端肾小管上皮细胞的胞质中，很少在间质中沉积（图 5.123）。矛盾的是，影像学上发现很多肾钙质沉积的患者仅出现轻微肾功能损伤，而急性肾损伤相关的肾钙质沉积只能通过肾活检发现。

当钙与草酸或磷酸盐一起沉淀时，会发生肾钙质沉积症。茜素红染色可以观察到钙质沉积（图 5.124）。Von Kossa 染色可以观察到磷酸钙沉积物中的磷酸盐。结晶体的性质有助于确定它们的成分。草酸钙和尿酸钙呈现双折射，而磷酸钙无。高尿钙是钙晶体沉积的高危因素，然而肾钙质沉积症也可发生在尿钙排泄正常的情况下，特别是在原发性或继发性高草酸尿或高磷酸尿时，正如急性磷酸盐肾病所见。

### 病因/发病机制

与原发性甲状旁腺功能亢进或转移性恶性肿瘤相关的高钙血症和高尿钙症是最常见的病因，然而，肉芽肿性疾病、制动、骨病、维生素 D 中毒和牛奶碱综合征也参与其病理生理过程。高尿钙症可以通过多种机制发生而不伴有高钙血症。远端肾小管酸中毒与肾钙质沉积症相关，尽管肾钙质沉积症本身就能导致远端肾小管酸化缺陷。遗传性的肾小管病，包括 Bartter 综合征、低镁高钙肾钙质沉积症和常染色体显性遗传性低钙血症等，可表现为高尿钙症（hyperphosphaturia）。在

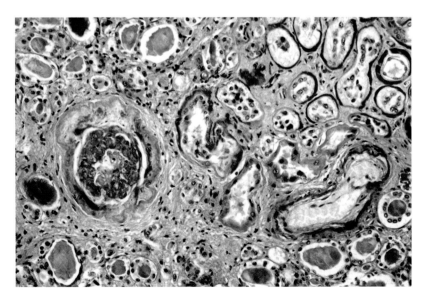

**图 5.122**　肾钙质沉积症。钙质沿肾小管基底膜沉积于间质内（H&E 染色，×350）

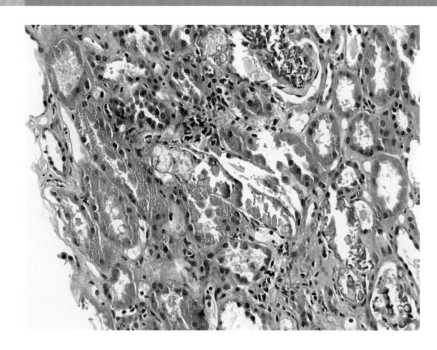

图 5.123　肾钙质沉积症。肾小管损伤时肾小管上皮钙化更为突出（H&E 染色，×400）

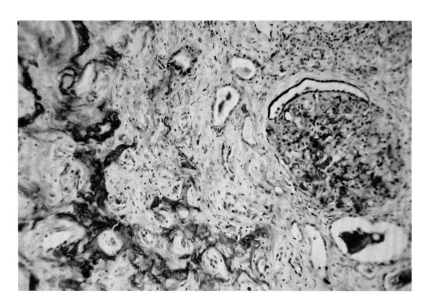

图 5.124　肾钙质沉积症。钙特异性的茜素红染色显示间质和肾小球钙化（×200）

Dent 病和 Lowe 综合征中，高尿钙和高尿磷同时存在。儿童髓质海绵肾和肾钙质沉积症可同时存在。

## 草酸盐沉积症

　　终末期肾病常出现肾小管管腔内草酸盐结晶体沉积，但是，大量的草酸盐结晶（oxalate crystal）体沉积表明高草酸尿状态（图 5.125 和

5.126）。组织学表现为非特异性的肾小管萎缩和间质纤维化，伴有特征性结晶体沉积。草酸钙晶体通常呈扇形，在光镜下可观察到，但由于它们的双折射性，在偏振光显微镜下更容易观察（图 5.126～5.129）。当结晶体突破肾小管管腔进入肾间质后，可发生严重的纤维化和炎症反应，甚至发生巨细胞反应。草酸钙结晶（calcium oxalate）更容易沉积在近端肾小管，病变广泛时可累及肾

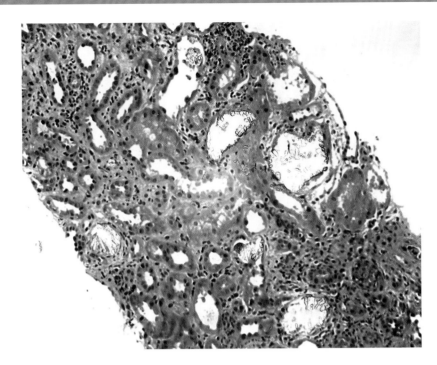

图 5.125　草酸盐肾病。肾小管扩张，管腔内见呈片状的结晶体（H&E 染色，×200）

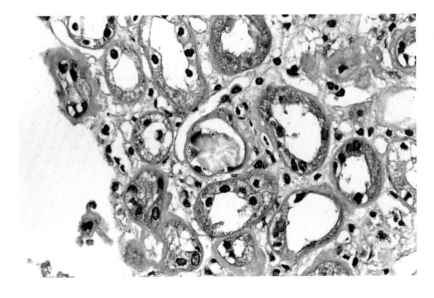

图 5.126　草酸钙结晶。光镜下草酸钙呈清晰的扇形片状结构。伴有急性肾小管损伤（H&E 染色，×200）

单位各段。结石常位于肾盏或肾盂。肾小球纤维化与间质损伤程度呈正比。在原发性高草酸尿症和乙二醇摄入时可产生大量结晶体沉积。继发性的草酸结晶沉积程度较轻，例如乙二醇摄入、空肠旁路术后、过量摄入维生素 C、茶等，或由于其他原因导致的慢性肾病。草酸钙结晶体须与常染色体隐性遗传的 2,8-二羟基腺嘌呤尿症（2,8-dihydroxyadeninuria disease）形成的结晶相区别，这种结晶呈相似的扇形，同样具有偏光性，但 H&E 染色呈棕色（图 5.130 和 5.131）。这类患者腺嘌呤磷酸核糖转移酶缺乏，反复发生肾结石。

### 病因 / 发病机制

引起高草酸尿的原因很多，包括乙二醇中毒、过量摄入含草酸食物（维生素 C、可可、茶、大黄、甜菜、水果、浆果和菠菜）、慢性肠道疾病

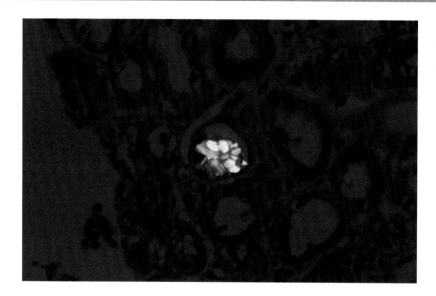

图 5.127　草酸钙结晶。在图 5.126 中几乎看不到的草酸钙在偏振光下很容易看到呈双折射、偏光性的扇形结晶（H&E 染色，×200）

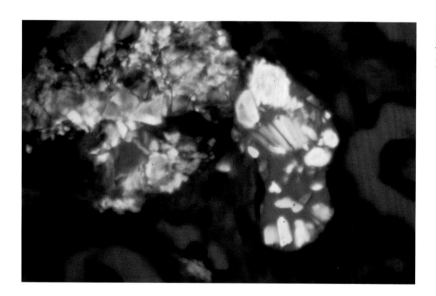

图 5.128　草酸钙结晶。易见扇形或片状、双折射的草酸钙结晶（偏振光显微镜 H&E 染色，×200）

（减肥手术、小肠切除、吸收不良）和原发性遗传性高草酸尿。Ⅰ型缺陷最常见，是一种常染色体隐性遗传病，因肝微粒体丙氨酸乙醛酸转氨酶缺乏所致。Ⅱ型缺陷很少见，继发于尚未确定的羟丙酮酸代谢缺陷。肾病的严重程度低于Ⅰ型。Ⅲ型是由于原发性的肠道对草酸过度吸收，非常罕见。吡哆醇，一种氨基转移酶的辅因子，在原发性高草酸尿症的治疗中有一定价值。最近的研究集中在用产甲酸草酸杆菌进行益生菌治疗，可能有利于草酸代谢。由于术后持续的草酸沉积和组织草酸池动员，早期的肾移植不成功，移植肾的存活率很低。通过积极的支持治疗包括术前强化透析、吡哆醇和补液疗法，现在肾移植存活率较前有所提高。对于有代谢缺陷的原发性高草酸尿症，肝肾联合移植是必要手段。

**草酸盐沉积症的诊断要点**

- 扇形、偏光性、双折射的结晶。
- 出现急性肾小管损伤或慢性小管间质纤维化。

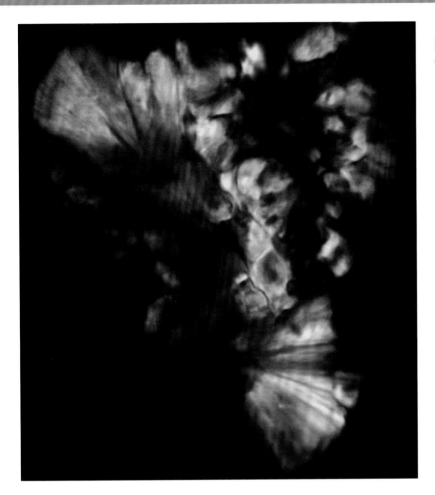

图 5.129 草酸钙结晶。扇形、双折射草酸钙结晶易在油镜下观察到（偏振光显微镜 H&E 染色，×400）

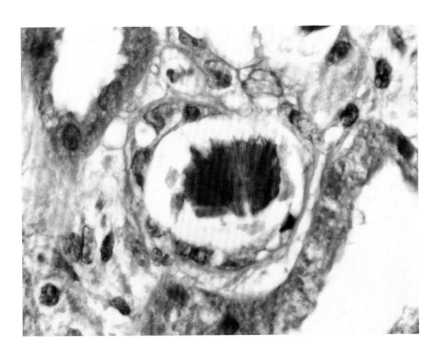

图 5.130 二羟基腺嘌呤结晶。在 2,8- 二羟基腺嘌呤结晶性肾病中，结晶体见于肾小管管腔，伴小管损伤。如图所示，与草酸钙结晶相比，此结晶 H&E 染色呈棕色（H&E 染色，×1000）

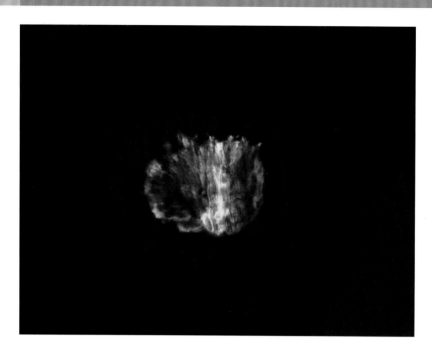

图 5.131　二羟基腺嘌呤结晶。在 2,8- 二羟基腺嘌呤尿症中，结晶体的偏光性和草酸钙相似，但 H&E 染色呈明显的棕色外观（如图 5.130），可与草酸钙结晶区分（H&E 染色，×1000）

---

### 草酸盐沉积症的鉴别诊断

- 棕色、偏光性的扇形结晶——考虑 2,8- 二羟基腺嘌呤尿症。
- 大量的草酸结晶——考虑原发性高草酸尿（可见于成人）而非乙二醇摄入。
- 散在的草酸结晶——多种原因，形态学上无法区分。

## 选读

Aponte, G.E., Fetter, T.R., 1954. Familial idiopathic oxalate nephrocalcinosis. American Journal of Clinical Pathology 24, 1363-1373.

Hoppe, B., von Unruh, G., Laube, N., et al., 2005. Oxalate degrading bacteria: new treatment option for patients with primary and secondary hyperoxaluria？ Urological Research 33, 372-375.

Morgan, S.H., Watts, R.W.E., 1989. Perspectives in the assessment and management of patients with primary hyperoxaluria type I. Advances in Nephrology 18, 95-106.

Nasr, S.H., Sethi, S., Cornell, L.D., et al., 2010. Crystalline nephropathy due to 2,8-dihydroxyadeninuria: an under-recognized cause of irreversible renal failure. Nephrology Dialysis Transplantation 25, 1909-1915.

Scheinman, J., 1991. Primary hyperoxaluria: therapeutic strategies for the 90's. Kidney International 40, 389-399.

Williams, A.W., Wilson, D.M., 1990. Dietary intake, absorption, metabolism, and excretion of oxalate. Seminars in Nephrology 10, 2-8.

## 尿酸盐肾病

有三种不同类型的尿酸盐肾病（urate nephropathy）：急性尿酸盐肾病、慢性尿酸盐肾病和尿酸肾结石。急性尿酸盐肾病是由于淋巴瘤、白血病、骨髓增生性疾病患者在化疗后出现溶瘤综合征，产生过量的尿酸，从而导致的少尿或无尿型急性肾衰竭。有些痛风石性痛风患者偶尔会出现慢性尿酸盐肾病。继发性节段硬化和尿酸盐肾病同时出现高度提示慢性铅中毒。尿酸性肾结石是这些患者高尿酸血症（hyper uricemia）更为常见的并发症。

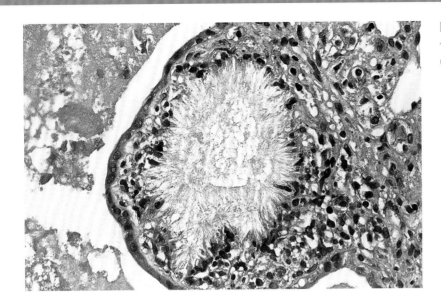

图 5.132 尿酸盐肾病。针状结晶体聚集伴间质炎症反应，典型的痛风结节表现（H&E 染色，×400）

由于常规组织处理会导致肾小管内沉积的尿酸盐溶解，因此尿酸盐肾病诊断困难（图 5.132）。组织学表现为集合管扩张，有时含颗粒管型和局灶钙化。可见肾间质纤维化和炎症，偶见异物巨细胞（痛风结节形成）。如果用酒精而非福尔马林固定组织，则可鉴定出具有针状结构特征的尿酸盐结晶。肾硬化是常见的病理表现。因此，明确诊断尿酸盐肾病需要使用专门的固定液来检测尿酸盐结晶。

### 病因 / 发病机制

血清尿酸水平对慢性肾病的影响，以及尿酸盐肾病的重要性，一直是一个有争议性的话题。流行病学研究表明，高尿酸血症与慢性肾病和高血压相关，但目前尚不清楚这是否有因果关系，或这仅仅说明血清尿酸可能是肾小球滤过的一个非常好的指标。当然，尿酸盐结晶对组织的直接损伤和周围的痛风结节形成可导致间质纤维化。最近动物实验也表明，血清尿酸升高可导致肾小管间质纤维化和高血压

### 选读

Gibson，T.，2012. Hyperuricemia，gout and the kidney. Current Opinion in Rheumatology 242，127-131.

Johnson，R.J.，Kivlighn，S.D.，Kim，Y.G.，et al.，1999. Reappraisal of the pathogenesis and consequences of hyperuricemia in hypertension，cardiovascular disease，and renal disease. American Journal of Kidney Diseases 33，225-234.

## 茚地那韦肾病

应用 HIV-1 蛋白酶抑制剂（HIV-1 protease inhibitor）治疗 HIV 感染可导致新的疾病称为茚地那韦肾病（indinavir nephropathy，又称英地那韦病）。它在临床上可以表现为急性肾衰竭，并可能因检出结晶尿而直接临床诊断。结晶为针样，广泛堵塞肾小管，伴有周围炎症反应（图 5.133 和 5.134）

### 病因 / 发病机制

茚地那韦在高 pH、脱水、高药物浓度及与其他药物的相互作用下进一步降低尿中的溶解度，这些因素一起导致肾小管内形成结晶，并直接导致小管损伤。在隐匿性肾功能不全和肾小管间质纤维化的肾活检中，也可观察到茚地那韦结晶。

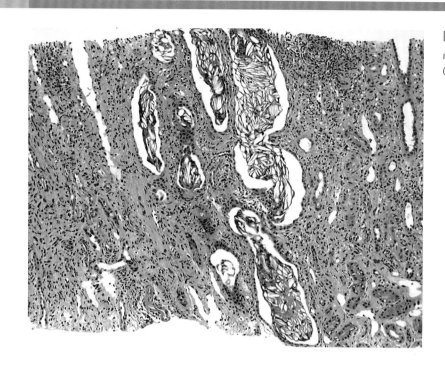

图 5.133　茚地那韦肾病。低倍见针状结晶体，周边脱落的小管上皮细胞充满管腔（H&E 染色，×200）

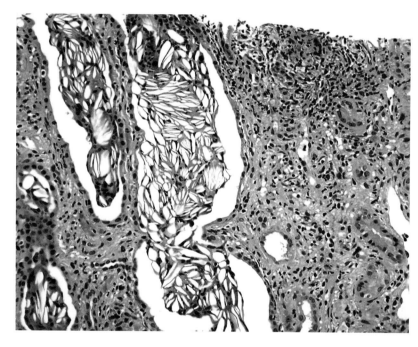

图 5.134　茚地那韦肾病。肾小管内针状结晶体（H&E 染色，×200）

## 选读

Famularo, G., Di Toro, S., Moretti, S., De Simone, C., 2000. Symptomatic crystalluria associated with indinavir. Annals of Pharmacotherapy 34, 1414-1418.

Perazella, M.A., Kashgarian, M., Cooney, E., 1998. Indinavir nephropathy in an AIDS patient with renal insufficiency and pyuria. Clinical Nephrology 50, 194-196.

## 锂肾病

双相情感障碍（躁狂抑郁症）患者的长期治疗与锂引起的几种不同形式的肾损伤有关，其中最常见的是慢性肾小管间质性肾炎。发病机制可能是锂在肾小管细胞中聚积，致细胞损伤并引发纤维化反应。肾活检间质纤维化程度可能与锂的应用时间和累积剂量直接相关。组织学改变一般是非特异的，但病变以肾小管损伤为主，包括远端小管、集合管扩张和间质纤维化。肾小球硬化可继发于纤维化。

---

**锂肾病的诊断要点**

- 小管扩张，间质纤维化。

注：病理改变并不特异，诊断锂肾病之前需排除其他引起小管扩张的原因

---

## 选读

Hansen，H.E.，Hestbech，J.，Sorensen，J.L.，et al.，1979. Chronic interstitial nephropathy in patients on longterm lithium treatment. Quarterly Journal of Medicine 48，577-591.

Markowitz，G.S.，Radhakrishnan，J.，Kambham，N.，et al.，2000. Lithium nephrotoxicity：a progressive combined glomerular and tubulointerstitial nephropathy. Journal of the American Society of Nephrology 11，1439-1448.

# 马兜铃酸肾病

已经发现含有马兜铃酸的中草药和急性肾病，通常与接近终末期的肾病相关。慢性间质性肾炎主要位于皮质，表现为广泛的间质纤维化和小管萎缩。间质细胞浸润很少。内皮细胞肿胀导致小叶间动脉和入球小动脉管壁增厚。肾小球病变相对轻，未见免疫复合物沉积。这些病理特征均提示原发病变可能集中在血管壁，从而导致缺血和间质纤维化。肾盂、输尿管和膀胱细胞不典型增生和尿路上皮（移行细胞）恶性肿瘤的高发也和马兜铃酸肾病（aristolochic acid nephropathy）相关。

## 选读

Depierreux，M.，Van Damme，B.，Vanden Houte，K.，et al.，1994. Pathologic aspects of a newly described nephropathy related to the prolonged use of Chinese herbs. American Journal of Kidney Diseases 24，172-180.

Yang，C.S.，Lin，C.H.，Chang，S.H.，et al.，2000. Rapidly progressive fibrosing interstitial nephritis associated with Chinese herbal drugs. American Journal of Kidney Diseases 35，330-332.

（翻译：胥莹 审校：汤绚丽 甄军晖）

# 地方性肾病

**6**

## 引言

慢性肾病（chronic kidney disease，CKD）是全球性公共卫生问题，发达国家患病率约为10%～13%，其中糖尿病和高血压是发达国家 CKD 的主要致病因素。在发展中国家，非糖尿病或高血压病性 CKD 患者的比例高于发达国家。这些国家中较高比例的 CKD 可能是由尚未识别的地方性肾病进展而来，它们局限于特定环境因素（如食物或饮用水中的当地毒素）相关的地理位置。比如先前在精细制表行业中，工人在工作场所摄入过量含非那西丁的止痛药后，其间质性肾炎伴肾乳头坏死的发病率增加。多年来，巴尔干地方性肾病一直被认为是一种地理局限性的疾病，常与尿路上皮癌有关，推测可能的病因包括重金属、病毒和真菌毒素等。马兜铃酸被认为是中草药肾病的病因，最近又被认为是巴尔干肾病的病因。赭曲毒素可以通过动物肉类进入食物链，这些动物被饲喂了储存不当的谷物，在突尼斯，这与一种原因不明的慢性间质性肾病有关。在斯里兰卡，一种原因不明的 CKD 与饮用含有多价金属阳离子的浅井中的硬水有关，这些水源可能受到包括除草剂草甘膦在内的农业化学品的污染。近来研究发现，在中美洲男性农业工人中 CKD 的患病率很高，高温环境下严重的循环脱水和盐分消耗可能是其主要的危险因素。

### 选读

Wernerson, A., Wijkström, J., Elinder, C.G., 2014. Update on endemic nephropathies. Current Opinion in Nephrology and Hypertension 23，232-238.

## 马兜铃酸肾病（中草药肾病，巴尔干地方性肾病）

含有马兜铃酸的中草药多与急性、接近终末期的肾病相关，病变为主要发生于肾皮质的慢性间质性肾炎，表现为广泛的间质纤维化和肾小管萎缩。间质可见多种细胞浸润（图 6.1 和 6.2）。内皮细胞肿胀导致小叶间动脉和入球小动脉壁增厚。肾小球相对较正常，无明显免疫复合物沉积。这些表现说明原发损伤可能在血管壁，从而导致缺血和间质纤维化。马兜铃酸中草药肾病患者的肾盂、输尿管和膀胱的尿路上皮癌的发生率极高。巴尔干肾病患者尿路上皮癌的发病率也较高，其肾脏病理与中草药肾病的表现基本一致，提示其有共同的病因。以往研究认为，巴尔干肾病流行区的麦田中生长着含有马兜铃酸的植物，这些植物的种子污染了产自该地的小麦粉，目前人们普遍认可马兜铃酸是可能的致病因素。

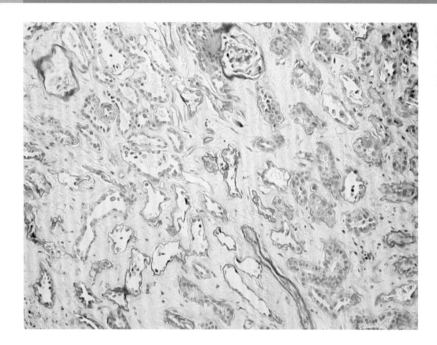

图 6.1　马兜铃酸肾病。弥漫性无细胞性硬化。间质胶原组织水肿，疏松。肾小管上皮损伤表现为上皮细胞呈扁平状，脱落，细胞出现凋亡及失巢凋亡（PAS，×200）

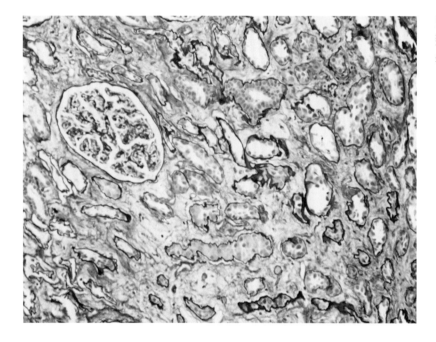

图 6.2　马兜铃酸肾病。银染显示肾小管萎缩伴基底膜皱缩，周围疏松结缔组织增生（Jones 银染色，×200）

## 选读

Debelle，F.D.，Vanherweghem，J.L.，Nortier，J.L.，2008. Aristolochic acid nephropathy：a worldwide problem. Kidney International 74，158-169.

Jelaković，B.，Nikolić，J.，Radovanović，Z.，et al.，2014. Consensus statement on screening，diagnosis，classification and treatment of endemic（Balkan）nephropathy. Nephrology Dialysis Transplantation 29，2020-2027.

Yang，C.S.，Lin，C.H.，Chang，S.H.，Hsu，H.C.，2000. Rapidly progressive fibrosing interstitial nephritis associated with Chinese herbal drugs. American Journal of Kidney Diseases 35，313-318.

# 其他地方性纤维化肾病

## 赭曲毒素肾病

在突尼斯，人们发现一种原因不明的慢性间质性肾病，与巴尔干地方性肾病有许多相似之处。当地慢性间质性肾病患者血液中有较高水平的赭曲毒素（Ochratoxin），当地食物中也检测出赭曲毒素，表明其在发病机制中的潜在作用。赭曲毒素在实验室中已经被证实具有肾毒性，并可使家畜产生广泛的肾间质纤维化，这为该假说提供了证据。

## 斯里兰卡病因不明的慢性肾病

20 世纪 90 年代，在斯里兰卡中北部省的稻农中发现了一种病因不明的 CKD，后来在斯里兰卡其他地区也发现这种疾病。肾活检结果表明这是一种肾小管间质疾病，提示为中毒性肾病。导致这种疾病的病因被认为是多方面的，包括长期暴露于重金属和农药，以及暴露在高温下和饮用可能受到农药污染的浅井硬水。

### 选读

Jayasekara，K.B.，Dissanayake，D.M.，Sivakanesan，R.，et al.，2015. Epidemiology of chronic kidney disease，with special emphasis on chronic kidney disease of uncertain etiology，in the north central region of Sri Lanka. Journal of Epidemiology 25，275-280.

## 中美洲肾病

中美洲肾病（Mesoamerican nephropathy）近来被认为是一种病因不明的地方性进行性 CKD，患病人群多为美国中部太平洋沿岸的农业工人。患者出现不同程度的 CKD，但通常无血尿、蛋白尿等。没有明显证据支持接触农药、杀虫剂、重金属或局部感染会导致该病。组织病理学特征不典型，肾小球损伤和肾小管间质慢性非特异性改变较明显（图 6.3）。广泛性肾小球硬化伴肾小球缺血，无大血管改变（图 6.4），可见内皮或系膜异常，出现免疫复合物沉积可与其他地方性肾病相区别。非特异性肾小管间质改变包括轻度至中

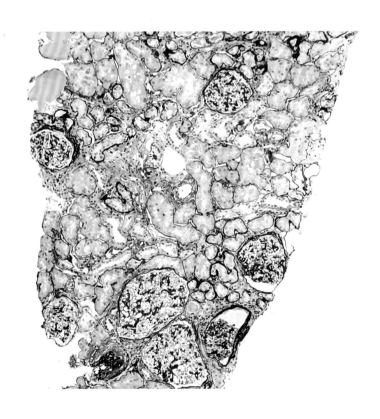

图 6.3 中美洲肾病。低倍镜显示组织形态尚可，除了一个肾小球球性硬化外，无明显的肾小球改变。肾小管上皮细胞肿胀、空泡变性（银染色，×100）(Courtesy Dr. Annika Östman Wernerson, Karolinska University Hospital, Stockholm, Sweden.)

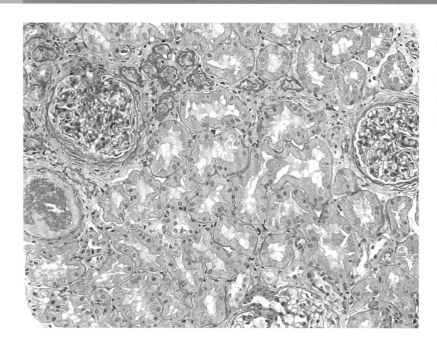

图 6.4　中美洲肾病。高倍镜下肾小管扩张，上皮细胞刷状缘脱落，顶端胞质出泡形成。基底膜皱缩，提示肾小管萎缩（PAS，×200）(Courtesy Dr. Annika Östman Wernerson, Karolinska University Hospital, Stockholm, Sweden.)

度肾小管萎缩和间质纤维化。一个非常有趣的假说提示，热应激和循环脱水可引起血容量不足，可能通过激活多元醇通路导致细胞内山梨醇和果糖水平升高，直接引发肾小管损伤。

## 选读

Roncal Jimenez，C.A.，Ishimoto，T.，Lanaspa，M.A.，et al.，2014. Fructokinase activity mediates dehydration-induced renal injury. Kidney International 86，294-302.

Weiner，D.E.，McClean，M.D.，Kaufman，J.S.，Brooks，D.R.，2013. The Central American epidemic of CKD. Clinical Journal of the American Society of Nephrology 8，504-511.

Wernerson，A.，Wijkström，J.，Elinder，C.G.，2014. Update on endemic nephropathies. Current Opinion in Nephrology and Hypertension 23，232-238.

Wijkström，J.，Leiva，R.，Elinder，C.G.，et al.，2013. Clinical and pathological characterization of Meso-american nephropathy：a new kidney disease in Central America. American Journal of Kidney Diseases 62，908-918.

## 载脂蛋白 L1 相关肾病

全基因组关联分析已经确定载脂蛋白 L1 （apolipoprotein L1，APOL1）的高风险等位基因变异与某些形式的 CKD 风险增加有关，包括局灶性节段性肾小球硬化症（focal segmental glomerulosclerosis，FSGS），高血压性 CKD 和 HIV 相关性肾病（HIV-associated nephropathy，HIVAN）。这些基因变异也与糖尿病肾病患者的进展有关。与 G0（译者注：野生单倍型）相比，G1 和 G2 （译者注：G1 和 G2 分别为两种不同的 APOL1 基因突变）风险等位基因变异在西非黑种人患者中的发生率显著增加，尤其是在尼日利亚的 lgbo 和 Yoruba 部落。这些地区非糖尿病性 CKD 和高血压相关性 CKD 的患病率也极高。在撒哈拉以南非洲的不同地区，有 5%～50% 的人口存在 APOL1 风险等位基因变异。超过 1/2 的非洲裔美国人至少有一个风险等位基因变异。在患有 FSGS 和 HIVAN 和患有高血压性终末期肾病（end-stage kidney disease，ESKD）的非洲裔美国人中，高风险等位基因变异的频率更高，分别为 72% 和 44%，而健康对照组为 12%～14%。HIV 感染与 APOL1 基因型相关的 CKD 的比值比（odds ratio，OR）最高。未经治疗的 HIV 感染患者携带两个风险等位基因变异时，一生患肾病的风险超过 50%，而携带同样风险等位基因变异的非 HIV 感染患者一生患肾病的风险低于 10%。值得注意的是，尽管存在 HIV 感染，埃塞俄比亚患者几乎没有 APOL1 风险等位基因的变异，也没有 HIVAN。

Dummer 等人根据美国肾病数据系统计算出，在携带有两种高风险等位基因变异的人群中，高血压导致的 ESKD 的终生患病风险为 11%，而 FSGS 的终生患病风险为 4.25%，这两种 APOL1 相关疾病的联合风险约为 15%。这与生活在埃塞俄比亚的埃塞俄比亚人和生活在以色列的埃塞俄比亚犹太人的低 CKD 发病率，低风险等位基因携带率形成鲜明对比。这些 APOL1 风险等位基因变异相关 CKD 的 OR 值也很高，从 7～29 不等。以上研究体现出巨大的选择压力，变异的 APOL1 具有溶解布氏锥虫的作用，因此即使是一个风险等位基因变异也可以起到针对布氏锥虫感染的保护作用。然而，风险等位基因本身似乎不足以诱发肾病，可能需要额外的基因修饰、环境因素或者艾滋病毒感染等对机体造成二次打击才可引发肾脏疾病。

人们对两组美国 CKD 患者进行了 APOL1 状态与疾病进展的详细研究。非洲裔美国人的肾病和高血压研究（African American Study of Kidney Disease and Hypertension，AASK）包括了临床诊断为高血压相关性 CKD 的患者，没有其他肾病的临床证据。AASK 研究中的预试验组患者的肾活检结果确实显示为伴显著肾小球硬化的肾小动脉硬化性病变（图 6.5）（见第 4 章中的"肾小动脉硬化"）。慢性肾功能不全队列研究包括另一个纵向 CKD 队列。在这两个队列中，伴随肾小球滤过率丧失的疾病进展与 APOL1 风险等位基因变异高度相关。

因此，携带 APOL1 风险等位基因变异患者的肾病主要表现为 FSGS、HIVAN 和高血压性 ESKD。每一种疾病的具体形态在该疾病章节中都有描述。

APOL1 风险等位基因变异与这些疾病以及可能与其他肾病联系密切相关的发病机制尚不清楚。很显然 APOL1 不是生存所必需的，一些哺乳动物没有 APOL1，缺乏 APOL1 基因表达的人类也没有产生特定的疾病。导致 CKD 的其他机制理论包括固有免疫的改变和对足细胞损伤和（或）细胞生存的影响。在那些携带风险等位基因变异的人群中，引起肾病的第二次打击包括基因修饰，病毒感染和炎症反应，和（或）未知的环境因素。通过基因筛查，以及预防和治疗这些"二次打击"

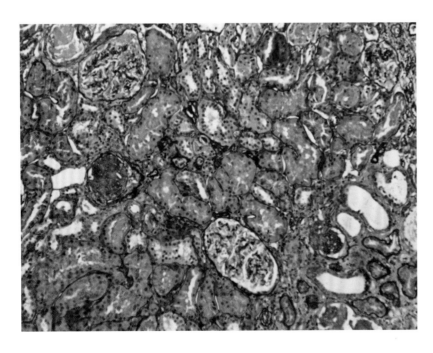

图 6.5 载脂蛋白 L1（APOL1）相关性肾病。这名年轻成人患者携带两个 APOL1 风险等位基因，为 APOL1 所致肾病，形态学诊断为肾小动脉硬化，伴有肾小球球性硬化、实性硬化，灶性肾小管间质纤维化，血管壁轻度增厚等（Jones 银染色，×200）

因素来确定高危人群，是减少与 *APOL1* 风险等位基因变异相关的疾病所必需的。事实上，世界卫生组织最近增加了对遗传易感性的慢性非传染性疾病的关注，旨在预防这些高危人群中的环境和其他可改变的疾病触发因素。进一步的肾活检研究可能会进一步阐明 *APOL1* 肾病的机制。

## 选读

Dummer, P.D., Limou, S., Rosenberg, A.Z., et al., 2015. APOL1 kidney disease risk variants: an evolving landscape. Seminars in Nephrology 35, 222-236.

Fine, D.M., Wasser, W.G., Estrella, M.M., et al., 2012. *APOL1* risk variants predict histopathology and progression to ESRD in HIV-related kidney disease. Journal of the American Society of Nephrology 23, 343-350.

Kasembeli, A.N., Duarte, R., Ramsay, M., et al., 2015. *APOL1* risk variants are strongly associated with HIV-associated nephropathy in black South Africans. Journal of the American Society of Nephrology 26, 2882-2890.

Kruzel-Davila, E., Wasser, W.G., Aviram, S., Skorecki, K., 2016. *APOL1* nephropathy: from gene to mechanisms of kidney injury. Nephrology Dialysis Transplantation 31, 349-358.

Trivedi, B., 2012. Chronic disease vaccines need shot in the arm. Science 337, 1479-1481.

（翻译：刘甜甜　审校：韩博　甄军晖）

# 慢性肾病

## 引言

慢性或终末期肾病可由多种因素引起，例如肾小球疾病、肾血管疾病和肾小管间质疾病。预估肾小球滤过率（estimated glomerular filtration rate，eGFR）公式的应用已经成为一种标准方法，可以在疾病进程的早期识别出有终末期肾病风险的患者。基于 eGFR 的慢性肾病分期现在已经被常规应用。用 eGFR 无法直接反映肾间质纤维化的严重程度，但若样本量充足，可以做到对肾功能损伤程度的近似估计。慢性间质性肾炎，其组织损伤表现为间质纤维化和肾小管萎缩，仅少量或无明显活动性炎症，可以由不同原因导致，详见第 5 章所述（图 7.1 和 7.2）。慢性间质性肾炎的病因很难明确，虽然一些因素与慢性肾衰竭或高血压可能存在因果关系，但难以证实。即使识别出潜在的可疑因素也不具有充分的证据，因为肾功能不全患者指标升高可能由于肾排泄不足，而不是可疑因素的暴露增加。因此，慢性间质性肾炎通常被认为是特发性的，其组织学表现包括非特异性的弥漫性间质纤维化、肾小管萎缩及不同程度的间质淋巴细胞浸润，并伴有动脉和小动脉硬化（图 7.3 和 7.4）。

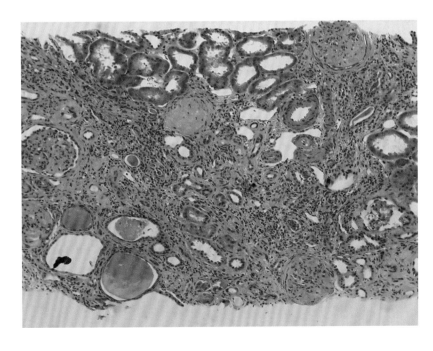

图 7.1　终末期肾病的慢性间质性肾炎。图示弥漫性间质纤维化，伴非特异性单个核细胞浸润（H&E 染色，×200）

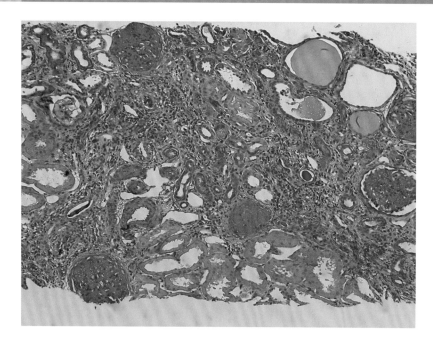

图 7.2 终末期肾病的慢性间质性肾炎。弥漫性间质纤维化和球性肾小球硬化（三色染色，×200 倍）

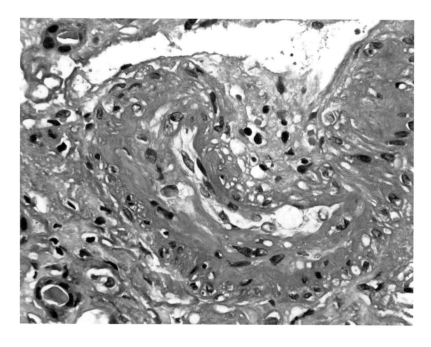

图 7.3 终末期肾病的小叶间动脉硬化伴内膜增厚及管腔狭窄（H&E 染色，×400）

## ▎年龄相关性硬化

在健康人群中，血管硬化和肾小球硬化随着年龄的增长而增加（图 7.5）。与年龄较大的人群相比，美国 50 岁以下的成年人球性肾小球硬化比例较低（1%～3%）。然而到 80 岁时，肾小球硬化率可高达 30%。但是，硬化率在不同人群中有所不同。与美国人相比，墨西哥人不管处于哪个年龄段，其主动脉纤维化和肾硬化比例都不高；第一代和第二代西班牙裔移民的肾血管硬化比例介于墨西哥人与其他美国居民之间。这些发现表明遗传因素和环境因素在决定血管硬化症中的相互

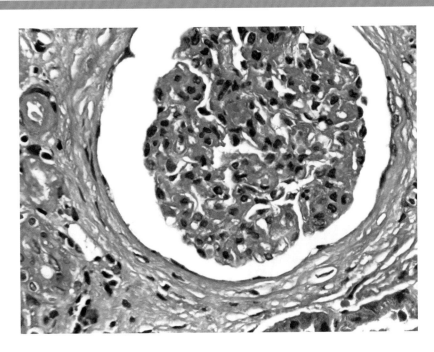

图 7.4　慢性肾病。终末期肾病的肾小球毛细血管缺血皱缩，不伴有继发于动脉玻璃样硬化的内皮细胞增殖（H&E 染色，×400）

图 7.5　年龄相关性硬化。在老化的肾中，废弃型球性硬化增多，间质灶性纤维化，肾小管萎缩伴血管硬化（Jones 银染色，×200）

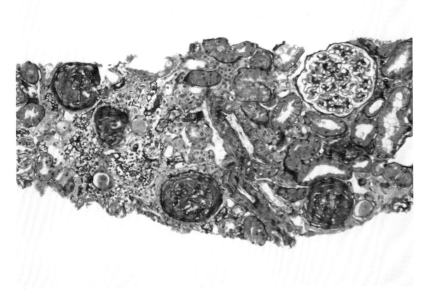

作用。研究显示，玻利维亚印第安和日本老年受试者血管硬化率远低于美国老年人。

在美国，随着年龄增长，健康的非洲裔美国人的血管硬化程度要显著高于白种人。来自新奥尔良同一地区不同人群的研究表明，这些非洲裔美国人的进展性血管病变与血压值相关，临床筛查表明他们的血压值比白种人高。然而，血压的差异（如果确实可以代表该地区患者）并不能完全解释非洲裔美国人为何具有更高的血管硬化比例（见上文）。这些发现表明，在"正常"衰老和损伤反应中，不同人群之间的损伤设定值以及血管损伤的发生率和机制可能存在差异。非洲裔美国人和西非黑种人中载脂蛋白 L1 基因（*APOL1*）的等位基因变异率的增加与多种非糖尿病性慢性肾病密切相关，也与糖尿病肾病的进展密切相关（详见第 4 章）。在针对非洲裔美国人和白种人患者的回顾性研究中，我们发现随着年龄增长，废弃型球性硬化增多，而非实性硬化型球性硬化。这表明不同的机制导致不同人群的肾小球硬化类型不同，或许可以根据种族类型选用不同的抗高血压药物。

## 选读

Marcantoni, C., Ma, L.J., Federspiel, C., et al., 2002. Hypertensive nephrosclerosis in African-Americans vs Caucasians. Kidney International 62, 172-180.

Smith, S.M., Hoy, W.E., Cobb, L., 1989. Low incidence of glomerulosclerosis in normal kidneys. Archives of Pathology & Laboratory Medicine 113, 1253-1256.

Tamura, T., 1966. Histologic features of renal biopsies from patients with essential hypertension and from the aged. Japanese Circulation Journal 30, 829-862.

Tracy, R.E., 1996. Renovasculopathies of hypertension and the rise of blood pressure with age in blacks and whites. Seminars in Nephrology 16, 126-133.

Tracy, R.E., Berenson, G.S., Cueto-Garcia, L., et al., 1992. Nephrosclerosis and aortic atherosclerosis from age 6 to 70 years in the United States and Mexico. Virchows Archiv A: Pathological Anatomy and Histopathology 420, 479-488.

Tracy, R.E., Guileyardo, J.M., 1999. Renovasculopathies of hypertension in Hispanic residents of Dallas, Texas. Archives of Medical Research 30, 40-48.

Tracy, R.E., Guzman, M.A., Oalmann, M.C., et al., 1993. Nephrosclerosis in three cohorts of black and white men born 1925 to 1944, 1934 to 1953, and 1943 to 1962. American Journal of Hypertension 6, 185-192.

Tracy, R.E., Rios-Dalenz, J.L., 1994. Rarity of hypertensive stigmata in aging renocortical arteries of Bolivians. Virchows Archiv 424, 307-314.

## 肾小球、肾小管间质与血管疾病

慢性或终末期肾病可以由多种不同病因引起，如肾小球疾病、血管和肾小管间质疾病（见上文和第 1 章）。

特异性免疫复合物性肾小球疾病的诊断必须依靠免疫荧光和电镜检查结果。当以间质纤维化和血管硬化为主时，如下面"节段性肾小球硬化：原发性与继发性"一节所述病变，可以诊断为非免疫复合物性肾小球硬化。当以血管病变为主时，如肾小动脉硬化中所见，通常伴有明显的废弃型或实性硬化型肾小球硬化（见第 4 章，肾小动脉硬化）及恶性高血压、硬皮病或血栓性微血管病等的特异性表现（见第 4 章）。在没有肾小球或血管病变的情况下，需要注意肾小管和肾间质。慢性间质性肾炎，可以由多种因素引起（见第 5 章），其组织学损伤表现为间质纤维化和肾小管萎缩，无明显活动性炎细胞浸润。当纤维化与炎性浸润不成比例时，应考虑慢性间质性肾炎的可能，并且必须寻找明确致病因素，诸如晶体、病理管型、病毒、重金属甚至免疫性损伤〔如颗粒性肾小管基底膜（TBM）沉积物或抗 -TBM 损伤〕。但其病因通常很难明确，虽然某一特定病因与慢性肾衰竭或高血压之间可能存在联系，但很难严格证明其中的因果关系。即使明确了潜在的可疑因素也不能作为充分证据，因为肾功能不全患者的指标升高可能由于肾排泄减少，而不是暴露增加。因此，慢性间质性肾炎通常被认为是特发性的，其组织学表现为非特异性的弥漫性间质纤维化、肾小管萎缩和不同程度的间质淋巴细胞浸润，并伴有动脉和小动脉硬化。

## 选读

Coresh, J., Selvin, E., Stevens, L.A., et al., 2007. Prevalence of chronic kidney disease in the United States. Journal of the American Medical Association 298, 2038-2047.

Fogo, A.B., Alpers, C.E., 2011. Navigating the challenges of fibrosis assessment: land in sight? Journal of the American Society of Nephrology 22, 11-13.

Hallan, S.I., Ritz, E., Lydersen, S., et al., 2009. Combining GFR and albuminuria to classify CKD improves prediction of ESRD. Journal of the American Society of Nephrology 20, 1069-1077.

# 节段性肾小球硬化：原发性与继发性

局灶性节段性肾小球硬化症（focal and segmental glomerulosclerosis，FSGS）是多种致病因素的共同结局，包括原发性 FSGS，或继发于其他肾小球疾病或全身异常的损伤，如免疫复合物介导的损伤、高血压、肥胖、糖尿病、反流性肾病、慢性间质性肾炎和 HIV 感染。这些不同的病因导致了局灶性硬化不同的临床结局和形态学表现。第 3 章讨论了原发性 FSGS 各病理分型的诊断和鉴别。这里提出了一种区分原发性和继发性 FSGS 的方法。

在许多免疫复合物性疾病中，继发性硬化可能以一种叠加的、非特异性硬化损伤的方式发生。根据免疫复合物性疾病的诊断标准，通过免疫荧光和电镜的全面检查，可以很容易地将免疫复合物所致的 FSGS 与原发性 FSGS 区分开来。无免疫沉积的继发性硬化可能是由于新月体机化或足细胞损伤所致，也可能与高血压、慢性肾盂肾炎或移植相关，还有可能是由于另一原发性疾病导致肾单位减少而引起的适应性过程。寡免疫复合物性新月体性肾小球肾炎可以出现特征性的节段硬化伴球囊粘连，呈"栓系"样。这些是过去增生性、破坏性病变的重要线索。

塌陷型 FSGS（即毛细血管塌陷伴足细胞增生）可能由病毒感染（HIV，细小病毒 B19，SV40）和药物（海洛因，帕米膦酸二钠，钙调磷酸酶抑制剂）引起。与原发性 FSGS 相比，继发性 FSGS 发生弥漫性足突融合、脏层上皮细胞肥大和增生的可能性低，足突部分融合支持继发可能。其他病变，例如 HIV 相关性肾病的网状聚集物、细小病毒免疫染色阳性和钙调磷酸酶抑制剂毒性的其他特征，都可以帮助区分原发性 FSGS。

肾移植中的节段性硬化可能是由于原发性 FSGS 复发（见第 3 章和第 8 章中的 FSGS），或是继发于慢性移植肾肾病或慢性移植肾肾小球病有关的损伤（见第 8 章）。慢性移植肾肾小球病

电镜下可见肾小球基底膜（GBM）呈双轨样改变伴内疏松层增宽，这并非复发性原发性 FSGS 的典型表现。当环孢素毒性导致慢性移植肾肾病时，可能出现斑纹状间质纤维化伴同心圆样结节状中小动脉透明变性，这可为正确诊断提供进一步线索。非特异性继发性 FSGS 常见肾小球萎缩，GBM 皱褶，球周纤维化和部分性足突融合。临床病史也很重要，因为原发性 FSGS 通常在移植后的头几个月复发，而继发于慢性移植肾肾病和慢性移植肾肾小球病的 FSGS 到后期才会发生。

FSGS 也可继发于肾小动脉硬化。当硬化病变与肾小动脉硬化相关时，硬化和透明样变通常位于血管极。活组织检查通常显示以小的、萎缩的、球性硬化的肾小球为主，可见球周纤维化，电镜下可见 GBM 皱褶、内疏松层透亮区增宽、部分性足突融合，以及与硬化不成比例的严重的血管损伤。临床病程至关重要，在这种情况下，蛋白尿是在长期的高血压病史后出现的。

继发于反流性肾病的 FSGS 可出现典型的肾小球肥大，常伴有明显的球周纤维化和鲍曼囊增厚。间质呈斑片状，即所谓的地图样纤维化，伴不成比例的肾小管间质损伤，多样性的肾小球硬化。"**地图样**"一词用来描述病变如拼图样，即片状纤维化与正常肾实质交替存在的病变特点。

适应性继发性硬化发生在肾单位大量丧失以后，通过复杂的代偿性改变（包括但不限于血流动力学改变、生长因子和活性氧物质）而引起的结构-功能适应。这些病变通常表现为门周型 FSGS，肾小球肥大和部分性足突融合。

## 选读

D'Agati，V.，1994. The many masks of focal segmental glomerulosclerosis. Kidney International 46，1223-1241.

D'Agati，V.D.，Fogo，A.B.，Bruijn，J.A.，et al.，2004. Pathologic classification of focal segmental glomerulosclerosis：a working proposal. American Journal of Kidney Diseases 43，368-382.

Howie，A.J.，Lee，S.J.，Green，N.J.，et al.，1993.

Different clinicopathological types of segmental sclerosing glomerular lesions in adults. Nephrology Dialysis Transplantation 8，590-599.

Marcantoni, C., Ma, L.J., Federspiel, C., et al., 2002. Hypertensive nephrosclerosis in African Americans versus Caucasians. Kidney International 62，172-180.

Rennke, H., Klein, P.S., 1989. Pathogenesis and significance of non-primary focal and segmental glomerulosclerosis. American Journal of Kidney Diseases 13，443-455.

Rossini，M.，Fogo，A.B.，2004. Interpreting segmental glomerular sclerosis. Current Diagnostic Pathology 10，1-10.

Schwartz，M.M.，Korbet，S.M.，Rydell，J.，et al.，1995. Primary focal segmental glomerular sclerosis in adults：prognostic value of histologic variants. American Journal of Kidney Diseases 25，845-852.

（翻译：刘甜甜　审校：韩博　张建）

# 肾移植

8

## 引言

　　同种异体肾移植患者肾形态学评估主要针对两个问题，即移植失败是由排斥反应引起还是其他不相关的病变引起的？如果出现排斥反应，其原因是哪种（或多种）免疫机制，应用有效的治疗方法是否能够逆转这种损伤？如果没有排斥反应，应确定移植失败是否由以下因素所引起：急性肾小管损伤、急性感染性肾盂肾炎、血管系统或泌尿道阻塞、复发或新发生的肾小球疾病，免疫抑制剂的毒副作用。在评估排斥反应损伤是否可逆时，不仅要评估排斥反应的性质，还要评估排斥反应的强度和慢性程度。

　　1997 年建立的 Banff 肾移植病理学分类（Banff working classification of renal allograft pathology）是现行国际上公认的与各类排斥反应相关的肾形态学表现的标准化分类，该分类于 2007 年、2009 年和 2013 年分别进行更新修订，将肾小管周围毛细血管炎分级和 C4d 评分纳入抗体介导的排斥反应（antibody-mediated rejection，

ABMR）的诊断中，并解释和引入间质纤维化和肾小管萎缩的新评分标准（表 8.1）。新版 Banff 分类系统受到以下几个方面的影响，包括使用 Banff 94 标准的多个临床试验数据、移植合作临床试验（Cooperative Clinical Trials in Transplantation，CCTT）的临床相关性结果以及随后一年两次的 Banff 会议发现 ABMR 在急性和慢性移植物存活中起着重要作用。T 细胞介导的细胞性排斥反应（Ⅰ型）的特点是间质活性淋巴细胞浸润伴肾小管炎，可出现动脉内膜炎，提示血管受累。虽然这些特征被认为是急性细胞性排斥反应的主要表现，但现在已经认识到抗体介导的反应在排斥反应中发挥重要作用。肾小管周围毛细血管 C4d 免疫荧光或免疫组织学呈线性阳性是 ABMR 的特点。这些概念被纳入了 2013 版 Banff 分类（表 8.1）。该分类的目标是给出一个诊断活检分级，可为预后和治疗提供依据（表 8.1A～C，8.2～8.4）。标准化分类促进了国际上同种异体肾移植病理报告的一致性，并有助于新治疗模式的多中心试验的开展。

**表 8.1　肾移植病理学分类（包括抗体介导的排斥反应的最新分类）（Banff 2013）**

**1. 正常**

**2. 急性 / 活动性抗体介导的排斥反应（ABMR）；诊断必须具备以下 3 个特征（见表 8.1A、8.1B、8.1C）：**

1. 急性组织损伤的组织学证据，包括以下一种或多种：

微血管炎［肾小球炎，g＞0 和（或）肾小管周围毛细血管炎，ptc＞0］

动脉内膜炎或透壁性动脉炎（v＞0）

无其他任何原因的急性血栓性微血管病

无其他任何原因的急性肾小管损伤

2. 抗体与血管内皮反应的最新证据，包括至少以下之一：

肾小管周围毛细血管 C4d 线性阳性（冰冻切片免疫荧光 C4d2 或 C4d3，或石蜡切片免疫组化 C4d＞0）

至少中度微血管炎（g＋ptc≥2）

活检组织中与内皮细胞损伤相关的基因转录表达增加

3. 供体特异性抗体（DSAs）的血清学证据（HLA 或其他抗原）

**慢性活动性 ABMR，诊断必须具备以下 3 个特征：**

1. 慢性组织损伤的形态学证据，包括以下一种或多种：

移植性肾小球病（TG）（cg＞0）（如无慢性血栓性微血管病的证据）

严重的肾小管周围毛细血管基底膜增多（要求电镜观察）

排除其他原因导致的新发动脉内膜纤维化

2. 最新的抗体与血管内皮反应的证据，包括至少以下之一：

肾小管周围毛细血管 C4d 线性阳性，（冰冻切片免疫荧光 C4d2 或 C4d3，或石蜡切片免疫组化 C4d＞0）

至少中度微血管炎（g＋ptc≥2）

活检组织证实内皮细胞损伤相关基因转录表达增加

3. DSAs 血清学证据（HLA 或其他抗原）

**无排斥反应的 C4d 阳性，诊断必须具备以下 3 个特征：**

1. 肾小管周围毛细血管 C4d 线性阳性（冰冻切片免疫荧光 C4d2 或 C4d3，或石蜡切片免疫组化 C4d＞0）

2. g0，ptc0，cg0（条件允许时，光镜和电镜同时观察），v0；无 TMA，肾小管周围毛细血管基底膜无分层，无急性肾小管损伤（无其他明显诱因）

3. 无细胞介导的急性排斥反应（Banff 97 1A 型或以上）或临界改变

**3. 临界改变：可疑急性 T 细胞介导的排斥反应（T-cell-mediated rejection，TCMR）（评分见表 8.2），可与第 2、5 和 6 条分类一致**

主要用于没有动脉内膜炎的情况下，但是可有灶性肾小管炎（t1、t2、t3）伴轻度间质水肿（i0 或 i1）或轻度肾小管炎（t1）伴间质水肿（i2 或者 i3）。

**4. T 细胞介导的排斥反应（TCMR）（评分见表 8.2A、8.2B、8.2C），可与第 2、5 和 6 条分类一致**

**急性 TCMR（类型 / 级别）：**

Ⅰ A. 间质浸润明显（＞25% 实质受累，i2 或 i3），或灶性中度小管炎（t2）

Ⅰ B. 间质浸润明显（＞25% 实质受累，i2 或 i3），或灶性重度小管炎（t3）

Ⅱ A. 轻度至中度动脉内膜炎（v1）

Ⅱ B. 严重动脉内膜炎，并累及＞25% 的管腔面积（v2）

Ⅲ. "透壁性" 动脉炎和（或）动脉纤维素样改变及中层平滑肌细胞坏死伴淋巴细胞浸润（v3）

**慢性活动性 T 细胞介导的排斥反应：**

"慢性移植物动脉病"（动脉内膜纤维化伴单核细胞浸润及新生内膜形成）

**5. 慢性间质纤维化和肾小管萎缩**，无任何特定病因（可能包括非特异性血管和肾小球硬化，严重程度根据肾小管间质情况分级）

1 级：轻度间质纤维化和肾小管萎缩（＜25% 的肾皮质区）

2 级：中度间质纤维化和肾小管萎缩（26%～50% 的肾皮质区）

3 级：重度间质纤维化和肾小管萎缩 / 消失（＞50% 的肾皮质区）

**6. 其他：** 非急性和（或）慢性排斥反应引起的变化（如高血压改变、钙调磷酸酶抑制剂毒性、梗阻、细菌性肾盂肾炎、病毒感染）

针对每个评估项目制定了半定量评分系统，产生出用于评估排斥反应严重程度的量化指数。

ABMR，急性 / 活动性抗体介导的排斥反应；cg，Banff 慢性肾小球疾病评分；DSA，供者特异性抗体；EM，电镜；g，Banff 肾小球炎评分；HLA，人类白细胞抗原；IF，免疫荧光；IHC，免疫组织化学；ptc，管周毛细血管炎；TCMR，T 细胞介导的排斥反应；TG，移植性肾小球病；TMA，血栓性微血管病；v，Banff 动脉炎评分。

**表 8.1A　ABMR 肾小管周围毛细血管炎（ptc）评分**

ptc0＝＜10% 的皮质 ptc 出现炎症反应
ptc1＝≥10% 的皮质 ptc 3～4 个炎细胞 / 管腔
ptc2＝≥10% 的皮质 ptc 5～10 个炎细胞 / 管腔
ptc3＝≥10% 的皮质 ptc＞10 个炎细胞 / 管腔

**表 8.1B　ABMR 肾小球炎（g）评分**

g0＝无炎症
g1＝＜25% 的肾小球伴肾小球炎
g2＝25%～75% 的肾小球伴节段性或球性肾小球炎
g3＝＞75% 肾小球伴球性为主的肾小球炎

**表 8.1C　ABMR 肾小管周围毛细血管 C4d 染色评分**

C4d 0＝活检组织均阴性
C4d 1＝弱阳性：活检面积＜10% 阳性
C4d 2＝局灶阳性：活检面积 10%～50% 阳性
C4d 3＝弥漫阳性：活检面积＞50% 阳性

**表 8.2A　ABMR 和 TCMR 动脉内膜炎（"v"评分）的定量标准**

v0＝无动脉炎
v1＝至少 1 个动脉横截面出现轻中度动脉内膜炎
v2＝严重的动脉内膜炎，至少 1 个动脉横截面管腔面积减少 25%
v3＝透壁性动脉炎和（或）动脉纤维素样改变和中层平滑肌坏死伴淋巴细胞浸润

**表 8.2B　TCMR 肾小管炎（"t"）评分**

t0＝肾小管中无单核细胞浸润
t1＝每个肾小管横断面（或每 10 个肾小管上皮细胞）1～4 个单核细胞浸润
t2＝每个肾小管横断面 5～10 个单核细胞浸润
t3＝每个肾小管横断面＞10 个单核细胞浸润，或活检中至少有 2 个区域的小管基底膜破坏，同时伴有 i2/i3 炎症和 t2 肾小管炎

**表 8.2C　间质炎症（"I"）评分**

i0＝＜10% 的活检区域伴炎症性病变 *
i1＝10%～25% 的活检区域伴炎症性病变
i1＝26%～50% 的活检区域伴炎症性病变
i1＝＞50% 的活检区域伴炎症性病变

* 非瘢痕性肾实质区评分。

**表 8.3　移植性肾小球病变的评分**

cg0＝光镜下无毛细血管袢呈双轨征
cg1a＝光镜下无双轨征，但电镜下至少 3 个毛细血管袢有双轨征
cg1b＝光镜下 1 个或多个非硬化性肾小球有双轨征（建议经电镜确认）
cg2＝在大多数受累的肾小球中，光镜下见 26%～50% 的血管袢呈双轨征
cg3＝在大多数受累的肾小球中，光镜下见＞50% 的血管袢呈双轨征

**表 8.4　慢性移植物肾病间质纤维化和肾小管萎缩分级**

1 级（IF 1 TA 1）＝＜25% 的皮质区间质纤维化和肾小管萎缩
2 级（IF 2 TA 2）＝25%～50% 的皮质区间质纤维化和肾小管萎缩
3 级（IF 3 TA 3）＝＞50% 的皮质区间质纤维化和肾小管萎缩

### 病因 / 发病机制

同种异体移植排斥反应的机制复杂，涉及细胞免疫和体液免疫。努力减少对同种异体抗原（ABH 和 HLA）的免疫反应，包括尽可能地对人类白细胞抗原（human leukocyte antigens，HLA）进行交叉配型，阻断表达和识别这些抗原，同时也为 ABO 血型不合的移植患者制订方案。移植时移植物的条件也很重要，因为随着冷缺血时间的延长，预后也会越差。

## ┃ 供体肾评估

移植肾的供应与需求之间存在显著差距，供体短缺导致了尸体或活体肾供者接受标准的扩大化。扩大标准供者（extended criteria donor，ECD）是指年龄 60 岁及以上，或 50 岁以上合并至少以下情况中的两种：高血压病史，血清肌酐＞1.5 mg/dl，或死于脑血管意外。移植前对供肾进行冰冻切片活检已成为评估肾小球硬化程度、间质纤维化和肾小管萎缩程度、动脉和小动脉硬化

及玻璃样变程度的常规程序。通常采用楔状活检，但一些移植中心使用穿刺活检可更好地取样较大的血管。这些活组织检查也有助于评估急性肾小管上皮损伤的程度和预先存在的肾病的可能性。值得注意的是，由于冰冻切片本身存在假象，在冰冻切片上不能可靠地确定轻度、急性肾小管损伤。每个地区的器官库都应有标准化的报告模式。

## 抗体介导的排斥反应

抗体介导的排斥反应（antibody-mediated rejection）可分为即刻的（超急性）和迟发的（急进性）两种。超急性排斥反应（hyperacute rejection）是指同种异体移植失败发生在移植后几分钟或几小时内，由受体体内已经存在针对同种抗原的循环抗体所致，包括供体特异性 HLA 1 类抗原、ABH 抗原或其他存在于供体体内的自身抗原。目前由于预先筛选、匹配受体与供体，超急性排斥反应很少遇到。受体的超敏性通常与先前的妊娠、输血或其他抗原刺激有关。然而，超急性排斥也可能与非免疫学性质的内皮损伤有关，例如供体来源的弥散性血管内凝血（disseminated intravascular coagulation，DIC）。另一种非免疫性的急性移植物衰竭称为**急性即刻性肾移植病**

（acute imminent transplant nephropathy），与移植物保存过程中发生的损伤有关。急性 ABMR 是指由于抗供体特异性抗体的产生而导致的移植物失功。

形态学上，急性 ABMR 表现为累及肾小球毛细血管和肾小管周围小静脉的微血管炎，偶伴类似血栓性微血管病的纤维素性血栓（图 8.1）。血栓形成与梗死和肾小管坏死有关。肾小管周围毛细血管内见大量白细胞浸润，常见多形核白细胞。免疫荧光染色可见管周毛细血管壁免疫球蛋白呈线性沉积，但并非恒定出现，只有明显的 C4d 阳性着色（冰冻组织免疫荧光要求至少 10% 的小管周围毛细血管着色）才能诊断急性 ABMR。电镜显示血小板、纤维蛋白间淤积的红细胞、坏死的肾小球毛细血管和其他血管结构。

现行标准在 Banff 97 分类基础上扩展了第二分类，更详细地阐述了急性和慢性 ABMR 的诊断标准。这一修订考虑到 ABMR 越来越多，而且并不局限于移植后早期，再结合一些相对特异的标记，如管周毛细血管 C4d 染色，使得分类更精确。ABMR 标准有三个基本特点：急性肾组织损伤（包括肾小管损伤），管周毛细血管炎细胞浸润或血管坏死（图 8.2）。抗体介导性疾病的免疫病理学证据包括管周毛细血管的 C4d 染色（图 8.3），或尚未明确的血管壁免疫球蛋白或补体沉积，亦

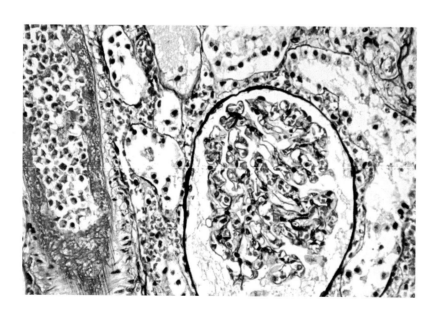

图 8.1　超急性排斥反应。动脉内充满纤维素性血栓，可见肾小管周围毛细血管充血，灶性肾小管坏死（Masson 染色，×200）

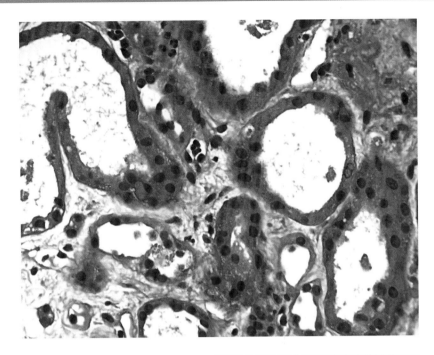

图 8.2  急性抗体介导的排斥反应。肾小管周围毛细血管见炎细胞浸润并伴间质水肿。未见肾小管及间质炎细胞浸润，提示典型的急性抗体介导的排斥反应（H&E 染色，×400）

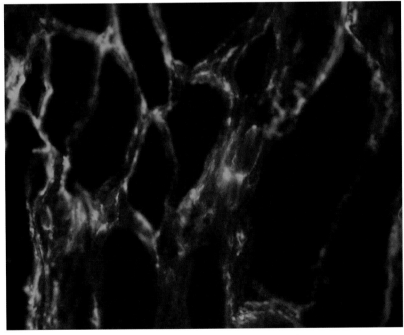

图 8.3  急性抗体介导的排斥反应。抗体介导的排斥反应的免疫病理学（间接免疫荧光）表现为管周毛细血管 C4d 阳性着色（抗 C4d 免疫荧光染色，×400）

或血清中出现抗供体抗体。现行分类还认识到，ABMR 伴 Ⅰ 型或 Ⅱ 型细胞介导的细胞排斥反应并不罕见。Banff 2013 修订版认为，C4d 染色可以出现在尚无形态学证据的排斥反应中，只有在同时出现了组织损伤和血清学供体特异性抗体的情况下才可诊断 ABMR。C4d 染色阴性时，应注意抗内皮细胞抗原的同种抗体也可介导 ABMR。

**抗体介导的排斥反应的诊断要点**

- 肾小管周围毛细血管白细胞浸润。
- 冰冻组织 ≥10% 的肾小管周围毛细血管 C4d 阳性着色。

## 慢性活动性抗体介导的排斥反应和移植性肾小球病

慢性 ABMR 的特点是移植物导致的肾小球损害，表现为不同程度的系膜基质增多、插入，呈分叶状，基底膜不规则增厚及双轨征，免疫荧光无阳性沉积（图 8.4 和 8.5）。这种病变与大量蛋白尿形成有关。电镜见内皮细胞与基底膜分离，内皮下间隙可见颗粒状物质聚集。肾小管周围毛细血管基底膜增厚达 7 层及以上，但这并非慢性 ABMR

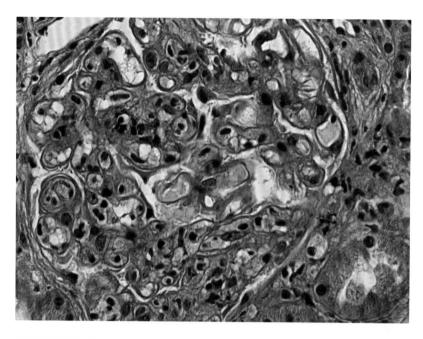

图 8.4　急性抗体介导的排斥反应。移植性肾小球炎。肾小球系膜基质增多、插入，呈分叶状，基底膜不规则增厚（PAS 染色，×400）

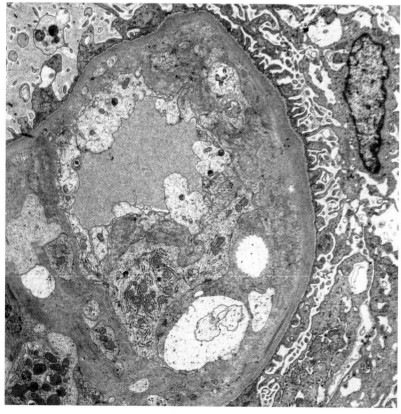

图 8.5　急性抗体介导的排斥反应。移植性肾小球炎。电镜下可见内皮细胞肿胀，内皮细胞与基底膜分离，在内皮下可见颗粒状物质积聚

To view this electron micrograph with color coded overlays explaining each component, please visit ExpertConsult.com.

的特异性改变。其确切机制尚未明了，可能与供体特异性或血管内皮抗原引起的体液免疫反应有关。此外，许多与原发性肾纤维化进展相关的因素可能在移植过程中发挥作用，如高血压、血脂异常、活性氧等，均可激活内皮细胞。在 2009 年的 Banff 会议上提出了一种评分方法，包括以下修改后的标准，考虑到了肾小球受累的比例（表 8.5）。

| 表 8.5 病毒感染分级 |
| --- |
| **1 级（早期感染期）** |
| 免疫组化或原位杂交显示皮质和（或）髓质内出现核内包涵体，提示病毒激活，无或轻微的小管上皮细胞坏死 / 溶解或炎症反应 |
| **2 级（完全感染期）** |
| 皮质和（或）髓质中病毒大量激活，伴有明显的病毒诱导的肾小管上皮细胞溶解、肾小管基底膜剥落，以及轻度至显著的间质炎症 |
| **3 级（纤维化期）** |
| 皮质和髓质病毒激活（轻微至大量），>50% 的肾间质纤维化及肾小管萎缩，伴间质炎症，但细胞溶解轻微 |

| 慢性活动性抗体介导的排斥反应和移植性肾小球病的诊断要点 |
| --- |
| ● 肾小球基底膜分层。 |

# 急性 T 细胞介导的排斥反应

急性排斥反应，尽管定义为急性，但可发生在同种异体移植存活的任何时期。常发生于移植后的前几个月，但也可在之后出现，特别是当移植治疗被干扰时。在 Banff 分级中，其严重程度取决于肾小管炎的程度和是否存在动脉内膜炎。

## 临界改变："可疑急性排斥反应"

临界改变："可疑急性排斥反应"（borderline changes："suspicious for acute rejection"）这一类别用于描述非常轻微的、局灶性间质炎症，累及 <25% 的肾皮质。无动脉内膜炎，仅有轻度局灶性单核细胞浸润伴罕见的轻微肾小管炎，即每个肾小管横截面有 1～4 个单核细胞浸润（图 8.6）。Banff 工作组目前在研究可区分可疑急性排斥反应和急性 I 型排斥反应的新临界值（见下文）。一些研究者认为这种轻微的持续性浸润可能导致其进展为慢性排斥反应。必须与其他潜在的引起非免疫性间质炎症浸润的病因区分开来，如细菌或病毒感染，甚至药物过敏反应。

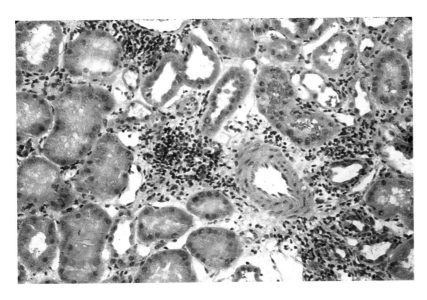

图 8.6 急性排斥反应，Banff 临界型：可疑急性排斥反应。可见轻微的局灶性间质炎细胞浸润和轻微肾小管炎。图中单个肾小管横截面内可见 <4 个淋巴细胞（H&E 染色，×200）

## Banff Ⅰ型急性排斥反应

　　Ⅰ型或急性间质细胞性排斥反应以水肿和间质免疫母细胞、淋巴细胞、浆细胞、巨噬细胞、散在多形核白细胞和嗜酸性粒细胞浸润为特征。通常表现为弥漫性浸润，但主要集中在血管和肾小球周围。在Ⅰ A型中，超过 25% 的肾实质受累，特征性表现为灶性中度肾小管炎，即每个肾小管横断面或每 10 个肾小管上皮细胞有 4 个以上单核细胞浸润（图 8.7）。在Ⅰ B型中，超过 25% 的肾实质受累，每个肾小管横断面或每 10 个肾小管上皮细胞有 10 个以上单核细胞浸润的严重的肾小管炎是其特征性病变（图 8.8）。浸润淋巴细胞中存在大量 CD3 阳性的 T 淋巴细胞（图 8.9），CD8 阳性的细胞毒性 T 淋巴细胞数量多于 CD4 阳性的辅助性 T 淋巴细胞。活化抗原 CD45RO 与 CD45RA 的比值也可用于判断排斥反应的活动程度。这种程度的排斥反应通常对抗排斥治疗反应良好。

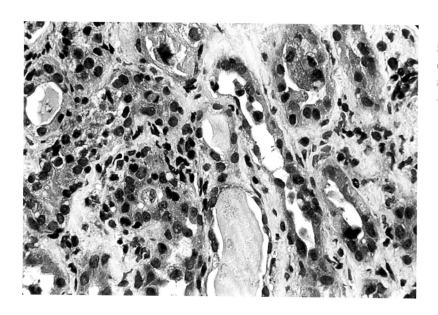

图 8.7　急性排斥反应，Banff Ⅰ A型。这种类型被定义为间质灶性淋巴细胞浸润（＜25%），伴中度肾小管炎（每个肾小管横截面 4 个以上单核细胞浸润）（H&E 染色，×400）

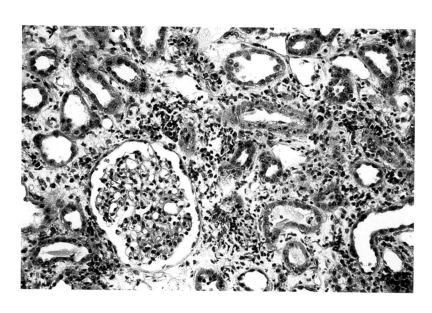

图 8.8　急性排斥反应，Banff Ⅰ B型。间质单核细胞浸润更广泛（＞25%），伴多灶性重度肾小管炎（每个肾小管横截面 10 个以上单核细胞浸润），血管未见受累（H&E 染色，×200）

## Banff Ⅱ型急性排斥反应

Ⅱ型或伴有血管成分的急性排斥反应包括轻中度ⅡA型动脉内膜炎以及任何程度的间质细胞性排斥反应。动脉内膜炎的定义是内皮细胞肿胀，内膜增厚伴内皮下间隙炎症，病变范围可由较少的内膜炎细胞浸润，到纤维蛋白、血小板和炎细胞多种成分沉积导致的内皮细胞坏死（图8.10和8.11）。最近的一项研究表明动脉内膜炎是移植失败的一个独立危险因素。ⅡB型动脉内膜的炎性损伤超过管腔面积的25%。浸润细胞由淋巴细胞和单核细胞组成。严重程度由受累血管的数量以及单个血管病变的严重程度决定（图8.12）。该类型动脉内膜炎的表现常呈局灶性，患者对治疗的反应不一。

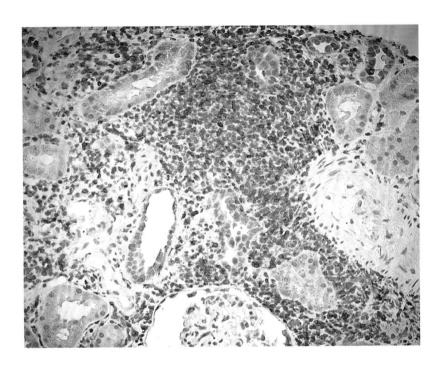

图8.9 急性排斥反应。间质炎细胞浸润由混合性T细胞组成。免疫组化显示大量T细胞CD3阳性（抗CD3免疫染色，×200）

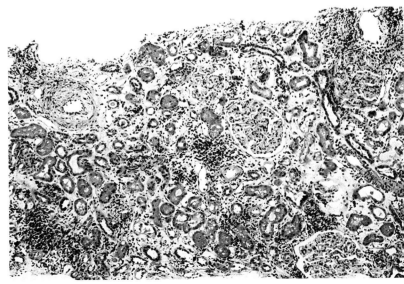

图8.10 急性排斥反应，Banff Ⅱ型。除了肾小管单核细胞浸润外，还可见血管受累。低倍镜下见动脉内膜显著增生，并伴有内皮下淋巴细胞浸润（H&E染色，×100）

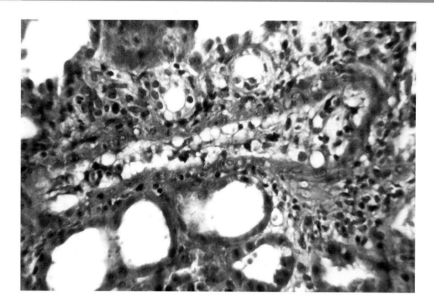

图 8.11　急性排斥反应，Banff ⅡA 型。高倍镜下见动脉内皮细胞明显肿胀，内皮下大量淋巴细胞浸润。这是一种表现轻微但明确的内皮活动性病变（H&E 染色，×400）

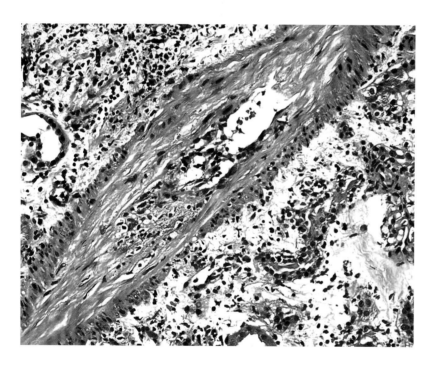

图 8.12　急性排斥反应，Banff ⅡB 型。Ⅱ型的严重程度取决于受累血管的数量以及各个血管病变的严重程度。该动脉淋巴细胞浸润更为严重，不仅内皮细胞受累，间质亦受累，内膜增生显著（H&E 染色，×200）

## Banff Ⅲ型急性排斥反应

　　Ⅲ型急性排斥反应包括严重的急性血管性排斥反应，通常表现为肾小管周围毛细血管 C4d 阳性，提示由抗体介导。这些患者具有严重的动脉内膜炎和透壁性动脉炎（即中层在内的整个动脉壁的损伤和炎症，包括中层平滑肌坏死、纤维素沉积、单核细胞及多形核白细胞浸润）（图 8.13）。无其他明显原因的局灶性梗死和间质出血可能与血管病变有关，且与排斥反应的程度相一致。这种严重的排斥反应常可致移植物失功。

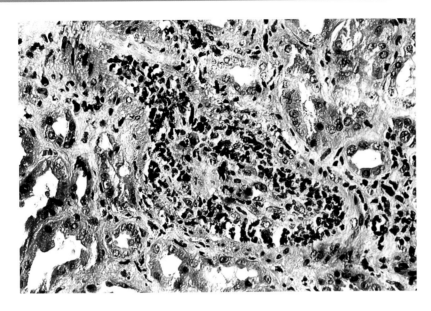

图 8.13　急性排斥反应，Banff Ⅲ型。这一类包括严重的急性血管性排斥反应，可能部分由体液免疫介导。该动脉存在严重的动脉内膜炎和透壁性动脉炎，伴有内部坏死（H&E 染色，×200）

## 慢性活动性 T 细胞介导的排斥反应

慢性移植物动脉病的定义为动脉内膜纤维化伴单核细胞浸润及新生内膜形成，有慢性组织损伤的表现，是 T 细胞介导的慢性损伤的标志。值得注意的是，慢性 ABMR 可引起类似的血管病变。

### 急性细胞性排斥反应的主要诊断特征

- 肾小管炎。
- 间质淋巴浆细胞浸润。

### 急性细胞性排斥反应的鉴别诊断

#### 急性细胞性排斥反应
- 间质炎细胞浸润和肾小管炎可见于多种情况，如药物过敏、肾盂肾炎相关性损伤和病毒感染。
- 排除病毒感染和寻找病毒细胞改变可鉴别病毒感染和急性细胞排斥反应。
- 大量嗜酸性粒细胞浸润和非坏死性肉芽肿提示过敏反应，尽管前者可能是富含嗜酸性粒细胞的急性细胞性排斥反应的一部分。
- 嗜酸性肾小管炎可能更多见于过敏反应。

#### 急性血管性排斥反应
- 动脉内膜炎可能很少见于其他原因引起的血管损伤，如移植肾的冷球蛋白性肾小球肾炎。

## 肾间质纤维化和肾小管萎缩（慢性移植肾衰竭，慢性移植肾肾病）

2005 年，Banff 会议取消了**慢性移植肾肾病**（chronic allograft nephropathy）一词的使用。因为这一术语过于宽泛，概括了所有可能与慢性移植肾衰竭相关的疾病进程，包括高血压、高血脂和病毒感染，成为解释肾移植失败的一个通用名词，而不考虑病因之区别。无论导致肾小管间质损伤的具体病因是什么，肾间质纤维化和肾小管萎缩都是移植肾失败的最终路径，因此，自 Banff 2013 发布以来，病理学家一直致力于提出对肾间质纤维化程度和肾小管萎缩程度的具体评估方法（即所谓 IF/TA 评分），从而无需再使用特定术语来反映移植肾失活过程。该评分或可作为判断移植物存活与否的指标。

慢性移植肾衰竭（chronic allograft failure）发生在移植后的数月到数年之间。临床上多表现为肾功能缓慢下降，而肾功能急性、爆发性丧失则常出现在急性排斥反应中。镜下表现与肾硬化相似（图 8.14）。小叶间动脉、弓状动脉和叶间动脉因平滑肌细胞的增生和肥大而出现狭窄（图 8.15），伴弥漫性间质纤维化和肾小管萎缩。慢性移植肾衰竭的肾小球病变包括缺血性肾小球毛细血管塌陷、毛细血管壁增厚、节段性和球性硬化

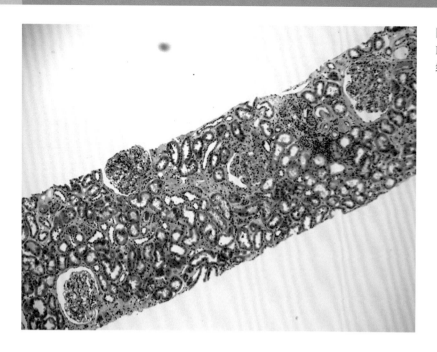

图 8.14　慢性间质纤维化和肾小管萎缩 IF1 TA1。局灶性间质硬化伴轻度肾小管萎缩（＜25% 皮质区）（H&E 染色，×100）

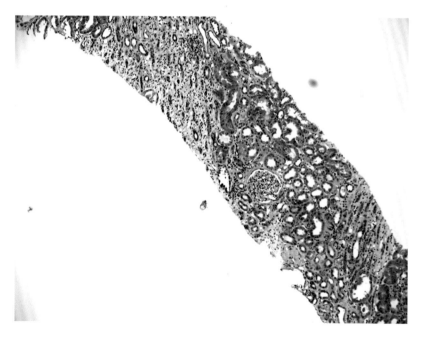

图 8.15　慢性间质纤维化和肾小管萎缩 IF2 TA2。明显的间质硬化及肾小管萎缩（25%～50% 皮质区）（H&E 染色，×100）

（图 8.16）。目前将 Banff 分级的 IF/TA 慢性改变分为轻度、中度和重度。间质纤维化和肾小管萎缩是独立分级的，取决于受累肾实质的面积，而影响血管系统的慢性疾病应单独评分。2009 年 Banff 会议进一步讨论了纤维化的性质及其评估的可重复性问题，包括染色类型、如何及何时使用形态测定法。建议联合应用 IF/TA 评分、抗体测定和基因组学分析，有助于明确个别患者的具体病因。

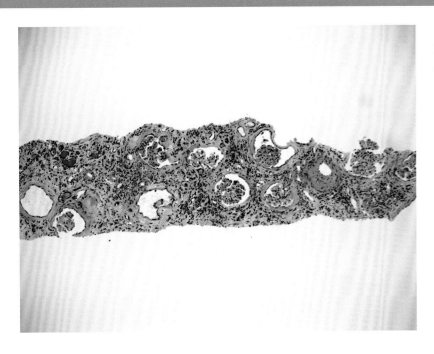

图 8.16　慢性间质纤维化和肾小管萎缩 IF3 TA3。弥漫性间质硬化伴广泛的肾小管萎缩和肾小球硬化（H&E 染色，×100）

## 环孢素 / 他克莫司肾毒性

免疫抑制剂的毒性也应考虑在移植物活检的评估中。钙调磷酸酶抑制剂（calcineurin inhibitor）包括环孢素和他克莫司，其毒性作用具有非常特征性的组织学表现。重要的是，当血清肌酐迅速升高而活检形态学正常时，应考虑功能性环孢素毒性，即血管收缩相关毒性作用，特征性改变包括肾小管上皮等立方空泡变性和微血管损伤（向中层延伸的小动脉结节性透明硬化）（图 8.17）。严重毒性损伤时，可见小动脉肌细胞空泡变性伴内皮细胞肿胀、内膜黏液性水肿和血管壁蛋白质沉积。钙调磷酸酶抑制剂的慢性毒性表现为伴随这些血管病变的缺血性改变，最具特征性的是条索状纤维化（图 8.18）。有时可见血栓性微血管病样改变，须与急性体液免疫介导的排斥反应相区分（图 8.19 和 8.20）。

### 病因 / 发病机制

环孢素可诱导产生包括内皮素在内的多种血管收缩因子，并对肾实质细胞有直接毒性。条索状纤维化对应着沿髓放线分布的缺血性损伤。

| 钙调磷酸酶抑制剂肾毒性的诊断要点 |
| --- |
| ● 结节性透明变性延伸至小动脉 / 动脉中层。 |
| ● 条索状间质纤维化。 |
| ● 血栓性微血管病。 |
| 注：虽然结节性小动脉透明变性与钙调磷酸酶抑制剂的毒性关系最为密切，但这些发现均无特异性。 |

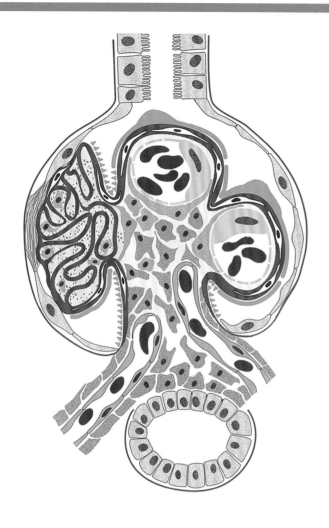

图 **8.17**　移植性肾小球病。节段性硬化和无沉积物性内疏松层增宽形成的基底膜分层

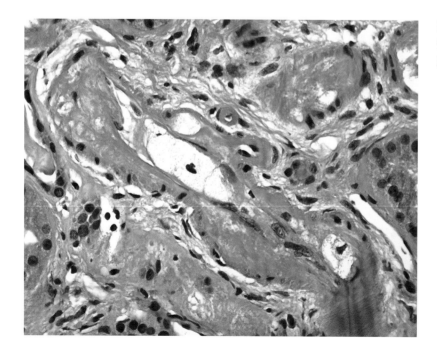

图 **8.18**　入球小动脉纵切面，具有典型的钙调磷酸酶抑制剂毒性作用导致的结节性透明硬化（H&E 染色，×400）

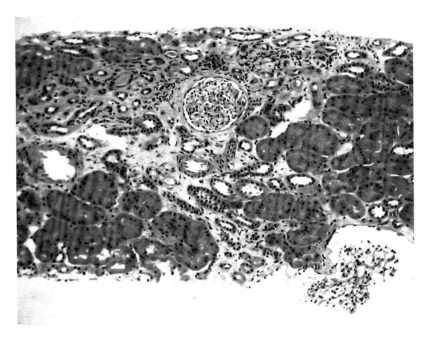

图 8.19　如图所示，慢性钙调磷酸酶抑制剂毒性引起的特征性条索状纤维化（H&E 染色，×100）

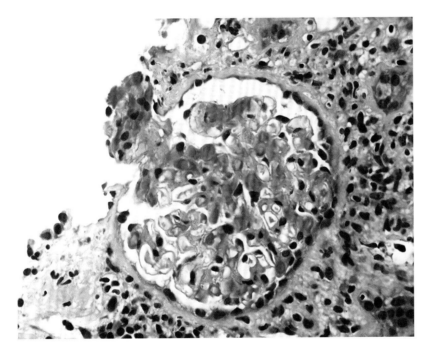

图 8.20　钙调磷酸酶抑制剂的慢性毒性。可见内皮细胞活化引起的血栓性微血管病，如图所示为毛细血管内血栓（HPS 染色，×400）

## 西罗莫司（雷帕霉素）肾毒性

相较于钙调磷酸酶抑制剂，西罗莫司的主要优点是肾毒性相对较低，但偶见一些副作用。据报道，患者由钙调磷酸酶抑制剂改用西罗莫司后，可出现肾病综合征，继发于足细胞损伤导致的局灶性节段性肾小球硬化症（FSGS）。当用于诱导治疗时，可出现移植肾功能延迟恢复，活检表现为肾小管上皮细胞损伤，出现类似于肌红蛋白管型的特征性管型。随着贝拉西普（一种选择性 T 细胞活化阻滞剂）作为西罗莫司替代品的引入，药物毒性相关肾损害的发生率已经降低。

## 移植后淋巴组织增生性疾病

疾病早期无明显改变，晚期患者通常出现造血系统症状，表现为肝、脾及淋巴结肿大。肾活检见大量单一浆细胞弥漫分布于肾小管间，可出现不典型的免疫母细胞样细胞，或匐行性坏死（serpiginous necrosis），提示极可能为移植后淋巴组织增生性疾病（posttransplant lymphoproliferative disease，PTLD）（图 8.21～8.23）。多数情况下，光镜下特征性改变并不明显。应用免疫组织化学染色显示单克隆性 B 细胞（更常见）或 T 细胞（很少）浸润可辅助诊断。值得注意的是，PTLD 也可能偶有多态性，伴单克隆甚至多克隆 B 细胞增殖。

如高度怀疑 PTLD，可通过原位杂交检测 EB 病毒。鉴别诊断包括富于浆细胞的急性排斥反应。

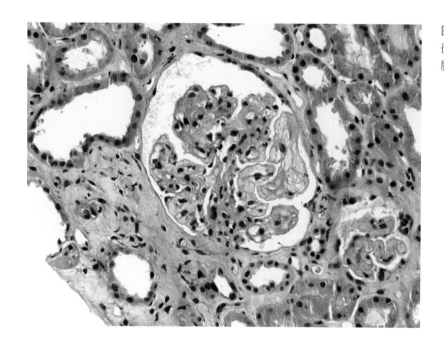

图 8.21　钙调磷酸酶抑制剂毒性伴血栓性微血管病。内皮细胞肿胀，毛细血管基底膜局灶性裸露（甲苯胺蓝染色，×400）

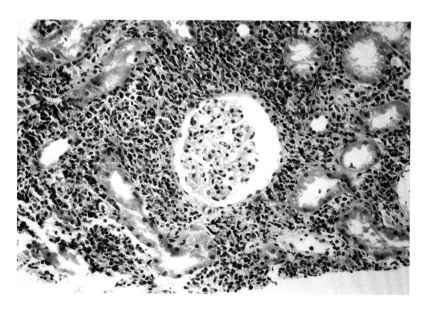

图 8.22　移植后淋巴组织增生性疾病。大多数移植后淋巴组织增生性疾病也可能与急性同种异体移植排斥反应相似。主要区别是无肾小管炎，肾小管间隙炎细胞浸润而无肾小管上皮细胞损伤（H&E 染色，×200）

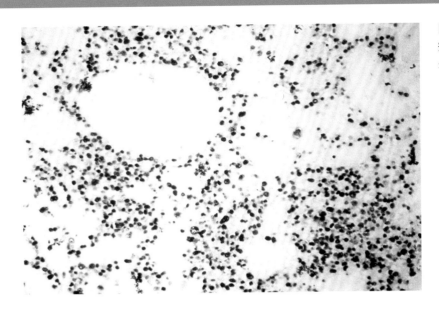

图 8.23　移植后淋巴组织增生性疾病。EB 病毒原位杂交证实存在于移植后淋巴组织增生性疾病（原位杂交，×200）

### 病因 / 发病机制

PTLD 是在异常 T 细胞调节 B 细胞的背景下发生的，因此常见 B 细胞来源的 PTLD。EB 病毒感染几乎存在于所有 PTLD 病例中，但不一定都能检测到。有些 PTLD 是多克隆的。当免疫抑制剂减少或停用时，病变通常会消退。

| PTLD 的鉴别诊断 |
| --- |
| ● 大量浆细胞浸润可能提示多瘤病毒相关性肾病、富于浆细胞的急性细胞性排斥反应，或移植后淋巴组织增生性疾病，免疫组化染色有助于鉴别诊断。 |
| ● 出现病毒相关性改变提示多瘤病毒相关性肾病。 |
| ● 非典型 B 细胞克隆性增生、匐行性坏死、占位效应均提示 PTLD。 |
| ● EB 病毒在 PTLD 中通常阳性。 |

### 选读

Hanto，D.W.，1995. Classification of Epstein-Barr virus-associated posttransplant lymphoproliferative diseases：implications for understanding their pathogenesis and developing rational treatment strategies. Annual Review of Medicine 46，381-394.

## 病毒感染

除了与急性或慢性排斥反应相关的疾病外，还有许多不同的疾病可累及移植肾。这些疾病可以表现为移植失败，活检必须将这些疾病与排斥反应相关的疾病区分开来。一个重要的例子是急性细菌感染（图 8.24），可在肾小管腔内和间质中见到多形核白细胞（图 8.25）。此外，巨细胞病毒（cytomegalovirus）、多瘤病毒（polyoma virus）和腺病毒（adenovirus）均可感染移植肾。

活检必须检查是否存在病毒感染的迹象，包括细胞核和细胞质内包涵体（图 8.26）、巨细胞的出现（图 8.26～8.29）和多层排列的上皮细胞（图 8.30～8.33）。病毒感染可能很难与急性排斥反应区分开来，因为它们常常与淋巴细胞浸润和明显的肾小管炎有关。此外，再生的细胞学特征可类似病毒感染。浆细胞的存在也给诊断带来困难，因为浆细胞可能是不顺从治疗患者肾间质浸润细胞的重要组成部分。

在肾移植患者中，与多瘤病毒感染相关的主要表现是病毒性间质性肾炎（图 8.34），其核内嗜碱性病毒包涵体周围没有空晕。巨细胞病毒感染可出现核内包涵体及胞质包涵体。电镜下（图 8.35）可见核内病毒包涵体（intranuclear viral

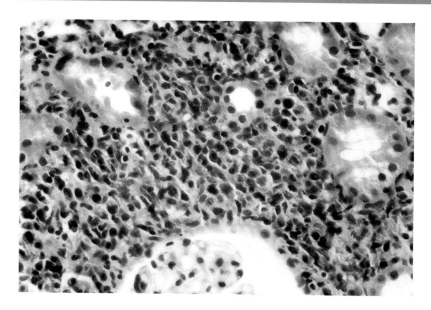

图 8.24 移植后淋巴组织增生性疾病。间质特征性非典型淋巴细胞浸润（H&E 染色，×400）

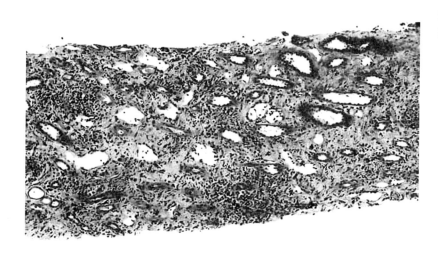

图 8.25 急性肾盂肾炎。移植肾感染可出现类似急性排斥反应的弥漫性间质炎细胞浸润和肾小管炎（H&E 染色，×100）

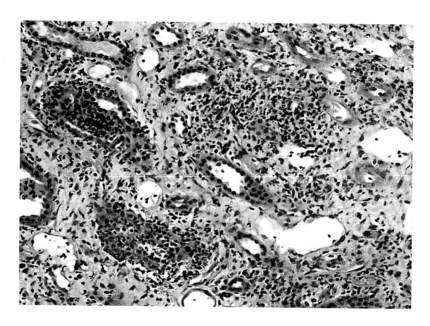

图 8.26 急性肾盂肾炎。主要特征是肾小管腔和间质中均存在多形核白细胞（H&E 染色，×200）

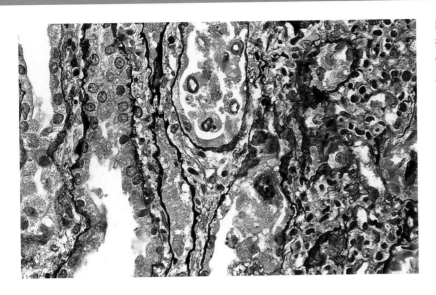

图 8.27　病毒感染。移植失败可能与免疫抑制引起的病毒感染有关。可见核内包涵体、上皮坏死和肾小管炎，类似于急性排斥反应（H&E 染色 / 银染色，×400）

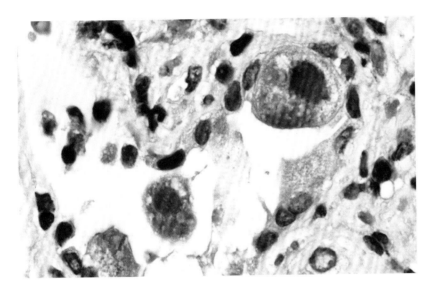

图 8.28　巨细胞病毒。巨细胞病毒感染的特征是存在巨细胞和毛玻璃样细胞核（H&E 染色，×600）

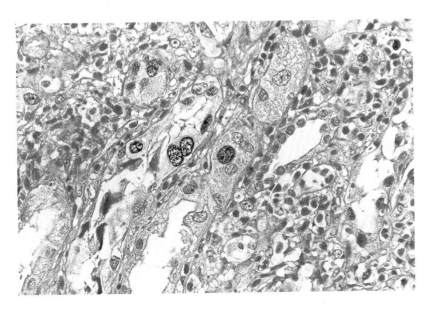

图 8.29　巨细胞病毒。巨细胞病毒感染可通过对病毒抗原特异性免疫组织化学染色证实（抗 CMV，×200）

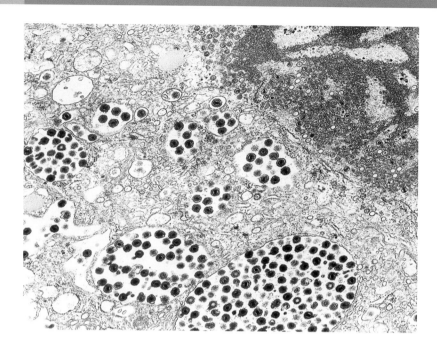

图 8.30　巨细胞病毒。电镜见细胞核中的病毒颗粒（透射电镜，×16 000）

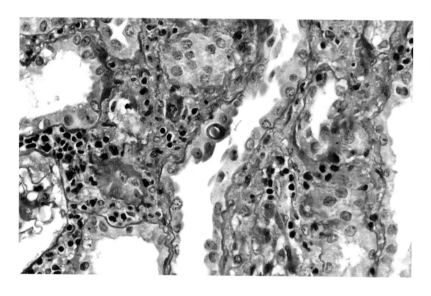

图 8.31　病毒感染。多瘤病毒感染，特征为不规则、多层排列的上皮细胞伴多形细胞核及嗜双色性包涵体（H&E 染色，×400）

inclusion）（直径为 30～50 nm）和肾小管坏死、大量溶酶体性包涵体及细胞管型。有人建议将病毒感染分为 1～3 级。

　　1 级病毒感染没有特征性光镜改变，但 SV40 T 抗原染色可见病毒复制；2 级病毒感染，光镜、免疫染色及电镜均见较多包涵体；3 级病毒感染可见纤维化、硬化（见表 8.5）。

| 多瘤病毒相关性肾病的诊断要点 |
| --- |
| ● 间质多形核白细胞浸润。<br>● 病毒感染所致的细胞病理学改变。<br>● 肾小管上皮细胞 SV40 染色阳性。 |

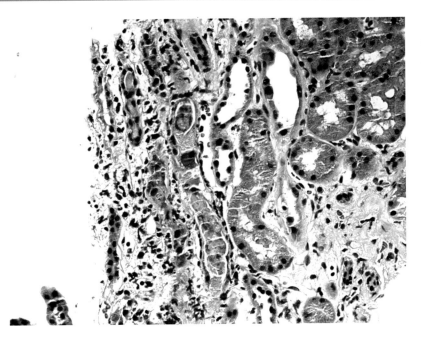

图 8.32　多瘤病毒感染 2 级，完全感染期。病变显著，可见病毒诱导的肾小管上皮细胞裂解，肾小管基底膜裸露，病毒感染的细胞脱落至肾小管腔内，并伴有间质炎细胞浸润（H&E 染色，×200）

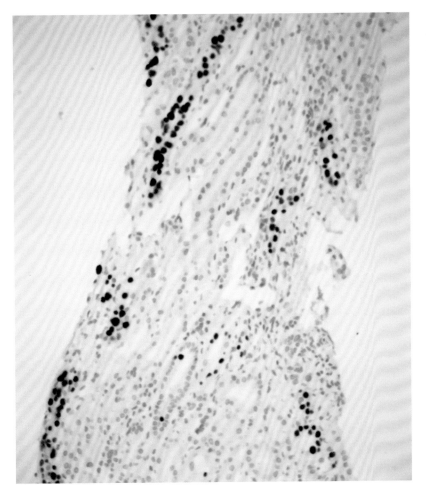

图 8.33　多瘤病毒感染 2 级。SV40 抗原免疫组化染色见肾小管上皮广泛受累（抗 SV40 染色，×100）

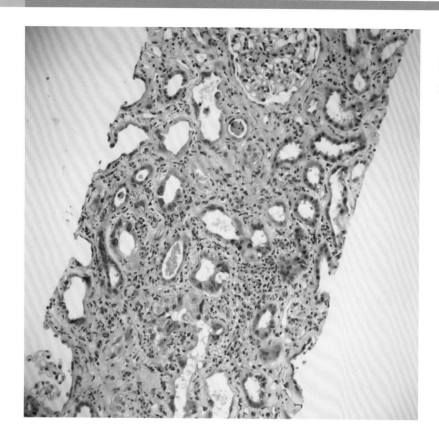

图 8.34　多瘤病毒感染 3 级，纤维化期。皮质区显著的病毒活化，以间质炎细胞浸润、纤维化和肾小管萎缩为特征，细胞裂解不明显（H&E 染色，×100）

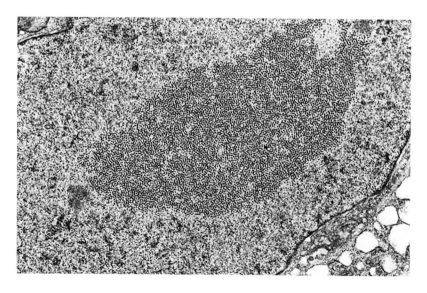

图 8.35　多瘤病毒。电镜有助于显示核内病毒颗粒（透射电镜，×16 000）

## 复发性肾病

　　肾移植术后，原发性肾病的复发是导致移植肾衰竭的重要原因。为了诊断复发性肾病并将其与排斥反应或新发肾病区分开来，有必要对所有移植活检进行适当的评估，包括完整的免疫荧光和电子显微镜检查。复发率因不同原发性肾小球疾病而异（表 8.6）。不同类型肾小球肾炎的复发对移植物预后的影响有很大差异。例如 IgA 肾病在形态学上复发率高达 60%，但通常对移植物

| 表 8.6　肾脏疾病的复发率 | |
| --- | --- |
| 膜性肾病 | 10%～40% |
| FSGS | 30%～50% |
| IgA 肾病和 HSP | 9%～60% |
| MPGN | 20%～50% |
| 致密物沉积病 | 80%～100% |
| HUS 和 TTP | 30%～100% |
| SLE 和 APL | 1%～30% |
| ANCA 血管炎 | 0%～20% |
| 抗 GBM 病 | ＜5% |
| 淀粉样变性肾病 AL 型 | 10%～30% |
| 淀粉样变性肾病 AA 型 | ＜10% |
| 糖尿病肾病 | ＞50% |

ANCA，抗中性粒细胞胞质抗体；APL，抗磷脂抗体；FSGS，局灶性节段性肾小球硬化症；GBM，肾小球基底膜；HSP，过敏性紫癜（IgA 相关性血管炎）；HUS，溶血性尿毒症综合征；MPGN，膜增生性肾小球肾炎；SLE，系统性红斑狼疮；TTP，血栓性血小板减少性紫癜。

存活无影响，除非存在新月体性病变；而复发的 FSGS 和膜增生性肾小球肾炎常预后不良。复发的时间间隔也因具体疾病而异。FSGS 和非典型溶血性尿毒症综合征通常在移植后早期复发，而免疫复合物介导的肾病通常在移植后数月复发。糖尿病肾病在移植物中的进展速度比在自体肾中要快一些。复发性膜性肾病可以是原发性的（与 M 型 PLA2 受体自身抗体有关），也可以是继发性的，但必须与新发肾病区分开来。新发膜性肾病可由 ABMR 进展而来，PLA2 受体阴性。

## 选读

Haas，M.，Sis，B.，Racusen，L.C.，et al.，2014. Banff 2013 meeting report：inclusion of C4d-negative antibody-mediated rejection and antibody-associated arterial lesions. American Journal of Transplantation 14，272-283.

Haas，M.，2014. An updated Banff schema for diagnosis of antibody-mediated rejection in renal allografts. Current Opinion in Organ Transplantation 19，315-322.

Halloran，P.F.，Famulski，K.，Reeve，J.，2015. The molecular phenotypes of rejection in kidney transplant biopsies. Current Opinion in Organ Transplantation 20，359-367.

Nickeleit，V.，Singh，H.K.，2015. Polyomaviruses and disease：is there more to know than viremia and viruria？Current Opinion in Organ Transplantation 20，348-358.

（翻译：刘志艳　孙玉静　审校：胥莹　汤绚丽）

# 肾囊性病

## 引言

　　单发的单纯性肾囊肿比较常见并且几乎没有什么临床意义，但是有一组遗传性肾囊性病，最终将发展成为终末期肾病，因此，应予以重视。这些疾病都有特异的遗传和临床特征。遗传异常导致生理和病理异常的确切机制尚不完全清楚。根据遗传表型和肾受累的部位对肾囊性病进行了分型，见表9.1。

| 表 9.1 囊性病分类 |
| --- |
| 1. 常染色体显性遗传性多囊肾（成人） |
| 2. 常染色体隐性遗传性多囊肾（婴儿） |
| 3. 肾髓质囊性病（青少年肾结核） |
| 4. 肾髓质囊性病 1 型（MUC1） |
| 5. 肾髓质囊性病 2 型（尿调节素） |
| 6. 髓质海绵肾 |
| 7. 肾囊性发育不良 |
| 8. 获得性多囊性疾病 |

## 常染色体显性遗传性多囊肾病

　　常染色体显性遗传性多囊肾病（autosomal dominant polycystic kidney disease，ADPKD）发病率约为1/（500～1000），成人和儿童均可发生，无种族和地域差异，是最常见的遗传性多囊肾病。病如其名，本病是常染色体完全显性遗传，因此父母一方患病，孩子即有一半概率获得异常遗传基因。但半数的患者是无家族病史的。ADPKD 以前曾被命名为成年型多囊肾病，因为只有到了30或40多岁的时候才会有临床症状。尽管所有的异常基因携带者均会有临床表现，但是只有大约50%的患者会发展至肾衰竭。

### 病理

　　ADPKD 导致肾体积增大，呈弥漫性囊性改变（图 9.1～9.4）。需要注意的是，囊肿似乎累及了整个肾，但实际只是一部分肾单位发生了囊性变（图 9.5～9.8）。囊肿大小不一，直径从仅能辨认至几厘米大小。显微切割研究发现囊肿呈球形扩张或凸出于所在的肾小管表面（图 9.9）。随着体积的增大，囊肿逐渐与起源的肾小管分离开来。在疾病的早期阶段，未发生囊性变的肾实质部分基本正常，但随着囊肿数量的增加和体积的增大，残留的正常组织开始萎缩，功能丧失，逐渐发展成为终末期肾。ADPKD 是系统性疾病，可以有肾外表现，包括肝和胰腺等其他上皮器官的囊肿（图 9.10）。ADPKD 患者还表现出结缔组织缺陷，如颅内动脉瘤、心脏瓣膜异常、主动脉夹层和腹壁疝。

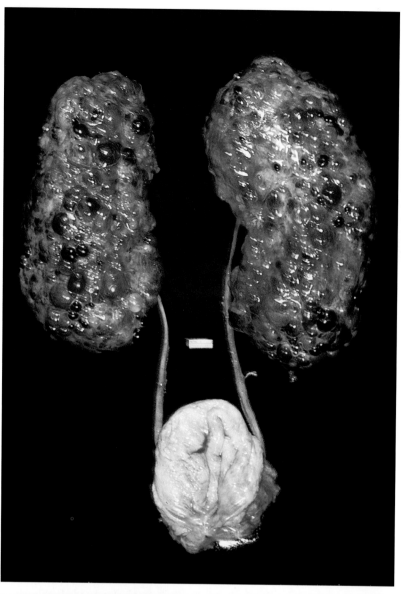

图 9.1　常染色体显性遗传性多囊肾病。肾体积显著增大，大量囊性结构膨出表面，囊内含有暗色物质

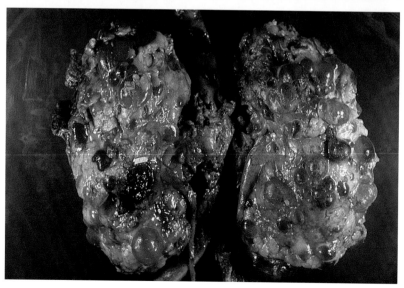

图 9.2　常染色体显性遗传性多囊肾病

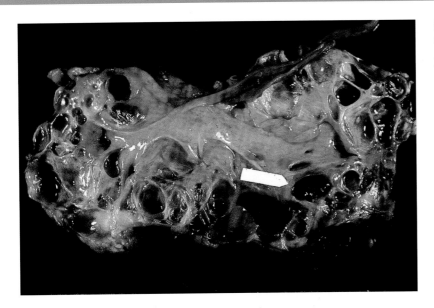

图 9.3　常染色体显性遗传性多囊肾病。肾切面显示大小不等的囊肿。（参考尺寸为 1 cm）

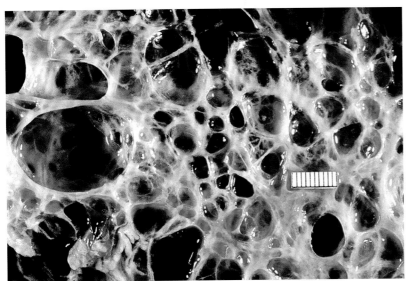

图 9.4　常染色体显性遗传性多囊肾病。切面示囊肿被纤维组织分隔。（参考尺寸为 1 cm）

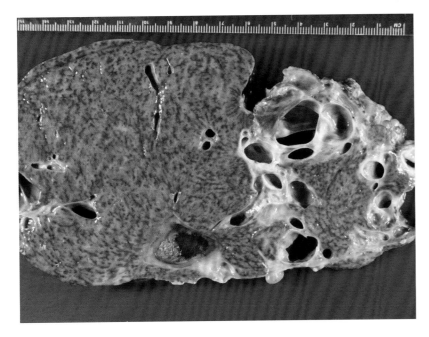

图 9.5　常染色体显性遗传性多囊肾病患者的肝切面。肝内有许多不连通的囊肿

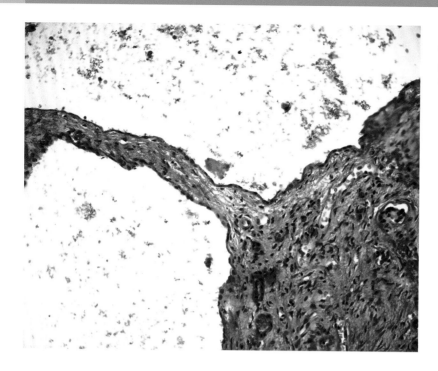

图 9.6 常染色体显性遗传性多囊肾病。镜下示囊肿内衬覆扁平上皮，间质富含纤维组织，其内可见毛细血管和萎缩的肾小管（H&E 染色，×400）

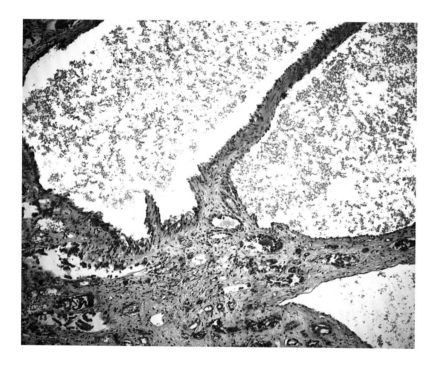

图 9.7 常染色体显性遗传性多囊肾病。在某些区域，囊肿取代了正常肾小管（H&E 染色，×200）

### 病因 / 发病机制

ADPKD 是由 16 号染色体上的 *PKD1* 基因和 4 号染色体上的 *PKD2* 基因突变的结果。*PKD1* 和 *PKD2* 编码的蛋白质称为**多囊蛋白**（polycystins）。

多囊蛋白是一个由 8 个跨膜蛋白序列同源性结合而成的家族。多囊蛋白在发育过程中起着关键作用。在成熟器官中，它们在初级纤毛、剪切应力感觉、细胞内钙的改变以及调节管直径的平面细胞极性中

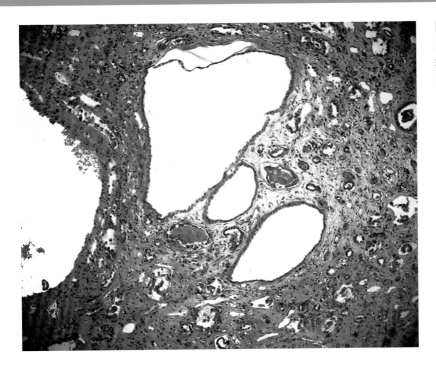

**图 9.8**　常染色体显性遗传性多囊肾病。只有少数肾单位发生囊性变，间质的纤维组织中可见正常的肾小管（H&E 染色，×200）

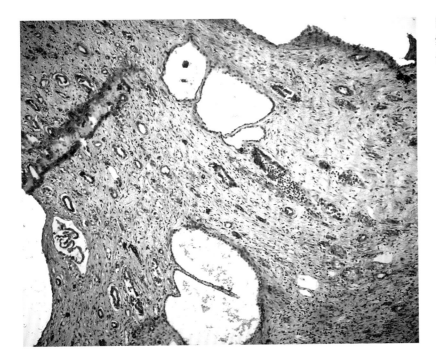

**图 9.9**　常染色体显性遗传性多囊肾病。囊肿在皮质和髓质均可发生，并且可以延伸到髓质深处（H&E 染色，×200）

的作用已经被证明。ADPKD 是一种起源于原发纤毛异常的纤毛病。目前在编码多囊蛋白的基因中已发现了许多突变，包括缺失、替换和框架移位，这些突变似乎可降低细胞功能，改变细胞生理学和细胞增殖 / 细胞 / 基质的相互作用，从而导致囊肿的形成。除了不常见的基因型 PKD2，这些异常蛋白质所产生的表型在形态学上基本相同，临床表现相似，进展到终末期肾衰竭的速度较慢。

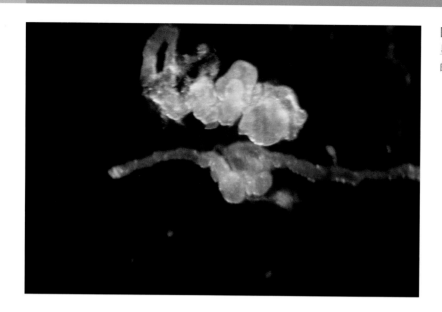

图 9.10　常染色体显性遗传性多囊肾病。显微切割标本显示囊肿最初表现为肾小管的囊状动脉瘤样扩张，随后与肾小管分离

# 常染色体隐性遗传性多囊肾病

常染色体隐性遗传性多囊肾病（autosomal recessive polycystic kidney disease，ARPKD）是一种罕见的疾病，发病率约占新生儿的 1/（6000～55 000）。因为出生时即可发病，以前称为**婴儿型多囊肾病**，围产期死亡率高。出生后几天内死亡的 ARPKD 病例，大约有 3/4 伴有肺发育不良。少数患者能存活至青春期。在新生儿期存活下来的病例中，很多患有具有临床意义的先天性肝纤维化，可导致门静脉高压症。

## 病理

ARPKD 累及肾和肝的概率大体相当。患儿出生时，肾体积明显增大，甚至可以充满整个腹腔（图 9.11 和 9.12）。大量长梭形的或圆柱状的囊肿占据了整个肾。这些囊肿被覆扁平的柱状上皮，组织化学和特异性标记已证实它们是集合管末端分支扩张所致。这些疾病的肾具有相似的形态学模式（图 9.13 和 9.14）。

## 病因 / 发病机制

ARPKD 是由 *PKHD1* 中多种突变引起的，其中两种截短突变与新生儿致死率有关。ARPKD 蛋白，纤囊素 / 多管蛋白（fibrocystin/polyductin），位于纤毛和（或）基体，是多囊蛋白 -2 的复合物。纤囊素 / 多管蛋白的特殊功能尚未完全阐明。许多与 ARPKD 重叠的肝、肾纤维囊性疾病，其相关的蛋白质也定位于原纤毛和（或）基底体，如 ADPKD、肾结核（nephronophthisis，NPH）、Meckel-Gruber 综合征、Joubert 综合征、Bardet-Biedl 综合征以及其他纤毛软骨发育不良综合征（见下文）。

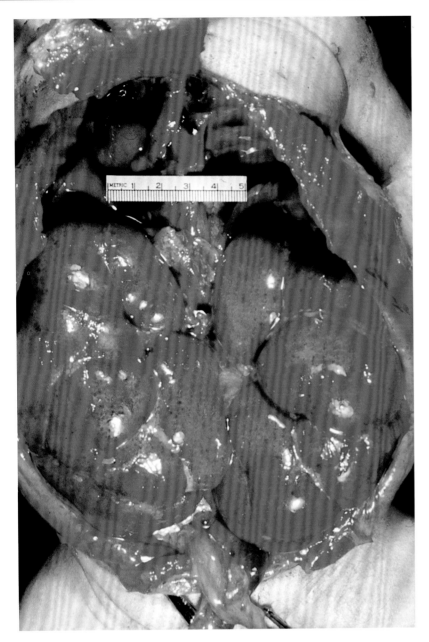

图 **9.11**　常染色体隐性遗传性多囊肾病。病变的肾几乎占据了新生儿的整个腹腔

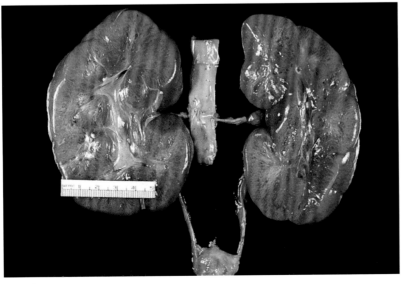

图 **9.12**　常染色体隐性遗传性多囊肾病。肾切面显示皮质和髓质呈海绵状外观

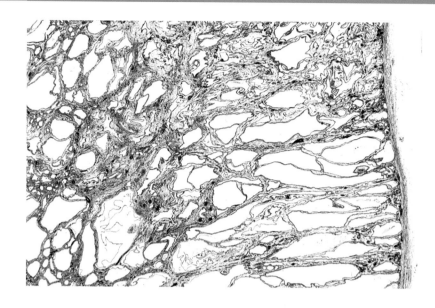

图 9.13 常染色体隐性遗传性多囊肾病。镜检显示囊肿是偏长的扩张的小管，可向皮质表面和髓质深处延伸（H&E 染色，×200）

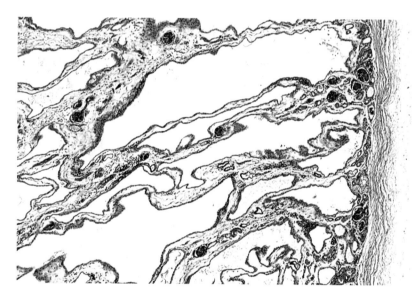

图 9.14 常染色体隐性遗传性多囊肾病。扩张的小管状结构由散在的结缔组织分隔，肾小球分布其中

## 肾髓质囊性病

　　肾髓质囊性病（medullary cystic disease）包括一组罕见的、独特的遗传性疾病，具有相似的形态学改变，但临床表现不同。幼年性 NPH 是一种异质性常染色体隐性遗传病，由 20 种编码肾囊肿蛋白质的基因组成，通常出现在儿童时期。NPH 和相关疾病被认为是纤毛病，因为所有的 NPH 基因产物都在原发纤毛中表达，类似于多囊肾病蛋白质。NPH 可发生为孤立的肾病，但约 15% 的患者有肾外受累。它是一种存在于几乎所有哺乳动物细胞中的原发性纤毛紊乱，这可解释其临床表现的异质性。

　　尿毒症性肾髓质囊性病（常染色体显性肾小管间质性肾病、尿调节素相关肾病）是一组常染色体显性疾病，通常见于青少年和成人。1 型肾髓质囊性病与编码黏蛋白 *MUC1* 基因突变有关，导致细胞内 *MUC1* 在远端小管积聚。2 型肾髓质囊性病与尿调节素基因突变有关，后者导致髓袢升支粗段细胞内尿调节蛋白沉积。尽管二者在遗传学特征和发病年龄上有所不同，但镜下表现十分相似。

在肾的纵切面上，囊肿位于皮质髓质交界处（图 9.15～9.17）。囊肿的大小不一，直径从镜下可见到 1～2 cm 不等。肾皮质通常无囊肿形成，但常呈非特异性的肾小球透明变性（glomerular hyalinosis）和间质纤维化伴肾小管萎缩（图 9.18～9.20）。显微切割发现，肾单位内有大量小憩室形成，主要位于远曲肾小管末端和集合管处，大小不一。

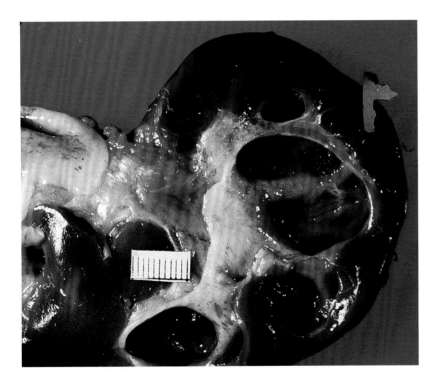

图 9.15　肾髓质囊性病。皮质尚存，囊肿多位于皮髓质交界处，囊肿大者直径达 4 cm（参考标记为 1 cm）

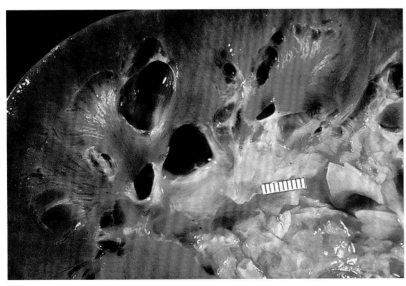

图 9.16　肾髓质囊性病。另一病例，囊肿发生于皮质髓质交界处，囊肿大小不一，从不足 1 mm 到大于 1 cm 不等（参考标记为 1 cm）

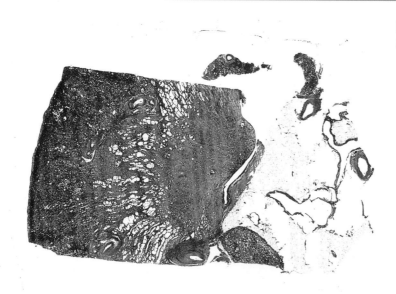

图 9.17 肾髓质囊性病。囊肿局限于皮髓质交界处，皮质萎缩（H&E 染色，×1）

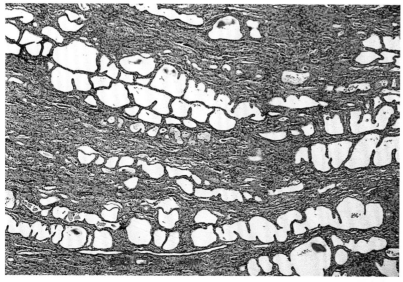

图 9.18 肾髓质囊性病。囊肿被覆扁平上皮，周围的肾小管相对正常（H&E 染色，×200）

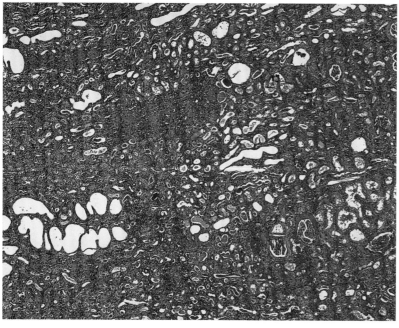

图 9.19 肾髓质囊性病。囊肿周围的肾小管萎缩，间质纤维化，间质炎症不明显（H&E 染色，×100）

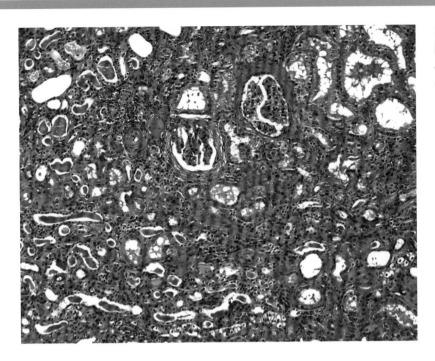

图 9.20 肾髓质囊性病晚期阶段。囊肿周围的肾皮质萎缩明显，间质瘢痕形成；肾小球硬化、玻璃样变性及细小动脉硬化（H&E 染色，×200）

## 髓质海绵肾

髓质海绵肾（medullary sponge kidney）一般不易被发现，通常在继发性的髓质钙化引起反复尿路感染时才被发现。本病的发病率约为 1/5000，病因为输尿管芽-后肾间质界面破坏而引起的发育障碍，导致远端肾小管酸化缺陷，可解释肾钙质沉着和结石形成。

本病唯一可见的异常改变是髓质和内乳头部的集合管不规则增大，乳头部常钙化并脱落形成肾结石，因而尿路阻塞和感染是常见的并发症（图 9.21）。

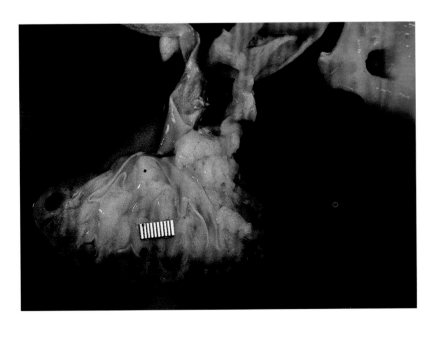

图 9.21 髓质海绵肾晚期阶段。皮质明显萎缩，显著的病变为肾乳头变短并可见多灶钙化（参考标记为 1 cm）

## 选读

Eckardt，K.U.，Alper，S.L.，Antignac，C.，et al.，2015. Autosomal dominant tubulointerstitial kidney disease：diagnosis，classification，and management—A KDIGO consensus report. Kidney International 88，676-683.

Gambaro，G.，Danza，F.M.，Fabris，A.，2013. Medullary sponge kidney. Current Opinion in Nephrology and Hypertension 22，421-426.

Guay-Woodford，L.M.，2014. Autosomal recessive polycystic kidney disease：the prototype of the hepatorenal fibrocystic diseases. Journal of Pediatric Genetics 3，89-101.

Paul，B.M.，Vanden Heuvel，G.B.，2014. Kidney：polycystic kidney disease. Wiley Interdisciplinary Reviews：Developmental Biology 3，465-487.

Wolf，M.T.，2015. Nephronophthisis and related syndromes. Current Opinion in Pediatrics 27，201-211.

## ▌获得性囊肿病

有些长期接受肾透析治疗的患者，在残留的肾中可以形成多发性囊肿，称为**获得性囊肿病**（acquired cystic disease）。获得性囊肿病常伴发肾肿瘤，多为较小的乳头状腺癌（papillary adenocarcinomas），体积较大的肿瘤易发生转移。

肾的病理改变不一（图 9.22 和 9.23）。切面显示不规则囊肿可累及肾皮质和髓质，大小不一，大者类似成人型多囊肾的囊肿。

## 选读

Tantravahi，J.，Steinman，T.I.，2000. Acquired cystic kidney disease. Seminars in Dialysis 13，330-334.

## ▌囊性肾发育不良

囊性肾发育不良（cystic renal dysplasia）是胚胎发育和成熟过程中的发育障碍。在新生婴儿中发病率约 1/（2200～4300）。肾发育不良包括一系列肾发育缺陷，其中集合管发育缺陷较为常见。

大体上，发育不良的肾严重变形。组织学上表现为肾组织结构紊乱，上皮细胞未分化、原始小管，再生障碍或发育不全，并以出现形态大小不一的囊肿为特征，囊肿之间为分化程度不一的幼稚间质细胞（图 9.24 和 9.29）。

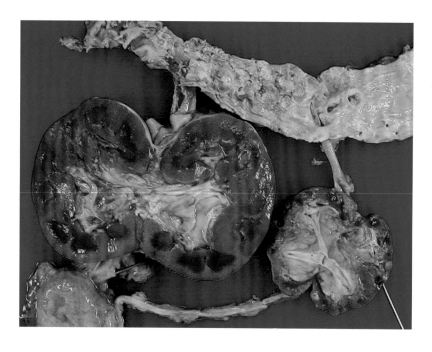

图 9.22　获得性囊肿病。此图显示的是一个长期肾衰竭患者的终末期自体肾和移植肾，自体肾萎缩，伴累及皮质的获得性囊肿病

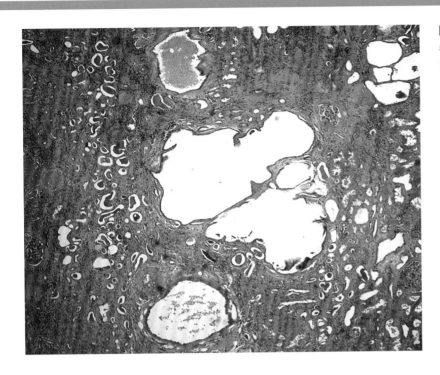

图 9.23　获得性囊肿病。随机分布、形态各异的囊肿，内覆扁平上皮（H&E 染色，×100）

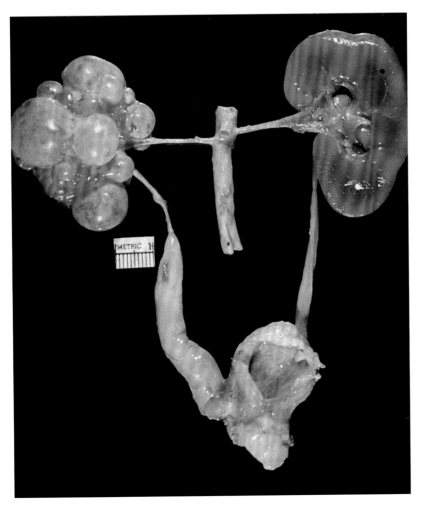

图 9.24　单侧囊性肾发育不良。图片显示肾及肾近端的多发囊肿，输尿管阻塞，远端输尿管扩张，提示膀胱输尿管阻塞

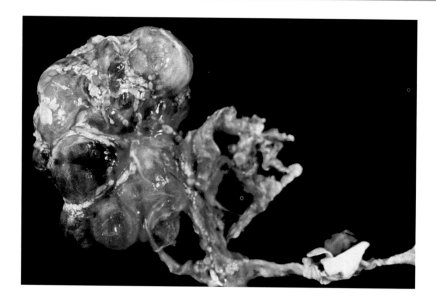

图9.25 多囊性肾发育不良。形态大小不一的囊肿遍布整个肾实质

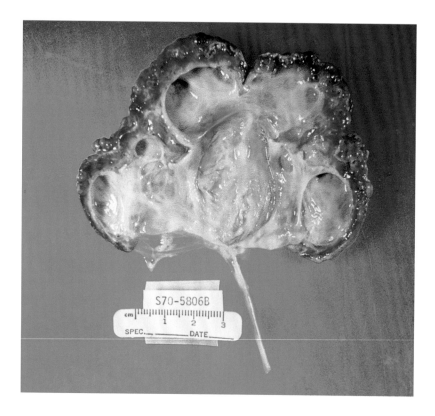

图9.26 多囊性肾发育不良。肾盂输尿管连接部阻塞，肾盂扩张，肾皮质内有多个囊肿

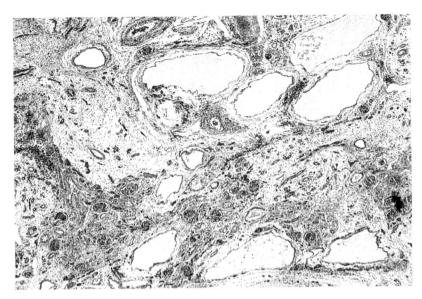

图 9.27　肾发育不良。可见不成熟的间叶组织，大小不一的囊肿不规则地分布于实质内，间质内可见肾小球散布（H&E 染色，×200）

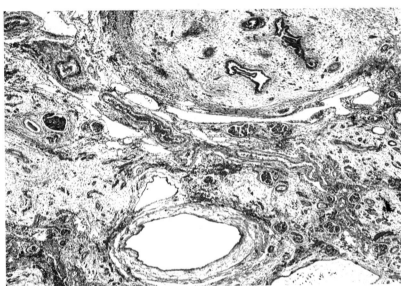

图 9.28　肾发育不良。间质内疏松的幼稚间叶组织，似软骨组织（H&E 染色，×200）

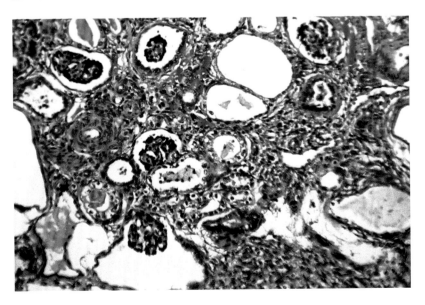

图 9.29　肾发育不良。囊肿可以累及肾小球，部分肾小球发育不良，鲍曼囊腔呈囊性扩张（H&E 染色，×400）

### 病因 / 发病机制

囊性肾发育不良可能是综合征或非综合征，与多种病因有关，都是由于发育过程中肾和尿路发育异常所致。

## 选读

Verghese，P.，Miyashita，Y.，2014. Neonatal polycystic kidney disease. Clinics in Perinatology 41，543-560.

Woolf，A.S.，Price，K.L.，Scambler，P.J.，et al.，2009. Evolving concepts in human renal dysplasia. Journal of the American Society of Nephrology 15，998-1007.

（翻译：郝春燕　审校：张希英　甄军晖）

# 肾肿瘤

## 引言

原发性肾肿瘤（renal tumor）可以根据其好发年龄的不同进行分类。儿童肾肿瘤类似于胚胎发生过程的肾组织，包括肾母细胞瘤（Wilms tumor）和透明细胞肉瘤（clear cell sarcoma）。成人肾肿瘤以肾细胞癌（renal cell carcinoma，RCC）为主。以往肾肿瘤按照形态特征进行分类，新近研究表明，按照细胞遗传学特征（cytogenetic characteristic）可对其进行更为详细的分类，如2004 年世界卫生组织（WHO）温哥华修订版所示，包括许多肿瘤实体新分类（表 10.1）。除肾实质细胞发生的肿瘤以外，集合管系统亦可发生肿瘤，组织学上与输尿管、膀胱肿瘤同属一大类，为尿路上皮（移行细胞）癌的变异类型。最近 WHO 对尿路上皮肿瘤的分类进行了更新。

## 肾肿瘤

### 良性上皮性肿瘤

乳头状腺瘤（papillary adenomas）是小的（直径小于 1cm）乳头状上皮增生，无细胞异型性（图 10.1）。小于 3cm 的病变被归类为腺瘤，而 5cm 或者更大的病变已被证实可以发生转移，与乳头状癌难以区分。常见于老年患者和终末期肾病（end-stage renal disease，ESRD）透析合并获得性囊性疾病患者。乳头状腺瘤也可与乳头状 RCC 同时存在，提示它们可能是癌前病变或连续进展为恶性肿瘤谱系的一部分。

肾嗜酸细胞瘤（renal oncocytomas）起源于肾集合管的闰细胞。大多数患者无症状，且多数因高血压、血尿和（或）腹痛检查时偶然发现。此肿瘤典型大体表现为边界清楚、有包膜的实性肿瘤，最大直径为 5~8 cm。显微镜下，细胞呈圆形或多角形，胞质富含嗜酸性颗粒，细胞核规则圆形，染色质均匀分布，核仁位于中央，嵌在透明或黏液样基质中（图 10.2~10.5）。超微结构显示，肿瘤细胞有基板，少有细胞间或细胞质腔，顶端有粗短微绒毛。细胞质内线粒体堆积，可见板层状或局部堆积的线粒体嵴（见图 10.4）。

### 肾细胞癌

全世界约 2% 的新发癌症病例起源于肾。男性发生率约是女性的 2 倍。肾细胞癌（renal cell carcinomas，RCC）与囊性肾病和 ESRD 有关，在 von Hippel-Lindau（VHL）病患者中普遍存在。RCC 大小差异很大，从 1~2 cm 到巨大肿瘤（可达正常肾的几倍重量），多为单侧和单灶，双侧和多中心性发生是遗传性肾癌综合征的特征。

肉眼观，RCC 为实性、卵圆性肿块，肾实质

**表 10.1　2004 年国际泌尿病理学会（IUUP）世界卫生组织（WHO）肾肿瘤分类温哥华修订版**

**肾细胞肿瘤**

乳头状腺瘤
嗜酸细胞瘤
　肾透明细胞癌
　低度恶性潜能的多房囊性透明细胞肿瘤
　乳头状肾细胞癌（1 型或 2 型）
　肾嫌色细胞癌
杂合性嗜酸细胞 / 嫌色细胞肿瘤[*]
　Bellini 集合管癌
　肾髓质癌
MiT 家族易位性肾细胞癌[*]
Xp11 易位性肾细胞癌
　t（6;11）肾细胞癌
　神经母细胞瘤相关性肾细胞癌
　黏液小管状和梭形细胞癌
管状囊性肾细胞癌[*]
获得性囊性疾病–相关性肾细胞癌[*]
透明细胞（管状）乳头状肾细胞癌[*]
遗传性平滑肌瘤病肾细胞癌综合征–相关性肾细胞癌

**后肾肿瘤**

后肾腺瘤
后肾腺纤维瘤
后肾腺肉瘤
后肾间质瘤

**混合性间质和上皮肿瘤**

囊性肾瘤
混合性上皮和间质肿瘤

**肾母细胞性肿瘤**

肾源性残余和肾母细胞瘤病
肾母细胞瘤（Wilms 瘤）
部分囊性分化的肾母细胞瘤

[*] 肾细胞癌未分类

内膨胀性生长。虽然肿瘤边界清楚，但常侵犯周围肾组织和血管，以静脉受累最常见。典型的肾透明细胞癌切面为金黄色，常可见坏死灶和分散的出血区（图 10.6）。嗜色性肿瘤（chromophilic tumor）大体切面质脆、易碎。

　　RCC 组织学形态多样，2004 年世界卫生组织（WHO）肾肿瘤分类温哥华修订版纳入几种新亚型（表 10.1）。镜下可呈弥漫性、管状、囊性、乳头状或肉瘤样。由于肾来源于胚胎中胚层，因而肾肉瘤样肿瘤具有与平滑肌肉瘤或纤维肉瘤相似的特征。Fuhrman 核分级系统（表 10.2）描述了核异型性的程度，可用作评判预后的指标。在超微结构上，肾透明细胞癌含有丰富的脂质和糖原，而肾嫌色细胞癌的特征是胞质内富含囊泡（图

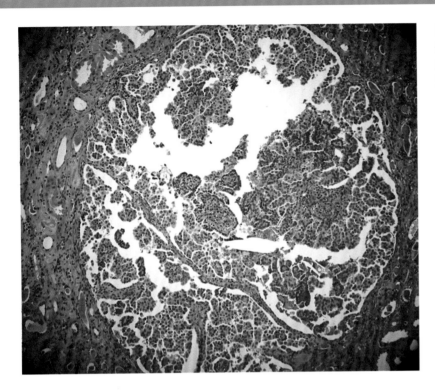

图 10.1　乳头状管状腺瘤。肿瘤细胞呈乳头状排列，胞质嗜酸性，胞核位于中央。腺瘤可能是癌前病变或处于肿瘤恶性进展过程中（H&E 染色，×100）

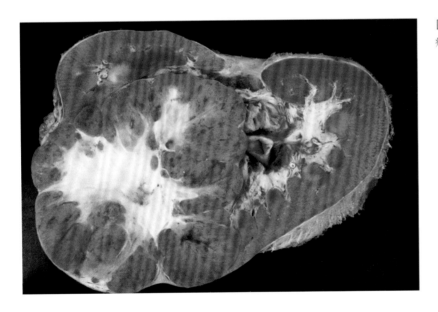

图 10.2　肾嗜酸细胞瘤。典型的嗜酸细胞瘤呈棕色。肿瘤中心为星芒状瘢痕

10.7～10.22）。

美国病理学家学会制定了肾肿瘤手术切除标本的报告标准，标准涉及病理分期、预后和预测参数（表 10.3～10.5），标准格式包括大体观和镜下的分级、分期，同时还需要观察和评估非肿瘤性肾实质的病理表现，包括评估有无肾小球、肾小管间质和血管的病理改变，以明确有无其他肾病。具体标准请访问（http://www.cap.org/web/oracle/webcenter/portalapp/pagehierarchy/cancer_reporting.jspx）。

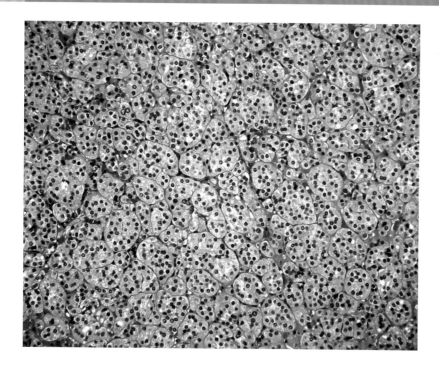

图 10.3 肾嗜酸细胞瘤。嗜酸细胞瘤细胞呈片状或岛状排列，间质结缔组织水肿（H&E 染色，×100）

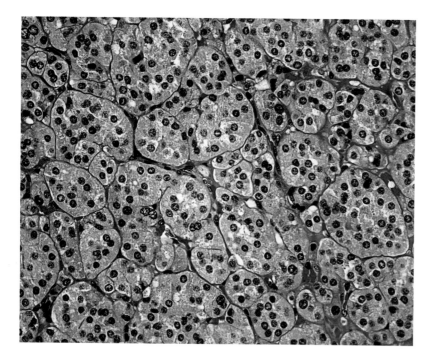

图 10.4 肾嗜酸细胞瘤。嗜酸细胞瘤细胞形态较一致，胞质富含嗜酸性颗粒，细胞核均匀一致（H&E 染色，×400）

### 病因 / 发病机制

VHL 病（VHL disease）是最常见的遗传性 RCC 综合征，发病率约为 1/36 000，占所有 RCC 的 1%～2%。非家族性 RCC 患者中，近 90% 的肿瘤存在 VHL 基因突变或启动子高甲基化。VHL 肿瘤抑制蛋白质的失活和（或）3p25 基因的突变在肾透明细胞癌中起重要作用。VHL 蛋白质失活导致低氧诱导因子（hypoxia-inducible factor，HIF）-1α 聚集，进而导致 HIF-1α 激活并驱动一些基因

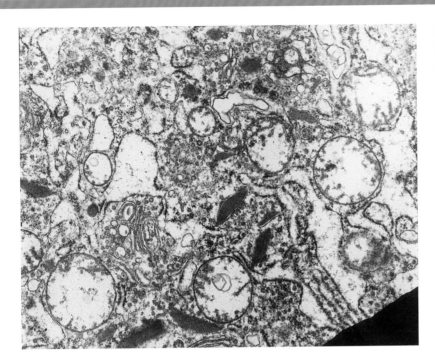

图 10.5　肾嗜酸细胞瘤。电镜下显示胞质内富含线粒体，对应光镜下胞质颗粒样（透射电镜，×8000）

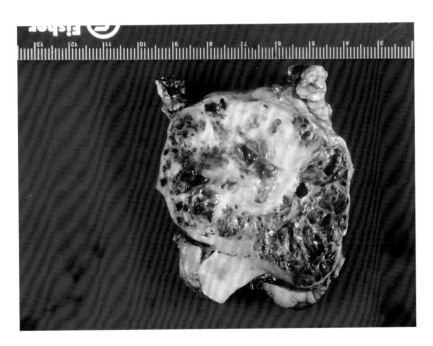

图 10.6　肾细胞癌。典型的肾透明细胞癌，肿物金黄色、分叶状，可见局灶出血

| 表 10.2 | 肾细胞癌的 Fuhrman 核级分类（用作预后指标） | |
|---|---|---|
| 级别 | 核的大小和形状 | 核仁 |
| 1 级 | 10 μm，圆形，一致 | 不明显或无 |
| 2 级 | 15 μm，轻微的不规则 | 400 倍可见明显的核仁 |
| 3 级 | 20 μm，明显的不规则 | 100 倍可见显著的核仁 |
| 4 级 | >20 μm，奇异型，多叶核 | 染色质深染浓集 |

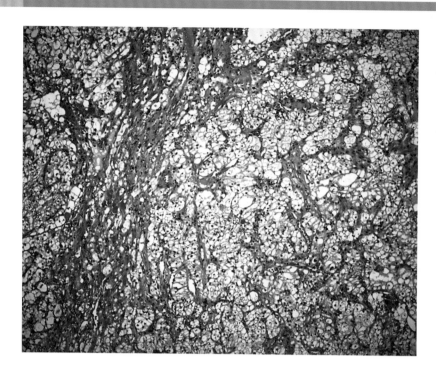

图 10.7　肾透明细胞癌。肿瘤富含纤细的薄壁血管及纤维间隔。癌细胞胞质透亮，核深染，居中（H&E 染色，×100）

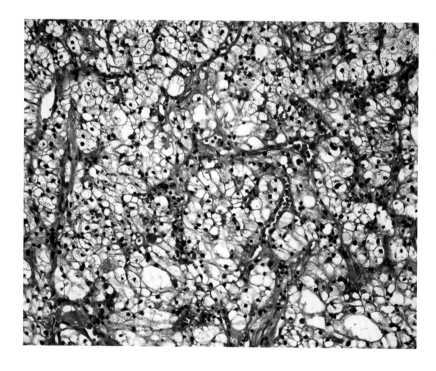

图 10.8　肾透明细胞癌。高倍镜示纤维血管性间质组织和透明细胞（H&E 染色，×200）

的过表达，其中包括血管内皮生长因子（vascular endothelial growth factor，VEGF）的编码基因。VEGF 过表达是透明细胞癌的一个标志，并且与此肿瘤的血管生成特性一致。在遗传性 RCC 中还发现了其他染色体异常（包括 17p11Birt-Hogg-

Dubé 综合征，1p42 遗传性平滑肌瘤病 RCC，7q31 遗传性乳头状 RCC，1p36 琥珀酸脱氢酶亚基 B RCC），与特定的肿瘤组织学类型有关。RCC 中染色质重塑基因的体细胞突变导致 VHL 失活和磷酸肌醇 -3- 激酶 /Akt/ 哺乳动物雷帕霉素靶点

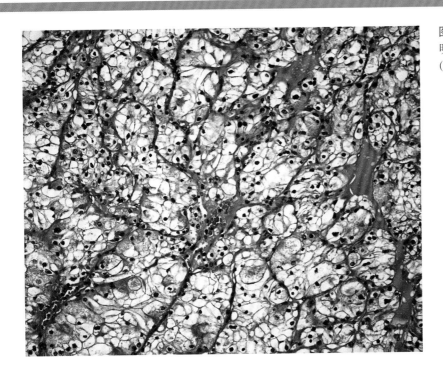

图 10.9　肾透明细胞癌。癌细胞胞质透明，核深染，周围为纤细的纤维血管间质（H&E 染色，×400）

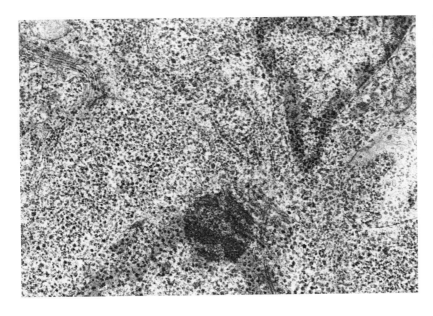

图 10.10　肾透明细胞癌。超微结构显示透明细胞胞质内含有丰富的糖原（透射电镜，×8000）

（mammalian target of rapamycin，mTOR）通路的激活。肝细胞生长因子 /c-Met 通路的激活与乳头状 RCC 有关。这些遗传学发现促进了转移性疾病患者中 VEGF、VEGF 受体和 mTOR 靶向治疗的研究进展。此外，还有一组 RCC 是由多种染色体易位所致，其中包括 Xp11.2 或 6p21 处一个断裂点，与 TFE3 或 TFEB 转录因子发生基因融合，此类肿瘤占 RCC 的比例不到 5%。

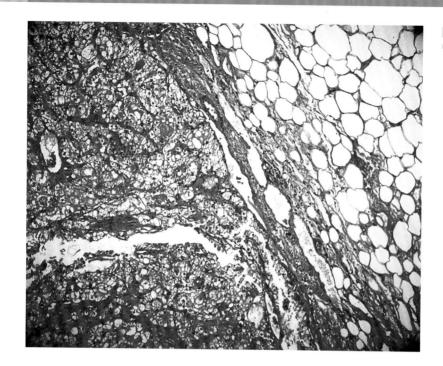

图 10.11　肾透明细胞癌。透明细胞癌向肾周脂肪组织浸润（H&E 染色，×100）

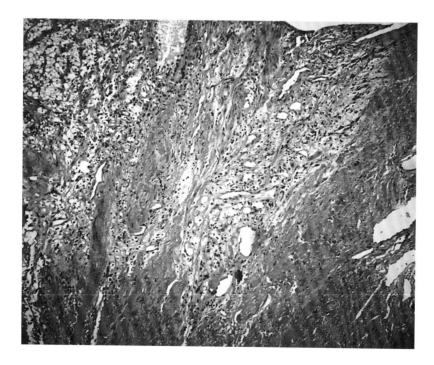

图 10.12　肾透明细胞癌。明显的包膜侵犯，浸润灶伴有大量血管形成（H&E 染色，×100）

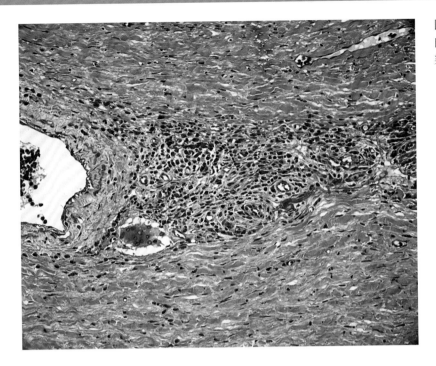

图 10.13 肾透明细胞癌。浸润灶有时呈肉瘤样改变，癌细胞似成纤维细胞，核深染而不规则（H&E 染色，×200）

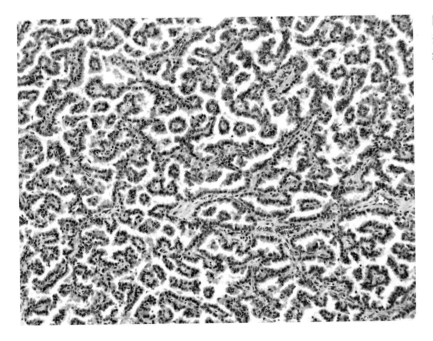

图 10.14 1 型乳头状肾细胞癌。细胞呈乳头状排列，具少量嗜酸性胞质，细胞核围绕血管轴心排列（H&E 染色，×200）

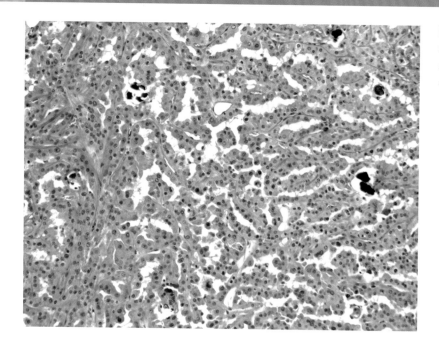

图 10.15　2 型乳头状肾细胞癌。乳头状结构明显，中央为纤维血管轴心，细胞呈高柱状，有丰富的嗜酸性胞质。局灶可见钙化（H&E 染色，×200）

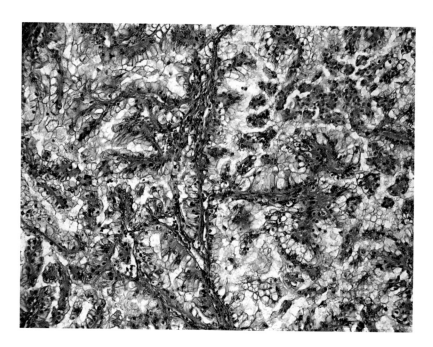

图 10.16　乳头状 MiT 易位性肾细胞癌。乳头状结构排列紧密，肿瘤细胞核位于基底部，具有大量透明胞质（H&E 染色，×400）

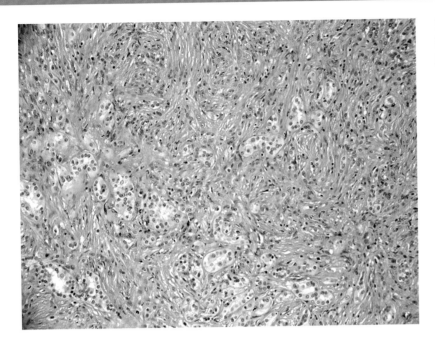

图 10.17　肾黏液小管状和梭形细胞癌。黏液性小管上皮细胞被大量成团的梭形细胞包绕（H&E 染色，×400）

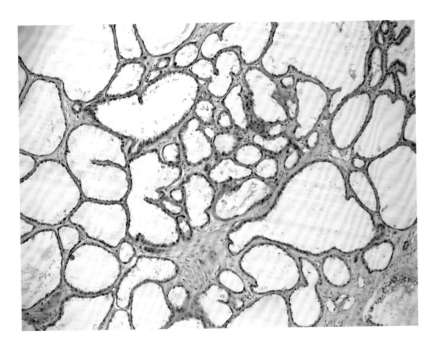

图 10.18　管状囊性肾细胞癌。肿瘤由扩张的小管样结构组成，可见纤细的间隔，内衬嗜酸性细胞，伴有"靴钉样"改变（H&E 染色，×400）

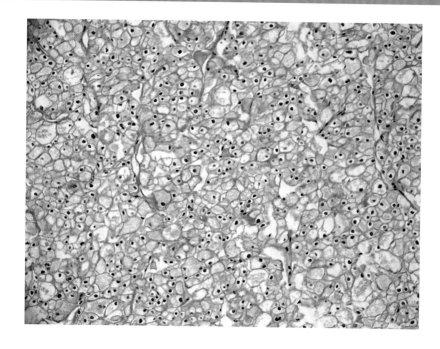

图 10.19 肾嫌色细胞癌。肿瘤由片状的细胞构成，伴有纤细的纤维血管间质。细胞质丰富、淡染（H&E 染色，×100）

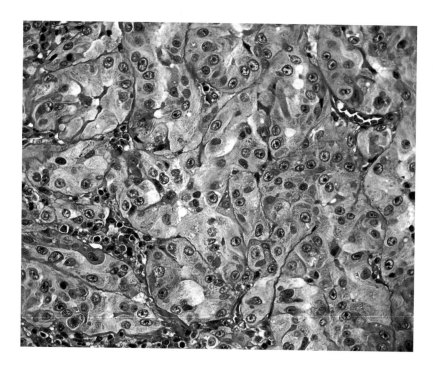

图 10.20 肾嫌色细胞癌。细胞质内含有大量微小空泡，胞质呈淡染的细网状或絮状（H&E 染色，×400）

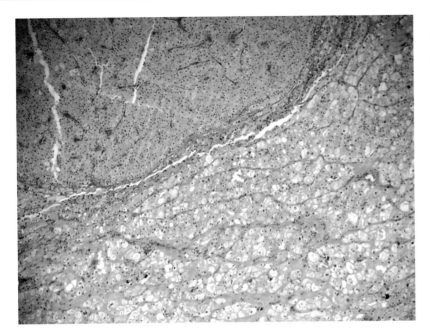

图 10.21　肾杂合性嗜酸细胞 / 嫌色细胞癌。嗜酸性肿瘤细胞和较为典型嫌色细胞癌的混合性肿瘤。该肿瘤通常与 17p11 Birt-Hogg-Dubé 综合征相关（H&E 染色，×200）

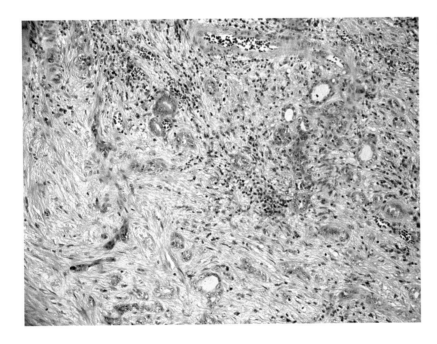

图 10.22　Bellini 集合管癌。肿瘤由促结缔组织增生的间质成分及穿插其内的小管上皮细胞组成（H&E 染色，×400）

**表 10.3　肾细胞癌的 TNM 分期**

**原发肿瘤（T）**

T1 肿瘤最大径≤7cm，局限于肾内
T2 肿瘤最大径＞7cm，局限于肾内
T3 肿瘤延伸到主要静脉或肾周组织，但未侵犯同侧肾上腺，也未超过 Gerota 筋膜
T4 肿瘤侵犯 Gerota 筋膜外（包括连续性侵犯至同侧肾上腺）

**区域淋巴结（N）**

NX 区域淋巴结无法评估
N0 无淋巴结转移
N1 区域淋巴结转移

**远处转移（M）**

M0 无远处转移
M1 远处转移

**表 10.4　解剖分期 / 预后组**

| 分期 | 肿瘤 | 淋巴结 | 转移 |
| --- | --- | --- | --- |
| Ⅰ期 | T1 | N0 | M0 |
| Ⅱ期 | T2 | N0 | M0 |
| Ⅲ期 | T1 或 T2 | N1 | M0 |
|  | T3 | N0，N1 | M0 |
| Ⅳ期 | T4 | 任何 N | M0 |
|  | 任何 T | 任何 N | M1 |

**表 10.5　残留肿瘤（R）**

治疗后（如手术切除后）患者体内的肿瘤残留按 R 分类系统分类，如下所示：
RX　残留肿瘤的存在无法被评估
R0　无残留肿瘤
R1　镜下见残留肿瘤
R2　肉眼见残留肿瘤

## ▊ 肾母细胞瘤 /Wilms 瘤

　　肾母细胞瘤（Wilms 瘤）（nephroblastoma/Wilms tumor）约占儿童肾肿瘤 80% 以上。2～4 岁为发病高峰。患儿往往伴有先天异常，表现为多种综合征，如 Denys-Drash 综合征（Denys-Drash syndrome）患者在其非肿瘤部分的肾组织内表现为局灶性节段性肾小球硬化症（见第 3 章）。肾源性残余（nephrogenic rests）和偶见的肾母细胞瘤病常同时出现。大多数肾母细胞瘤为单侧单发，然而，约 7% 为单侧多灶性肿瘤，双侧发生者约占 5%。组织学上，肾母细胞瘤通常为三相分化，含有不同比例的胚芽、上皮和间质组织三种成分，也有双相性和单相性的。胚芽由成片的小胚基细胞组成，胞质少，核深染，核分裂象易见。每种细胞或组织表现出不同的分化程度，这些细胞以多种模式存在，可呈现为未成熟的肾小球样或肾小管样结构（图 10.23～10.28）。

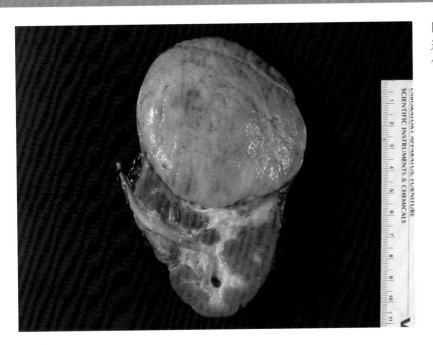

图 10.23 肾母细胞瘤（Wilms 瘤）。肿瘤边界清楚，切面凸起，伴有纤薄纤维性假包膜

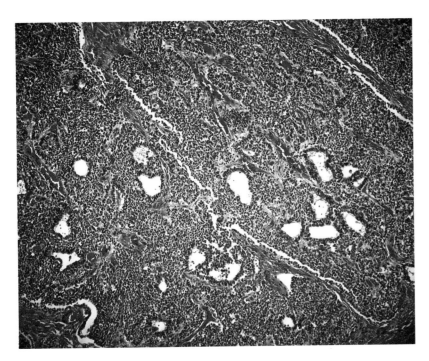

图 10.24 肾母细胞瘤（Wilms 瘤）。组织学上，肾母细胞瘤由原始肾胚基细胞、上皮细胞和间质组成。胚基细胞呈均匀一致的小蓝细胞，片状排列，周围可见上皮构成的发育不全的小管结构及致密的纤维血管间质（H&E 染色，×100）

### 病因 / 发病机制

Wilms 瘤源于后肾胚基的异常增生，无法正常分化为肾小球和肾小管。发生机制涉及许多遗传变异。位于染色体 11 号染色体短臂 1 区 3 带（11p13）上 *WT-1* 基因缺失的患者，常表现为 Wilms 瘤、先天性无虹膜、生殖泌尿器畸形、精神发育迟缓等（即 WAGR 综合征）。除此之外，与 Wilms 瘤发生有关的基因

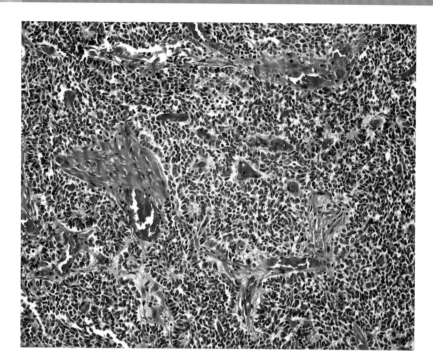

图 10.25 肾母细胞瘤（Wilms 瘤）。胚基细胞随机、密集排列，细胞体积小，胞质少，核深染，核分裂象易见（H&E 染色，×200）

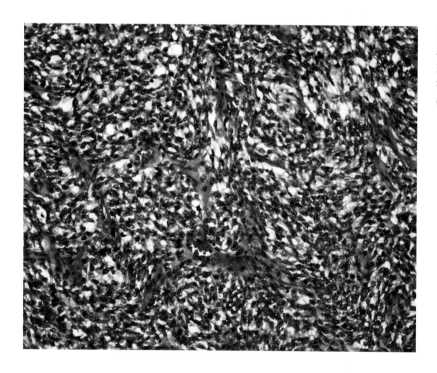

图 10.26 肾母细胞瘤（Wilms 瘤）。在肿瘤某些区域，胚芽呈席纹样排列。原始的管状结构可见伴有一定分化的上皮衬里，周围围绕着更为原始的胚基细胞（H&E 染色，×400）

改变主要包括位于 11p15.5 的 *WT-2* 基因（与 Beckwith-Wiedemann 综合征有关），16 号染色体的缺失和 12 号染色体的复制。有趣的是，

在散发性 Wilms 瘤患者中，*WT-1* 基因很少突变。这提示肿瘤的发生可能与 *WT-1* 功能异常有关。

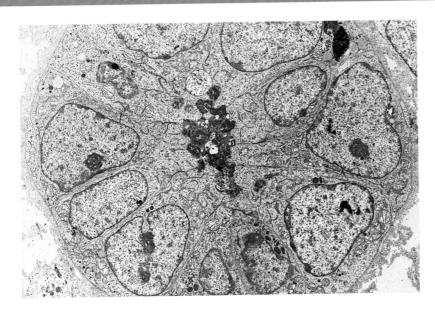

图 10.27　肾母细胞瘤（Wilms 瘤）。电镜显示由胚基上皮细胞构成的原始小管，有管腔形成（透射电镜，×2000）

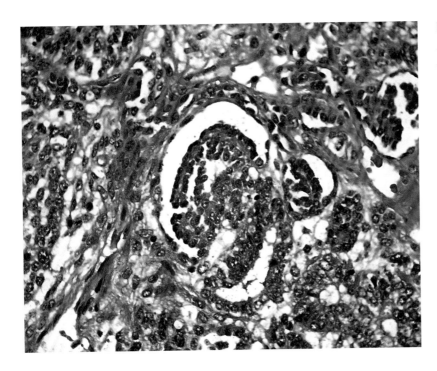

图 10.28　Wilms 瘤。在胚基细胞灶中，可见未成熟的肾小球样结构形成，但其缺乏真正的毛细血管腔（H&E 染色，×400）

## 选读

Hohenstein，P.，Pritchard-Jones，K.，Charlton，J.，2015. The yin and yang of kidney development and Wilms' tumors. Genes & Development 29，467-482.

Srigley，J.R.，Delahunt，B.，Eble，J.N.，et al.，2013. The International Society of Urological Pathology（ISUP）Vancouver Classification of Renal Neoplasia. American Journal of Surgical Pathology 37，1469-1489.

Su，D.，Singer，E.A.，Srinivasan，R.，2015. Molecular pathways in renal cell carcinoma：recent advances in genetics and molecular biology. Current Opinion in Oncology 27，217-223.

## 肾血管平滑肌脂肪瘤

　　肾血管平滑肌脂肪瘤（renal angiomyolipoma）是肾最常见的良性间叶性肿瘤，由不同数量的平滑肌样梭形细胞、脂肪细胞和厚壁变形血管组成（图 10.29）。多数血管平滑肌脂肪瘤是散发性的，但常见于结节性硬化症（tuberous sclerosis）患者中，与 TSC1 和 TSC2 的基因突变有关。因此，10 岁以下的血管平滑肌脂肪瘤患者很可能患有结节性硬化症。直径小于 4cm 的血管平滑肌脂肪瘤无临床症状，多为偶然发现。直径超过 4cm 的血管平滑肌脂肪瘤会出现急性或慢性腹部、腰部疼痛以及血尿。

### 选读

Bissler, J.J., Kingswood, J.C., 2004. Renal angiomyolipomata. Kidney International 66, 924-934.

## 肾盂尿路上皮（移行细胞）癌

　　肾盂和输尿管原发性尿路上皮癌，不及所有肾肿瘤的 5%，男性上尿路肿瘤的发病率是女性的 2 倍，好发年龄为 50～60 岁。肾盂、输尿管的尿路上皮肿瘤（transitional tumor）与膀胱的组织学形态相同，肿瘤多呈乳头状或实性结构，并可能伴有原位癌（图 10.30 和 10.31）。

### 病因 / 发病机制

　　泌尿道黏膜表面上皮（尿路上皮）暴露于潜在的致癌物质中，这些致癌物质可能随尿液排出或通过水解酶在尿液中激活。环境暴露是引发尿路上皮癌的主要原因。吸烟、非那西丁的使用、职业性致癌物暴露、接触马兜铃酸（巴尔干肾病）或含有马兜铃酸的中草药均与尿路上皮癌的发病有关。马兜铃酸通过代谢激活产生致癌物质，导致 p53 基因突变和肿瘤发生。

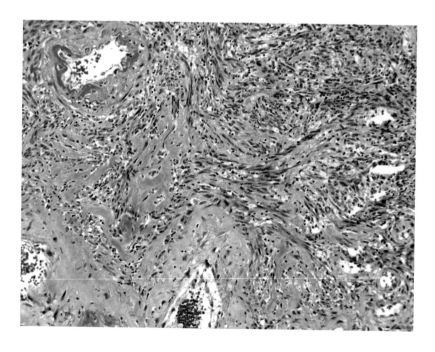

图 10.29　肾血管平滑肌脂肪瘤。肿瘤由厚壁动脉样血管与平滑肌细胞混合构成，伴成熟脂肪细胞分布（H&E 染色，×200）

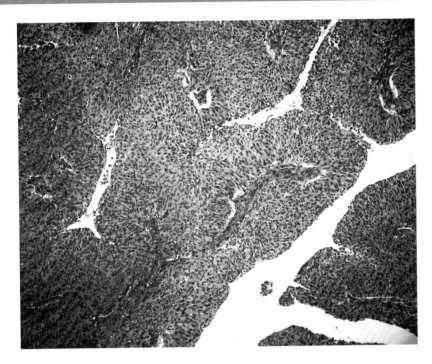

图 10.30　肾盂乳头状尿路上皮癌。形态与膀胱乳头状尿路上皮癌相似，纤维血管轴心被覆复层移行上皮（H&E 染色，×100）

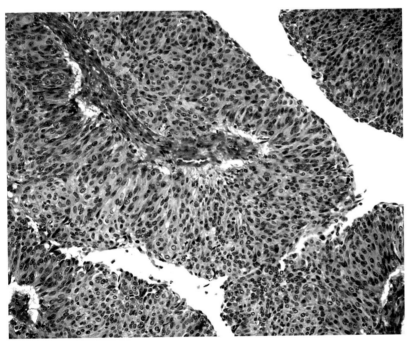

图 10.31　乳头状尿路上皮癌。上皮细胞细胞核具有多形性和明显异型性，其大小、形状和分化程度不一（H&E 染色，×200）

## 选读

Moch, H., Humphrey, P.A., Ulbright, T.M., et al., 2016. WHO Classification of Tumours of the Urinary System and Male Genital Organs. International Agency for Research on Cancer, Lyon, France.

Olgac, S., Mazumdar, M., Dalbagni, G., Reuter, V.E., 2004. Urothelial carcinoma of the renal pelvis: a clinicopathologic study of 130 cases. American Journal of Surgical Pathology 28, 1545-1552.

Patel, N., Arya, M., Muneer, A., et al., 2014. Molecular aspects of upper tract urothelial carcinoma. Urologic Oncology 32, 28.e11-28.e20.

（翻译：李新军　审校：戚美　甄军晖）

# 索　引

473